8급 간호직 공무원 및 공공병원 간호사 채용 시험대비

지역사회 간호

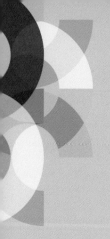

PREFACE

2017년, 우리나라는 65세 이상 고령인구가 총인구의 14% 이상을 차지하는 고령사회에 진입하였습니다. '100세 시대', '인생은 60부터'등 고령화를 방증하는 용어들이 낯설지 않은 가운데, 이에 발맞춰 의료에 대한 국민의 관심도 날로 증가하고 있습니다.

최근 조사에 따르면 지난 10년간 우리나라의 의료비 지출 증가율은 OECD 국가 평균보다 약 3배가 높습니다. 이와 같은 결과로 미루어 보자면 점차 의술이 발달하고 의료의 질이 좋아지고 있지만, 그만큼 의료비에 대한 부담도 커지고 있다는 것을 알수 있습니다.

이러한 추세에서 간호직 공무원의 대규모 채용은 당연한 결과라고 할 수 있습니다. 8급 간호직 공무원은 국가나 지방자치단체에서 설립·운영하는 시·도·구립 병원 및 의료원, 보건소, 보건복지센터 등에서 근무하며 국민의 1차적인 건강을 책임집니다.

본서는 간호직 공무원 임용시험에 도전하려는 수험생들의 옆에서 함께 걸으며 지지하고 싶은 바람에서 다음과 같이 기획되었습니다.
• 방대한 내용의 이론 중 시험에 나오는 내용만을 쏙쏙 골라 학습의 효율성을 높여주고!
• 실제 출제된 기출문제를 단원별로 정리·수록하여 출제경향 파악이 가능하며!
• 기본을 다지는 탄탄한 문제들로 학습의 완성을 꾀합니다!

신념을 가지고 도전하는 사람은 반드시 그 꿈을 이룰 수 있습니다. 나이팅게일의 마음으로 간호직 공무원 시험에 도전하는 수험생 여러분의 숭고한 꿈을 서원각이 응원합니다.

STRUCTURE

01 지역사회간호의 이해와 역사

01 지역사회와 지역사회간호

❶ 지역사회의 의의

(1) 지역사회의 개념과 특징

① 개념적 정의
  ㉠ 사회적 집단(단위) 혹은 인구집단으로서 그 사회의 여러 가지 공동이익을 위하여 서로 협조하면서 노력하는 가운데 비슷한 관심·위치·특성으로 함께 모여 사는 사람들의 집단, 즉 가치·관심·목표 등 사회의 여러 가지 공동이익을 위하여 서로 협조하고 노력하는 사회적 집단이다.
  ㉡ 미국(지역사회를 인종집단으로 개념화)과 같이 인위적 집단(단위)으로 주민들의 일상생활을 영위하는 사회적 단위이다.
  ㉢ 지리적 구분, 지방적 특색은 보통 공간적 단위로 나타나기 때문에 비교적 같은 문화를 갖고 한 지방에서 생활하는 집단을 말하는데 이는 전통적 개념으로서 보통 향토사회(heimat)라고 한다.
  ㉣ 유태인 사회와 같이 지역적인 접근을 조건으로 삼지 않고 공통의 이해나 공통의 전통 밑에서 사는 집단도 있다.

② 지역사회의 특징
  ㉠ 실질적으로 모든 주민의 건강에 필요한 공동관심을 갖는다.
  ㉡ 주민들의 공동관심을 보존하고 각자의 행동을 다스리는 법과 규정을 인정한다(공동체의식).
  ㉢ 일상생활에서 개인 대 개인을 접촉한다.
  ㉣ 주민들의 건강증진을 위하여 동일보조를 맞추도록 협조한다.
  ㉤ 주민들의 공동관심을 실현하기 위한 협조기관을 설치한다.
  ㉥ 지역사회는 지리적으로 점점 넓어지는 경향이 있다.

》TIP

세계보건기구(WHO)의 정의 … 지리적 경계 또는 공동가치와 관심에 의해 구분되는 사회집단으로, 이들은 서로를 알고 상호

≣ 최근 기출문제 분석 ≣

2020. 6. 13 제1회 지방직 시행

1 MATCH(Multi-level Approach to Community Health) 모형의 단계별 활동으로 옳지 않은 것은?

① 목적 설정 단계 – 행동요인 및 환경요인과 관련된 목적을 설정한다.

② 중재 계획 단계 – 중재의 대상과 접근 방법을 결정한다.

③ 프로그램 개발 단계 – 사업의 우선순위가 높은 인구집단을 선정한다.

④ 평가 단계 – 사업의 과정, 영향, 결과에 대해 평가한다.

> **TIP** MATCH(Multiple Approach to Community Health) 모형
> '목적/목표설정→중재 계획→프로그램 개발→실행→평가'의 5단계
> 1. 목적/목표설정
>   ㉠ 건강상태 목적(목표) 선정
>   ㉡ 우선순위 목적(목표) 선정
>   ㉢ 건강 행위요인과 관련된 목적(목표) 선정
>   ㉣ 환경요인과 관련된 목적(목표) 선정
> 2. 중재 계획
>   ㉠ 중재 목표 파악: 파악중재활동의 목표가 되는 중재대상 결정
>   ㉡ 중재 목표 선정: 1단계에서 파악된 건강행동 요인, 환경적 요인, 중재 대상을 조합하여 목표 선정
>   ㉢ 중재 목표를 이루기 위한 매개변인(지식, 태도, 기술 등) 파악
>   ㉣ 중재 접근방법 선정: 중재 목표의 수준에 맞게 중재 활동의 종류를 선택
> 3. 프로그램 개발: 각 프로그램의 내용적인 구성요소 등 프로그램 개발과 관련된 내용을 상세하게 기술하는 단계
> 4. 실행
>   ㉠ 변화 채택을 위한 계획안을 작성하고 자원활동 준비
>   ㉡ 변화를 위한 요구, 준비 정도, 환경적인 지지조건 등에 대한 사안 개발
>   ㉢ 중재가 효과적이라는 증거 수집
>   ㉣ 중재를 통한 변화를 지지하여 줄 수 있는 사회적 지도자나 기관 단체를 파악
>   ㉤ 사회적인 의사 결정권이 있는 사람들과 협조 관계 유지
>   ㉥ 프로그램 수행자들을 모집, 업무 훈련, 수행 업무 모니터 및 지지할 수 있는 시스템 개발
> 5. 평가
>   ㉠ 과정평가: 중재기획과 과정에 대한 유용성, 실제 수행에 대한 정도와 질, 프로그램 수행 후 즉시 나타난 교육적인 효과 등
>   ㉡ 영향평가: 보건프로그램의 단기적인 결과로 지식, 태도, 기술을 포함한 중간 효과와 행동 변화 또는 환경적인 변화를 포함
>   ㉢ 결과평가: 장기적인 보건프로그램 효과 측정

상세한 해설

매 문제 상세한 해설을 달아 문제풀이만으로도 개념학습이 가능하도록 하였습니다. 문제풀이와 함께 이론정리를 함으로써 완벽하게 학습할 수 있습니다.

최근기출문제

최근 시행된 기출문제를 수록하여 시험 출제경향을 파악할 수 있도록 하였습니다. 기출문제를 풀어봄으로써 실전에 보다 철저하게 대비할 수 있습니다.

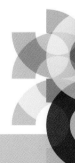

CONTENTS

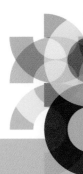

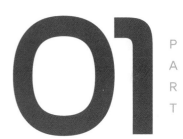

지역사회간호의 개요

01 지역사회간호의 이해와 역사

01 지역사회와 지역사회간호

❶ 지역사회의 의의

(1) 지역사회의 개념과 특징

① 개념적 정의
  ㉠ 사회적 집단(단위) 혹은 인구집단으로서 그 사회의 여러 가지 공동이익을 위하여 서로 협조하면서 노력하는 가운데 비슷한 관심·위치·특성으로 함께 모여 사는 사람들의 집단, 즉 가치·관심·목표 등 사회의 여러 가지 공동이익을 위하여 서로 협조하고 노력하는 사회적 집단이다.
  ㉡ 미국(지역사회를 인종집단으로 개념화)과 같이 인위적 집단(단위)으로 주민들의 일상생활을 영위하는 사회적 단위이다.
  ㉢ 지리적 구분, 지방적 특색은 보통 공간적 단위로 나타나기 때문에 비교적 같은 문화를 갖고 한 지방에서 생활하는 집단을 말하는데 이는 전통적 개념으로서 보통 향토사회(heimat)라고 한다.
  ㉣ 유태인 사회와 같이 지역적인 접근을 조건으로 삼지 않고 공통의 이해나 공통의 전통 밑에서 사는 집단도 있다.

② 지역사회의 특징
  ㉠ 실질적으로 모든 주민의 건강에 필요한 공동관심을 갖는다.
  ㉡ 주민들의 공동관심을 보존하고 각자의 행동을 다스리는 법과 규정을 인정한다(공동체의식).
  ㉢ 일상생활에서 개인 대 개인을 접촉한다.
  ㉣ 주민들의 건강증진을 위하여 동일보조를 맞추도록 협조한다.
  ㉤ 주민들의 공동관심을 실현하기 위한 협조기관을 설치한다.
  ㉥ 지역사회는 지리적으로 점점 넓어지는 경향이 있다.

> **TIP**
> 세계보건기구(WHO)의 정의 … 지리적 경계 또는 공동가치와 관심에 의해 구분되는 사회집단으로, 이들은 서로를 알고 상호작용하면서 특정 사회구조 내에서 기능하며, 규범, 가치, 사회제도를 창출한다.

(2) 지역사회의 속성

① **지리적 영역** ··· 지역사회가 성립하기 위해서는 주민간의 정신적 연계와 상호작용이 이루어질 수 있는 지리적 영역이 요구되며 주민간의 상호교류가 가능하도록 근접성을 지니고 있어야 한다.

② **사회적 상호작용** ··· 지역사회는 일정한 지리적 영역뿐만 아니라, 이러한 지리적 영역 내에 있는 주민간의 상호교류가 있어야만 가능하다. 왜냐하면 지역사회는 그 지역주민들의 공동관심 또는 공동유대감이 이루어져야만 비로소 그 교류단위를 지역사회라고 할 수 있으며, 같은 생활권 내에 살고 있으면서 상호교류가 없으면 공동관심 또는 공동유대감이 이루어질 수 없기 때문이다.

③ **공동유대감**
  ㉠ 공동유대감이란 타고나면서부터 지니고 있는 혈연 또는 지연 등으로부터 나오는 원초적인 공동의식보다 그 지역사회주민들의 상호교류를 통하여 나타난 획득적 공동의식을 의미한다.
  ㉡ 지역사회는 일정한 지리적 영역과 그 영역에 살고 있는 주민간의 상호작용을 통하여 공동유대감이 형성될 때 비로소 이루어진다.

(3) 지역사회의 유형

① **구조적 지역사회** ··· 지역사회주민들간에 시간적·공간적 관계에 의해 모여진 공동체를 말한다. 시(市)는 물리적 집단으로 구조적 지역사회의 한 예이다. 대부분의 기능적 지역사회는 사람들이 살고 일하는 구조적 지역사회에서 개발된다.
  ㉠ **집합체**: 사람들이 모인 이유와 관계없이 '집합' 그 자체로서, 이 집합체에는 국민이라는 큰 덩어리로부터 일반 군중까지 포함된다.
  ㉡ **대면공동체**: 가족, 이웃, 교구민과 같이 가장 기본적인 공동체를 말하는 것으로 구성된 상호간에 상호교류가 빈번하고 소식이 서로 쉽게 전달되는 특징이 있으며 지역사회간호사가 다른 형태의 지역사회보다 간호제공을 용이하게 할 수 있다.
  ㉢ **생태학적 문제의 공동체**: 생태학적 문제, 즉 지리적 특성, 기후, 자연환경과 같은 요인에 영향을 받는 지리적인 면이 내포된 집단으로 생태학적 문제는 지정학적 경계를 무시하고 나타난다.
  ㉣ **지정학적 공동체**: 행정단위로 합법적인 지리적 경계에 의해서 구분되는 집단으로 법적·정치적 힘의 통제를 받으며 지역적 갈등, 타협의 갈등, 부적절한 계획이 생길 수 있다.
  ㉤ **조직**: 보건소, 병원, 교회, 노동연맹 등과 같이 구성원의 집단규모가 비교적 커서 관료적인 성격을 지니는 공동체로서, 구성원의 수행하는 활동을 견제하기 위한 힘을 가지고 있으며, 조직을 통하여 경계와 관할범위를 규정하는 것은 지역사회주민의 요구를 충족시키기 위한 노력이다.
  ㉥ **문제해결 공동체**: 문제점이 확인되고 문제해결을 위해 최대의 지리적 영역을 확보하고자 할 때 지칭되는 지역사회의 형태이다.

② **기능적 지역사회** … 어떤 것을 성취하는 데 도움이 될 수 있는 지역의 공통적인 감각을 기반으로 한 집단으로, 단순한 지리적 경계보다는 목표의 성취라는 과업의 결과로 나타난 공동체이다. 기능적 지역사회는 주민의 관심 · 목표에 따라 유동적이다.

    ㉠ **동일요구를 가진 지역사회** : 주민들의 일반적인 공통의 문제 및 요구에 기초를 두고 있는 공동체로서, 불구아동집단, 유산상담집단, 임산부집단 등이 이에 해당한다.

    ㉡ **자원공동체** : 지리학적인 한계를 벗어나 어떤 문제를 해결하기 위한 자원의 활용범위를 조건으로 모인 집단이다. 자원으로는 경제력, 인력, 소비자, 다른 지역사회에 대한 영향력, 물자 등이 있는데 이러한 자원들은 문제해결, 요구충족 등에 제공된다. 예컨대, 대기오염문제를 해결하기 위하여 요구되는 재원 · 인력 · 물자 등의 자원은 지리학적인 한계에서 제공되기보다는 동원이 가능한 범위로 조정 · 조달하여야 한다.

③ **감정적 지역사회** … 지역사회의 감각이나 감성의 공유를 통해 모여진 집단을 말한다.

    ㉠ **소속공동체** : 자기가 소속한 장소가 어디인가 하는 관점에서 구분되는 개념이다.

    ㉡ **특수 흥미공동체** : 특수분야에 서로 같은 흥미 · 관심 · 기호를 가지고 모인 공동체로서 특별한 논제나 화제가 생겼을 경우 더욱 부각되며 낚시회, 독서회, 등반클럽 등이 이에 속한다.

④ **경제적 지역사회** … 지역사회를 형성하는 경제활동의 주요 특성에 따라 모인 공동체로서, 산업지역, 주택지역, 교육지역 등이 이에 속한다.

(4) 지역사회간호학에서의 지역사회 접근

① **실무현장으로서의 지역사회간호 접근**

    ㉠ 지역사회간호의 본질은 지역사회간호의 실무현장이 지니는 특성으로 설명된다.

    ㉡ 지역사회 내의 가정을 지역사회간호사의 실무현장으로 한다.

    ㉢ 질병치료보다는 질병의 예방과 건강증진에 간호사업의 초점을 두고 있다.

    ㉣ 간호학의 분과영역의 대상은 누구를 어떻게 보는가에 따라 구별되어지기 때문에 간호학의 발전에 따라 전근대적인 접근방법이 되었다.

> **》TIP**
> **성인간호** … 성인을 대상으로 이들의 질병을 모두 포함하므로 실무현장 중심으로는 간호의 본질을 찾을 수 없다.

② **사업단위로서의 지역사회간호 접근**

    ㉠ 지역사회 내의 개인, 가족집단을 실무현장이 아니라 간호사업의 단위로 설정한다.

    ㉡ 지역사회간호사는 지역사회의 건강문제를 규명하고 지역사회가 이를 해결할 수 있도록 돕기 위한 제반 활동을 제공한다.

    ㉢ 지역사회는 지정학적 특성에 의해 한정된다.

③ 사업대상으로서의 지역사회간호 접근

   ⊙ 지역사회는 간호사업의 소비자 혹은 대상이 된다.

   ⓛ 공동체 전체의 건강수준 향상에 목표를 두고 있다.

   ⓒ 간호대상으로 지역사회접근법은 곧 지역사회 중심의 간호를 의미하고 이는 건강수준의 향상이 지역사회 전체의 이득이라는 것을 의미한다.

   ⓔ 특징

    • 인간을 개체단위로 파악하는 간호실무와 공동체를 중심으로 하는 간호활동이 통합될 수 있는 가능성을 제시한다.

    • 지역사회 건강수준의 향상을 위한 변화과정이 복잡하다.

    • 지역사회간호사는 지역사회 보건사업의 일선관리자로서 기능한다.

    • 우리나라와 같이 자유방임형 보건의료제도 속에서는 무시되기 쉬운 집단의 건강수준 향상을 위한 제반 사업 활성화에 기여할 수 있다.

    • 지역사회 간호분야가 간호전문직의 발전에도 기여할 수 있도록 가능성을 제시한다.

② 지역사회간호

(1) 지역사회간호의 개념

① 지역사회간호와 지역사회간호학

   ⊙ **지역사회간호** : 지역사회를 대상으로 간호제공 및 보건교육을 통하여 지역사회의 공동의식 및 공동요구에서 시작되는 사회적 행동으로, 개인적으로는 육체적, 정신적, 사회적 복귀 내지 재활에 도움을 주는 등 지역사회의 적정기능 수준의 향상에 기여하는 것을 목표로 행하는 과학적인 실천이다.

   ⓛ **지역사회간호학** : 지역사회간호로 정의된 것을 과학적인 논리에 의해 연구·개발하는 학문이다.

② 지역사회간호의 기본요소

기본요소	내용
간호대상	개인, 가족, 학교, 직장, 지역사회 등
간호목표	지역사회의 적정 기능수준의 향상
간호활동	간호제공 및 보건교육
간호과정	지역사회간호의 대상에게 간호활동을 수행하는 과정
간호수단	간호활동을 통해 목표를 이루기 위한 수단
기능연속지표	간호대상이 간호목표에 도달하는 과정을 보여주는 지표

(2) 지역사회간호의 목표

① **건강의 개념** ··· 1948년 세계보건기구(WHO) 헌장에서 정의한 바에 의하면, 인간의 건강상태는 질병과 건강의 연속선상에 위치하는 것으로 질병이나 불구가 없을 뿐만 아니라 완전한 신체적·정신적·사회적 안녕상태를 말한다.

    ㉠ **신체적 안녕**: 질병이 없는 상태

    ㉡ **정신적 안녕**: 사회와 문화권 내에서 받아들일 수 있는 행동을 하는 상태

    ㉢ **사회적 안녕**: 사회제도와 사회보장이 잘된 상태

> **TIP**
>
> Smith(1981)
> ㉠ **행복론**: 풍족한 안녕과 자아실현(↔ 무기력)
> ㉡ **적응론**: 유기체가 환경과 적응을 지속(↔ 환경으로부터 유기체의 소외)
> ㉢ **역할수행론**: 최고의 성과와 사회적 역할의 수행(↔ 역할수행의 실패)
> ㉣ **임상적 모형**: 불구 질병의 증상·증후가 없을 때(↔ 질병의 증상·증후가 있을 때)

② **건강의 결정요인** ··· 건강을 결정하는 요인에는 인간, 환경, 생활양식, 보건사업조직 등이 있다.

③ **적정기능 수준의 측정** ··· 지역사회간호사는 기능 연속지표에 따라 긍정적·부정적 기능요소를 동시에 조사하여 기능연속선상에 긍정적인 방향으로 그들을 도와주어야 한다.

④ **적정기능 수준향상에 영향을 미치는 요소**

    ㉠ **정치적인 영향**: 사회적 풍토는 적정기능 수준에 도달하는 데 영향을 미치는데, 정치적 통제는 사회의 안정 혹은 압박을 유도하고 범죄나 지역사회 안정의 결핍 정도에 따라 지역사회의 적정기능 수준향상이 달라진다.

    ㉡ **습관적인 영향**: 물리적·문화적·윤리적인 요소들과 관련된 습관은 적정기능 수준에 도달하는데 영향을 미치는 요소로 예컨대 흡연, 운동부족, 약품의 남용 등이다.

    ㉢ **유전적인 영향**: 유전적인 영향으로 형성된 노력과 잠재력은 수정하기가 어렵다. 유전학의 발달과 유전적인 영향요인에 대한 상담을 통하여 많은 효과를 얻고 있으나 아직도 인구집단의 요구를 충족시키기에는 더 많은 연구와 노력이 필요하다.

    ㉣ **보건의료 전달체계의 영향**: 건강을 유지하고 증진하는 지역사회 조직의 증가와 의료보험 가입률의 증가는 지역사회의 질병예방, 건강의 증진을 도모하고 지역사회의 적정기능 수준향상에 도움을 주는 보건의료 전달체계이다.

    ㉤ **환경적인 영향**: 환경위생(오염)도 건강에 영향을 미치는 데, 대기오염은 폐질환과 관련이 있고 수질의 화학성 오염은 식생활을 크게 위협한다. 이러한 환경적인 영향은 지역사회의 적정기능 수준을 유지하는 데 방해요소로 작용하고 있다.

    ㉥ **사회·경제적인 영향**: 어느 지역사회의 문제점을 쉽게 파악하고 해결하는 방법으로 그 지역사회를 떠나는 이주민에 대한 조사가 효과적이라고 하는 연구가 있는데, 이는 그 지역사회의 사회·경제적인 측면에 대한 문제가 주민의 안녕과 직결되기 때문이다.

(3) 지역사회간호활동

① 건강관리체계

ㄱ. **1차 건강관리체계** : 건강유지 및 증진, 질병예방을 목표로 환경위생 및 보존, 식수보존, 주거환경, 식품관리, 예방접종, 영양개선 등의 활동을 한다.

ㄴ. **2차 건강관리체계** : 질병의 조기발견 및 조기치료를 목표로 질병의 전구기·잠복기의 증상 등의 사정과 병원을 중심으로 하는 환자간호를 제공한다.

ㄷ. **3차 건강관리체계** : 기능의 극대화, 재활을 목표로 치료를 통한 기능회복 및 장애의 최소화를 위한 활동을 한다.

② 일차보건의료

ㄱ. **개념**
- 저렴한 비용으로 보건의료를 많은 수혜자가 이용할 수 있도록 간단하고 기본적인 건강문제를 1차 단계에서 해결하는 의료로, 지역사회 내에서 각 개인이나, 가족이 보편적으로 접근할 수 있게 만들어진 필수 보건의료 서비스이다.
- 일차보건의료는 주민의 전적인 참여를 통해 이용할 수 있도록 하고, 지역사회와 국가가 지불할 수 있는 비용으로 제공된다.
- 일차보건의료의 초점은 광범위하고 지역사회의 모든 부문과 보건요구를 포괄하며 개인들보다는 전체로서의 지역사회가 대상으로 고려된다.

ㄴ. **일차보건의료와 일차의료 개념의 차이**
- 일차의료란 의학, 간호학 또는 보건의료 전문가에 의해 주도될 수 있는 보건의료의 전달에 관한 것을 말하며 보건의료의 1·2·3차의 수준으로 구분하는 전통적인 보건의료 서비스의 전달모형의 한 부분이다. 따라서, 일차의료의 초점은 개인이나 개별 가족에 주어진다.
- 반면에 일차보건의료는 보건의료 서비스의 소비자가 전문가의 동반자가 되고, 건강의 향상이라는 공동의 목적에 도달하는데 참여하는 보건의료 전달의 유형이다.

ㄷ. **일차보건의료 전략** : 일차보건의료는 자가간호와 건강, 사회복지에 있어서의 자율적 관리를 권장하며 개인, 가족 그리고 지역사회의 자존과 자립을 전략의 효과로서 기대한다.

ㄹ. 일차보건의료 프로그램의 중심은 정부나 지방보건인력이 아니라 지역사회의 주민들이다. 정부관료들과 보건전문가는 전 주민에게 가장 유익한 시설과 기술을 지원하는 것이므로 일차보건의료는 주민이 사용하고, 비용을 지불할 수 있는 적절한 보건기술의 개발·적응·응용을 요구한다.

ㅁ. 일차보건의료는 주민들이 자신의 건강행위를 돌보고, 보다 건강지향적인 선택을 할 수 있도록 상담하고 자문을 해주는 서비스를 포함할 뿐만 아니라 저렴한 비용, 양질의 필수의약품, 예방접종 기타 물품과 장비의 적절한 공급을 필요로 하며, 일차보건의료에는 보건소나 병원같이 기능적으로 효율적이며 지지적인 보건의료시설이 포함된다.

ⓗ 수행과제
- 평등과 책임성 있는 참여에 기초하여 모든 주민을 포괄해야 한다.
- 보건의료 부문의 요소와 보건에 기여하는 관련 활동을 벌이는 다른 부문의 요소를 포함해야 한다.
- 지방수준의 일차보건의료 제공을 최우선순위로 지원해야 한다.
- 주민들과 지역보건의료 인력의 보수교육과 지도뿐만 아니라 지방수준에서 의뢰를 요하는 좀 더 전문적인 보건의료문제를 다루는 데 필요한 전문적이고 수준 높은 진료를 중간수준에서 제공하여야 한다.
- 중앙정부의 수준에서는 기획과 관리능력, 정밀진단, 전문요원 교육, 중앙검사실 같은 서비스, 중앙의 수송 및 재정지원들을 제공하여야 한다.
- 적절한 시기에 전체 체계에 걸쳐 단계 간, 부문 간의 문제의뢰를 포함해 조정활동을 해야 한다.
ⓢ 접근법 : 쉽게 이용할 수 있고 대상자가 받아들일 수 있는 방법으로, 대상자의 적극적인 참여와 대상자의 지불능력에 맞는 의료수가로 이루어져야 한다.
ⓞ 내용 : 안전한 음료수의 공급 및 기본환경위생, 보건교육, 모자보건 및 가족계획, 예방접종, 통상질환 및 상해관리, 정신보건, 기본약품 제공 등 지역사회 내의 주요 건강문제를 다루어야 한다.

> **TIP**

세계보건기구(WHO)에서 제시한 일차보건의료의 필수요소(4A)
㉠ 접근성(Accessible) : 지리적, 경제적, 사회적으로 지역주민이 이용하는 데 차별이 있어서는 안 된다.
㉡ 주민참여(Available) : 지역사회의 적극적 참여를 통해 이루어져야 한다.
㉢ 수용가능성(Acceptable) : 주민이 쉽게 받아들일 수 있는 방법으로 제공해야 한다.
㉣ 지불부담능력(Affordable) : 지역사회의 지불능력에 맞는 보건의료수가로 제공되어야 한다.

02 지역사회간호의 역사

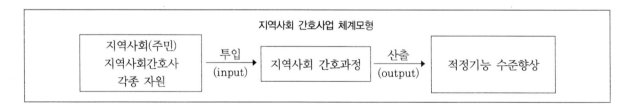

지역사회 간호사업 체계모형

(1) 방문간호시대(1945년 이전)

대한제국시기에 간호학교가 설립되고 간호사를 배출하면서 정식으로 간호사업이 시작되었다고 볼 수 있다. 물론 그 이전에도 외국에서 교육을 받은 간호사나, 정규교육을 받지 않고 간호업무에 종사하던 사람들에 의한 사업들이 진행되고 있었다.

로선복(Elma T. Rosenberger) … 1923년에 동대문 부인병원 간호원장으로 미국 감리교회에서 파송을 받아 왔으며 우리나라 사람들의 비위생적인 생활상태와 어머니들이 육아지식이 전혀 없는 것을 보고 병원을 떠나 서울 인사동에 태화여자관 안에 보건사업부를 설치하고 의사와 간호사들을 초빙하여 환경위생과 질병예방에 대한 계몽을 시작하였다.

ⓒ **보건사업부 시행사업**
- 임부진료(산전, 산후 계몽)
- 건강한 아동의 건강진단, 우유와 두유의 공급, 1년 1회의 영아주일
- 학교아동의 건강진단과 학교에서 위생교육
- 가정방문 및 육아지도
- 가난한 아동을 위한 무료 목욕탕
- 자모회, 전염병 예방, 외래 산부인과, 치과 등
- 연 1회 간호부 위생강습

ⓛ **탁아소 개설** : 1936년에는 동대문 부인병원 구내에 경성탁아소를 개설하고 다시 병든 어머니의 어린이와 어머니가 없는 어린 아이들을 수용하는 사업을 실시하였다.

(2) 보건간호시대(1945 ~ 1980)

정부의 보건사업은 보건소, 보건지소를 중심으로 이루어졌으며 지역사회 간호영역의 주요 실무분야였으나 지역사회의 건강요구보다는 정부의 사업내용과 사업목표량을 달성하는 하향식 보건계획에 의한 보건간호실무를 수행하였다.

① **시기별 발전**

ⓒ **미군정하** : 1946년 보건후생국이 보건후생부로 개편되고 간호사업국에 보건간호사업과가 설치되었다. 사업의 내용을 불문하고 미국 보건간호사업과 같은 형태의 체계가 중앙정부의 수준으로 자리를 잡게 되었고, 미국식 보건행정제도가 공중보건사업에 도입되었다.

ⓛ **대한민국 정부수립**(1948) **후** : 보건후생부가 사회부 보건후생국으로 축소됨에 따라 보건행정은 미군정시보다 위축되었고 간호사업국도 간호사업과로 축소되었다. 1981년에는 간호사업계가 폐지됨으로써 보건간호사업뿐만 아니라 전반적인 간호사업의 정책결정의 일관성 결여를 초래하게 되었다.

보건소법의 제정·공포 … 1962년 보건소법이 제정·공포되어 보건간호사업은 보건소를 중심으로 하여 전국적인 차원에서 이루어지게 되었다. 이때의 보건간호사업은 세분화된 간호사업 위주로 당시 가장 문제가 되었던 결핵관리, 모자보건 및 가족계획사업 등이 주된 사업내용이었다.

ⓒ **1970년대 이후의 통합보건사업** : 1970년대 이르러 국민들의 의료에 대한 욕구가 늘어나고 의료보험의 시행(1977), 전반적인 국민생활 수준향상, 지역사회 보건문제의 변화 등의 요인에 의해 세분화된 보건사업 중심의 보건소 기능에 대한 문제점이 노출되기 시작하자 1985년 정부는 군단위 보건소를 대상으로 한 명의 보건간호인력이 세분화된 보건사업을 통합하여 제공하는 통합보건사업을 시도하여 가족단위의 보건사업 접근을 위해 실제 군단위 보건소, 보건지소의 보건요원들을 재교육하였다.

> **TIP** ~~~~~~
> 알마아타 선언 … 1978년 소련의 알마아타에서 열린 WHO와 UNICEF 공동주최의 일차보건의료에 관한 회의에서 채택된 선언이다. 이 선언은 우리나라에서 일차보건의료사업에 대한 법적근거를 마련하고 보건진료전담공무원을 양성하는 계기가 되었다.

② **특징적인 발전**

  ㉠ **학교보건법의 제정(1967)** : 학교보건법에서는 교육법에 명시된 양호교사의 직무가 구체화되었다. 그러나 독립적인 기능보다는 학교의와 체육교사에게 의존적인 기능을 하도록 규정하였다.

  ㉡ **보건간호사제도** : 1973년 의료법 시행규칙에 분야별 간호사의 하나로 보건간호사제도가 마련됨에 따라 병원의 임상간호사보다 보건간호사의 자격기준을 강화하였다.

(3) 지역사회 간호시대(1980 ~ 현재)

이 시기에는 지역사회간호의 여러 실무영역이 발전되어 지역사회간호사의 역할이 확대되고 실무범위가 확대되는 전환기이다.

① **보건진료원** … 1980년 12월에 농어촌 보건의료를 위한 특별조치법이 공포되면서 읍·면 단위의 무의촌지역에 보건지료소가 설치되고 간호사로서 24주의 직무교육을 받은 보건진료원이 배치되었다. 이 제도는 1976년의 거제보건원 시범연구사업에서 개발한 '보건간호사'와 1977년 한국보건개발연구원의 시범사업, WHO의 일차보건의료선언(1978)에 힘입어 1981년부터 보건진료원이 배치되기 시작하였으며 지역사회의 일차보건의료 요구에 부응하는 포괄적인 지역사회 간호사업을 수행하며 오늘에까지 이르고 있다.

② **산업간호사업** … 1981년 산업안전보건법의 제정으로 보건담당자인 간호사를 상시근로자 300명 이상인 제조업 사업장에 배치토록 하였다. 본격적인 산업간호사업이 시작되었으나 직무내용은 거의 대부분 보건관리자인 의사에게 의존적인 활동이었다. 1990년 12월에 산업안전보건법이 개정되면서 산업장의 간호사는 의사, 위생기사와 함께 보건관리자로 개칭되었으며 보건관리자의 배치기준은 상시근로자 50인 이상 500인 미만인 경우에는 1인, 상시근로자 500인 이상인 경우에는 2인을 두도록 정하고 있으며 직무내용도 산업장이 일차보건의료 제공자로서 그리고 관리자로서의 역할이 강조되고 독자적인 역할을 수행하도록 개정되었다.

③ **학교간호사업** … 학교보건법의 개정(1991. 3)으로 양호교사의 직무내용은 학교에서의 일차 보건의료 제공자로서의 역할과 독자적인 역할이 강조되었으며 보건교육, 보건지도와 환경위생관리의 직무가 강화되었다.

④ **가정간호사제도(1991)** … 1960년대 이후 질병양상의 변화와 노인인구 비율의 증가, 보건의료 전달체계의 정비, 평균수명의 연장, 그리고 사회구조의 변화 등으로 의료기관에서 퇴원 후에도 전문적·지속적인 간호와 의료서비스와의 연계를 확립하기 위한 제도로써, 임상간호영역과 지역사회 간호영역의 통합이기도 하다.

⑤ **건강증진법의 제정**(1995. 9) ⋯ 국민에게 건강에 대한 가치와 책임의식을 함양하도록 건강에 관한 바른 지식을 보급하고 스스로 건강생활을 실천할 수 있는 여건을 조성함으로써 국민의 건강을 증진함을 목적으로 한다고 정하고 있다<국민건강증진법 제1조>.

> **TIP**

전망
㉠ 지방자치화시대를 맞이하여 보건사업계획과 평가가 강화될 것이다.
㉡ 보건소의 간호사업도 지역사회 건강사정과 진단에 근거하여 계획·수행·평가의 간호과정을 통해서 효과적이며 효율적인 사업으로 위치를 굳혀 갈 것이다.
㉢ 재가 만성 퇴행성 질환에 대한 간호사업체계, 민간단체의 설치와 운영 등도 예측해 볼 수 있다.
㉣ 개인과 가족의 자가돌봄 수행능력을 향상시킬 수 있는 지역사회 간호사업 전반이 더욱 발전되어 나갈 것이다.

최근 기출문제 분석

2020. 6. 13 제2회 서울특별시

1 〈보기〉에 제시된 우리나라 지역사회간호 관련 역사를 시간순으로 바르게 나열한 것은?

───── 보기 ─────

㈎ 「산업안전보건법」의 제정으로 보건담당자인 간호사가 상시근로자 300명 이상인 사업장에 배치되었다.

㈏ 「노인장기요양보험법」의 제정으로 노인장기요양사업이 활성화되었다.

㈐ 「국민건강증진법」이 제정되어 지역사회 간호사의 역할이 더욱 확대되는 계기가 되었다.

㈑ 「의료법」의 개정으로 전문간호사 영역이 신설되어 가정, 보건, 노인, 산업 등의 지역사회 실무가 강화되었고, 이후 13개 분야로 확대되었다.

① ㈎ – ㈏ – ㈐ – ㈑
② ㈎ – ㈐ – ㈑ – ㈏
③ ㈏ – ㈐ – ㈑ – ㈎
④ ㈐ – ㈎ – ㈑ – ㈏

> **TIP** ㈎ 1981년
> ㈐ 1995년
> ㈑ 2003년
> ㈏ 2007년

2020. 6. 13 제2회 서울특별시

2 고혈압에 대한 2차 예방 활동으로 가장 옳은 것은?

① 금연
② 체중조절
③ 직장 복귀
④ 고혈압 검진

> **TIP** 2차 예방 : 질병의 조기발견 및 조기치료를 목표로 질병의 전구기 · 잠복기의 증상 등의 사정과 병원을 중심으로 하는 환자간호를 제공

Answer 1.② 2.④

2019. 6. 15 제1회 지방직

3 우리나라의 일차보건의료에 대한 설명으로 옳지 않은 것은?

① 「지역보건법」 제정으로 일차보건의료 시행에 대한 제도적 근거를 마련하였다.

② 보건복지부장관이 실시하는 24주 이상의 직무교육을 받은 간호사는 보건진료 전담공무원직을 수행할 수 있다.

③ 읍·면 지역 보건지소에 배치된 공중보건의사는 보건의료 취약지역에서 일차보건의료 사업을 제공하였다.

④ 정부는 한국보건개발연구원을 설립하여 일차보건의료 시범사업을 실시한 후 사업의 정착을 위한 방안들을 정책화하였다.

> **TIP** 1978년 알마아타 선언으로 알려진 일차보건의료는 국가보건의료의 필수 부분이며 사회 개발이 추구해야 할 으뜸가는 목적인 건강의 향상을 달성하고 사회정의를 실현하는 중요한 전략적 방법으로 알려져 있다.
> ① 1980년 「농어촌보건의료를 위한 특별법」 제정으로 일차보건의료가 최초로 법제화 되면서, 농어촌 등 벽지에 보건진료소를 설치해 보건진료원을 배치하는 것과 보건소, 보건지소에 공중보건의를 배치할 수 있는 기틀을 마련하였다.

2019. 6. 15 제2회 서울특별시

4 세계보건기구(WHO)에서 제시한 일차보건의료의 특성에 대한 설명으로 가장 옳지 않은 것은?

① 지역사회의 적극적 참여를 통해 이루어져야 한다.

② 지역사회의 지불능력에 맞는 보건의료수가로 제공되어야 한다.

③ 지리적, 경제적, 사회적으로 지역주민이 이용하는 데 차별이 있어서는 안 된다.

④ 자원이 한정되어 있으므로 효과가 가장 높은 사업을 선별하여 제공해야 한다.

> **TIP** 세계보건기구(WHO)에서 제시한 일차보건의료의 필수요소(4A)
> ㉠ 접근성(Accessible) : 지리적, 경제적, 사회적으로 지역주민이 이용하는 데 차별이 있어서는 안 된다.
> ㉡ 주민참여(Available) : 지역사회의 적극적 참여를 통해 이루어져야 한다.
> ㉢ 수용가능성(Acceptable) : 주민이 쉽게 받아들일 수 있는 방법으로 제공해야 한다.
> ㉣ 지불부담능력(Affordable) : 지역사회의 지불능력에 맞는 보건의료수가로 제공되어야 한다.

5 〈보기〉에서 우리나라 공공보건사업의 발전 순서를 바르게 나열한 것은?

─────────────── 보기 ───────────────

ⓐ 보건소 기반 전국 방문건강관리사업 시행
ⓑ 우리나라 전 국민을 위한 의료보험 실행
ⓒ 국민건강증진법 제정으로 바람직한 건강행태 고취를 위한 토대 마련
ⓓ 농어촌 보건의료를 위한 특별조치법 제정으로 일차 보선의료서비스 제공

① ㉠→㉡→㉢→㉣   ② ㉣→㉡→㉢→㉠

③ ㉡→㉢→㉠→㉣   ④ ㉣→㉡→㉠→㉢

> **TIP** ㉣ 농어촌 보건의료를 위한 특별조치법 제정 : 1980년
> ㉡ 전 국민 의료보험 실행 : 1989년
> ㉢ 국민건강증진법 제정 : 1995년
> ㉠ 전국 방문건강관리사업 시행 : 2007년

6 다음과 같은 지역사회간호의 시대적 흐름과 관련한 설명으로 옳은 것은?

(가) 1900년 이전 : 방문간호시대

(나) 1900년 ~ 1960년 : 보건간호시대

(다) 1960년 이후 : 지역사회간호시대

① (가) – 한국에서 로선복(Rosenberger)이 태화여자관에 보건사업부를 설치하여 모자보건사업을 실시하였다.

② (나) – 라론드(Lalonde) 보고서의 영향을 받아 건강생활실천을 유도하는 건강증진사업이 활성화되었다.

③ (나) – 릴리안 왈드(Lillian Wald)가 가난하고 병든 사람들을 간호하기 위하여 뉴욕 헨리가에 구제사업소를 설립하였다.

④ (다) – 미국에서 메디케어(Medicare)와 메디케이드(Medicaid)의 도입 이후 가정간호가 활성화되었다.

> **TIP** ④ 1965년 → (다)
> ① 1923년 → (나)
> ② 1974년 → (다)
> ③ 1893년 → (가)

Answer　5.② 6.④

7 다음 ⊙에 해당하는 지역사회 유형은?

「지역보건법 시행령」 제8조(보건소의 설치)

① 법 제10조에 따른 보건소는 (⊙) 별로 1개씩 설치한다. 다만, 지역주민의 보건의료를 위하여 특별히 필요하다고 인정되는 경우에는 필요한 지역에 보건소를 추가로 설치·운영할 수 있다.

---

① 생태학적 문제의 공동체
② 특수흥미 공동체
③ 지정학적 공동체
④ 자원 공동체

> **TIP** 법 제10조에 따른 보건소는 <u>시·군·구</u>별로 1개씩 설치한다. 다만, 지역주민의 보건의료를 위하여 특별히 필요하다고 인정되는 경우에는 필요한 지역에 보건소를 추가로 설치·운영할 수 있다(지역보건법 시행령 제8조(보건소의 설치) 제1항).
> ③ 시·군·구는 지리적, 법적인 경계로 구분된 지역사회인 지정학적 공동체이다.
> ※ 지역사회 유형
> ⊙ 구조적 지역사회
> • 집합체 : 사람이 모인 이유와 관계없이 '집합' 그 자체
> • 대면 공동체 : 가장 기본이 되는 공동체로 지역사회의 기본적인 집단
> • 생태학적 공동체 : 지리적 특성, 기후, 자연환경 등 동일한 생태학적 문제를 공휴하는 집단
> • 지정학적 공동체 : 지리적, 법적인 경계로 구분된 지역사회
> • 조직 : 일정한 환경 아래 특정한 목표를 추구하며 일정한 구조를 가진 사회단위
> • 문제해결 공동체 : 문제를 정의할 수 있고, 문제를 공유하며, 해결할 수 있는 범위 내에 있는 구역
> ⓛ 기능적 지역사회
> • 요구 공동체 : 주민들의 일반적인 공통문제 및 요구에 기초를 두고 있는 공동체
> • 자원 공동체 : 어떤 문제를 해결하기 위한 자원의 활용범위로 모인 집단
> ⓒ 감정적 지역사회
> • 소속 공동체 : 동지애와 같은 정서적 감정으로 결속된 감성적 지역사회
> • 특수흥미 공동체 : 특수 분야에 서로 같은 관심과 목적을 가지고 관계를 맺는 공동체

8 세계보건기구(WHO)에서 제시한 일차보건의료 접근법에 대한 설명으로 옳지 않은 것은?

① 지역사회의 능동적, 적극적 참여가 이루어지도록 한다.

② 지역사회가 쉽게 받아들일 수 있는 방법으로 사업이 제공되어야 한다.

③ 지역적, 지리적, 경제적, 사회적 요인으로 인하여 이용에 차별이 있어서는 안 된다.

④ 국가에서 제공하는 보건의료서비스이므로 무상으로 제공하는 것을 원칙으로 한다.

> **TIP** 세계보건기구의 일차보건의료 접근법(4A)
> ㉠ Accessible(접근성) : 대상자가 쉽게 이용 가능해야 한다.
> ㉡ Acceptable(수용가능성) : 지역사회가 쉽게 받아들일 수 있는 방법으로 사업이 제공되어야 한다.
> ㉢ Available(주민참여) : 지역사회의 능동적, 적극적 참여가 이루어지도록 한다.
> ㉣ Affordable(지불부담능력) : 지불능력에 맞는 보건의료수가로 사업이 제공되어야 한다.

9 우리나라에서 일차보건의료사업에 대한 법적근거를 마련하고 보건진료전담공무원을 양성하는 계기가 된 것은?

① 라론드 보고서

② 오타와 선언

③ 알마아타 선언

④ 몬트리올 의정서

> **TIP** 알마아타 선언은 1978년 소련의 알마아타에서 열린 WHO와 UNICEF 공동주최의 일차보건의료에 관한 회의에서 채택된 선언이다. 이 선언은 우리나라에서 일차보건의료사업에 대한 법적근거를 마련하고 보건진료전담공무원을 양성하는 계기가 되었다.

Answer 8.④ 9.③

10 우리나라 공공보건사업의 발전 순서를 바르게 연결한 것은?

⊙ 의료보험 조직 완전통합으로 국민 건강보험공단 및 건강 보험 심사평가원 업무 개시

ⓛ 농어촌 보건의료를 위한 특별조치법 제정으로 읍·면 단위의 무의촌 지역에 보건 진료소 설치

ⓒ 시·군·구 및 시·도 수준에서 보건의료를 위한 지역 보건의료계획을 4년마다 수립하도록 규정

ⓔ 노화 및 노인성 질환 등으로 인하여 혼자 힘으로 생활을 영위하기 힘든 자에게 요양시설이나 재가 장기 요양기관을 통해 신체활동 또는 가사 서비스 제공

---

① ⊙→ⓛ→ⓒ→ⓔ

② ⓛ→⊙→ⓒ→ⓔ

③ ⓛ→ⓒ→⊙→ⓔ

④ ⓒ→ⓛ→⊙→ⓔ

> **TIP**   ⊙ 건강 보험 심사 평가원 업무 개시(2000년 7월)
> ⓛ 무의촌 지역에 보건 진료소 설치(1980년 12월)
> ⓒ 지역 보건 의료 계획을 4년마다 수립하도록 규정(1995년 12월)
> ⓔ 요양시설이나 재가 장기요양기관을 통해 가사 서비스 제공(2007년 10월)

Answer   10.③

출제 예상 문제

1 건강개념에 대한 내용으로 옳은 것은?

> ㉠ 정치 및 보건의료 전달체계와 관련이 있다.
> ㉡ 임상적 관점에서 본다.
> ㉢ 건강 – 질병의 연속선상에서 역동적 개념이다.
> ㉣ 지역사회주민이 질병이 없는 상태를 말한다.

① ㉠㉡
② ㉠㉡㉢
③ ㉠㉢
④ ㉡㉣

TIP ㉡ 지역사회간호에서 건강개념은 임상적 관점보다는 기능적 관점에서 본다.
㉣ 건강이란 질병이나 불구가 없을 뿐만 아니라 완전한 신체적 · 정신적 · 사회적 안녕상태를 말한다.

2 다음 중 보건소 제도의 효시는?

① 헬레나의 질병간호활동
② 보건진료소
③ 보건지소
④ 라스본의 구역간호활동

TIP 1859년 영국 Liverpool시에서의 라스본(William Rathbone)의 가정방문 간호사업 실시가 보건소(Health Center) 제도의 효시가 되었다.

3 다음 중 구조적 지역사회의 분류가 아닌 것은?

① 대면공동체
② 문제해결공동체
③ 집합체
④ 소속공동체

TIP ④ 감정적 지역사회에 해당한다.

Answer 1.③ 2.④ 3.④

4 **지역사회 간호사업에 대한 설명 중 옳은 것은?**

① 지역개발사업과는 아무런 관련이 없다.

② 지역사회 간호사업은 지역사회 간호문제를 모두 해결해 주는 것에 그 목적이 있다.

③ 지역사회 간호사업은 선택된 지역주민을 대상으로 한다.

④ 적정기능 수준의 향상을 목표로 한다.

TIP ① 지역사회 간호사업은 그 지역주민의 적극적인 참여가 중요시되며 지역개발사업의 일환이기도 하다.
　　②④ 지역사회 간호사업은 지역주민 스스로가 자신들의 건강문제를 해결할 수 있는 적정기능 수준을 향상시키는 것에 목적이 있다.
　　③ 지역사회 간호사업의 대상은 지역사회주민 전체이다.

5 **다음 중 건강증진에 대한 설명으로 옳은 것은?**

> ㉠ 건강증진은 질병예방과 유사하다.
> ㉡ 건강증진은 보건교육을 위한 중요한 요소로 하는 것이다.
> ㉢ 건강증진은 건강에 영향을 미치는 요인들을 조절하는 것도 포함된다.
> ㉣ 충분한 휴식과 개인에게 적합한 방법으로 스트레스를 관리하는 것도 건강증진의 한 방법이다.

① ㉠㉡㉢

② ㉠㉡㉣

③ ㉠㉢

④ ㉢㉣

TIP 건강증진… 단순하게 질병의 예방·치료가 아니라 건강행위의 실천으로 사람들이 건강 잠재력의 발휘를 충분히 할 수 있게 개발하고 건강평가로 건강위험요인을 조기발견·관리해서 건강유지·향상을 위한 예방의학적·보건교육적·환경보호적·사회제도적 수단을 강구하는 것이다.

Answer 4.④ 5.④

6 다음 중 WHO에서 제정한 보건전달체계의 구성요소로 옳은 것은?

㉠ 보건기획	㉡ 사회적 지원
㉢ 보건의료 서비스 제공	㉣ 보건의료 자원조달

① ㉠㉡㉢   ② ㉠㉣
③ ㉡   ④ ㉠㉡㉢㉣

TIP 보건의료제도의 구성요소
  ㉠ 관리통제
  ㉡ 자원의 조직화
  ㉢ 재원조달
  ㉣ 보건의료 자원의 개발
  ㉤ 보건의료

7 다음 중 WHO에서 제정한 PHC의 원칙으로 옳지 않은 것은?

① 포괄성   ② 균등성
③ 지역주민의 참여   ④ 통합성

TIP 일차보건의료(Primary Health Care)
  ㉠ 기본원칙
  • 지역사회의 참여가 있어야 한다.
  • 적절한 기술이 있어야 한다.
  • 다각적으로 접근해야 한다.
  • 균형적으로 분배가 이루어져야 한다.
  ㉡ 특징
  • 계속성을 가진다.
  • 의료전달체계와 처음 접촉한다.
  • 상급의료기관에 후송한다.
  • 지역사회에서 보편적인 질환을 관리한다.

8 다음 중 보건의료의 사회·경제적 측면으로 옳지 않은 것은?

① 보건의료 요구자들이 보건의료에 지식이 결여되어 있다.

② 보건의료는 수요측정이 가능하다.

③ 공급의 독점성이 있다.

④ 보건의료는 외부효과를 갖는다.

TIP ② 보건의료는 수요발생을 예측하는 것이 불가능하다.

9 지역사회간호와 일차보건의료에 대한 설명으로 옳지 않은 것은?

① 현실적으로 일정 기간 교육 후의 인력으로 가장 적합한 인력은 간호사이다.

② 일차보건의료와 관련된 지역사회 간호분야는 보건소, 산업장, 가정간호사업 등이다.

③ 지역사회 간호분야에 일차보건의료의 내용이 많이 도입되어 운영되고 있다.

④ 일차보건의료사업의 대상은 지불능력이 있는 일부 계층이다.

TIP ④ 일차보건의료사업의 대상은 일부 계층이 아닌 지역사회주민 전체가 된다.

10 다음 중 우리나라가 보건간호시대에서 지역사회 간호시대로 전환한 계기로 옳은 것은?

① 건강증진법   ② 가정간호사 제도

③ 보건소 설치   ④ 보건진료원 제도

TIP 지역사회로의 전환

㉠ 1980년에 '농어촌 보건의료를 위한 특별조치법'을 공포해서 지역사회 간호시대로 변화하였다.

㉡ 1981년부터는 보건진료원이 배치되어 지역사회의 1차 의료를 담당하고 있다.

Answer 8.② 9.④ 10.④

11 다음 중 우리나라의 보건의료제도를 설명한 것으로 옳은 것은?

① 주로 일본식 제도의 도입으로 민간 중심의 체제이다.

② 정부차원에서 일방적으로 하는 하향식 보건의료산업체제이다.

③ 공공 및 민간 중심의 체제가 각각 50%씩 운영된다.

④ 자유방임형 의료제도로 민간주도형이다.

TIP 우리나라 보건의료제도의 특징
ㄱ 의료자원의 대부분을 민간부분이 소유한다.
ㄴ 의료기관들간의 과잉경쟁으로 기능분담이 이루어지지 않는다.
ㄷ 대도시 지역에서의 시설 및 장비의 중복투자로 농촌지역의 의료자원이 희소하다.
ㄹ 자유방임형 의료제도에 속한다고 볼 수 있다.

12 다음 중 지역사회 간호사업의 원리로 옳지 않은 것은?

① 모든 사업기관은 같은 목표를 가진다.

② 파악한 요구를 근거로 한다.

③ 지역건강상태를 정기적·지속적으로 평가한다.

④ 가족의 의사결정에 참여하게 한다.

TIP ① 모든 사업기관은 각기 다른 목표를 가질 수 있다.

13 다음 중 지역사회 간호사업의 목표로 옳은 것은?

① 질병을 조기에 발견하여 치료한다.

② 특정 고위험 인구집단의 건강을 관리한다.

③ 지역사회의 적정기능 수준을 향상시킨다.

④ 의사가 없는 지역에서 응급처치를 신속히 한다.

TIP 적정기능 수준에 영향을 주는 요소 … 습관적 영향, 유전적 영향, 정치적 영향, 사회·경제적 영향, 보건의료 전달체계의 영향, 환경적 영향 등이 있다.

Answer 11.④ 12.① 13.③

14 다음 중 1차 보건의료사업에 포함되지 않는 것은?

① 가족계획을 포함한 모자보건사업
② 교육이 수반된 간단한 치료의 처치
③ 2·3차 진료영역
④ 예방적 치료적용

TIP 보건의료사업
ⓐ 1차 보건의료사업 : 기본환경위생, 보건교육, 모자보건 및 가족계획, 예방접종, 지방병 관리, 통상질환 및 상해관리, 정신보건 등
ⓑ 2차 보건의료사업 : 질병의 치료, 조기진단
ⓒ 3차 보건의료사업 : 질병의 재발방지, 재활

15 지역사회 간호사업의 목적설정으로 옳은 것은?

① 지역사회 간호사업에는 목적이 필요없다.
② 지역사회 간호사업의 효과를 위해 우선순위를 설정할 필요는 없다.
③ 지역사회주민의 요구는 모두 목적으로 설정해야 한다.
④ 관찰가능하고 측정가능한 목적을 설정해야 한다.

TIP 간호사업의 목표는 관찰가능하고 측정가능한 것이어야 한다.

16 지역사회를 사업대상으로 하는 지역사회 간호개념의 특징으로 옳지 않은 것은?

① 간호전문직의 발전에 기여할 수 있다.

② 자유기업형 보건의료제도에서 간과되기 쉬운 집단건강 수준향상을 위한 사업을 활성화시키는 데 기여할 수 있다.

③ 지역사회간호사는 지역사회 보건사업의 일선관리자로서의 기능을 해야 한다.

④ 구성원에 대한 직접간호 제공수준은 지역사회 전체와는 관계없이 결정된다.

TIP 지역사회 간호개념의 특징
ⓐ 집단의 건강수준 향상을 위한 제반사업을 활성화하는 데 기여할 수 있다.
ⓑ 지역사회 보건사업의 일선관리자로서 기능을 해야 한다.
ⓒ 지역사회간호사는 대상자와 함께 건강관리를 결정한다.
ⓓ 간호전문직의 발전에 기여할 수 있다.

17 다음 중 1차 보건의료사업의 내용에 해당되지 않는 것은?

① 기본환경위생

② 정신보건의 증진

③ 식량의 공급과 영양의 증진

④ 행동양상

TIP 1차 보건의료사업 … 환경위생 및 보존, 식수보존, 주거환경, 식품관리, 영양개선, 예방접종 등이다.

18 다음 중 지역사회 건강을 위한 적정기능 수준에 영향을 주는 요인을 모두 고른 것은?

㉠ 습관	㉡ 환경
㉢ 교육	㉣ 보건의료 전달체계

① ㉠㉡㉢　　　　　　　　　② ㉠㉡㉢㉣
③ ㉠㉢㉣　　　　　　　　　④ ㉡㉢㉣

TIP 적정기능 수준에 영향을 주는 요인 … 정치적, 습관적, 유전적, 환경적, 의료전달체계, 사회경제적 등의 요인이 있다.

19 다음 중 1차 보건의료에 대한 설명으로 옳지 않은 것은?

① 주민의 자본능력에 맞는 의료수가로 이루어져야 한다.
② 몸에 이상이 있을 때 제일 처음 가는 의료이다.
③ 주민이 받아들여질 수 있는 제반환경을 기반으로 해서 제공된다.
④ 주민의 적극적인 참여가 요구된다.

TIP ② 1차 보건의료는 지역 내에서 각 개인이나 가족이 보편적으로 접근할 수 있게 만들어진 필수 보건의료 서비스이지만, 기술적으로 1차 보건의료에서 다룰 수 없거나 보건·경제적 측면에서 보다 중앙화는 것이 유리하다고 생각되는 경우에는 바로 2, 3차 보건의료를 이용할 수도 있다.

02 지역사회간호 행정

01 보건의료 전달체계

(1) 보건의료 전달체계의 개념

보건의료 전달체계란 의료기관의 기술수준에 따라 기능분담과 협업관계를 결정함으로써 의료이용을 단계화하고 의료자원의 효율적 활용과 적정의료 이용을 유도하기 위한 장치를 말한다.

(2) 보건의료 전달체계의 특성

구분	내용	단점
자유기업형 (미국, 일본, 독일 등)	• 정부의 통제나 간섭을 극소화 • 민간주도 의료인과 의료기관 선택의 자유 • 의료제공이 효과적으로 이루어짐 • 의료서비스의 내용과 질적 수준이 높음	• 시설의 지역적 편중 • 의료혜택이 지역적, 사회계층적으로 균등하지 못함 • 의료비 증가(가장 큰 문제점) • 국가의 관여, 간섭, 통제의 불가피성
사회복지형 (영국, 캐나다 등)	• 정부주도형 보건의료제도 • 소외계층이 없도록 사회보장을 주목표로 함. • 국민의 건강요구에 맞추어 의료시설·물자·지식 등을 정책적으로 수행 • 개인의 선택이 어느 정도 보장	• 의료질의 하락 • 행정체계의 복잡성으로 의료서비스 공급이 비효율적 • 의료인의 열의가 낮음
공산주의형 (구소련, 북한 등)	• 중앙정부의 명령하달식 • 기본적인 목표는 의료자원과 서비스의 균등한 분포에 있음 • 의료자원 분포의 비효율성 • 조직이 조직적·체계적 • 개인의 선택이 불가능	• 경직된 의료체계(관료체계) • 의료질의 저하

개발도상국형	• 의료자원의 절대부족, 생활을 위한 기본적 의식문제의 미해결 등으로 보건의료의 정책적인 우선순위가 하위에 있음 • 경제적, 정치적으로 보건의료 전달체계의 확실한 방향제시가 어려움 • 전반적인 뚜렷한 계획이나 방향이 없고, 부분적인 모방을 하게 됨	• 여러 종류의 보건의료 전달체계가 혼합되어 있어 혼란 속에 빠져 있음 • 부족한 자원도 활용이 잘 되지 않아 혼란 등의 문제해결이 더욱 어려움

>**TIP**

뢰머의 보건의료체계 유형별 특징

㉠ 자유기업형 : 미국, 의료보험 실시 전의 우리나라
• 정부의 개입을 최소화하고 수요·공급 및 가격을 시장에 의존한다.
• 보건의료비에 대해 개인 책임을 강조하는 입장으로 민간보험 시장이 발달하였으며, 시장의 이윤추구를 통해 효율성을 제고한다.
• 의료의 남용 문제가 발생할 수 있다.

㉡ 복지국가형 : 프랑스, 독일, 스웨덴, 스칸디나비아 등
• 사회보험이나 조세를 통해 보건의료서비스의 보편적 수혜를 기본 요건으로 한다.
• 민간에 의해 보건의료서비스를 제공하지만 자유기업형과 다르게 질과 비용 등의 측면에서 정부가 개입·통제할 수 있다.
• 보건의료서비스의 형평성이 보장되지만, 보건의료비 상승의 문제가 발생할 수 있다.

㉢ 저개발국가형 : 아시아, 아프리카 등 저개발국
• 전문인력 및 보건의료시설이 부족하여 전통의료나 민간의료에 의존한다.
• 국민의 대다수인 빈곤층의 경우 공적부조 차원에서 보건의료서비스가 이루어진다.

㉣ 개발도상국형 : 남미, 아시아 일부 지역
• 자유기업형 + 복지국가형의 혼합형태 또는 사회주의국형을 보인다.
• 경제개발의 성공으로 국민들의 소득이 증가하여 보건의료서비스에 대한 관심이 증가했다.
• 경제개발 논리에 밀려 보건의료의 우선순위가 낮고, 사회보험이 근로자 중심의 형태를 보인다.

㉤ 사회주의국형 : 구 소련, 북한, 쿠바 등
• 국가가 모든 책임을 지는 사회주의 국가로 보건의료 역시 국유화하여 국가가 관장한다.
• 형평성이 보장되지만 보건의료서비스 수준과 생산성이 떨어진다.
• 넓은 의미에서 볼 때 뉴질랜드, 영국도 이 유형으로 볼 수 있다.

02 우리나라 보건의료 전달체계

(1) 인력

우리나라의 경우 현재 법으로 규정되어 있는 보건의료인력의 종류는 다음과 같다.

① **의료인** … 의료법상 '의료인'이라 함은 보건복지부장관의 면허를 받은 의사·치과의사·한의사·조산사 및 간호사를 말한다<의료법 제2조 제1항>.

② **의료기사** … 의료기사의 종류는 임상병리사·방사선사·물리치료사·작업치료사·치과기공사 및 치과위생사로 한다<의료기사 등에 관한 법률 제2조>.

③ **기타** … 약사<약사법 제2조>, 간호조무사<의료법 제80조>, 의료유사업자<의료법 제81조>, 안마사<의료법 제82조>, 응급구조사<응급의료에 관한 법률 제36조> 등이 있다.

(2) 기본적 구상

① 지역주민의 의료이용이 생활화되도록 하기 위하여 진료권을 설정하고 의료자원이 지역적인 의료수요에 맞도록 배분한다.

② 의료시설 부족량을 각 진료권에 적절히 분배하여 의료인력 및 시설을 확보하고 지역의 의료수요를 충족시킨다.

③ 의료자원을 효율적으로 활용하여 각 의료기관은 수준에 적합한 서비스를 할 수 있도록 규모와 종류에 따라 역할과 기능을 발휘할 수 있도록 해야 한다.

④ 환자의 의료기관 이용이 단계적으로 이루어질 수 있도록 합리적인 후송의뢰체계가 확립되어야 한다.

(3) 시설

① 1차 의료기관
  ⊙ 기능 : 주민들이 보건의료 서비스에 가장 처음 접촉하게 되는 곳이며, 대부분의 질병들이 이곳에서 해결될 수 있으므로 예방과 진료가 통합된 포괄적인 보건의료 서비스를 제공하도록 한다.
  ⓛ 일반 의료원, 특수과 의원, 보건소 및 보건지소, 보건진료소, 모자보건센터, 조산소, 병원선 등이 이에 속한다.
  ⓒ 원칙 : 모든 1차 의료기관은 외래진료만을 담당하고 입원진료는 하지 않는 것을 원칙으로 하며 특수과 전문의를 제외한 전문의는 의원에 근무하지 않는다. 만약 의원에 근무하거나 단독 개업할 시에는 일반의의 역할을 담당하도록 한다.
  ⓔ 예외 : 도서, 벽지 등 2차 의료기관까지의 접근도가 낮은 지역은 응급입원을 위한 시설을 인정한다.

1차 의료기관의 특징
㉠ 특수과 전문의들이 개업할 경우 도시지역에서는 가급적 공동개업을 하도록 유도한다.
㉡ 병원선은 도서지역 주민에 대한 1차 기능을 가지며, 조산소는 정상분만환자에 대한 1차 기능을 가진다.
㉢ 보건소 및 보건지소의 기능을 강화하여, 특히 농촌지역에서는 예방 및 진료사업의 중추적 역할을 하도록 적극 지원한다.
㉣ 보건진료소는 경미한 외래진료만을 담당하도록 하며 인근에 있는 의사의 지도와 감독을 받도록 한다.
㉤ 모자보건진료소는 산전·산후관리 및 영유아 관리를 위주로 하므로 산부인과 및 소아과의 외래기능뿐만 아니라 일반의를 배치하여 일반의 의원과 같은 1차 의료기능도 가지도록 한다.

② **2차 의료기관**
㉠ **기능** : 소속 중진료권 내의 1차 의료기관에서 후송 의뢰된 외래 및 입원환자의 진료를 담당하며, 소속된 소진료권의 주민에 대해서는 1차 의료기관의 기능도 동시에 가진다.
㉡ 각 과마다 해당과목의 전문의를 두고 전문의 기준의 의료를 담당할 수 있는 시설 및 장비와 보조인력을 갖추어야 한다.
㉢ 기술적으로 2차 의료기관에서 다룰 수 없거나, 보건·경제적 측면에서 보다 중앙화하는 것이 유리하다고 생각되는 의료기능에 속하는 환자는 3차 의료기관으로 이송한다.

③ **3차 의료기관**
㉠ **기능** : 대진료권 내의 중심도시에 설치하여 1차 의료기관 또는 2차 의료기관에서 후송 의뢰된 환자의 외래 및 입원진료를 특수분야별 전문의가 담당하도록 하되 보유하고 있는 병상의 50%는 소속 중진료권에 대하여 2차 의료기관으로서의 기능을 수행하도록 한다.
㉡ **규모** : 3차 의료기관은 500병상 이상의 의료대학 부속병원 또는 그에 준하는 시설과 인력을 갖춘 병원으로 하고 그 기본형은 700병상으로 한다.
㉢ **역할** : 환자진료와 더불어 본래의 역할인 의학연구와 의료인력의 교육훈련 및 개업의사의 보수교육 등의 기능도 충실히 수행함으로써 대진료권 내 모든 의료기관의 구심적 역할을 담당한다.

④ **특수병원**
㉠ **기능**
• 일반병원에서 진료가 어렵거나 격리 또는 장기간의 치료가 필요하여 그 환자에 대한 전문적인 시설과 인력을 갖추는 것이 바람직한 질병은 별도의 특수병원을 설치하여 관리하여야 한다.
• 특수병원에서의 환자진료는 대진료권 내의 모든 1차, 2차, 3차 의료기관에서 이송될 수 있으며 특수질환을 가진 환자의 외래 및 입원진료를 담당한다.
㉡ **종류** : 정신병원, 결핵병원, 나병원, 재활원, 산재병원, 암센터 및 전염병원 등으로 구분한다.

2 · 3차 의료기관에 해당하는 병원과 종합병원의 법적인 구분⟨의료법 제3조의2, 제3조의3⟩

ⓐ 병원 등 : 병원 · 치과병원 · 한방병원 및 요양병원은 30개 이상의 병상(병원 · 한방병원만 해당) 또는 요양병상(요양병원만 해당, 장기입원이 필요한 환자를 대상으로 의료행위를 하기 위해 설치한 병상)을 갖추어야 한다.

ⓑ 종합병원 : 다음의 요건을 갖추어야 한다.

· 100개 이상의 병상을 갖출 것

· 100병상 이상 300병상 이하인 경우에는 내과 · 외과 · 소아청소년과 · 산부인과 중 3개 진료과목, 영상의학과, 마취통증의학과와 진단검사의학과 또는 병리과를 포함한 7개 이상의 진료과목을 갖추고 각 진료과목마다 전속하는 전문의를 둘 것

· 300병상을 초과하는 경우에는 내과, 외과, 소아청소년과, 산부인과, 영상의학과, 마취통증의학과, 진단검사의학과 또는 병리과, 정신건강의학과 및 치과를 포함한 9개 이상의 진료과목을 갖추고 각 진료과목마다 전속하는 전문의를 둘 것

ⓒ 종합병원은 필수진료과목 외에 필요하면 추가로 진료과목을 설치 · 운영할 수 있다. 이 경우 필수진료과목 외의 진료과목에 대하여는 해당 의료기관에 전속하지 아니한 전문의를 둘 수 있다.

(4) 지역사회 보건기관

① **보건소** … 보건소는 해당 지방자치단체의 관할 구역에서 다음의 기능 및 업무를 수행한다⟨지역보건법 제11조⟩.

ⓐ 건강 친화적인 지역사회 여건의 조성

ⓑ 지역보건의료정책의 기획, 조사 · 연구 및 평가

ⓒ 보건의료인 및 「보건의료기본법」에 따른 보건의료기관 등에 대한 지도 · 관리 · 육성과 국민보건 향상을 위한 지도 · 관리

ⓓ 보건의료 관련기관 · 단체, 학교, 직장 등과의 협력체계 구축

ⓔ 지역주민의 건강증진 및 질병예방 · 관리를 위한 다음의 지역보건의료서비스의 제공

· 국민건강증진 · 구강건강 · 영양관리사업 및 보건교육

· 감염병의 예방 및 관리

· 모성과 영유아의 건강유지 · 증진

· 여성 · 노인 · 장애인의 건강유지 · 증진

· 정신건강증진 및 생명존중에 관한 사항

· 지역주민에 대한 진료, 건강검진 및 만성질환 등의 질병관리에 관한 사항

· 가정 및 사회복지시설 등을 방문하여 행하는 보건의료사업

② **보건지소** … 보건지소의 업무수행을 위하여 필요하다고 인정하는 경우에 읍 · 면마다 설치하는 보건소의 하부조직으로서 의사, 치과의사, 간호사 또는 간호조무사, 치과위생사 등의 전문인력이 배치되어 진료 및 행정업무와 예방사업 등을 수행한다.

③ **보건진료소** … 의사가 배치되어 있지 아니하고 계속하여 의사를 배치하기 어려울 것으로 예상되는 의료 취약지역에서 보건진료 전담공무원으로 하여금 의료행위를 하게 하기 위하여 시장 · 군수가 설치 · 운영하는 보건의료시설을 말한다.

> **TIP**

보건진료 전담공무원

ⓐ 자격 : 보건진료 전담공무원은 간호사 · 조산사 면허를 가진 사람으로서 보건복지부장관이 실시하는 24주 이상의 직무교육을 받은 사람이어야 한다.

ⓑ **보건진료 전담공무원의 업무**
- 질병 · 부상상태를 판별하기 위한 진찰 · 검사
- 환자의 이송
- 외상 등 흔히 볼 수 있는 환자의 치료 및 응급 조치가 필요한 환자에 대한 응급처치
- 질병 · 부상의 악화 방지를 위한 처치
- 만성병 환자의 요양지도 및 관리
- 정상분만 시의 분만 도움
- 예방접종
- 위의 의료행위에 따르는 의약품의 투여
- 환경위생 및 영양개선에 관한 업무
- 질병예방에 관한 업무
- 모자보건에 관한 업무
- 주민의 건강에 관한 업무를 담당하는 사람에 대한 교육 및 지도에 관한 업무
- 그 밖에 주민의 건강증진에 관한 업무

(5) 문제점

① **보건의료관리**

ⓐ 보건의료체계에 대한 정부의 역할정립 및 민간의료부문의 공공성 제고를 위한 정책수립이 미흡하다.

ⓑ 보건행정의 주무부서인 보건복지부의 보건행정에 관한 총괄적인 조정기능이 부족하다.

② **보건의료자원**

ⓐ 의료자원의 지역적 편중이 심하고 의료장비가 비효율적으로 사용된다.

ⓑ 공공부문의 의료자원에 대한 투자가 미약하다.

③ **보건의료조직**

ⓐ 공공 · 민간보건의료기관에 수직적 · 수평적 연계가 미흡하고 의료공급조직이 유동적이지 못하다.

ⓑ 건강보험조직이 비효율적으로 관리운영되며 의료기관 운영의 합리성과 전문성이 부족하다.

④ **보건의료 서비스 전달**

ⓐ 의료의 지역화 및 의료이용의 단계화가 미비하다.

ⓑ 한약방의 일원화가 실시되지 않았으며 의료서비스의 질관리에 미흡하다.

⑤ **재원조달** … 건강보험 재원조달의 형평성이 미흡하며, 재원조달방식의 논란이 있다.

⑥ **보수지불** … 진료행위별 수가체계와 보험진료비 심사의 비효율성의 문제가 있다.

03 보건의료재정 및 제도

(1) 국민의료비

① 국민의료비의 체계적 추계는 국민의 의료비 지출에 대한 재정적 부담뿐만 아니라 의료비 지출에 따른 국민 보건 향상의 효과를 측정하는 중요한 수단이 된다.

② 국민의료비의 범위와 관련하여 건강유지나 증진에 목적이 있다고 하더라도 간접적으로 영향을 끼치는 교육, 환경 및 위생 등에 관련된 지출은 국민의료비에서 제외하는 것이 보통 정례화되고 있다.

③ **국민의료비 증가요인** … 국민의료비 증가는 대상자 및 급여범위의 확대, 노인인구수 증가 등의 수요측 요인과 의료수가 상승, 고급의료기술 사용, 의료인력 및 병상수 증가 등의 공급측 요인으로 나눌 수 있다.

④ 국민의료비 억제방안
   ⊙ 단기적 방안
   • 수요측 억제방안 : 본인부담률을 인상하고, 보험급여범위의 확대를 억제하여 의료에 대한 과잉된 수요를 줄이는 방법이 있다.
   • 공급측 억제방안 : 의료수가 상승을 억제시키고, 고가의료기술의 도입 및 사용을 억제하여 도입된 장비의 공동사용 방안 등을 강구하면서 의료비 증가폭을 줄이는 방법이 있다.
   ⊙ 장기적 방안
   • 지불보상제도의 개편 : 의료비 지불방식 중 사후결정방식은 과잉진료 등으로 인한 의료비 및 급여 증가를 가속화시키고 있는 가장 큰 원인이 되므로 의료서비스 공급자에 대한 지불수준이 미리 결정되는 사전결정방식의 형태로 개편할 필요성이 있다.
   • 의료전달체계의 확립 : 의료제도가 일차의료 중심으로 개편되는 것은 의학적 · 보건학적 관점에서 뿐만 아니라 경제적 관점에서도 바람직하며, 의료의 사회화와 공공성의 확대는 의료가 시장경제에 의해 흔들리지 않고 효율적인 국가개입으로 안정적인 의료수가 수준을 유지하는 데 용이하다.
   • 다양한 의료대체 서비스 및 인력의 개발과 활용 : 지역사회 간호센터나 가정간호, 호스피스, 정신보건센터 등의 대체의료기관 및 서비스의 개발과 활용은 저렴한 비용으로 이용가능하여 총의료비 억제효과를 얻을 수 있다. 또한 보건진료원, 전문간호사제도, 정신보건 전문요원 등 다양한 보건의료전문가의 양성으로 최소의 비용으로 국민보건의료 요구를 최대로 충족시킬 수 있는 효율적인 인력관리가 필요하다.

(2) 의료비 지불제도

① **사전결정방식** … 진료를 받기 전 병원 또는 의료인에게 지불될 총액이나 그 율이 미리 정해져 있어 실제로 받은 서비스와 무관하게 진료비가 지불되는 방식을 말한다.
   ⊙ 인두제
   • 개념 : 등록된 환자 또는 사람 수에 따라 의사가 보상받는 방식으로 대상자 1인당 보수단가를 의사등록부에 등재된 대상자 수에 따라 보상받는 제도이다.

- 장점
  - 환자에 대한 의사의 의료서비스의 제공 양과 의사의 수입은 거의 관계가 없어 과잉진료의 억제효과와 치료보다는 예방에 보다 많은 관심을 기울이게 되어 총진료비 억제효과가 있다.
  - 계속적이고 포괄적인 의료제공이 가능하며, 비교적 행정적 업무절차가 간편하다.
- 단점
  - 환자가 의료인이나 의료기관을 선택하는데 제한이 있을 수 있다.
  - 과소진료의 문제와 일반적으로 복잡한 문제를 가진 환자는 후송의뢰하게 되는 경향이 많아진다.

ⓛ 봉급제
- 개념 : 서비스의 양이나 제공받는 환자 수에 관계없이 일정 기간에 따라 보상받는 방식으로 사회주의나 공산주의 국가의 의료제도에서 일반적으로 채택되고 있으며 자유시장경제체제하에서는 2, 3차 의료기관에서 주로 채택되고 있는 제도이다.
- 장점
  - 의사의 직장이 보장된다.
  - 수입이 안정된다.
  - 의사간의 불필요한 경쟁심을 억제한다.
- 단점 : 진료가 관료화 및 형식화될 수 있다.

ⓒ 포괄수가제
- 개념 : 서비스의 양과 관계없이 환자 요양일수별 또는 질병별로 보수단가를 설정하여 보상하는 방식으로 대체로 외래는 방문 빈도별로 결정되지만 입원은 질병별로 결정된 진료비가 지불되는 제도이다.
- 장점
  - 과잉진료의 억제효과와 총진료비 억제효과가 있다.
  - 행정적 업무절차가 간편하다.
  - 수익을 위해 의료기관의 자발적 경영효율화 노력을 기대할 수 있다.
- 단점
  - 과소진료로 의료의 질 저하의 우려가 있다.
  - 많은 의료서비스가 요구되는 환자에 대한 기피현상이 나타날 수 있다.
  - 분류정보 조작을 통한 부당청구가 성행할 가능성이 있다.

② **사후결정방식** … 진료를 받은 후 제공받은 서비스에 대한 합산된 진료비를 지불하는 방식을 말한다.
  ⓙ 행위별 수가제
  - 개념 : 제공된 서비스의 단위당 가격과 서비스의 양을 곱한 만큼 지불하는 방식으로 진단, 치료, 투약과 개별행위의 서비스를 총합하여 지불한다.
  - 장점
    - 진료의 내역에 따라 의료비가 결정되므로 현실적으로 시행이 쉽다.
    - 의료인의 자율성이 보장되며 양질 서비스의 수혜가 가능하다.

- 단점
  - 수입극대화를 위한 과잉진료의 소인이 있다.
  - 예방보다는 치료중심의 의료행위로 치우치는 경향으로 인해 의료비 상승 효과가 있다.
  - 의료자원의 지역간 편재현상의 경향이 있다.
  - 의료비 지불심사상의 행정절차가 복잡하다.
- ⓛ 상대가치수가제
  - 개념 : 관행수가제에 근거하여 책정된 현행 행위별 수가제의 비합리적 수가를 개선하기 위한 방법으로 의료인의 진료행위의 난이도에 대한 상대가치를 고려하여 수가를 책정하는 방식이다.
  - 문제점
    - 의료서비스에 투입된 의사들의 자원만이 고려되고 의료서비스 질 등 서비스 산출효과가 지표의 산정에 포함되지 못한다.
    - 의사들의 능력과 질이 투입자원을 고려하지 못한다.
    - 환자의 상태가 고려되지 못한다.

(3) 사회보장

① 정의 … 출산, 양육, 실업, 노령, 장애, 질병, 빈곤 및 사망 등의 사회적 위험으로부터 모든 국민을 보호하고 국민삶의 질을 향상시키는데 필요한 소득·서비스를 보장하는 사회보험·공공부조·사회서비스를 말한다<사회보장기본법 제3조 제1호>.

② 사회보장의 형태
  - ㉠ 사회보험 : 국민에게 발생하는 사회적 위험을 보험방식에 의하여 대처함으로써 국민건강과 소득을 보장하는 제도이다.
  - ㉡ 공공부조 : 국가 및 지방자치단체의 책임하에 생활유지 능력이 없거나 생활이 어려운 국민의 최저생활을 보장하고 자립을 지원하는 제도이다.
  - ㉢ 사회서비스 : 국가·지방자치단체 및 민간부문의 도움이 필요한 모든 국민에게 복지, 보건의료, 교육, 고용, 주거, 문화, 환경 등의 분야에서 인간다운 생활을 보장하고 상담, 재활, 돌봄, 정보의 제공, 관련 시설의 이용, 역량 개발, 사회참여 지원 등을 통하여 국민의 삶의 질이 향상되도록 지원하는 제도이다.
  - ㉣ 평생사회안전망 : 생애주기에 걸쳐 보편적으로 충족되어야 하는 기본욕구와 특정한 사회위험에 의하여 발생하는 특수욕구를 동시에 고려하여 소득·비스를 보장하는 맞춤형 사회보장제도이다.

(4) 우리나라 의료보장제도

① 국민건강보험제도
  - ㉠ 목적 : 국민의 질병·부상에 대한 예방·진단·치료·재활과 출산·사망 및 건강증진에 대하여 보험급여를 실시함으로써 국민보건을 향상시키고 사회보장을 증진함을 목적으로 한다<국민건강보험법 제1조>.

ⓒ 주요 기능
- 건강보험의 사회연대성 : 건강보험은 국민의 의료비문제를 해결해 줌으로써 국민의 건강과 가계를 보호하는 제도이다. 전국민을 당연 적용대상자로 하는 사회보험방식을 채택하고 있으며 국가 또는 개인의 책임이 아닌 사회공동의 연대책임을 활용하여 소득재분배기능과 위험분산의 효과를 거두고, 이를 통하여 사회통합을 이룩하고 있다.
- 위험분산기능 : 많은 인원을 집단화하여 위험을 분산함으로써 개개인의 부담을 경감시키는 기능과 미리 적은 돈을 갹출하여 둠으로써 위험을 시간적으로 분산하는 기능을 수행하고 있다.
- 소득재분배기능 : 건강보험은 각 개인의 경제적 능력에 따른 일정한 부담으로 재원을 조성하고 개별부담과 관계없이 필요에 따라 균등한 급여를 받음으로써 질병발생시 가계의 경제적 부담을 경감시켜주는 소득재분배기능을 수행하고 있다.
- 적정수준의 급여제공 : 피보험대상자 모두에게 필요한 기본적 의료를 적정한 수준까지 보장함으로써 그들의 의료문제를 해결하고 누구에게나 균등하게 적정수준의 급여를 제공한다.

② 의료급여제도 … 생활유지 능력이 없거나 일정 수준 이하의 저소득층을 대상으로 국가재정에 의하여 기본적인 의료혜택을 제공하는 공적부조제도의 한 방법이다.

③ 노인장기요양보험제도
ⓖ 목적 : 고령이나 노인성 질병 등의 사유로 일상생활을 혼자서 수행하기 어려운 노인 등에게 신체활동 또는 가사활동 지원 등의 장기요양급여를 제공하여 노후의 건강증진 및 생활안정을 도모하고 그 가족의 부담을 덜어줌으로써 국민의 삶의 질을 향상한다.
ⓒ 주요 특징
- 건강보험제도와 별도 운영 : 장기요양보험제도를 건강보험제도와 분리 운영하는 경우 노인 등에 대한 요양필요성 부각이 비교적 용이하여 새로운 제도도입에 용이하며, 건강보험 재정에 구속되지 않아 장기요양급여 운영, 장기요양제도의 특성을 살릴 수 있다.
- 사회보험방식을 기본으로 한 국고지원 부가방식 : 사회보험방식을 근간으로 일부는 공적부조방식을 가미한 형태로 설계ㆍ운영된다.
- 보험자 및 관리운영기관의 일원화 : 장기요양보험제도를 관리ㆍ운영할 기관을 별도로 설치하지 않고 국민건강보험공단을 관리운영기관으로 하한다.
- 노인중심의 급여 : 65세 이상의 노인 또는 65세 미만의 자로서 치매ㆍ뇌혈관성 질환 등 노인성질병을 가진자중 6개월 이상 혼자서 일상생활을 수행하기 어렵다고 인정되는 자를 그 수급대상자로 한다.

ⓒ 노인장기요양보험제도와 기존 노인복지서비스체계 비교

구분	노인장기요양보험	기존 노인복지서비스체계
관련법	노인장기요양보험법	노인복지법
서비스대상	보편적 제도 (장기요양이 필요한 65세 이상 및 치매 등 노인성질병을 가진 65세 미만)	특정대상 한정 (국민기초생활보장 수급자를 포함한 저소득층 위주)
서비스선택	수급자 및 부양가족의 선택에 의한 서비스 제공	지방자치단체장의 판단 (공급자 위주)
재원	장기요양보험료 + 국가 및 지방자치단체 부담 + 이용자 본인 부담	정부 및 지방자치단체의 부담

> **TIP**

노인의료복지시설〈노인복지법 제34조 제1항〉

ⓐ 노인요양시설 : 치매·중풍 등 노인성질환 등으로 심신에 상당한 장애가 발생하여 도움을 필요로 하는 노인을 입소시켜 급식·요양과 그 밖에 일상생활에 필요한 편의를 제공함을 목적으로 하는 시설

ⓑ 노인요양공동생활가정 : 치매·중풍 등 노인성질환 등으로 심신에 상당한 장애가 발생하여 도움을 필요로 하는 노인에게 가정과 같은 주거여건과 급식·요양, 그 밖에 일상생활에 필요한 편의를 제공함을 목적으로 하는 시설

최근 기출문제 **분석**

2020. 6. 13 제1회 지방직 시행

1 다음 글에 해당하는 우리나라 지방보건행정 조직은?

> • 지역보건법령에 근거하여 설치함
> • 보건소가 없는 읍·면·동마다 1개씩 설치할 수 있음
> • 진료 서비스는 없으나 지역주민의 만성질환 예방 및 건강한 생활습관 형성을 지원함

① 보건지소
② 보건진료소
③ 정신건강복지센터
④ 건강생활지원센터

> **TIP** 지역보건법 제14조 ⋯ 지방자치단체는 보건소의 업무 중에서 특별히 지역주민의 만성질환 예방 및 건강한 생활습관 형성을 지원하는 건강생활지원센터를 대통령령으로 정하는 기준에 따라 해당 지방자치단체의 조례로 설치할 수 있다.
> 지역보건법 시행령 제11조 ⋯ 건강생활지원센터는 읍·면·동(보건소가 설치된 읍·면·동은 제외한다)마다 1개씩 설치할 수 있다.

Answer 1.④

2 〈보기〉에서 설명하는 의료비 지불제도로 가장 옳은 것은?

─────── 보기 ───────

- 진단, 치료, 투약과 개별행위의 서비스를 총합하여 의료행위를 한 만큼 보상하는 방식이다.
- 서비스 행위에 대한 보상을 일단 점수로 받고, 그 점수들을 일정비율에 의해서 금액으로 환산하여 의료비 총액을 계산하는 방법인 점수제의 형태로 많이 사용된다.
- 종류로는 시장기능에 의해 수가가 결정되는 관행수가세와 정부와 보험조합의 생산원가를 기준으로 계산한 후 의료수가를 공권력에 의해 강제 집행하는 제도수가제가 있다.
- 장점으로 의료인의 자율성 보장, 양질의 서비스 제공을 들 수 있다.

① 인두제

② 봉급제

③ 행위별수가제

④ 총액예산제(총괄계약제)

> **TIP** ① 인두제: 등록환자수 또는 실이용자수를 기준으로 일정액을 보상받는 방식이다.
> ② 봉급제: 서비스의 양이나 제공받는 사람의 수에 상관없이 일정 기간에 따라 보상받는 방식이다.
> ④ 총액예산제(총괄계약제): 지불자 측(보험자)과 진료자 측이 사전에 일정기간 동안의 진료보수 총액에 대한 계약을 체결하고, 계약된 총액범위 내에서 의료서비스를 이용하는 제도이다.

3 우리나라 보건의료제도에 대한 설명으로 가장 옳지 않은 것은?

① 민간보건의료조직이 다수를 차지한다.

② 환자가 자유롭게 의료제공자를 선택할 수 있다.

③ 국민의료비가 지속적으로 증가하고 있다.

④ 예방중심의 포괄적인 서비스가 제공되고 있다.

> **TIP** ④ 우리나라 보건의료제도는 예방보다 치료중심의 서비스가 제공되고 있다.

Answer 2.③ 3.④

4 **우리나라 노인장기요양보험에 관한 설명으로 가장 옳은 것은?**

① 국민건강보험 재정에 구속되어 있어서 재정의 효율성을 제고할 수 있다.

② 「국민건강보험법」에 의하여 설립된 기존의 국민건강보험공단을 관리운영기관으로 하고 있다.

③ 재원은 수급대상자의 본인부담금 없이 장기요양보험료와 국가 및 지방자치단체 부담으로 운영된다.

④ 수급 대상자는 65세 이상의 노인 또는 65세 미만의 자로서 치매, 뇌혈관성질환, 파킨슨병 등 노인성 질병을 가진 자 중 6개월 이상 병원에 입원하고 있는 노인이다.

> **TIP** ① 국민건강보험 재정에 구속되지 않아 장기요양급여 운영에 있어 재정의 효율성을 제고할 수 있다.
> ③ 노인장기요양보험법 제40조에서 본인부담금(2019. 12. 12. 시행)을 규정하고 있다.
> ④ 장기요양인정을 신청할 수 있는 자는 노인등(65세 이상의 노인 또는 65세 미만의 자로서 치매ㆍ뇌혈관성질환 등 대통령령으로 정하는 노인성 질병을 가진 자)으로서, 장기요양보험가입자 또는 그 피부양자이거나 「의료급여법」에 따른 수급권자의 자격을 갖추어야 한다. 등급판정위원회는 신청인이 해당 신청자격요건을 충족하고 6개월 이상 동안 혼자서 일상생활을 수행하기 어렵다고 인정하는 경우 심신상태 및 장기요양이 필요한 정도 등 대통령령으로 정하는 등급판정기준에 따라 수급자로 판정한다.

Answer 4.③

5 「지역보건법」상 보건소의 기능 및 업무를 〈보기〉에서 모두 고른 것은?

─── 보기 ───

㉠ 건강 친화적인 지역사회 여건의 조성
㉡ 지역보건의료정책의 기획, 조사·연구 및 평가
㉢ 국민보건 향상을 위한 지도·관리
㉣ 보건의료 관련기관·단체, 학교, 직장 등과의 협력 체계 구축

① ㉠, ㉡   ② ㉢, ㉣

③ ㉠, ㉡, ㉢   ④ ㉠, ㉡, ㉢, ㉣

TIP 보건소의 기능 및 업무〈지역보건법 제11조 제1항〉
㉠ 건강 친화적인 지역사회 여건의 조성
㉡ 지역보건의료정책의 기획, 조사·연구 및 평가
㉢ 보건의료인 및 「보건의료기본법」 제3조 제4호에 따른 보건의료기관 등에 대한 지도·관리·육성과 국민보건 향상을 위한 지도·관리
㉣ 보건의료 관련기관·단체, 학교, 직장 등과의 협력체계 구축
㉤ 지역주민의 건강증진 및 질병예방·관리를 위한 다음 각 목의 지역보건의료서비스의 제공
• 국민건강증진·구강건강·영양관리사업 및 보건교육
• 감염병의 예방 및 관리
• 모성과 영유아의 건강유지·증진
• 여성·노인·장애인 등 보건의료 취약계층의 건강유지·증진
• 정신건강증진 및 생명존중에 관한 사항
• 지역주민에 대한 진료, 건강검진 및 만성질환 등의 질병관리에 관한 사항
• 가정 및 사회복지시설 등을 방문하여 행하는 보건의료 및 건강관리사업
• 난임의 예방 및 관리

Answer 5.④

2019. 2. 23. 서울특별시 시행

6 「지역보건법」의 내용으로 가장 옳지 않은 것은?

① 보건소는 매년 지역 주민을 대상으로 지역사회 건강실태조사를 실시한다.

② 보건소장은 관할 보건지소, 건강생활지원센터, 보건진료소의 직원 및 업무에 대하여 지도·감독한다.

③ 지역보건의료기관의 전문인력의 자질향상을 위한 기본교육훈련 기간은 1주이다.

④ 보건복지부장관은 지역보건의료기관의 기능을 수행하는 데 필요한 각종 자료 및 정보의 효율적 처리와 기록·관리 업무의 전자화를 위하여 지역보건의료정보시스템을 구축·운영할 수 있다.

> **TIP** ③ 해당 직급의 공무원으로서 필요한 능력과 자질을 배양할 수 있도록 신규로 임용되는 전문인력을 대상으로 하는 기본교육훈련의 기간은 3주 이상이다. 반면, 보건소에서 현재 담당하고 있거나 담당할 직무 분야에 필요한 전문적인 지식과 기술을 습득할 수 있도록 재직 중인 전문인력을 대상으로 하는 직무 분야별 전문교육훈련의 기간은 1주 이상이다〈지역보건법 시행령 제19조(교육훈련의 대상 및 기간) 참조〉.

2019. 6. 15. 지방직

7 「농어촌 등 보건의료를 위한 특별조치법 시행령」상 보건진료 전담공무원 의료행위의 범위는?

① 급성질환자의 요양지도 및 관리

② 고위험 고령 임산부의 제왕절개

③ 상병상태를 판별하기 위한 진찰·검사

④ 거동이 불편한 지역주민에 대한 응급수술

> **TIP** 보건진료 전담공무원의 의료행위의 범위〈농어촌 등 보건의료를 위한 특별조치법 시행령 제14조(보건진료 전담공무원의 업무) 제1항〉
> ㉠ 질병·부상상태를 판별하기 위한 진찰·검사
> ㉡ 환자의 이송
> ㉢ 외상 등 흔히 볼 수 있는 환자의 치료 및 응급 조치가 필요한 환자에 대한 응급처치
> ㉣ 질병·부상의 악화 방지를 위한 처치
> ㉤ 만성병 환자의 요양지도 및 관리
> ㉥ 정상분만 시의 분만 도움
> ㉦ 예방접종
> ㉧ ㉠부터 ㉦까지의 의료행위에 따르는 의약품의 투여

Answer 6.③ 7.③

8 뢰머(Roemer)의 matrix형 분류에서 다음 글이 설명하는 보건의료체계는?

> 민간의료 시장이 매우 강력하고 크며 정부 개입은 미미하다. 보건의료비 지출의 절반 이상을 환자 본인이 부담하며, 보건의료는 개인의 책임이 된다.

① 복지지향형 보건의료체계

② 포괄적보장형 보건의료체계

③ 자유기업형 보건의료체계

④ 사회주의계획형 보건의료체계

> **TIP** 제시된 내용은 보건의료비에 대해 개인 책임을 강조하는 자유기업형 보건의료체계에 대한 설명으로, 대표적으로 미국이 해당한다.

9 노인장기요양보험법령상 다음 사례에 적용할 수 있는 설명으로 옳은 것은?

> 파킨슨병을 진단받고 1년 이상 혼자서 일상생활을 수행할 수 없는 60세의 의료급여수급권자인 어머니를 가정에서 부양하는 가족이 있다.

① 어머니는 65세가 되지 않았기 때문에 노인 장기요양 인정 신청을 할 수 없다.

② 의사의 소견서가 있다면 등급판정 절차 없이도 장기요양서비스를 받을 수 있다.

③ 의료급여수급권자의 재가급여에 대한 본인일부부담금은 장기요양급여비용의 100분의 20이다.

④ 장기요양보험가입자의 자격관리와 노인성질환예방사업에 관한 업무는 국민건강보험공단에서 관장한다.

> **TIP** ① 어머니는 65세 미만이지만 파킨슨병을 앓고 있으므로 노인 장기요양 인정 신청을 할 수 있다.
> ② 의사의 소견서가 있어도 등급판정 절차 없이는 장기요양서비스를 받을 수 없다. 공단은 장기요양인정 신청의 조사가 완료된 때 조사결과서, 신청서, 의사소견서, 그 밖에 심의에 필요한 자료를 등급판정위원회에 제출하여야 한다.
> ③ 의료급여수급권자의 재가급여에 대한 본인부담금은 장기요양급여비용의 100분의 15이다. 시설급여에 대한 본인부담금이 장기요양급여비용의 100분의 20이다.

Answer 8.③ 9.④

10 우리나라 사회보장제도에 대한 설명으로 가장 옳은 것은?

① 산재보험은 소득보장과 함께 의료보장을 해주는 사회보험이다.

② 의료급여는 저소득층의 의료보장을 위한 사회보험에 해당한다.

③ 건강보험은 공공부조로 공공적 특성을 가지며 강제성을 띤다.

④ 노인장기요양보험은 공공부조로 재원조달은 국고지원으로 이루어진다.

> **TIP** ② 의료급여는 저소득층의 의료보장을 위한 공공부조에 해당한다.
> ③ 건강보험은 사회보험으로 공공적 특성을 가지며 강제성을 띤다.
> ④ 노인장기요양보험은 사회보험으로 재원조달은 장기요양보험료와 국가 및 지방자치단체 부담금, 그리고 수급자가 부담하는 본인부담금으로 이루어진다.

11 우리나라 의료보장제도에 대한 설명으로 옳은 것은?

① 1977년 전국민 의료보험이 실시되었다.

② 국민건강보험 가입은 국민의 자발적 의사에 따라 선택한다.

③ 사회보험 방식의 국민건강보험과 공공부조 방식의 의료급여 제도를 운영하고 있다.

④ 국민건강보험 적용대상자는 직장가입자, 지역가입자와 피부양자, 의료급여 수급권자이다.

> **TIP** ① 전국민 의료보험이 실시된 것은 1989년이다.
> ② 국민건강보험은 강제가입이 원칙이다.
> ④ 의료급여 수급권자는 공공부조에 해당한다.

Answer 10.① 11.③

12 「지역보건법」상 보건소의 기능 및 업무에 해당하지 않는 것은?

① 보건의료 관련기관 · 단체, 학교, 직장 등과의 협력체계 구축

② 국민건강증진 · 구강건강 · 영양관리사업 및 보건교육

③ 정신건강증진 및 생명존중에 관한 사항

④ 기후변화에 따른 국민건강영향평가

> **TIP** 보건소의 기능 및 업무〈지역보건법 제11조 제1항〉
> ㉠ 건강 친화적인 지역사회 여건의 조성
> ㉡ 지역보건의료정책의 기획, 조사 · 연구 및 평가
> ㉢ 보건의료인 및 「보건의료기본법」 제3조 제4호에 따른 보건의료기관 등에 대한 지도 · 관리 · 육성과 국민보건 향상을 위한 지도 · 관리
> ㉣ 보건의료 관련기관 · 단체, 학교, 직장 등과의 협력체계 구축
> ㉤ 지역주민의 건강증진 및 질병예방 · 관리를 위한 다음 각 목의 지역보건의료서비스의 제공
> • 국민건강증진 · 구강건강 · 영양관리사업 및 보건교육
> • 감염병의 예방 및 관리
> • 모성과 영유아의 건강유지 · 증진
> • 여성 · 노인 · 장애인 등 보건의료 취약계층의 건강유지 · 증진
> • 정신건강증진 및 생명존중에 관한 사항
> • 지역주민에 대한 진료, 건강검진 및 만성질환 등의 질병관리에 관한 사항
> • 가정 및 사회복지시설 등을 방문하여 행하는 보건의료 및 건강관리사업
> • 난임의 예방 및 관리

13 질병군별 포괄수가제에 대한 설명으로 옳지 않은 것은?

① 진료의 표준화를 유도할 수 있다.

② 과잉진료 및 진료비 억제의 효과가 있다.

③ 진료비 청구를 위한 행정 사무가 간편하다.

④ 의료인의 자율성을 보장하여 양질의 서비스 제공이 가능하다.

> **TIP** 질병군별 포괄수가제는 질병군별 중증도에 따라 이미 정해진 정액의 진료비를 의료행위 항목별로 따지지 않고 포괄하여 계산하는 치료비 결정방식이다.
> ④ 질병군별 포괄수가제는 의료의 질적 서비스 저하 우려, 의료원가 보상 미흡, 복잡한 중증환자에 대한 포괄수가 적용 무리, 조기 퇴원 문제, 많은 진료건수로 건강보험공단 재정에 부정적인 영향 등의 문제점이 제기된다.

Answer 12.④ 13.④

14 노인장기요양보험법령상 장기요양보험제도에 대한 설명으로 옳은 것은?

① 등급 판정기준은 장기요양 1등급(최중증)에서 장기요양 3등급(경증)까지이다.

② 단기보호, 신체활동 지원 용구 제공, 방문간호, 주·야간 보호는 재가급여에 해당된다.

③ 치매를 진단받은 45세의 장기요양보험가입자는 장기요양 인정을 위한 신청 자격이 없다.

④ 재원은 요양서비스 이용자의 본인 부담금만으로 충당되므로 자유기업형 방식이다.

> **TIP** ① 등급 판정기준은 장기요양 1~5등급, 장기요양 인지지원등급으로 구분된다.
> ③ 장기요양보험가입자 또는 그 피부양자로서, 65세 미만의 치매·뇌혈관성질환 등 대통령령으로 정하는 노인성 질병을 가진 자는 장기요양인정을 위한 신청 자격이 있다.
> ④ 장기요양보험제도는 장기요양보험료와 국가·지방자치단체의 부담금을 재원으로 한다.

15 「지역보건법」상 보건소의 기능 및 업무 중 '지역주민의 건강증진 및 질병예방·관리를 위한 지역보건의료서비스 제공'에 포함되지 않는 것은?

① 감염병의 예방 및 관리

② 모성과 영유아의 건강유지·증진

③ 건강 친화적인 지역사회 여건 조성

④ 가정 및 사회복지시설 등을 방문하여 행하는 보건의료사업

> **TIP** 보건소의 기능 및 업무〈지역보건법 제11조 제1항〉
> ⊙ 건강 친화적인 지역사회 여건의 조성
> ⓛ 지역보건의료정책의 기획, 조사·연구 및 평가
> ⓒ 보건의료인 및 「보건의료기본법」 제3조 제4호에 따른 보건의료기관 등에 대한 지도·관리·육성과 국민보건 향상을 위한 지도·관리
> ⓔ 보건의료 관련기관·단체, 학교, 직장 등과의 협력체계 구축
> ⓜ 지역주민의 건강증진 및 질병예방·관리를 위한 다음 각 목의 지역보건의료서비스의 제공
> • 국민건강증진·구강건강·영양관리사업 및 보건교육
> • 감염병의 예방 및 관리
> • 모성과 영유아의 건강유지·증진
> • 여성·노인·장애인 등 보건의료 취약계층의 건강유지·증진
> • 정신건강증진 및 생명존중에 관한 사항
> • 지역주민에 대한 진료, 건강검진 및 만성질환 등의 질병관리에 관한 사항
> • 가정 및 사회복지시설 등을 방문하여 행하는 보건의료 및 건강관리사업
> • 난임의 예방 및 관리

Answer 14.② 15.③

2017. 6. 17 제1회 지방직 시행

16 보건소에 대한 설명으로 옳은 것은?

① 「보건의료기본법」에 따라 시·군·구별로 1개씩 설치한다.

② 보건복지부로부터 인력과 예산을 지원받는다.

③ 매 5년마다 지역보건의료계획을 수립한다.

④ 관할 구역 내 보건의료기관을 지도 및 관리한다.

> **TIP** ① 「지역보건법」에 따라 지역주민의 건강을 증진하고 질병을 예방·관리하기 위하여 시·군·구에 대통령령으로 정하
> 는 기준에 따라 해당 지방자치단체의 조례로 보건소(보건의료원을 포함)를 설치한다〈지역보건법 제10조(보건소의
> 설치) 제1항〉.
> ② 국가와 시·도는 지역보건의료기관의 설치와 운영에 필요한 비용 및 지역보건의료계획의 시행에 필요한 비용의 일
> 부를 보조할 수 있다〈지역보건법 제24조(비용의 보조) 제1항〉.
> ③ 특별시장·광역시장·도지사 또는 특별자치시장·특별자치도지사·시장·군수·구청장은 지역주민의 건강 증진을
> 위하여 지역보건의료계획을 4년마다 수립하여야 한다〈지역보건법 제7조(지역보건의료계획의 수립 등) 제1항〉.

2016. 6. 18 제1회 지방직 시행

17 우리나라 보건행정 조직에 대한 설명으로 옳은 것은?

① 「지역보건법 시행령」상 보건지소는 읍·면(보건소가 설치된 읍·면은 제외한다)마다 1개씩 설치
할 수 있다. 다만, 지역주민의 보건의료를 위하여 특별히 필요하다고 인정되는 경우에는 필요한
지역에 보건지소를 설치·운영하거나 여러 개의 보건지소를 통합하여 설치·운영할 수 있다.

② 보건복지부는 국민의 보건 향상과 사회복지 증진을 위한 중앙 행정조직으로 보건소에 대한 인사
권과 예산권을 가지고 있다.

③ 「지역보건법」상 지역주민의 건강을 증진하고 질병을 예방·관리하기 위하여 시·군·구에 보건
복지부령으로 정하는 기준에 따라 해당 지방자치단체의 조례로 보건소(보건의료원을 포함한다)
를 설치한다.

④ 「농어촌 등 보건의료를 위한 특별조치법」상 보건진료 전담공무원의 자격은 의사 면허를 가진 사
람이어야 한다.

> **TIP** ② 보건소에 대한 인사권과 예산권은 지자체에 있다.
> ③ 지역주민의 건강을 증진하고 질병을 예방·관리하기 위하여 시·군·구에 대통령령으로 정하는 기준에 따라 해당
> 지방자치단체의 조례로 보건소(보건의료원을 포함한다)를 설치한다.
> ④ 보건진료 전담공무원은 간호사·조산사 면허를 가진 사람으로서 보건복지부장관이 실시하는 24주 이상의 직무교육
> 을 받은 사람이어야 한다.

Answer 16.④ 17.①

출제 예상 문제

1 다음 중 보건진료원이 하는 일로 옳게 짝지어진 것은?

> ㉠ 정상분만의 개조 ㉡ 만성질환 관리
> ㉢ 상병의 악화방지를 위한 처치 ㉣ 주민건강업무 담당자에 대한 교육지도

① ㉠㉡
② ㉠㉢
③ ㉠㉢㉣
④ ㉠㉡㉢㉣

TIP 보건진료원의 업무
㉠ 환자의 이송
㉡ 상병의 악화방지를 위한 처치 및 상병의 상태 판별을 위한 진찰
㉢ 만성질환 환자의 요양 치료 및 관리
㉣ 정상분만의 개조 및 가족계획을 위한 피임기구의 삽입
㉤ 예방접종
㉥ 환경위생 및 영양개선에 관한 업무
㉦ 주민건강업무 담당자에 대한 교육 및 지도에 관한 업무
㉧ 주민의 보건의료 증진에 관한 사무업무

2 자유기업형 의료전달체계의 단점을 보완하기 위해 정책시 고려해야 할 사항은?

① 정부의 간섭을 최소화한다.
② 의료의 질적 수준을 높인다.
③ 공공의료기관을 확충하여 국민의 의료혜택에 형평을 기한다.
④ 의료서비스의 공급이 효율적으로 이루어지도록 한다.

TIP ③ 자유기업형 의료전달체계의 경우 의료혜택이 지역적·사회계층적으로 균등하지 못하므로 이를 보완하기 위한 정책시 국민의
의료혜택의 형평성을 고려해야 한다.

Answer 1.④ 2.③

3 다음 중 자유방임주의형 의료전달체계의 설명으로 옳지 않은 것은?

① 의료비가 증가한다.　　　　　　② 의료기관의 선택이 자유롭다.

③ 의료수준의 질이 높다.　　　　　④ 형평성이 강조된다.

TIP 자유방임주의형 의료전달체계
　㉠ 내용
　　• 정부의 간섭이나 통제를 극소화한다.
　　• 의료제공을 효과적으로 할 수 있다.
　　• 의료서비스의 내용과 질적 수준이 높다.
　　• 민간주도 의료인과 의료기관의 선택이 자유롭다.
　㉡ 단점
　　• 시설이 지역에 편중된다.
　　• 의료비가 증가한다(가장 큰 문제점).
　　• 의료혜택이 사회계층적 · 지역적으로 불균등하다.
　　• 국가의 간섭 · 관여 · 통제가 불가피해진다.

4 자유방임형 의료전달체계의 특징으로 옳은 것은?

㉠ 영국과 미국에 해당한다.	㉡ 의료기관의 선택이 자유롭지 않다.
㉢ 국가가 주도한다.	㉣ 의료의 질이 높아진다.

① ㉠㉡㉢　　　　　　　　　　　② ㉠㉡㉢㉣

③ ㉠㉢　　　　　　　　　　　　④ ㉣

TIP 자유방임형 의료전달체계의 특징
　㉠ 미국, 일본, 독일 등에서 채택하고 있다.
　㉡ 정부의 통제나 간섭을 극소화해서 민간주도 의료기관과 의료인이 많다.
　㉢ 의료서비스의 제공이 효과적으로 이루어진다.
　㉣ 의료서비스의 수준이 높고 선택을 할 수 있는 폭이 넓다.

5 다음 중 자유방임형 보건의료 전달체계의 문제점끼리 묶인 것은?

ⓐ 의료시혜의 극대화   ⓑ 의료값의 상승
ⓒ 도시에 편중분포   ⓓ 진료가 지속적이지 못함
ⓔ 병원의 관료제화

---

① ⓐⓑⓒ   ② ⓐⓒⓓ
③ ⓑⓒⓓ   ④ ⓒⓓⓔ

TIP 자유기업형 보건의료 전달체계의 단점
ⓐ 시설의 지역적 편중
ⓑ 의료혜택이 지역적·사회계층적으로 균등하지 못함
ⓒ 의료비의 상승
ⓓ 국가의 관여·통제 불가피
ⓔ 진료의 지속성과 포괄성 면에서 부정적임

6 1차 보건의료체계가 대두하게 된 동기 중 가장 근본적인 요인으로 옳은 것은?

① 건강에 대한 기본욕구 상승
② 보건의료체계상 초래된 고도의 문명화 형상
③ 인구증가로 인한 건강문제의 다양화 초래
④ 의술의 발달로 인한 수명연장

TIP 1차 보건의료운동 … 1977년 제30회 세계보건기구(WHO)회의에서 전세계의 인구가 사회적으로나 경제적으로 보장된 삶을 살 수 있도록 하는 수준의 건강에 도달하고자 하는 목표를 받아들이는 결의문을 채택하였다.

7 공산주의형 보건의료 전달체계의 단점으로 옳지 않은 것은?

① 의료수준의 저하
② 의료자원 분포배치의 불균형
③ 개인의 선택이 무시
④ 관료체제로 야기되는 경직성

TIP ② 자유방임형 보건의료 전달체계의 단점에 해당한다.

※ 공산주의형 보건의료 전달체계
ⓐ 중앙정부의 명령하달식으로 이루어지며 의료소비에 있어 개인의 선택이 불가능하다.
ⓑ 조직이 조직적·체계적으로 되어 있다.
ⓒ 관료체제로 인한 경직된 의료체계와 의료인에 대한 인센티브의 결여로 의료의 생산성이나 질이 떨어진다.

8 다음 중 의료취약지역의 1차 보건의료를 담당하는 지역사회간호사는?

① 보건진료원
② 간호조무사
③ 산업위생사
④ 보건교사

TIP 보건진료원은 의료취약지역의 1차 보건의료를 담당한다.

9 다음 중 보건의료제도의 재원조달방식이 아닌 것은?

① 세금
② 민간의료비
③ 지역사회 재원
④ 국민모금

TIP 재원조달방식
ⓐ 세금
ⓑ 민간의료비
ⓒ 건강보험료
ⓓ 지역사회 재원

Answer 7.② 8.① 9.④

10 다음 중 가장 간단한 보건의료제도에서 산출과 관계깊은 것은?

① 의료인력   ② 의료서비스

③ 사회적 조치   ④ 의료공급요인

TIP 단순한 보건의료제도에서 투입은 의료공급요인이며, 산출은 의료서비스 생산으로 나타내고, 투입과 산출 사이에는 법·정치·사회관습 등의 전환과정이 있다.

11 국가보건서비스(National Health Service)에 대한 설명으로 옳지 않은 것은?

① 지역사회간호사는 대체로 그 지역의 일반의와 연계되어 있다.

② 의사는 담당 환자수에 따라 인두제 방식으로 보상받는다.

③ 지역체계로 운영하던 구조는 중앙집권적으로 변화하였다.

④ 1차 보건의료를 기반으로 한다.

TIP ③ 국가보건서비스는 지역운영체제로 변화되어 제도운영의 효율화를 증대시킨다.

12 경제적으로 여유있고 보건의료제가 잘 조직화되어 있으며, 중앙에서 계획·수행하는 국가는?

① 미국   ② 일본

③ 영국   ④ 한국

TIP ①②④ 자유방임형 의료제도이다.
③ 영국은 보건의료가 잘 조직화되어 중앙에서 계획하고 수행하며, 경제적으로 안정되어 있는 사회보장형 의료제도를 운영하는 국가이다.

13 우리나라 보건의료제도에 대한 설명으로 옳은 것은?

① 공공의료조직이 85%, 민간의료조직이 15% 정도를 차지하고 있다.

② 재원조달은 세금만으로 하고 있다.

③ 사회보험형 전국민 의료보험제도와 민간위주의 의료공급체계가 상호작용하는 복지지향형의 특성을 갖는다.

④ 보건의료재정도 민간의료기관에서 주관한다.

TIP ① 우리나라는 자유방임형 의료제도로써 민간주도 의료중심이며, 민간의료조직이 85%를 차지한다.
② 재원조달은 세금, 민간의료비, 건강보험료, 지역사회 재원에 의한다.
④ 보건의료재정은 정부가 주관한다.

14 다음 중 사회보장형 의료전달체계의 단점은?

① 의료의 질과 생산성이 떨어진다.

② 국가는 보건의료 전반에 대한 계획, 수행 및 평가를 담당한다.

③ 국민 전체에게 무상으로 의료서비스를 제공한다.

④ 진료보다는 예방을 강조한다.

TIP 사회보장형 의료전달체계는 행정체계의 복잡성으로 인한 의료의 비효율성, 의사에 대한 분배 부족으로 의료의 질이나 생산성이 떨어지는 문제점을 갖고 있다.

15 의료체계를 구성하는 척도로 의료공급, 의료비 부담, 관리통제로 구분하여 파악할 수 있다. 이 세 측면에 대해 우리나라 현황을 나타내는 것은?

① 순수민간형, 혼합형, 자유방임형

② 사회주의형, 혼합형, 자유방임형

③ 순수민간형, 보험형, 자유방임형

④ 사회주의형, 조세형, 자유방임형

TIP 우리나라는 의료공급의 사회화 정도에 있어서는 순수민간형을, 의료비 부담의 사회화 형태는 혼합형을, 관리통제는 자유방임형에 속한다.

Answer 13.③ 14.① 15.①

16 다음 중 사회보장형 보건의료체계에서의 의료비 보상방법으로 널리 활용되는 방법은?

① 행위별 진료수가제

② 관행수가제

③ 점수제

④ 인두제

TIP 인두제 … 의료인 1명당 지역사회주민을 할당하여 의료를 실시하고 그에 따라 의료비를 받는 형식으로 현재 영국에서 시행 중이다.

17 다음 중 우리나라 보건의료 전달체계에 관한 설명으로 옳은 것은?

① 3차 진료기관에서의 치과 진료과목은 1차 진료가 불가능하다.

② 의료기관별로 의료보험수가 및 본인부담금에 차등을 두어 가산율을 적용하고 있다.

③ 진료권 제도가 운영되고 있다.

④ 의료전달체계가 본격적인 정부시책으로 시행된 것은 1976년 의료보호사업이 시행되면서부터이다.

TIP ① 3차 진료기관에서의 가정의학과, 안과, 피부과, 재활의학과, 치과 등의 진료과목은 1차 진료가 가능하다.

② 우리나라에서는 진료기관별 기능분담을 촉진하고, 외래 제한에 따른 수입감소를 보상해 주기 위해 의료기관별로 의료보험수가 및 본인부담금에 차등을 두어 가산율을 두고 있다.

③ 1998년 9월 진료전달체계를 1단계 · 2단계로만 구분하여 1단계 진료는 지역에 관계없이 1, 2차 진료기관을 우선 이용하도록 하고 보다 전문적인 진료가 필요할 경우에는 3차 진료기관을 이용하는 2단계 진료를 하도록 함으로써 보건의료 전달체계에서 진료권 제도를 폐지하였다.

④ 의료전달체계가 본격적인 정부시책으로 시행된 것은 1989년 전국민 건강보험 제도가 정착되기 시작하면서부터이다.

18 다음 중 보건소의 업무로 옳은 것은?

> ○ 감염병의 예방관리와 진료에 대한 사항
> ○ 보건교육
> ○ 만성질환 등의 질병관리에 관한 사항
> ○ 정신보건, 노인보건 및 장애인 재활 사업

① ㉠㉡   ② ㉠㉢㉣

③ ㉡㉣   ④ ㉠㉡㉢㉣

TIP 보건소의 업무
　㉠ 건강 친화적인 지역사회 여건의 조성
　㉡ 지역보건의료정책의 기획, 조사·연구 및 평가
　㉢ 보건의료인 및 「보건의료기본법」에 따른 보건의료기관 등에 대한 지도·관리·육성과 국민보건 향상을 위한 지도·관리
　㉣ 보건의료 관련기관·단체, 학교, 직장 등과의 협력체계 구축
　㉤ 지역주민의 건강증진 및 질병예방·관리를 위한 다음의 지역보건의료서비스의 제공
　　• 국민건강증진·구강건강·영양관리사업 및 보건교육
　　• 감염병의 예방 및 관리
　　• 모성과 영유아의 건강유지·증진
　　• 여성·노인·장애인의 건강유지·증진
　　• 정신건강증진 및 생명존중에 관한 사항
　　• 지역주민에 대한 진료, 건강검진 및 만성질환 등의 질병관리에 관한 사항
　　• 가정 및 사회복지시설 등을 방문하여 행하는 보건의료사업
　　• 난임의 예방 및 관리

19 보험방식을 통해 의료재원을 조달해야 할 경우 나타날 수 있는 문제점이 아닌 것은?

① 시설장비나 약품의 부족으로 의료서비스의 질을 저하시킬 수 있다.
② 관리운영비 지출이 크다.
③ 경제수준이 낮은 계층에 대한 별도의 지원방안이 있어야 한다.
④ 의료비 앙등의 요인이 된다.

TIP ① 보험방식을 통해 의료재원을 조달하는 경우 재원조달이 용이해서 의료서비스의 질도 높다.

20 다음 중 의료인이 가장 선호하고 현실적으로 시행이 용이한 보상제는?

① 봉급제
② 인두제
③ 포괄수가제
④ 행위당 수가제

TIP 행위당 수가제는 역사적으로 가장 오래된 방법으로 진료한 만큼 보상받으므로 의료인이 가장 선호하고, 현실적으로 시행이 용이하다.

21 다음 중 의료비 억제를 용이하게 하는 진료비 보상제도는?

① 점수제
② 사후보상제
③ 봉급제
④ 진료별 행위수가제

TIP 봉급제 … 의료인의 자격, 연령, 교육수준, 기술수준, 근무시간 등 개별능력 등에 따라 보수수준을 정하고 일정 기간에 급료를 받는 보상제도이다.

22 다음 중 국민의료비 억제방안이 아닌 것은?

① 급여하한제
② 급여제한 조항
③ 비용공제제
④ 일정비율 본인부담제

TIP ① 급여하한제가 아니라 급여상한제이다.

03 지역사회간호사업의 이해

01 지역사회간호와 보건

(1) 지역사회보건학의 정의

① E.A. Winslow(1920)
  ㉠ **공중보건학의 정의** : 조직화된 지역사회의 공동노력을 통하여 환경위생관리, 전염병관리, 개인위생에 관한 보건교육, 질병의 조기발견, 예방적 치료를 할 수 있는 의료 및 간호사업의 체계화 및 모든 사람들이 자기 건강을 유지하는 데 적합한 생활수준을 보장하도록 사회제도를 발전시킴으로써, 질병을 예방하고, 수명을 연장하며, 건강과 안녕상태를 증진시키는 과학이며 기술이다.
  ㉡ **공중보건학의 학문적 목적**
   • 질병예방
   • 수명연장
   • 건강과 안녕상태의 증진
  ㉢ **목적달성수단** : 조직화된 지역사회의 공동노력을 통하여 목적을 달성한다.
  ㉣ **구체적 사업** : 환경위생, 역학, 보건통계, 학교보건, 모자보건, 가족계획, 인구문제, 전염병 관리, 보건행정, 산업보건, 국민영양, 국민건강보험, 노인보건, 인류생태학, 우생학, 정신보건, 가정간호, 지역사회의학, 지역사회간호학 등 다양하다.

② J. Tape
  ㉠ **지역사회의학** : 지역사회 또는 인간집단의 건강문제에 대한 인식과 해결에 관여하는 학술이다.
  ㉡ **특징**
   • 용어면 : 치료의학에 대응하여 최고수준의 건강을 목표로 하고 있다.
   • 공중보건학의 기술적인 면 : 의료비의 지불능력과 관계없이 모든 지역사회주민에게 포괄적인 의료를 제공한다.
   • 사회의학 태도면 : 사회적 제반상황에서 보다 나은 건강의 질을 계속적으로 유지하고자 하는 지역사회의 건강증진이라는 목적을 가진다.

③ Green(1986)

　ⓐ **지역사회 건강증진** : 건강을 유도하는 행위를 위해 필요로 하는 교육적 · 사회적 · 환경적인 제 자원의 조화
　　이다.

　ⓑ **목적달성방법**

　　• 교육적 접근 : 고위험수준에 처해있는 개인과 가족, 지역사회에 대하여 대중매체 · 학교 · 산업장 · 조직체
　　를 통하여 지원한다.

　　• 사회적 접근 : 건강을 유도하는 활동을 지원하기 위하여 고안된 경제적 · 정책적 · 법적 · 조직적 변화를
　　시도한다.

　　• 환경적 접근 : 물리적 · 화학적 · 생물학적 자원시설의 구조 및 적정배분과 건강보호에 요구되는 물질로
　　지원한다.

> **TIP**

공중보건사업과 지역사회 보건사업의 차이

구분	공중보건사업	지역사회 보건사업
목적	개인 및 가족의 질병예방	지역사회로부터 세계인구집단의 건강증진
사업	정부 및 기관	지역사회
결정권	제한적	자율적 행사
권력	정치권력과 강제성이 있음	정치권력과 강제성이 없음
법령의 제약	제약이 크며, 여론의 초점이 됨	여론의 초점이 되지 않음
평등성	합법성이 전제됨으로 평등	평등성이 적음
사업대상	선택된 인구집단	지역사회주민 전체
사업절차	하향식 전달체계	상향식 전달체계
사업완료기간	단기간	장기간
지역사회	격리상태	적극적 추진

(2) 지역사회 보건사업의 범위

① 건강에 대한 시각

　ⓐ 과거 : 자신이 지켜야 하며 개개인의 책임이었다.

　ⓑ 오늘날 : 개인이 건강의 모든 책임을 지기에는 불가능하며, 국가나 사회가 주체적 책임을 지고 건강을 저
　　해하는 위험을 방지함으로써 건강을 확립하는 시대이다.

② 공중보건학

　ⓐ 범위의 확대화 : 오늘날 공중보건학의 범위는 점차 확대되어 의료보장제도에 따른 사회경제적 문제, 의료
　　시설이나 의료인력 문제까지도 포함하게 된다.

　ⓑ 내용 : 질병관리, 환경위생, 역학, 보건통계, 모자보건, 산업보건, 보건교육, 학교보건, 위생, 정신보건,
　　보건영양, 보건행정, 보건정책과 관리, 보건기획, 보건간호, 공해, 가족계획, 의료보장, 지역사회사업,
　　사고예방, 구강보건, 노인보건, 보건사회사업, 국제보건 등 다양하다.

02 지역사회간호사업의 실제

❶ 가정간호사업

(1) 가정간호사업의 대상

① 가정간호란 퇴원환자 또는 외래환자가 지속적인 치료 및 관리가 필요한 경우 가정전문간호사가 담당의사와 치료계획을 세운 후 환자가 거주한 장소를 방문하여 처방한 내용을 제공함으로써 간호서비스를 받을 수 있도록 마련된 제도이다.

② 가정간호는 의사나 한의사가 의료기관 외의 장소에서 계속적인 치료와 관리가 필요하다고 판단하여 가정전문간호사에게 치료나 관리를 의뢰한 자에 대하여만 실시하여야 한다.

(2) 가정간호사업의 범위

① 의료기관이 실시하는 가정간호의 범위는 간호, 검체의 채취 및 운반, 투약, 주사, 응급처치 등에 대한 교육 및 훈련, 상담, 다른 보건의료기관 등에 대한 건강관리에 관한 의뢰 등이다.
　　㉠ 기본간호 : 환자상태 측정 및 관찰, 활력증상, 구강간호, 냉온요법, 체위변경, 관절운동, 위생 간호 등
　　㉡ 특수간호
　　　• 비위관 삽입, 위루관 관리 및 위관영양
　　　• 상처치료 및 봉합선제거, 욕창치료, 피부간호
　　　• 장루 및 방광루술 관리, 정체도뇨관 관리, 배뇨 배변관리
　　　• 비구강 내 흡인, 기관지절개관 교환 및 간호, 산소요법, 인공호흡기 관리
　　　• 중심정맥관 관리, 수액요법, 인슐린 주사요법
　　　• 검사물 채취(혈액, 소변, 가래, 혈당, 대변 등)
　　　• 각종투약관리, 근육주사, 혈관주사, 피하주사 등
　　　• 각종교육 및 관리자) 환자상태, 재입원, 응급상황 대처법 등 교육 및 전문적인 상담

② 가정전문간호사는 가정간호 중 검체의 채취 및 운반, 투약, 주사 또는 치료적 의료행위인 간호를 하는 경우에는 의사나 한의사의 진단과 처방에 따라야 한다.

(2) 가정간호수가

① 기존 가정간호수가는 기본방문료, 교통비 및 요양급여 행위별 상대가치점수에 의한 비용으로 구성되었다.

② 2019. 12. 27. 개정 2020. 1. 1. 시행「의료급여수가의 기준 및 일반기준」에 따르면 재가환자에 대한 내실 있는 가정간호 제공을 위한 건강보험 수가 개선에 따라 의료급여 가정간호 산정 기준을 개정하였는데 주요 내용은 다음과 같다.

    ㉠ 기존 환자가 전액 부담하던 교통비를 가정간호 기본방문료에 포함시켰다.

    ㉡ 가정간호 기본방문료 인정 기준을 건강보험과 동일하게 적용하기 위하여 환자 1인당 방문횟수(연 96회) 에서 가정전문간호사 1인당 1일 방문횟수(월 또는 주평균 1일 7회)로 개정하였다.

> **TIP**
>
> 가정간호수가 개선 사항
>
> | 구분 | 기존 | 개선 |
> |------|------|------|
> | 수가 개선 | 약 47천원
(교통비 전액 본인부담) | 약 71천원
(교통비 포함) |
> | | 1세 미만 50% 가산
1~6세 미만 30% 가산
70세 이상 30% 가산 | 가산을 기본방문료에 포함
단, 1세 미만 20% 가산 |
> | | 간호사 2인 방문 시 가산 없음 | 간호사 2인 방문 시 50% 가산 |
> | 시설 방문 | 동일 수가 산정 | 시설 방문 시 50%만 산정 |
> | 방문 횟수 | 환자 1인당 방문횟수(연 96회) | 간호사 1인당 1일 7회 이하 |

❷ 방문건강관리사업

(1) 방문건강관리사업의 개념

① 개념

    ㉠ 방문건강관리사업은 빈곤, 질병, 장애, 고령 등 건강위험요인이 큰 취약계층 가구를 간호사 등 전문인력 이 직접 찾아가 건강관리서비스를 제공하는 사업을 말한다.

    ㉡ 방문건강관리사업 전문인력은 만성질환자, 영유아, 노인 등을 대상으로 주기적인 건강문제 스크리닝을 통해 건강행태 및 건강위험요인을 파악하고 영양, 운동, 절주, 금연 등 건강행태 개선, 만성질환 및 합 병증 예방관리, 임산부·허약노인 등 생애주기별 건강문제 관리 등의 건강관리서비스를 제공하고 있다.

② **목적** … 지역주민의 건강인식제고, 자가건강관리능력 향상, 건강상태 유지 및 개선

③ 목표

　　㉠ 지역주민의 건강행태 개선
　　　• 건강상태 인식
　　　• 건강생활 실천 유조
　　　• 건강지식 향상

　　㉡ 취약계층의 건강문제 관리
　　　• 건강문제 정기적 스크리닝
　　　• 증상 조절
　　　• 치료 순응 향상

④ 방문건강관리사업과 가정간호의 비교

구분	방문건강관리사업	가정간호
법적 근거	지역보건법	의료법
운영 주체	보건소, 보건지소, 보건진료소	의료기관
대상자	독거노인, 장애인 등 취약계층	퇴원환자 및 외래환자 등
사업 목적	포괄적인 보건의료서비스 제공	재가환자에 대한 입원대체서비스
이용 절차	관할 보건소에서 대상자 등록	진료담당의가 환자와 협의 후 의뢰
재원	조세	국민건강보험료

(2) 건강관리서비스 운영

① 대상 … 건강관리서비스 이용이 어려운 사회 · 문화 · 경제적 건강취약계층(건강위험군, 질환군) 및 65세 이상 독거노인 가구, 75세 이상 노인부부 가구 중심

② 운영과정 … 보건소 내 간호사, 영양사, 물리/작업치료사, 치과위생사 등 전문 인력이 가정 등을 방문하여 개인, 2~4인의 소그룹을 집단을 대상으로 건강문제 스크리닝, 건강관리서비스 제공, 보건소 내 · 외 자원 연계 등 실시

③ 방문건강관리사업 대상자군 분류 및 군별 세부 기준

　　㉠ 집중관리군 : 건강위험요인 및 건강문제가 있고 증상조절이 안 되는 경우(2~4개월 동안 6~10회 방문)
　　　• 수축기압 140mmHg 이상 또는 이완기압 90mmHg 이상
　　　• 수축기압 140mmHg 이상 또는 이완기압 90mmHg 이상이고, 흡연 · 위험 음주 · 비만 · 신체활동 미실천 중 2개 이상의 건강행태 개선이 필요
　　　• 당화혈색소 7.0% 이상 또는 공복혈당 126mg/dℓ 이상 또는 식후혈당 200mg/dℓ 이상
　　　• 당화혈색소 7.0% 이상 또는 공복혈당 126mg/dℓ 이상 또는 식후혈당 200mg/dℓ 이상이고, 흡연 · 고위험 음주 · 비만 · 신체활동 미실천 중 2개 이상의 건강행태 개선이 필요
　　　• 관절염, 뇌졸중, 암 등록자로 흡연 · 고위험 음주 · 비만 · 신체활동 미실천 중 2개 이상의 건강 행태 개선이 필요

- 임부 또는 분만 8주 이내 산부, 출생 4주 이내 신생아, 영유아, 다문화가족으로 집중관리가 필요
- 허약노인 판정점수가 4~12점
- 북한이탈주민으로 감염성 질환이 1개 이상 이거나, 흡연·고위험 음주·비만·신체활동 미실천 중 2개 이상의 건강행태 개선이 필요
- 장애인(기능평가 MBI 49점 이하)으로 고혈압, 당뇨, 관절염, 뇌졸중, 암 질환이 있는 경우
- 암 대상자로 암 치료 종료 후 5년이 경과되지 아니한 경우
- ⓛ 정기관리군 : 건강위험요인 및 건강문제가 있고 증상이 있으나 조절이 되는 경우(2~3개월에 1회 이상 방문)
- 수축기압이 120~139mmHg 또는 이완기압이 80~89mmHg
- 수축기압이 120~139mmHg 또는 이완기압이 80~89mmHg이고, 흡연·고위험 음주·비만·신체활동 미실천 중 1개 이상의 건강행태 개선이 필요
- 공복혈당이 100~125mg/dℓ 또는 식후혈당이 140~199mg/dℓ
- 공복혈당이 100~125mg/dℓ 또는 식후혈당이 140~199mg/dℓ이고 흡연·고위험 음주·비만·신체활동 미실천 중 1개 이상의 건강행태 개선이 필요
- 관절염, 뇌졸중, 암 등록자로 흡연·고위험 음주·비만·신체활동 미실천 중 1개의 건강행태 개선이 필요
- 북한이탈주민으로 흡연·고위험 음주·비만·신체활동 미실천 중 1개 이상의 건강행태 개선이 필요
- 장애인(기능평가 MBI 50점 이상)으로 고혈압, 당뇨, 관절염, 뇌졸중, 암 등 질환이 있는 경우
- 암 대상자로 암 치료 종료 후 5년이 경과되지 아니한 경우
- ⓒ 자기역량지원군 : 건강위험요인 및 건강문제가 있으나 증상이 없는 경우(4~6개월에 1회 이상 방문)
- 수축기압이 120mmHg 미만이고, 이완기압이 80mmHg 미만
- 수축기압이 120mmHg 미만이고, 이완기압이 80mmHg 미만이고 흡연·고위험 음주·비만·신체활동 미실천 중 1개 이상의 건강행태 개선이 필요
- 당화혈색소가 7.0% 미만 또는 공복혈당 100mg/dℓ 미만 또는 식후혈당 140mg/dℓ 미만
- 당화혈색소가 7.0% 미만 또는 공복혈당 100 mg/dℓ 미만 또는 식후혈당 140mg/dℓ 미만이고, 흡연·고위험 음주·비만·신체활동 미실천 중 1개 이상의 건강행태 개선이 필요
- 질환은 없고, 흡연·고위험 음주·비만·신체활동 미실천 중 1개 이상의 건강행태 개선이 필요
- 기타 집중관리군과 정기관리군에 해당되지 않는 경우

(3) 건강관리서비스 조직 및 인력

① 조직 구성
- ㉠ 건강관리서비스를 제공하기 위해 팀 접근이 가능하도록 다양한 전문 인력으로 구성
- ㉡ 의사, 한의사, 간호사, 물리치료사, 치과위생사, 영양사, 사회복지사 등으로 구성된 전문 인력과 자원봉사자를 활용하여 운영

② 인력 자격 및 업무
- ㉠ 의사, 한의사
  - 서비스 대상자 및 가족, 집단 등의 방문 진료 및 건강관리서비스 제공

- 대상자이 혈액 검사 등 필요시 처방, 채혈 등 관리 및 감독
- 임상적 소견과 의학적 자문 제공, 사례관리 집담회 참여 등

ⓛ 간호사
- 대상자별 주요 건강문제 선정 및 관련 업무 계획
- 지역사회 내 건강위험요인이 있는 대상 가수 및 집단 발굴 및 등록관리
- 건강문제 스크리닝, 건강관리서비스 제공, 보건소 내·외 자원 연계 실시

ⓒ 물리/작업치료사
- 간호사가 의뢰한 대상자 및 집단 등에 재활 상담 및 건강관리서비스 제공
- 대상자 및 가족 등 주요 건강문제 선정 및 관련 업무 계획
- 재활 관련 서비스 제공 : 통증감소, 균형 및 협응 촉진으로 가동성 개선, 영구적 신체장애 지연 및 예방 등

ⓡ 운동 관련 전문인력
- 간호사가 의뢰한 대상자 및 집단 등에 신체활동 상담 및 건강관리서비스 제공
- 대상자 및 가족 등 주요 건강문제 선정 및 관련 업무 계획
- 신체활동 관련 서비스 제공 : 균형감각 촉진, 근력강화, 자가관리 훈련, 체력 및 건강 촉진·유지·회복 등

ⓜ 치과위생사
- 간호사가 의뢰한 대상자 및 집단 등에 구강 상담 및 건강관리서비스 제공
- 대상자 및 가족, 집단 등의 주요 건강문제 선정 및 관련 업무 계획
- 구강 관련 서비스 제공 : 구강보건교육, 구강위생관리법, 잇솔질 교육, 틀니 관리, 구강위생용품 사용법 교육 등

ⓗ 영양사
- 간호사가 의뢰한 대상자 및 집단 등에 영양 상담 및 건강관리서비스 제공
- 대상자 및 가족, 집단 등의 주요 건강문제 선정 및 관련 업무 계획
- 영양 관련 서비스 제공 : 대상자의 영양 평가 및 개인 특성별 영양상담 등

ⓢ 사회복지사
- 간호사가 의뢰한 대상자 및 집단 등 복지 상담 및 연계서비스 제공
- 대상자 및 가족, 집단 등 주요 건강문제 선정 및 관련 업무 계획
- 복지 관련 서비스 제공 : 지역사회 내 자원 연계 및 신규 자원 발굴 등

ⓞ 북한이탈주민 상담사
- 북한이탈주민 건강관리의 접점으로 전문 인력이 건강관리서비스 제공시 조정자 역할
- 북한이탈주민 관련 서비스 제공 : 신규대상 발굴 및 전화상담, 북한이탈주민의 사회 적응을 위한 정보제공, 정서적 지지 등

ⓩ 그 외 보건소 인력
- 약사 : 대상자 및 가족, 집단 등 건강관리를 위한 임상약리학적 자문 제공
- 자원봉사자 : 신체적 · 정서적 지지, 가시일 보조, 차량봉사 등
- 재가 말기암 대상자 및 가족 등에 대한 자원봉사는 호스피스 자원봉사자 교육 이수자 우선 활동

③ 통합건강증진사업

(1) 개념 및 성격

① 지역사회 통합건강증진사업이란, 지자체가 지역사회 주민을 대상으로 실시하는 건강생활실천 및 만성질환 예방, 취약계층 건강관리를 목적으로 하는 사업을 통합하여 지역특성 및 주민 수요에 맞게 기획 · 추진하는 사업을 말한다.

② 성격

기존 국고보조사업	지역사회 통합건강증진사업
• 사업내용 및 방법 지정 지침	• 사업범위 및 원칙 중심 지침
• 중앙집중식 · 하향식	• 지방분권식 · 상향식
• 지역여건에 무방한 사업	• 지역여건을 고려한 사업
• 산출중심의 사업 평가	• 과정, 성과중심의 평가
• 분절적 사업수행으로 비효율	• 보건소 내외 사업 통합 · 연계 활성화

(2) 통합건강증진사업 구성요소

① **대상군** … 임산부, 영유아, 학령기, 성인, 노인, 장애인, 직장인, 자원봉사자, 한부모가정, 다문화가정 등

② **건강문제** … 금연, 절주, 신체활동, 영양, 비만, 구강, 심뇌혈관, 질병관리(아토피, 천식, 치매) 등

③ **수행방법** … 방문보건, 주민참여, 한의약, 모니터링, 환경조성, 보건교육, 홍보캠페인, 생활터 연계 등

(3) 기본 방향

① 건강증진사업 통합 및 재편성을 통한 사업의 효율성 제고
  ㉠ 보건소 지역보건의료계획 및 국민건강증진종합계획에 부합하도록 사업구조 재편성
  ㉡ 사업목표가 달성될 수 있도록 사업을 건강영역별 또는 생애주기별로 통합 구성하여 다양한 전략 활용
  ㉢ 지역사회 자원과 포괄적 연계 · 협력을 통한 대상자 중심의 통합서비스를 제공할 수 있도록 여건 조성
  ㉣ 지자체의 자율성 확대
    - 지자체가 재원의 용도 및 세부내역을 자율적으로 설계 · 집행할 수 있도록 개선
    - 지역사회 건강문제 및 특성에 따라 우선순위 사업영역 선정 및 사업량 선택의 자율적 운영

⑪ 지자체의 책임성 제고

- 사업운영의 자율성을 부여하되 책임성을 담보하기 위해 지자체 스스로 관리·감독 역할 강화
- 사업기획, 운영, 평가과정에서 지자체의 자발적 성과관리가 이루어질 수 있도록 평가관리체계 운영

》TIP

국가암검진사업(국가암검진 프로그램) … 우리나라 국민의 사망원인 1위인 암을 조기에 발견하여 치료를 유도함으로써 암의 치료율을 높이고 암으로 인한 사망을 줄이는 것을 목적으로 한다.

암종	검진대상	검진주기	검진방법
위암	만 40세 이상 남녀	2년	기본검사 : 위내시경검사 (단, 위내시경검사를 실시하기 어려운 경우 위장조영검사를 선택적으로 시행)
간암	만 40세 이상 성인 고위험군 (간경변증이나 B형 간염 바이러스 항원 또는 C형 간염바이러스 항체 양성으로 확인된 자)	6개월	간초음파검사 + 혈청알파태아단백검사
대장암	만 50세 이상 남녀	1년	분변잠혈반응검사(FOBT) : 이상소견 시 대장내시경검사 (단, 대장내시경을 실시하기 어려운 경우 대장이중조영검사 선택적 시행)
유방암	만 40세 이상 여성	2년	유방촬영술
자궁경부암	만 20세 이상 여성	2년	자궁경부세포검사(Pap smear)

03 지역사회간호의 역할 및 기능

① 전문분야별 지역사회간호의 역할

(1) 정부 공중보건사업을 실시하고 있는 보건간호사

① **정의** … 정부보건기관에서 근무하는 간호사의 총칭으로 실제로는 보건소에서 보건간호사업을 전개하는 간호사를 말한다.

② **역할** … 다목적 보건사업 및 예방접종, 방역사업담당, 성병관리담당, 의료시혜담당 등의 기능을 수행하고 있다.

(2) 벽·오지의 일차보건의료를 담당하고 있는 보건간호사

① **정의** … 농어촌 벽·오지에 배치되어 일차보건의료를 담당하고 있는 지역사회간호사이다.

② **역할** … 지역사회 조직 및 개발, 지역사회 진단 및 사업계획, 모자보건 및 가족계획, 지역사회 보건, 보건진료소 운영관리, 보건정보체계 수립 및 관리 등의 기능을 수행하고 있다.

(3) 산업체 산업인구의 건강을 관리하는 산업간호사

① **정의** … 산업체 근로자의 건강을 관리하는 지역사회간호사이다.

② **역할** … 산업간호사는 근로자의 건강관리, 근로자의 보호, 유해환경요인의 제거 혹은 감시, 보건교육, 근로자의 복지후생업무, 산업보건 산업계획 및 평가, 의무실 운영 등의 기능을 수행하고 있다.

(4) 학교보건사업을 담당하고 있는 보건교사

① **정의** … 학교 내에서 학교보건을 담당하는 지역사회간호사이다.

② **보건교사의 자격**<초 · 중등교육법 제21조 제2항> … 다음의 자격기준에 해당하는 자로서 대통령령으로 정하는 바에 따라 교육부장관이 검정 · 수여하는 자격증을 받은 자이어야 한다.
   - ㉠ 보건교사 1급의 자격기준 : 보건교사 2급 자격증을 가진 자로서 3년 이상의 보건교사 경력을 가지고 자격연수를 받은 자이다.
   - ㉡ 보건교사 2급의 자격기준
     - 대학, 산업대학의 간호학과 졸업자로서 재학 중 일정한 교직학점을 취득하고 간호사 면허증을 가진 자이다.
     - 전문대학의 간호과 졸업자로서 재학 중 일정한 교직학점을 취득하고 간호사 면허증을 가진 자이다.

③ **보건교사의 직무**<학교보건법 시행령 제23조 제3항> … 학교보건법상 보건교사의 직무는 다음과 같다.
   - ㉠ 학교보건계획의 수립
   - ㉡ 학교 환경위생의 유지관리 및 개선에 관한 사항
   - ㉢ 학생 및 교직원에 대한 건강진단실시의 준비와 실시에 관한 협조
   - ㉣ 각종 질병의 예방처치 및 보건지도
   - ㉤ 학생 및 교직원의 건강관찰자와 학교의사의 건강 상담 · 건강 평가 등의 실시에 관한 협조
   - ㉥ 신체허약 학생에 대한 보건지도
   - ㉦ 보건지도를 위한 학생가정의 방문
   - ㉧ 교사의 보건교육에 관한 협조와 필요시의 보건교육
   - ㉨ 보건실의 시설 · 설비 및 약품 등의 관리
   - ㉩ 보건교육자료의 수집 · 관리
   - ㉪ 학생건강기록부의 관리
   - ㉫ 다음의 의료행위(단, 간호사 면허를 가진 자에 한함)
     - 외상 등 흔히 볼 수 있는 환자의 치료
     - 응급을 요하는 자에 대한 응급처치
     - 부상과 질병의 악화방지를 위한 처치
     - 건강진단결과 발견된 질병자의 요양지도 및 관리
     - 위 의료행위에 따르는 의약품의 투여
   - ㉬ 기타 학교의 보건관리

>TIP
학교보건기록과 보고

㉠ 학교보건기록의 가치

- 보건교사에게 주는 가치
- 학생 및 가족 건강관리에 대한 계속적인 지식과 정보를 제공
- 정확한 학교보건사업의 기록으로 인한 사업의 중복을 피함
- 사업기록의 축적을 통한 사업의 질 측정이 가능
- 단기 및 장기사업계획에 도움이 됨
- 보건교사의 사업과 관련된 법적 증거가 됨
- 교직원과의 상호 협조를 가능하게 함
- 학교장 및 교직원에게 주는 가치
- 학생들에게 주어진 학교보건사업 평가에 도움이 됨
- 앞으로의 사업계획을 위한 예산, 인원, 정책결정에 도움이 됨
- 학생들의 건강문제에 대한 이해와 학교보건사업의 방향을 이해할 수 있음

㉡ 기록표 작성원칙

- 단정, 정확, 간단, 완전, 조직적으로 기록
- 보건교사의 기록에는 진단이 기록되어서는 안 됨
- 기록은 약어를 사용해선 안 되며 약어를 사용할 때에는 모든 구성원들이 다 알고 있는 통용된 약어를 사용
- 자신이 기록한 내용에만 서명

㉢ 기록보관

- 건강기록카드는 보건교사가 보관
- 건강기록은 아동이 전학할 때 또는 상급학교에 진학할 때 함께 따라가야 함
- 캐비닛에 보관

㉣ 보고 : 사업을 분석 및 평가하는 것으로 보고는 일·월·년보로 나누며, 보건교사는 일·월보 및 통계보고를 제출

② 지역사회간호사의 역할 및 기능

(1) 지역사회간호사의 역할

① **직접간호 제공자**

㉠ 한 지역사회의 특별한 요구가 있는 집단을 파악하고 이에 필요한 간호를 제공하며, 대상자의 건강문제 한 부분이 아니라 가족, 집단이나 지역사회는 둘 이상의 사람들과의 관계와 상호작용을 파악하여 전체성에 입각하여 건강문제를 파악한다.

㉡ 질병상태에 있는 대상자에게 일시적이고 치료적인 문제해결에 국한된 간호제공이 아니라 그 가족, 또는 지역사회주민의 질병예방과 최적의 건강수준을 성취할 수 있는 건강증진, 예컨대 적절한 음식섭취와 영양, 식이습관 형성, 금연, 운동 등 안녕과 복지를 지향하는 간호제공에 중점을 둔다.

ⓒ 지역사회간호사에게 요구되는 간호기술
- 퇴원 후 재가환자와 증가하는 노인의 건강문제를 다루기 위해 기초 간호기술부터 특수기구장착 후의 간호기술에 이르기까지의 신체 간호기술이 요구될 뿐만 아니라 면담기술, 의사소통기술, 관찰과 경청기법, 상담기법이나 교육 등의 간호기술도 요구된다.
- 점차 정신적·사회문화적인 요인들에 관한 관심이 증가되면서 환경오염, 도시화와 관계가 있는 지역사회 단위의 건강문제를 사정하고 중재할 수 있는 새로운 기술도 필요하다.

② 교육자
ⓐ 지역사회주민들은 건강을 최고의 수준으로 유지하기 위해서 많은 정보를 얻고자 노력하는데, 지역사회 간호사는 이러한 대상자들의 학습을 촉진하고자 노력해야 한다.
ⓑ 교육은 비공식적으로 실시되거나 공식적인 교육도 실시할 수 있다. 지역사회의 기존의 단체나 조직을 대상으로 교육하거나 때로는 대상자가 갖고 있는 특별한 문제나 주제인 경우에는 전문단체나 기관에 의뢰하여서 대상자의 교육요구를 충족시킬 수 있다.
ⓒ 지역사회간호사는 대상자 스스로가 자신을 돌볼 수 있는 능력을 갖도록 교육하며 문제발생시 스스로 건강정보와 적절한 보건자원을 이용할 수 있는 능력을 갖도록 교육하기도 한다. 보건교육은 질병이 있을 때 뿐만 아니라 질병예방과 건강증진을 위해서 건강연속선상에서 어느 때나 이루어지므로 지역사회 간호실무에 있어 하나의 도구라고 할 수 있다.

> **TIP**
> 보건교육이 중요한 이유
> ⓐ 지역사회에 있는 간호대상자의 거의 대부분은 급성 질환기에 있지 않다.
> ⓑ 건강정보를 더 잘 받아들이고 실천에 옮길 수 있기 때문이다.

③ 대변자(옹호자)
ⓐ 간호대상자에게 어떠한 보건의료가 유용한지, 무슨 보건의료를 받을 자격이 있는지 또 어떻게 이런 보건의료를 받을 수 있는지에 대해서 그들 스스로 정보를 얻는 능력이 생길 때까지 알려주고 안내하며 간호대상자가 독립적으로 되도록 돕는다.
ⓑ 어느 기관에서나 대상자의 요구에 부응하기 위해 더 책임감 있고 적합한 기관으로 만들기 위하여 간호대상자를 대변하거나 옹호하며 대변자로서 지역사회간호사는 어떤 개인이나 집단의 유익을 위해 행동하거나 그들의 입장에 서서 의견을 제시한다.

> **TIP**
> 대변자로서의 역할을 수행하기 위해 필요한 4가지 특성
> ⓐ 소신이 있어야 한다.
> ⓑ 위험을 감수할 의지가 있어야 한다.
> ⓒ 의사소통을 잘 할 수 있는 능력을 갖추고 신중하고도 사려깊게 협상을 할 수 있어야 한다.
> ⓓ 대상자의 이익을 위한 힘의 원천을 파악하여 활용하여야 한다.

④ **관리자** … 지역사회간호사가 관리자로서의 역할을 수행함에 있어서는 계획, 조직화, 조정기능을 이용한다.

　㉠ **계획** : 가장 기본적인 기능으로 간호대상자 중심의 목적을 설정하고 목적을 성취하도록 함을 말한다. 간호사는 상황을 파악하고 구체적인 계획을 수립하는데 간호대상자의 요구와 관심을 파악하여 그 요구에 부응하는 목적을 설정하고 그에 타당한 활동방법과 과정을 선정한다.

　㉡ **조직화** : 이미 설정된 목표에 도달하기 위해 활동을 구조화하고 인력을 배치함을 말한다. 관리자는 효과적으로 수립된 계획이 수행될 수 있도록 사람, 활동과 그들간의 관계를 고안해야 하며 이러한 조직화의 과정에서 지역사회간호사는 목적을 성취하기 위해서 제공되는 다양한 사업을 위한 개념틀을 사용한다.

> **TIP**
>
> **개념틀** … 사업준비의 일부분으로, 예를 들면 산업장 건강관리실에서 건강증진사업을 수행할 때 필요한 기기와 시설, 필요한 체조, 운동교실, 영양지도를 위한 인력을 확보하고 이들에 대한 책임을 고안하여 성문화하는 일 등이다.

　㉢ **조정** : 설정된 목표를 달성하기 위해서 사업을 추진해 가는 동안에 배치된 인력과 인력별 활동이 조화를 이루면서 기능할 수 있도록 인력별 활동의 연결을 촉진함을 말한다. 계획과 수행단계에서 행해지며 지역사회간호사와 간호대상자(개인, 가족, 집단, 지역사회)와의 관계에서 거의 대부분 행해진다.

　㉣ **기타** : 그 외에 관리자로서의 역할을 수행하는 데는 사업활동의 감독·통제, 동기부여와 인력배치 등의 기능도 필요하다.

⑤ **협력자**

　㉠ 지역사회간호사는 단독으로 실무를 하는 경우는 드물고 다른 간호사, 약사, 의사, 물리치료사, 사회복지사, 영양사 또는 간호조무사 등 전문의료인이나 보건관계인력과 함께 활동을 하는 경우가 많다.

　㉡ 보건팀의 일원으로서 지역사회간호사는 지역사회 보건사업을 전개하는 데 관련된 타 보건의료인력과 상호유기적인 관계를 구축하며 협력적으로 추진해 나가는 협력자의 역할을 수행한다.

⑥ **연구자**

　㉠ 연구자의 역할이란 지역사회 간호실무의 통합적 부분이다. 연구는 일종의 문제해결과정이고 체계적인 연구과정을 통해 과학적인 지식을 얻을 수 있다는 점에서 지역사회간호사가 연구자로서의 역할을 한다는 것은 건강관리전문가로서 의의가 큰 활동이라고 할 수 있다.

　㉡ 연구를 하나의 조사과정으로도 볼 수 있다. 단순하게는 연구절차는 질문을 제기하고 그 질문을 검증하기 위해서 가설을 설정하고 연구를 위한 설계를 고안하여 자료를 수집·분석하고 결론을 유출하는 과정을 거친다.

> **TIP**
>
> **연구자에게 필요한 태도**
>
> ㉠ 탐구심을 갖는 태도 : 만일 가족을 재방문했는데 가족원 중 한 사람이 안절부절 한다든지, 피부색깔의 변화와 같은 이상이 발견될 때는 변화의 원인이 무엇인지에 탐구심을 가져야 한다. 지역사회를 대상으로 할 때에는 변화하는 여러 가지 상황에 직면하여 의문을 제기하는 태도를 말한다.
>
> ㉡ 주의 깊은 관찰력 : 정상에서 벗어난 상황을 민감하게 알아차리고 어떠한 활동이 요구되는지를 제시하는 태도이다. 이러한 관찰력은 개방적인 마음가짐에서 비롯되며 다른 대안이 무엇이 있는지에 대해서도 숙고하며 탐색하는 태도가 요구된다.

ⓒ 분석적인 기술 : 성공적인 분석은 얼마나 자료수집이 잘 되었는지에 달려 있다. 불충분한 자료는 잘못된 해석을 이끌어 내게 하므로 필요한 자료를 수집하는 데는 주의력이 요구된다.

ⓔ 집요한 태도 : 사실이 밝혀지고 명백한 대답이 나올 때까지 탐구를 지속해야 한다.

⑦ 변화촉진자

ⓐ 개인, 가족, 지역사회 수준의 건강문제에 대처하는 능력을 증진시키는 역할로서, 의사결정을 하는 데 영향력을 행사하여 보건의료를 위한 변화를 효과적으로 가져오도록 돕는다.

ⓑ 농어촌의 경우 지역사회간호사는 지역사회 보건사업의 대표자로서 의료적인 감독, 산전관리, 높은 예방 접종률의 유지 등 포괄적인 보건사업을 이끌어 나간다. 최근에는 개인, 가족, 지역사회가 건강을 위한 적합한 의사결정을 내리도록 도와주는 데 중추적인 역할도 하고 있다.

⑧ 상담자

ⓐ 지역사회간호사가 관할하는 지역사회의 건강문제에 관한 정보를 기초로 2차 의료기관과 3차 의료기관 또는 지역사회 타 기관들과 서로 정보를 주고받으며 상담할 수 있다. 그 외 학교교사, 지역행정가, 사무원 등 지역사회주민에게 영향을 미칠 수 있는 모든 사람들과 상담한다.

ⓑ 간호사의 지식과 기술의 확대에 따라 상담의 분야도 확장되고 있다. 예를 들면 가족유전에 대한 상담, 결혼상담, 아동발달에 관한 문제상담 등이다. 보건전문분야의 상담을 위해서는 훌륭한 면접기술, 자료분석기술, 교육에 대한 전략 등 간호도구로 사용되는 각종 기술을 학습하고 적절히 활용해야 한다.

⑨ 평가자

ⓐ 필요한 간호활동을 결정하고 시행된 간호활동이 지역사회주민에게 미친 효과가 어떻게 나타났는지를 평가한다.

ⓑ 전체적으로 사업이 처음에 계획한 목적에 적절하게 도달되었는지, 그 결과가 궁극적인 목표와 일관성이 있는지 등을 평가하고 궁극적인 목표를 향해 계속 진행해 나가기 위한 효율적인 방안을 고려한다.

⑩ 정보수집자 및 보존자

ⓐ 자료수집, 간호진단, 연구 등을 위해서 지역사회간호사는 조사하여야 할 분야가 무엇이며 수집되어 보존해야 하는 정보가 무엇인가를 인지하고 이 정보의 수집과 보존의 책임을 갖는다.

ⓑ 간호사업 수행이 보다 나은 방향으로 이루어지기 위해서는 간호사에 의해서나 혹은 다른 여러 가지 방법으로 조직화된 정보를 얻는 일을 소홀히 해서는 안 된다. 특히 발전적이고 혁신적인 측면으로 지역사회 간호사업을 유도하려면 보수적인 행정가의 저항을 받기 쉬운데 지역사회간호사는 과학적인 접근방법으로 수집된 확고한 자료를 준비하고 보존하여야 한다.

⑪ 알선자

ⓐ 의뢰자 또는 사업연계자라고 부르기도 하며, 주민들의 다양한 요구를 지역사회간호사가 여러 분야와 접촉하여 의뢰하여야 하므로 매우 중요하게 다루어져야 한다.

ⓑ 지역사회 보건문제와 관련하여 흔히 부딪히거나 예상되는 전문적인 기술의 범위에서 벗어나거나 그 이상의 어떤 조치가 필요한 문제를 다루는 데에는 유용한 기관이나 자원에 대한 지식을 알아야 한다. 그리고 언제, 어디서, 어떻게 도움을 줄 것인가를 알아야 한다.

(2) 지역사회간호사의 기능

① 보건사업 수행팀 일원으로서의 기능 ··· 간호대상의 안녕 · 유지를 위하고 육체적 · 정신적 또는 사회적인 건강균형이 깨어지거나 흔들릴 때 원상태로 회복하도록 시간과 노력을 아껴쓰고 능률적 성과를 위하여 보건팀 구성요원간의 기능 분담과 공동목표를 향하여 균형과 질서가 계속 유지되도록 하여야 한다.

② 교육과 지도의 기능

　㉠ 지역사회 간호사업에서 교육적 기능은 어느 기능보다 중요하다. 사업의 내용에 따라서는 각각 상이한 개인이나 가족 또는 집단(어머니회, 반상회), 학교와 공장(산업장)의 집단 등 그 집단마다의 성격적 특색을 갖게 된다.

　㉡ 교육이나 지도의 내용은 교육목적, 지도이유, 간호대상의 사회 · 경제적 교육, 연령, 지위, 개성에 따라 달리 하여야 한다.

③ 건강관리실 운영의 기능 ··· 지역사회간호사가 건강관리실 운영을 통하여 직접적인 전문적 혜택을 건강관리실에 등록된 대상자에게 줄 수 있으며 그 대상자들을 독자적으로 지도하고 이들을 위한 건강관리실 운영계획이나 평가사업추진의 책임을 지게 된다.

④ 가정방문의 기능

　㉠ 가정방문은 지역사회 간호사업에 있어 간호대상자에게 가장 능률을 낼 수 있는 효과적인 간호제공수단이다.

　㉡ 가정방문을 통하여 대상가정의 실정을 정확하게 파악할 수 있고 파악된 실정에 맞추어 간호계획을 세울 수 있으므로 지역사회 간호제공은 노력 및 시간에 있어서 대단히 경제적이다.

　㉢ 개인이나 가족의 입장에서는 자신들의 생각을 익숙한 분위기에서 긴장없이 교류할 수 있으며, 자신들도 모르는 숨어있는 건강문제들을 조기에 발견할 수 있다. 또한 새로운 건강지식이나 사업내용을 전달하는 수단으로서도 가정방문은 중요하다.

⑤ 환자 병상간호의 기능 ··· 상병자와 입원실이라는 제한된 대상과 공간적 이유 때문에 지역사회 간호사업의 수행에는 가정에 있는 약간의 상병자만이 대상이 되어 왔으나, 만성질병의 증가와 수명의 연장으로 노령의 노인병 환자가 증가하고 이로 인해 병원과 병상수의 부족을 초래하게 되어 응급처치나 가료를 받은 회복기에 있는 많은 환자가 가정에서 치료나 간호를 받는 경우가 많아지고 또한 치료기간도 길어지므로 가정간호의 수요가 증가되게 되었다.

≡ 최근 기출문제 **분석** ≡

2020. 6. 13 제1회 지방직 시행

1 **지역사회간호사의 역할에 대한 설명으로 옳지 않은 것은?**

① 조정자(coordinator) - 대상자의 행동이 바람직한 방향으로 변화되도록 유도하는 역할

② 의뢰자(refer agent) - 문제해결을 위해 대상자를 적절한 지역사회 자원이나 기관에 연결해주는 역할

③ 사례관리자(case manager) - 대상자의 욕구를 충족시키고 자원을 비용-효과적으로 사용하도록 유도하는 역할

④ 사례발굴자(case finder) - 지역사회 인구 집단 중 서비스가 필요한 개인 및 특정 질환 이환자를 발견하는 역할

> **TIP** ① 조정자(coordinator) - 조정이란 가능한 최대의 유효한 방법으로 대상자의 요구를 충족시키는 최선의 서비스를 조직하고 통합하는 과정을 말한다. 사례관리자와는 다르게 조정자는 다른 건강관리 전문가가 수행한 간호를 계획하지 않는다.

Answer 1.①

2 면허 또는 자격증 관련 실태와 취업상황을 보건복지부장관에게 신고하여야 하는 의료인력만을 모두 고르면?

┌───┐
│ ㉠ 간호사   ㉡ 한의사   │
│ ㉢ 간호조무사   ㉣ 임상병리사   │
└───┘

① ㉠, ㉡   ② ㉢, ㉣

③ ㉠, ㉡, ㉢   ④ ㉠, ㉡, ㉢, ㉣

> **TIP** ㉠ 간호사 : 간호사란 간호학을 전공하는 대학이나 전문대학에서 간호교육을 이수하고 국시원에서 시행하는 간호사 시험에 합격하고 보건복지부장관이 발급하는 면허를 받은 자를 말한다.
> ㉡ 한의사 : 한의사란 응시자격을 갖춘 자가 국시원에서 시행하는 한의사 시험에 합격한 후, 보건복지부장관의 면허를 받은 자를 말한다.
> ㉢ 간호조무사 : 간호조무사란 고등학교 이상 학력자가 1,520시간의 간호조무사 교육을 이수하고 보건의료인국가시험원에서 시행하는 간호조무사 국가시험에 합격한 후 보건복지부장관의 자격인정을 받은 자를 말한다.
> ㉣ 임상병리사 : 임상병리사란 임상병리사 면허에 상응하는 보건의료에 관한 학문을 전공하는 대학·산업대학 또는 전문대학을 졸업한 자가 국시원에서 시행하는 임상병리사 시험에 합격한 후, 보건복지부장관의 면허를 발급받은 자를 말한다.

3 〈보기〉에 나타난 지역사회간호사의 역할로 가장 옳은 것은?

┌──────────────────────── 보기 ────────────────────────┐
│   │
│ 코로나19(COVID-19) 사태에서 사회적 약자들이 방치되는 것을 방지하기 위해 지역사회의 차상위계층, │
│ 기초생활수급자, 독거노인, 신체장애인에 전화를 걸어 호흡기 등의 건강상태와 정신건강 상태를 확인하 │
│ 였다.   │
│   │
└──┘

① 상담자   ② 사례관리자

③ 교육자   ④ 변화촉진자

> **TIP** 사례관리자 … 지역사회에 거주하고 있는 고위험군을 발굴하여 대상자의 문제를 사정, 계획, 수행, 평가하고 지역사회 내의 다양한 보건의료서비스로 연계시켜 준다.

Answer 2.④ 3.②

4 〈보기〉는 보건소에서 실시하는 방문건강관리사업의 일부이다. 이에 해당하는 사례관리의 단계로 가장 옳은 것은?

보기

- 전문 인력의 판단과 팀 구성에 따라 건강관리서비스 내용 조정
- 서신발송, 전화, 방문, 내소, 자원연계 실시

① 요구사정

② 목표설정 및 계획수립

③ 대상자 선정 및 등록

④ 개입 및 실행

> **TIP** 사례관리의 과정
> ㉠ 사정단계 : 다학제 팀이 함께 사정하여 문제를 확인한다.
> ㉡ 계획단계 : 확인된 문제의 해결을 위한 구체적인 개입 계획과 평가계획을 세운다.
> ㉢ 수행단계 : 문제의 우선순위에 따라 실제 대상자에게 필요한 다양한 자원을 활용한다. 지역사회 자원을 이용한 새로운 사회적 지지망을 구축한다.
> ㉣ 평가단계 : 대상자에게 제공된 서비스, 대상자의 변화 등을 고려하여 사례관리의 효과성과 효율성을 분석하고 피드백을 제공한다.

Answer 4.④

2019. 2. 23. 서울특별시 시행

5 국가암검진 사업에 포함되는 암 종류별 대상자와 검진주기에 대한 설명으로 가장 옳은 것은?

① 위암 : 만 50세 이상 남녀, 2년

② 대장암 : 만 50세 이상 남녀, 1년

③ 유방암 : 만 40세 이상 여성, 1년

④ 간암 : 만 50세 이상의 남녀 중 간암발생 고위험군, 6개월

TIP 국가암검진 프로그램

암종	검진대상	검진주기	검진방법
위암	만 40세 이상 남녀	2년	기본검사 : 위내시경검사 (단, 위내시경검사를 실시하기 어려운 경우 위장조영검사를 선택적으로 시행)
간암	만 40세 이상 성인 고위험군 (간경변증이나 B형 간염 바이러스 항원 또는 C형 간염바이러스 항체 양성으로 확인된 자)	6개월	간초음파검사 + 혈청알파태아단백검사
대장암	만 50세 이상 남녀	1년	분변잠혈반응검사(FOBT) : 이상소견 시 대장내시경검사(단, 대장내시경을 실시하기 어려운 경우 대장이중조영검사 선택적 시행)
유방암	만 40세 이상 여성	2년	유방촬영술
자궁경부암	만 20세 이상 여성	2년	자궁경부세포검사(Pap smear)

Answer 5.②

6 보건소의 방문건강관리사업 사례관리를 받기로 동의한 대상자의 건강위험요인을 파악하였다. 다음 중 정기관리군으로 고려될 대상자는?

① 허약노인 판정점수가 6점인 75세 여성

② 당화혈색소 6.5%이면서 흡연 중인 77세 남성

③ 수축기압 145mmHg이면서 비만인 67세 여성

④ 뇌졸중 등록자로 신체활동을 미실천하는 72세 남성

> **TIP** 정기관리군 고려 대상자… 건강위험요인 및 건강문제가 있고 증상이 있으나 조절이 되는 경우(2~3개월에 1회 이상 방문)
> ㉠ 수축기압이 120~139mmHg 또는 이완기압이 80~89mmHg
> ㉡ 수축기압이 120~139mmHg 또는 이완기압이 80~89mmHg이고, 흡연·고위험 음주·비만·신체활동 미실천 중 1개 이상의 건강행태 개선이 필요
> ㉢ 공복혈당이 100~125mg/dℓ 또는 식후혈당이 140~199mg/dℓ
> ㉣ 공복혈당이 100~125mg/dℓ 또는 식후혈당이 140~199mg/dℓ이고 흡연·고위험 음주·비만·신체활동 미실천 중 1개 이상의 건강행태 개선이 필요
> ㉤ 관절염, 뇌졸중, 암 등록자로 흡연·고위험 음주·비만·신체활동 미실천 중 1개의 건강행태 개선이 필요
> ㉥ 북한이탈주민으로 흡연·고위험 음주·비만·신체활동 미실천 중 1개 이상의 건강행태 개선이 필요
> ㉦ 장애인(기능평가 MBI 50점 이상)으로 고혈압, 당뇨, 관절염, 뇌졸중, 암 등 질환이 있는 경우
> ㉧ 암 대상자로 암 치료 종료 후 5년이 경과되지 아니한 경우

7 지역사회간호사의 역할 중 지역사회의 포괄적인 보건사업을 이끌어 개인, 가족, 지역사회가 건강을 위해 적합한 의사결정을 내리도록 도와주는 역할에 해당하는 것은?

① 변화촉진자   ② 지도자

③ 교육자   ④ 옹호자

> **TIP** 간호사의 역할
> ㉠ 돌봄제공자 : 대상자의 존엄성을 지키면서 대상자를 신체·심리적으로 돕는다.
> ㉡ 의사소통자 : 대상자, 가족, 기타 건강전문인들, 지역사회인들과 의사소통한다.
> ㉢ 교육자 : 대상자가 건강을 회복하거나 유지하는 데 필요한 건강관리를 학습하도록 돕는다.
> ㉣ 옹호자 : 대상자의 요구와 바람을 표현해 주고 대상자의 권리를 행사하도록 보호한다.
> ㉤ 상담자 : 지적·정서적·심리적 지지를 제공한다.
> ㉥ 변화촉진자 : 대상자의 행동 변화가 필요하다고 판단될 때 의도한 방향으로 변화를 유도하는 것이다.
> ㉦ 지도자 : 특별한 목적을 달성하기 위해 공동으로 작업하는 타인에게 영향을 미치는 것이다.
> ㉧ 관리자 : 질적 간호를 제공하기 위해 다른 건강요원들과 지도·감독하며 간호수행 현장을 관리한다.

Answer   6.④   7.①

8 지역사회 통합건강증진사업의 특징은?

① 사업 산출량 지표를 개발하여 모든 지역에 적용함으로써 객관적으로 지역 간 비교가 가능하다.

② 기존 건강증진사업이 분절되어 운영되었던 것에 비해 사업을 통합하여 지역특성 및 주민수요 중심으로 서비스를 제공한다.

③ 모든 지역에서 동일한 사업을 수행할 수 있도록 중앙에서 표준화된 사업계획이 제공된다.

④ 사업별로 재원을 구체적으로 배분하여 일정 정해진 사업을 지역에서 수행하도록 하여 중앙정부의 목표에 집중하도록 한다.

> **TIP** 지역사회 통합건강증진사업이란, 지자체가 지역사회 주민을 대상으로 실시하는 건강생활실천 및 만성질환 예방, 취약계층 건강관리를 목적으로 하는 사업을 통합하여 지역특성 및 주민 수요에 맞게 기획·추진하는 사업을 말한다. 기존 전국을 대상으로 획일적으로 실시하는 국가 주도형 사업방식에서 지역여건에 맞는 사업을 추진할 수 있도록 지자체 주도방식으로 개선하였다.
>
> ※ 기존 국고보조사업과 지역사회 통합건강증진사업 비교
>
> | 기존 국고보조사업 | 지역사회 통합건강증진사업 |
> |---|---|
> | • 사업내용 및 방법 지정 지침 | • 사업범위 및 원칙 중심 지침 |
> | • 중앙집중식·하향식 | • 지방분권식·상향식 |
> | • 지역여건에 무방한 사업 | • 지역여건을 고려한 사업 |
> | • 산출중심의 사업 평가 | • 과정, 성과중심의 평가 |
> | • 분절적 사업수행으로 비효율 | • 보건소 내외 사업 통합·연계 활성화 |

Answer 8.②

9 (가), (나)에 해당하는 지역사회간호사의 역할은?

> (가) 간호직 공무원 A씨는 지체장애인 B씨의 대사증후군 관리 방안을 수립하기 위해 영양사, 운동치료사
> 와 팀회의를 실시하였다. 회의 결과, B씨는 복부비만, 고혈압, 당뇨가 심각한 수준이지만 장애로 인
> 해 보건소 방문이 어려우므로 가정방문을 실시하기로 하였다.
> (나) 가정방문을 실시한 A씨는 B씨에게 식이조절을 포함한 대사증후군 관리 방법을 설명하였다.

	(가)	(나)
①	협력자	교육자
②	협력자	의뢰자
③	연구자	의뢰자
④	연구자	교육자

TIP 지역사회 간호사의 역할
- ㉠ 일차보건의료 제공자 : 지역사회 내 개인이나 가족이 보건의료서비스에 쉽게 접근할 수 있도록 하는 필수적인 건강 관리 서비스를 제공
- ㉡ 직접간호 제공자 : 특별한 요구가 있는 집단을 파악하고 이를 해결하는 데 필요한 간호를 제공
- ㉢ 교육자 : 대상자 스스로 자신을 돌볼 수 있는 능력과 스스로 건강정보와 적절한 보건의료자원을 이용할 수 있는 능력을 갖도록 교육
- ㉣ 대변자(옹호자) : 동등하고 인간적인 보건의료를 받을 권리를 보장하기 위해 보건의료제도나 보건지식이 적은 소비자들의 입장을 지지하고 대변
- ㉤ 관리자 : 가족의 간호를 감독하고 시행되고 있는 업무량을 관리하며, 건강 관리실 또는 학교 보건실을 운영하는 등 지역사회 보건사업 계획을 수립
- ㉥ 협력자 : 전문의료인이나 보건의료인력과 동반자적 관계를 구축하고 업무를 협력적으로 추진
- ㉦ 연구자 : 실무에서 간호문제를 도출하고 연구하며 연구결과를 간호실무에 적용
- ㉧ 변화촉진자 : 건강과 관련된 의사결정을 할 때 바람직하고 효과적인 방향으로 변화를 가져오도록 도와 건강문제에 대처하는 능력을 증진
- ㉨ 상담자 : 지역사회의 건강문제를 의료기관, 지역사회 타 기관들과 그 외 지역사회 주민에게 영향을 줄 수 있는 사람과 상담
- ㉩ 평가자 : 시행된 간호활동이 지역사회 주민에게 미친 효과를 평가 사업진행, 사업결과, 효율적 방안 모색
- ㉠ 정보수집자 및 보존자 : 자료수집, 간호진단, 연구를 위한 정보를 과학적인 접근 방법을 통하여 수집·보존
- ㉡ 알선자 : 지역사회 자원에 대한 목록 및 업무 내용을 숙지하여 대상자가 지역사회 자원을 적절히 활용할 수 있게 알선

Answer 9.①

10 다음 글에 해당하는 지역사회간호사의 역할은?

지역사회의 취약계층이 인간적 권리를 찾도록 그들의 입장에서 의견을 제시하고 대상자의 유익을 위해 행동한다.

① 대변자   ② 관리자
③ 변화촉진자   ④ 의뢰자

TIP ① 간호대상자에게 어떠한 보건의료가 유용한지, 무슨 보건의료를 받을 자격이 있는지 또 어떻게 이런 보건의료를 받을 수 있는지에 대해서 그들 스스로 정보를 얻는 능력이 생길 때까지 알려주고 안내하며 간호대상자가 독립적으로 되도록 돕는다. 어느 기관에서나 대상자의 요구에 부응하기 위해 더 책임감 있고 적합한 기관으로 만들기 위하여 간호대상자를 대변하거나 옹호하며 대변자로서 지역사회간호사는 어떤 개인이나 집단의 유익을 위해 행동하거나 그들의 입장에 서서 의견을 제시한다.
② 지역사회간호사가 관리자로서의 역할을 수행함에 있어서는 계획, 조직화, 조정기능을 이용한다.
③ 개인, 가족, 지역사회 수준의 건강문제에 대처하는 능력을 증진시키는 역할로서, 의사결정을 하는 데 영향력을 행사하여 보건의료를 위한 변화를 효과적으로 가져오도록 돕는다. 농어촌의 경우 지역사회간호사는 지역사회 보건사업의 대표자로서 의료적인 감독, 산전관리, 높은 예방접종률의 유지 등 포괄적인 보건사업을 이끌어 나간다. 최근에는 개인, 가족, 지역사회가 건강을 위한 적합한 의사결정을 내리도록 도와주는 데 중추적인 역할도 하고 있다.
④ 알선자, 또는 사업연계자라고 부르기도 하며 주민들의 다양한 요구를 지역사회간호사가 여러 분야와 접촉하여 의뢰하여야 하므로 매우 중요하게 다루어져야 한다. 지역사회 보건문제와 관련하여 흔히 부딪히거나 예상되는 전문적인 기술의 범위에서 벗어나거나 그 이상의 어떤 조치가 필요한 문제를 다루는 데에는 유용한 기관이나 자원에 대한 지식을 알아야 한다. 그리고 언제, 어디서, 어떻게 도움을 줄 것인가를 알아야 한다.
※ 그 외에 지역사회간호사의 역할 … 직접간호 제공자, 교육자, 협력자, 연구자, 상담자, 평가자, 정보수집자 및 보존자

11 주민을 대상으로 지역사회 간호를 제공하려고 할 때 고려해야 할 기본 원칙은?

① 대상자의 요구에 근거한 지역사회 간호사업을 계획한다.
② 선택된 인구집단을 대상으로 국가가 정한 간호사업을 계획한다.
③ 질병치료를 주목적으로 지역사회 간호사업을 계획한다.
④ 정부정책에 근거하여 이를 지원하기 위한 지역사회 간호사업을 계획한다.

TIP ① 지역사회 간호제공에 있어 기본적으로 지역주민의 건강요구에 맞는 서비스를 제공해야 한다.
③ 질병치료가 아니라 예방을 주목적으로 한다.
④ 정부정책에 근거한 간호제공은 차선의 문제이다.

Answer 10.① 11.①

12 지역사회에 거주하고 있는 고위험군을 발굴하여 대상자의 문제를 사정, 계획, 수행, 평가하고 지역사회 내의 다양한 보건의료서비스로 연계시켜 주는 지역사회간호사 역할로 옳은 것은?

① 사례관리자(case manager)

② 변화촉진자(facilitator)

③ 옹호자(advocator)

④ 조정자(coordinator)

> TIP ② 개인·가족·지역사회 수준의 건강문제에 대처하는 능력을 증진시키는 역할로 의사결정을 하는데 영향력을 행사하여 보건의료를 위한 변화를 효과적으로 가져오도록 돕는다.
> ③ 간호대상자 스스로 정보를 얻는 능력이 생길 때까지 알려주고 안내하며 개인이나 집단의 이익을 위해 행동하거나 그들의 입장에서 서서 의견을 제시하는 역할을 한다.
> ④ 다양한 자원으로부터 서비스를 받는 대상자를 관리하는 역할을 한다.

Answer 12.①

출제 예상 문제

1 간호대상자가 어떠한 결정을 내릴 수 있도록 돕는 지역사회간호사의 역할은?

① 직접간호 제공자　　　　　　　② 상담자
③ 평가자　　　　　　　　　　　　④ 변화촉진자

TIP 지역사회간호사는 변화촉진자로서 개인, 가족, 지역사회가 건강을 위한 적합한 의사결정을 내리도록 도와주는데 중추적인 역할을 하고 있다.

2 다음 중 법제화된 전문간호사 자격이 아닌 것은?

① 감염관리 간호사
② 신장전문 간호사
③ 산업간호사
④ 중환자간호사

TIP 전문간호사 자격인정 등에 관한 규칙(보건복지부령) 제 2조(자격구분)… 전문간호사 자격은 보건·마취·정신·가정·감염관리·산업·응급·노인·중환자·호스피스·종양·임상 및 아동분야로 구분한다.

3 보건팀을 구성하여 기획하고 목적달성을 위해 의견을 수렴할 때, 의견을 수렴할 수 있는 사람은 누구인가?

① 지역사회주민　　　　　　　　② 환자
③ 지역사회 보건요원　　　　　　④ 보건복지부

TIP 지역사회의 팀 접근시 지역사회간호사의 업무는 보건팀을 구성하고 의견을 수렴하며 직접간호를 수행하는 역할이다.

Answer 1.④ 2.② 3.③

4 지역사회간호사 역할 중 주민에게 유용한 정보를 알려주고 주민의 입장에서 그들의 권리를 찾을 수 있도록 도와주는 간호사의 역할은?

① 대변자   ② 변화촉진자

③ 의뢰자   ④ 교육자

TIP 대변자로서의 지역사회간호사는 어떤 개인이나 집단의 유익을 위해 행동하거나 그들의 입장에서 의견을 제시하는 역할이다.

5 지역사회 간호사업의 평가시 계획단계에서 마련된 수단 및 방법을 통해 집행계획을 수립한 것을 기준으로 하여 내용 및 일정에 맞도록 수행되었는지, 혹은 되고 있는지 파악하는 것은 평가범주상 어느 측면을 평가하는 것인가?

① 투입된 노력에 대한 평가

② 사업진행에 대한 평가

③ 목표달성 정도에 대한 평가

④ 사업효율에 대한 평가

TIP ② 사업진행에 대한 평가는 계획을 기준으로 하여 사업이 제대로 진행되고 있는지 평가하는 것이다. 진행이 느리거나 빠르다면 그 원인이 어디 있는지 분석하고 수정 가능성이 있는지 살펴본다.

6 다음 중 지역사회 간호사의 역할과 기능이 아닌 것은?

① 보건의료팀 기능

② 지역사회 조직관리기능

③ 의약품 등의 안정성 및 유효성에 관한 검사기능

④ 건강자료 수집기능

TIP 지역사회간호사의 역할은 직접간호 제공자, 교육자, 대변자, 관리자, 협력자, 연구자 등이다.

Answer 4.① 5.② 6.③

7 다음 중 지역사회간호사의 역할에 대한 설명으로 옳지 않은 것은?

① 교육자 – 최근의 정보와 지식으로 직접·간접방법을 통해 보건교육 실시
② 팀요원 – 주민건강을 위한 보건의료팀간의 협조적 활동
③ 대변인 – 간호사업의 효과나 필요에 대해 주민과 동료 기타 관련요원들에게 주지시키는 활동
④ 직접간호 제공자 – 개인이나 가족의 건강문제 발생시 시행되는 간호 제공

TIP ③ 대변인의 역할은 간호대상자가 좀 더 독립적으로 되도록 돕기 위해 그들 스스로 정보를 얻는 능력이 생길 때까지 알려주는 활동이다.

8 다음 중 지역사회 건강진단을 위해서 요구되는 간호사의 기술과 관계없는 것은?

① 조사기술
② 관찰력
③ 비판력
④ 판단력

TIP 간호사는 우수한 조사기술, 관찰력, 판단력을 통하여 지역사회 건강진단을 정확하게 내릴 수 있다.

9 다음 중 촉진자로서의 지역사회간호의 역할에 대한 설명으로 옳은 것은?

① 지역사회주민이 건강문제에 쉽게 대처할 수 있는 능력을 증진시키도록 도와준다.
② 지역사회주민에게 보건교육을 실시한다.
③ 지역사회주민의 건강문제에 대해 상담한다.
④ 지역사회 보건문제를 다루는 데 필요한 자원 및 주민의 요구를 유용한 기관에 의뢰한다.

TIP 촉진자 … 지역사회주민이 건강문제를 스스로 해결할 수 있는 적정기능 수준의 개발을 위하여 건강문제 해결능력을 위한 동기조성 및 환경의 개선을 위하여 능동적으로 접근하도록 유도한다.

Answer 7.③ 8.③ 9.①

10 다음 중 간호전문직을 위해서나 사회를 위해서 바람직한 방향으로 평가되는 간호사의 역할개발방법은?

① 역할연장　　　　　　　　　　　② 역할축소

③ 역할확대　　　　　　　　　　　④ 역할창조

TIP 역할의 확대과정은 간호의 포괄적인 성격과 간호사의 잠재능력 및 간호에 대한 사회적 기대에 비추어 간호전문직을 위해서나 사회를 위해서 바람직한 방향으로 평가된다.

11 다음 중 역할의 연장에 대한 설명으로 옳지 않은 것은?

① 다방면으로의 확산이다.

② 미국에 등장한 의사보조원이 역할연장의 예이다.

③ 인지된 틈을 메우기 위해 동일한 기능을 확장 수행하거나 이미 담당된 기능을 확장함으로써 생긴다.

④ 단선적 과정이다.

TIP ① 역할의 연장에 있어서 간호사의 역할은 단선적 연장을 하게 된다.

12 우리나라 지역사회 간호분야의 전문분야에 포함되지 않는 것은?

① 보건진료원　　　　　　　　　　② 산업간호사

③ 보건간호사　　　　　　　　　　④ 평가자

TIP ④ 지역사회간호사의 기본적인 역할에 해당한다.

※ 우리나라 지역사회 간호분야에서의 전문분야

ㄱ 보건간호사

ㄴ 보건진료원

ㄷ 보건교사

ㄹ 산업간호사

Answer 10.③ 11.① 12.④

13 지역사회간호와 1차 보건의료에 대한 설명으로 옳지 않은 것은?

① 지역사회간호사들은 의료에 대한 기업권이 없으므로 1차 보건의료의 실현을 위해 공공보건의료 기관에 근무한다.

② 지역사회 간호분야에 1차 보건의료의 내용이 많이 도입되어 운영되고 있다.

③ 1차 보건의료와 관련된 지역사회 간호분야는 보건소, 산업장, 가정간호사업이다.

④ 간호사보다는 의사가 1차 보건의료에 더 큰 공헌을 하였다.

TIP ④ 간호사는 우리나라의 1차 보건의료 실시에 큰 공헌을 하고 있는 인력으로 인정받고 있다.

14 다음 중 교육자의 역할이 중요한 이유로 옳은 것은?

① 지역사회주민들이 보건교육을 원하기 때문이다.

② 교육을 통해 지역사회주민들의 적정기능 수준향상을 성취할 수 있기 때문이다.

③ 교육은 지역사회간호사의 주요 기능 중 하나이기 때문이다.

④ 지역사회간호 대상자가 거의 급성질환이기 때문이다.

TIP 지역사회간호사는 교육을 통하여 대상자들이 적정기능 수준을 성취할 수 있는 지식을 제공하고 태도를 변화시켜 최고수준의 건강을 유지할 수 있게 한다.

04 지역사회간호 관계이론

① 기획이론

(1) 기획의 정의

① 과거와 현재의 관련정보를 수집·분석하고, 가능한 미래사건을 예측하여 조직의 설정된 목표를 달성할 수 있도록 구체적인 계획들을 결정하는 것이다.

② 구체적으로 기획은 조직의 신념과 목표의 설정뿐만 아니라 이를 효과적으로 달성하기 위한 수단으로서의 행동과정도 포함된다.

③ 기획은 여러 대안적 행위 중에서 최선의 대안을 선택하는 행위이므로 의사결정과 밀접한 관련성을 갖는다.

(2) 기획의 원칙

① **목적부합의 원칙** … 기획은 목표성취를 위한 노력의 과정이므로 반드시 목적의식이 있어야 한다.

② **간결성의 원칙** … 기획과정을 통해 세워진 계획은 간결하고 명료하게 표현되어야 한다.

③ **탄력성의 원칙** … 기획은 수립할 당시의 상황이나 장래예측에 기초를 두지만, 변동상황이 발생하였을 때 기획을 수정해야 하므로 기획수립 시초부터 융통성 있게 수립되어야 한다.

④ **안정성의 원칙** … 기획이 효과를 거두기 위해서는 안정성을 갖는 것이 필요하다.

⑤ **장래예측의 원칙** … 예측 시 기획입안자의 선입견이나 주관성이 개입되기 쉬우므로 정확한 예측이 이루어질 수 있도록 정확한 정보를 통해 수립해야 한다.

⑥ **포괄성의 원칙** … 기획에는 필요한 제반요소들이 포함되어야 한다.

⑦ **균형성의 원칙** … 어떤 계획이든 다른 계획과 업무 사이에서 적절한 균형과 조화가 이루어져야 하며 동일한 계획 내에서도 목표, 소요자원, 제반 중요 요소들 간에도 상호균형과 조화가 이루어져야 한다.

⑧ **경제성의 원칙** … 새로운 기획을 수립할 때는 자원·인원·비용 등이 필요한데, 기획에 소요되는 자원들을 활용하는 데 최소의 비용으로 최대의 효과를 달성하도록 활용해야 한다.

⑨ **필요성의 원칙** … 기획은 정당한 이유에 근거를 둔 필요한 것이라야 한다.

⑩ **계층화의 원칙** … 기획은 구체화과정을 통해 가장 큰 것에서부터 시작하여 연차적으로 계획을 파생시킨다.

② 조직이론

(1) 조직의 정의

① J.W. Lorsch … 일정한 환경 아래서 특정목적을 위한 분업체계이다.

② L.A. Allen … 조직구성원들이 목적달성을 위해 가장 효과적으로 협력할 수 있도록 직무내용, 권한, 책임을 명확히 하면서 상호관계를 결정하는 과정이다.

③ 구성원의 공동노력을 통해 일반목적을 달성하려는 사람들의 협동체이다.

(2) 조직의 기본원리

① 계층제의 원리 … 조직은 피라미드형의 계층제를 형성하고 있다.

② 통솔범위의 원리 … 상관 또는 감독자가 몇 사람의 부하 및 피감독자를 통솔하는 것이 그의 주의력과 능력에 비추어 가장 적합한가를 판단하는 것으로 보통 다수가 아닌 소수이다.

③ 명령통일의 원리 … 오직 한 사람의 상관으로부터만 명령을 받고 그에게만 보고해야 한다.

④ 분업의 원리 … 조직구성원 모두에게 가능한 한 가지의 주된 업무를 수행하도록 일을 분담시키는 것으로 전문화의 원리라고도 한다.

⑤ 조정의 원리 … 조정은 조직체의 공동의 목적을 달성하기 위하여 행동의 통일을 이룩하도록 집단의 노력을 질서정연하게 결합하고 배열하는 과정이다.

③ 일반체계이론

(1) 일반체계이론의 의의

① 생물학자 Bertalanffy가 1952년 개발한 것으로, 간호사가 개인·가족·집단·사회를 총망라한 환경들을 전제로 취급할 수 있게 해주며, 보건의료 소비자가 처해있는 환경 사이의 상호교류를 이해하는데 편리하다.

② 활동의 연속과 결과의 가치를 알게 해주는 방법이 된다.

(2) 주요 개념

① 체계 … 상호작용하는 각 구성요소(구성물, 환경자원, 각 구성물과 자원과의 상호작용, 각 구성물을 구분하는 경계, 목적)들의 복합체를 말하며, 상위체계와 2개 이상의 하위체계로 구성되어 있는 계층적 구조를 가지고 있다.

② 하위체계

    ㉠ 각 구성요소를 하위체계라 하며 체계의 목적을 달성하기 위하여 체계 내에 배열되어 있다.

    ㉡ 모든 체계는 환경과 구분되는 경계를 가지고 있으며 한 체계는 하위체계를 가지게 되고, 한 체계의 활동은 하위체계의 합으로 이루어지는 것 이상이다.

    ㉢ 지역사회간호는 보건의료체계의 하위체계이며 의학, 치의학 기타 건강관련 학문 등의 하위체계들과 연관을 가지고 기능한다.

③ **개방체계** … 주변환경과 상호교환하는 체계이다. 모든 살아있는 유기체는 살아있는 한 끊임없이 물질, 에너지, 정보가 투입, 산출작용으로 또다시 환원되어 체계의 항상성을 이루게 된다.

④ **폐쇄체계** … 물질과 그 환경을 서로 교환하지 않는 체계로, 우주의 에너지는 일정하고 엔트로피(entropy)는 증가한다.

④ 교환이론

(1) 교환

① 교환이론의 기본은 인간은 합리적인 동물이며, 최대의 이익을 추구하려는 경향이 있다는 심리적인 요인에 가정을 둔다.

② 교환은 양자가 대등한 위치에서 상호 주고받는 과정으로 물질적 교환과 비물질적 교환이 있다. 교환에 영향을 주는 요소로 권력(power)은 상대방으로부터 보상을 얻어내는 능력을 말하며 규범(norm)은 상호관계에서 인정되는 행동규칙이다. 교환이론은 간호수행 시 가장 많이 적용되는 이론이다.

(2) 지역사회 보건사업에서의 교환이론

① 지역사회간호사와 주민간의 교환가정은 물질적인 것과 비물질적인 것이 함께 이루어지는데, 이 과정에서 바람직한 결과, 즉 상호관계가 좋은 방향으로 변화될 수 있도록 노력할 수 있다.

② 지역사회간호사는 보건의료 서비스가 지역사회에 전달되고 지역사회는 전달된 서비스에 대한 응분의 보상이 이루어질 수 있도록 상호교환과정을 적절하게 적용해야 한다. 일방적인 교환이 되지 않도록 주민들과 함께 보건사업 내용을 계획하고 그들과의 교환과정을 정기적으로 평가함으로써 긍정적인 교환과정을 성립할 수 있다.

⑤ 뉴만의 건강관리체계이론

(1) 개요

① **개념** … 간호의 대상인 인간을 총체적 인간으로 접근하며 생리적, 심리적, 사회문화적, 발달적 그리고 영적 변수로 구성된 하나의 체계로서 생존의 필수요소로 구성되어 있는 기본구조와 이를 둘러싸고 있는 저항선, 정상 방어선, 유연 방어선으로 구성되어 있다고 본다.

② **간호활동의 초점** … 1 · 2 · 3차 예방활동을 통하여 스트레스원에 대한 시스템의 반응을 조정하는 것이며, 가능성 있는 스트레스원의 침해를 극복하도록 방어선들을 강화시켜 주는 것이다.

> **🔵TIP**
>
> **간호활동**
> ㉠ 1차 예방활동 : 기본구조를 보호하기 위하여 스트레스원을 제거 또는 약화시키거나 유연 방어선 및 정상 방어선 강화
> ㉡ 2차 예방활동 : 저항선을 강화시키고 나타나는 반응에 대해 조기발견 · 처치
> ㉢ 3차 예방활동 : 기본구조에 손상이 왔을 때 재구성 도움

(2) 주요 개념

① **기본구조** … 대상자의 생존요인, 유전적 특징, 강점 및 약점이 모두 포함되어 있는 생존에 필요한 에너지 자원으로 생리적, 심리적, 사회문화적, 발달적, 영적 변수들이 역동적으로 구성되어 개인의 고유한 특성을 나타내며, 외부 스트레스원에 대한 방어선에 영향을 준다.

② **저항선** … 대상체계가 스트레스원에 의해 기본구조가 침투되는 것을 보호하는 내적 요인들이다.

③ **정상 방어선** … 저항선 바깥에 존재하는 것으로서 대상자의 안녕상태 혹은 스트레스원에 대해 정상범위로 반응하는 상태를 말한다. 이 선이 스트레스원에 의해 무너지게 되면 기본구조가 손상 받아 생명이나 존재에 위협을 받게 된다.

④ **유연 방어선** … 기본구조를 둘러싸고 있는 선 중 가장 외부에 위치하는, 외적 변화에 방어할 잠재력을 가지고 환경과 상호작용하여 수시로 변화하는 역동적 구조이다.

⑤ **스트레스원**
　㉠ 내적 요인 : 개체 내에서 일어나는, 다시 대상체계에 영향을 줄 수 있는 자극을 의미한다.
　㉡ 대인적 요인 : 개체간에 일어나는 자극요인이다.
　㉢ 외적 요인 : 개체 외부에서 발생되는 요인이다.

⑥ **재구성** … 대상체계가 침투를 받으면 이 체계는 재구성(reconstitution)을 목적으로 활동하게 되는데, 여기에는 체계의 안정과 정상 방어선을 향해 되돌아가는 것이 포함된다.

(3) 지역사회간호에의 적용

① 간호대상자인 인간을 체계로 보는 개념틀을 제공하고 환경과 상호작용하며 안녕상태를 유지하려는 대상자를 세 가지 간호중재를 통해 도울 수 있는 간호활동을 설명해 주는 실무이론이다. 특히 간호대상자를 개인에 국한하지 않고 가족, 집단, 지역사회를 포함하고 있어 지역사회간호학을 비롯한 실무환경에 쉽게 적용할 수 있는 강점을 가졌다.

② 가족치료, 보건, 재활 등 여러 영역에 적용되었으며, 간호관리자를 위한 관리과정 도구도 개발되었다. 미국 내 교육과정의 이론적 틀로 사용되기도 하였고, 간호교육 프로그램으로 운영되는 등 간호교육에도 활발히 적용되는 이론의 하나이다.

⑥ 오렘의 자가간호이론

(1) 개요

① **개념** … 간호의 대상인 인간을 생물학적, 사회적, 상징적으로 기능하는 하나의 통합된 개체로서 자가간호라는 행동형태를 통하여 계속적인 자기유지와 자기조절을 수행하는 자가간호요구를 가진 자가간호 행위자라고 본다.

> **⟩TIP**
> **자가간호** … 인간이 자신의 삶과 건강과 안녕을 유지하기 위해 솔선하여 수행하는 행동을 말하며, 인간 내부에는 자가간호를 위한 요구와 자가간호를 수행할 수 있는 역량을 동시에 가지고 있다.

② 인간 내부의 자가간호요구가 자가간호역량보다 높을 경우에는 자가간호결핍현상이 일어나게 된다.

(2) 주요 개념

① **자가간호요구** … 간호의 대상인 인간이 자신의 안녕, 삶, 건강을 유지하기 위한 기능화와 발달에 영향을 미치는 환경적 요소나 개인 자신의 요소를 조절하기 위하여 개인 스스로에 의해서 수행되어야 할 활동으로 자가간호활동을 통하여 도달하려는 목표로 표현할 수 있다.

② **자가간호역량** … 자가간호활동을 수행하는 힘을 말하며, 삶과 건강과 안녕을 유지하기 위해 건강활동을 시도하고 자가간호를 수행할 수 있는 지식, 기술과 태도, 신념, 가치, 동기화들로 구성되어 있다.

③ **자가간호결핍** … 자가간호역량과 치료적인 자가간호요구간의 관계를 나타낸 것으로서 기능을 유지하고 발달을 증진시키는 치료적 자가간호요구가 자가간호역량보다 클 때 나타나는 현상이다.

④ **간호역량** … 자가간호결핍현상이 일어난 사람들에게 자가간호요구의 종류와 이를 충족시킬 수 있는 자가간호역량의 정도에 따라 간호대상자를 위한 간호의 필요성을 결정하고 간호체계를 설계·제공하는 간호사들의 복합적인 능력을 말한다.

⑤ **간호체계** … 자가간호요구를 충족시키고 자가간호역량을 조절하여 결손을 극복하도록 돕는, 즉 간호상황에서 환자를 위하여 처방하고 설계하고 직접간호를 제공하는 체계적인 간호활동으로서 전체적 보상체계, 부분적 보상체계, 교육지지적 체계가 있다.

⑦ 로이의 적응이론

(1) 개요

① **개념** … 간호의 대상인 인간은 하나의 체계로서 주위환경으로부터 계속적으로 투입되는 자극을 받고 있으며, 이러한 자극에 대하여 내부의 과정인 대처기전을 활용하여 적응양상을 나타내고 그 결과로써 반응을 나타내게 된다고 본다.

② 대처기전은 인간이 자극에 대하여 적응을 하는 방법이며 대처기전의 활동으로 적응양상이 활성화되고 이 적응양상이 반응으로 이어지게 된다.

③ 간호활동은 자극 자체를 감소시키거나 내적 과정인 적응양상에 영향을 주어 인간이 적응반응을 나타낼 수 있도록 돕는 것이다.

(2) 주요 개념

① **자극** … 인간의 행동과 발달에 영향을 주는 주위상황이나 인간 내부에서 일어나는 상태는 적응체계인 인간에게 투입으로 작용하는 내·외적 자극이 되며 초점자극, 관련자극, 잔여자극으로 분류할 수 있다.

② **대처기전** … 인간은 변화하는 환경에 대처하는 생물학적·심리학적 능력을 가지고 있다. 일부 생물학적 대처기전은 유전으로 결정되기도 하나 대부분 후천적으로 학습을 통해 습득되며 조절기전과 인지기전으로 분류할 수 있다.

③ **적응양상** … 대처기전의 활동으로 나타나는 적응방법의 종류로서 인간이 기본적으로 가지고 있는 욕구를 향하여 나타내는 행위들의 모임이라고 할 수 있다. 적응양상은 생리적 양상, 자아개념 양상, 역할기능 양상, 상호의존 양상으로 분류할 수 있다.

최근 기출문제 **분석**

2020. 6. 13. 제1회 지방직 시행

1 베티 뉴만(Betty Neuman)의 건강관리체계이론에 대한 설명으로 옳은 것은?

① 역할 기대는 스트레스원 중 외적 요인에 해당한다.

② 저항선은 유연방어선보다 바깥에 위치하면서 대상 체계를 보호한다.

③ 유연방어선을 강화시키는 활동은 일차예방에 해당한다.

④ 정상방어선은 기본구조 내부에 위치하면서 대상 체계를 보호한다.

> **TIP** 베티 뉴만의 건강관리체계이론
> ㉠ 일차예방 : 스트레스의 원인 제거·약화, 유연방어선 및 정상방어선 강화
> ㉡ 이차예방 : 저항선 강화, 나타나는 반응에 대한 조기발견 및 정확한 처치
> ㉢ 삼차예방 : 기본구조 손상 시 기본구조의 재구성을 돕는 활동

2019. 2. 23. 서울시

2 Betty Neuman의 건강관리체계이론의 구성요소 중 '유연방어선'에 대한 설명으로 가장 옳은 것은?

① 대상체계가 스트레스원에 의해 기본구조가 침투되는 것을 보호하는 내적요인들이다.

② 개인의 일상적인 대처유형, 삶의 유형, 발달단계와 같은 행위적 요인과 변수들의 복합물이다.

③ 저항선 바깥에 존재하며, 대상자의 안녕상태 혹은 스트레스원에 대해 정상범위로 반응하는 상태를 말한다.

④ 외적변화에 방어할 잠재력을 가지고 환경과 상호작용하며, 외부자극으로부터 대상체계를 일차로 보호하는 쿠션과 같은 기능을 한다.

> **TIP** Betty Neuman의 건강관리체계이론
> ㉠ 일차예방 : 스트레스의 원인 제거·약화, 유연방어선 및 정상방어선 강화
> ㉡ 이차예방 : 저항선 강화, 나타나는 반응에 대한 조기발견 및 정확한 처치
> ㉢ 삼차예방 : 기본구조 손상 시 기본구조의 재구성을 돕는 활동

Answer 1.③ 2.④

3 체계이론에 근거한 가족에 대한 설명으로 옳은 것은?

① 가족구성원은 사회적 상호작용을 통해 상징에 대한 의미를 해석하고 행동한다.

② 가족은 내·외부 환경과 지속적으로 교류하고, 변화와 안정 간의 균형을 통해 성장한다.

③ 가족은 처음 형성되고 성장하여 쇠퇴할 때까지 가족생활주기의 단계별 발달과업을 가진다.

④ 가족기능은 가족구성원과 사회의 요구를 충족하는 것으로 애정·사회화·재생산·경제·건강관리 기능이 있다.

> **TIP** ② 체계이론은 가족을 구성원 개개인들의 특성을 합한 것 이상의 실체를 지닌 집합체로 가정한다. 따라서 가족은 내·외부 환경과 지속적으로 교류하고, 변화와 안정 간의 균형을 통해 성장한다고 본다.

4 다음 글에 해당하는 오렘(Orem)의 간호체계는?

> • 가정전문간호사는 오렘(Orem)의 이론을 적용하여 수술 후 조기 퇴원한 노인 대상자에게 간호를 제공하려고 한다.
> • 노인 대상자는 일반적인 자가간호요구는 충족할 수 있으나 건강이탈시의 자가간호요구를 충족하기 위한 도움이 필요한 상태이다.

① 전체적 보상체계   ② 부분적 보상체계

③ 교육적 체계   ④ 지지적 체계

> **TIP** 오렘의 간호체계 … 자가간호요구를 충족시키고 자가간호 역량을 조절하여 결손을 극복하도록 돕는 간호상황에서 환자를 이해 처방하고 설계하고 직접간호를 제공하는 체계적인 간호활동
> ⊙ 전체적 보상체계 : 환자의 모든 욕구를 충족시켜줘야 하는 경우 환자가 자가간호를 수행하는데 있어 아무런 활동적 역할을 수행하지 못하는 상황
> ⓒ 부분적 보상체계 : 개인 자신이 일반적인 자가간호요구는 충족시킬 수 있으나 건강이탈 요구를 충족시키기 위해서는 도움이 필요
> ⓒ 교육지지적 보상체계 : 환자가 자가간호를 수행할 수 있으나 지식이나 기술 획득을 위한 도움을 필요로 하는 경우

Answer 3.② 4.②

2017. 12. 16 지방직 추가시행

5 베티 뉴만(Betty Neuman)의 건강관리체계이론에서 일차예방에 해당하는 것은?

① 저항선을 강화함으로써 기본구조를 보호하는 활동

② 기본구조가 파괴되었을 때 발생 가능한 문제를 예방하기 위한 재교육

③ 스트레스원을 제거하거나 유연방어선을 강화하기 위한 보건교육

④ 스트레스원이 정상방어선을 침입하여 증상이 나타났을 때 문제의 조기발견

> **TIP** 베티 뉴만의 건강관리체계이론
> ㉠ 일차예방 : 스트레스의 원인 제거 · 약화, 유연방어선 및 정상방어선 강화
> ㉡ 이차예방 : 저항선 강화, 나타나는 반응에 대한 조기발견 및 정확한 처치
> ㉢ 삼차예방 : 기본구조 손상 시 기본구조의 재구성을 돕는 활동

2015. 6. 13 서울특별시 시행

6 지역사회간호사가 오렘이론을 적용하여 간호목표를 설정하였다. 옳은 것은?

① 가출청소년이 가족과의 원만한 의사소통과 상호작용을 유지한다.

② 당뇨질환을 가진 노인이 합병증 예방을 위해 자가간호를 수행한다.

③ 치매 노인을 둔 가족이 환경 변화 속에서 역동적인 평형상태를 유지한다.

④ 재혼가족이 새로운 구성원과 변화된 가족환경에 적응반응을 나타낸다.

> **TIP** 오렘이론 … 자가간호라는 개념을 간호의 독특한 행위현상으로 보고, 인간이 가진 자가간호 필요성에 관심을 갖고 대상자의 건강상태나 기능에 따라 간호를 제공할 것을 이론적으로 제시하였다.

Answer 5.③ 6.②

출제 예상 문제

1 다음 중 뉴만의 체계이론에서 3차 예방에 속하는 것은?

> ㉠ 방어체계를 재구성해준다. ㉡ 저항선, 조기치료를 돕는다.
> ㉢ 유연 방어선을 강화해준다. ㉣ 예방에 관한 것이다.

① ㉠ ② ㉠㉣
③ ㉡㉢ ④ ㉢㉣

TIP 뉴만의 체계이론

㉠ 1차 예방 : 체계 안정성의 유지를 위해 위험요인이 발생되기 전, 반응이 나타나지 않은 상태에서 수행되는 예방활동을 말한다.
㉡ 2차 예방 : 정상 방어선에 스트레스원이 침입된 후 나타난 증상을 완화시켜 체계안정을 취하는 중재를 말한다.
㉢ 3차 예방 : 스트레스원이 파괴시킨 균형을 찾도록 기본구조를 재구성해서 안녕상태를 회복하는 단계를 말한다.

2 다음 보기가 설명하는 이론은 무엇인가?

> ㉠ 간호목표에 대한 설명을 정상 방어선의 기초로 하였다.
> ㉡ 간호행위를 1차, 2차, 3차 간호요구로 보았다.
> ㉢ 개인, 지역, 가족을 간호대상으로 설정하였다.

① 로저스 – 인간환경이론 ② 오렘 – 자가간호이론
③ 로이 – 적응이론 ④ 뉴만 – 건강관리체계이론

TIP 뉴만 체계이론의 보호선

㉠ **저항선** : 가장 기본구조에 가까이 있어 이를 보호한다.
㉡ **정상 방어선** : 개인의 안녕상태나 적응상태를 유지하게 만든다.
㉢ **유연 방어선** : 가장 바깥에 위치하고 외부세계로부터 체계를 1차적으로 보호하는 쿠션역할을 한다.

Answer 1.① 2.④

3 지역사회간호에서 간호대상을 하나의 체계로 지역사회를 볼 때 지역사회 구성물에 해당하는 것은?

① 지역사회주민   ② 지역사회 요구

③ 지역사회의료인 전부   ④ 지정학적 지역사회

TIP 지역사회를 하나의 체계로 볼 때, 지역사회는 건강에 대한 목표와 지역사회라는 경계를 가지고 있으며, 지역사회 구성물인 지역사회주민과 지역사회 자원인 지역사회 내의 건강에 관련된 인적·물적·사회환경적 자원들이 있다.

4 다음 중 교환이론을 가장 많이 적용하는 단계로 옳은 것은?

① 계획단계   ② 간호사업, 집합체

③ 수행단계   ④ 평가단계

TIP 수행단계에서 간호사와 지역사회주민간의 상호작용이 중요하게 고려된다.

5 가족이 가지고 있는 건강문제나 간호요구를 파악하는 방법 중에서 가족간의 상호작용을 관찰할 수 있는 방법으로 옳은 것은?

① 가족을 하나의 개체로 본다.

② 개인의 문화적 가치를 중요하게 다룬다.

③ 가족간의 상호사용하는 언어를 듣는다.

④ 상호작용하는 사람들을 개체로 본다.

TIP 가족간의 상호작용을 알기 위해서는 상호작용을 하는 사람을 하나의 개체로 인식하여 관찰하여 문제를 파악하는 것이 중요하다.

Answer   3.①   4.③   5.④

6 다음 중 지역사회 간호과정의 기초이론에 속하는 것을 모두 고른 것은?

㉠ 체계이론	㉡ 기획이론
㉢ 연구과정	㉣ 교환과정

① ㉠㉡㉣　　　　　　　　　　　② ㉠㉡㉢

③ ㉠㉢㉣　　　　　　　　　　　④ ㉡㉢㉣

TIP 지역사회 간호과정의 기초이론
　　㉠ 일반체계이론
　　㉡ 변화이론
　　㉢ 교환이론
　　㉣ 가족이론
　　㉤ 건강신념모형 등

7 지역사회 간호과정을 형성하는 이론 중에서 교환과정이 가장 많이 이루어지는 단계로 옳은 것은?

① 계획　　　　　　　　　　　　② 평가

③ 수집　　　　　　　　　　　　④ 수행

TIP 수행을 통해 즉각 평가와 회환(feedback)하며 발전된 간호를 이룰 수 있다.

8 지역사회체계의 하부체계로서 가장 기본적인 단위가 되는 것은?

① 국민체계　　　　　　　　　　② 국가체계

③ 산업장체계　　　　　　　　　④ 가족체계

TIP 가족은 지역사회의 가장 기본적인 구성단위이다.

Answer　6.① 7.④ 8.④

9 다음 중 체계이론에 대한 설명으로 옳은 것끼리 짝지어진 것은?

⊙ 심한 네겐트로피가 일정 기간 지속되면 불안정하게 된다.
ⓒ 체계의 개방성은 환경과 에너지를 교환하는 정도를 나타낸다.
ⓒ 체계의 산출은 환경을 통해 평가되고 이 평가결과가 다시 체계로 되돌아온다.
ⓔ 부분들의 집합인 체계는 하나의 통합된 단일체로서 반응한다.

---

① ⊙ⓒ
② ⊙ⓒⓒ
③ ⊙ⓒⓔ
④ ⓒⓒⓔ

TIP 엔트로피란 자연계가 질서에서 무질서로 변하는 것을 뜻한다. 개방적 체계는 환경으로부터 더 많은 에너지 자원을 유입함으로써 부정적 엔트로피(네겐트로피)를 획득할 수 있다. 네겐트로피의 유입은 안정을 가져온다.

10 다음 중 교환과정에서의 지역사회간호사와 주민과의 올바른 관계는?

① 주민이 간호사에게 요구하여 간호사가 요구에 부응하는 것이다.
② 간호사 · 주민 · 자원 간의 균형을 유지하는 것이다.
③ 대등한 위치에서 주민과 서로 주고받는 관계이다.
④ 간호사는 제공하고 주민은 시혜를 받는 것이다.

TIP 교환과정에서의 주민과 간호사의 대등한 위치는 매우 중요한 요소이다.

11 다음 중 체계이론에 비추어 본다면 지역사회의 구성물은?

① 환경적 자원
② 주민
③ 물적 자원
④ 지역사회

TIP 지역사회 구성물은 지역사회주민이다.

Answer 9.④ 10.③ 11.②

12 지역사회간호사가 지역사회를 체계론적으로 보는 견해로 옳은 것은?

① 지역사회 내 사업의 한계를 설정하는 것을 목표로 한다.
② 지역사회를 구성하는 주체는 인구이다.
③ 지역사회 내 인구를 포함한 환경이 모두 자원이다.
④ 지역사회 내 모두가 대상이므로 뚜렷한 경계가 없다.

TIP 지역사회의 구성요소 … 인구, 자원 및 환경, 상호작용, 목표, 경계

13 건강의 개념에 관한 구조적 모형의 설명으로 옳지 않은 것은?

① 병리 · 생리적 이론을 발달시켰다.
② 간호목표인 건강을 체계모형에 의해 설명하고 있다.
③ 건강을 인간의 구조와 속성에 기본을 두고 파악하는 관점이다.
④ 임상중심, 의료중심의 모형이다.

TIP ② 체계모형은 간호목표인 건강을 체계의 속성 중 평형에 초점을 둔다.

14 다음 중 자가간호(Self - Care)라는 명제로 지역사회 간호목표를 제시한 학자는?

① Orem

② Naegel

③ Tinkham

④ Feshman

TIP ③ 최상의 건강수준
④ 적정기능 수준향상

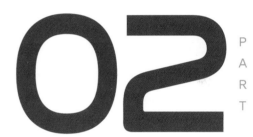

지역사회간호과정

01 지역사회간호사정

01 지역사회간호사정을 위한 분석

❶ 지역사회 건강을 위한 정보

지역사회의 건강을 진단하기 위해서는 지역사회를 하나의 체계로 이해하여, 체계적 접근을 해나가는 것이 필요하다. 이에 지역사회 건강진단을 위한 영역은 지역사회 체계 내의 주요 구성물인 인구와, 그 인구의 건강상태, 자원 및 환경, 상호작용, 목표, 경계 등에 대한 정보의 수집이 요청된다.

(1) 인구와 인구의 건강상태

지역사회를 구성하는 주요 구성물은 인구이다. 따라서 지역사회간호사가 지역사회를 대상으로 사업을 전개할 때 가장 우선적으로 관심을 갖는 것이 인구이고, 지역사회의 건강을 진단하기 위해 인구학적 특성과 그 인구집단의 건강상태를 파악하는 것이 선결조건이 된다. 이에 보건간호사와 보건진료원은 지역주민의 특성과 그들의 건강상태를, 양호교사는 학생 및 교직원의 인구학적 특성과 그들의 건강상태를, 산업간호사는 근로자의 인구학적 특성과 그들의 건강상태를 파악하는 것이 우선이다.

① 지역사회 건강진단을 위하여 인구에서 수집해야 할 정보
  ㉠ 일반적인 인적 특성에 관한 정보
   • 보건간호사나 보건진료원이 수집하는 정보에 비해 학교간호의 경우에는 결혼 여부, 직업, 교육정도 등은 별 의미가 없다.
   • 산업간호의 경우에 출생률, 사망률이나 인구이동상태 등의 정보는 불필요하게 되므로, 지역사회간호사는 자신이 대상으로 하고 있는 공동체나 지역사회의 특성에 따라, 진단에 필요한 정보가 무엇인지를 결정하고 그에 관한 정보를 수집해야 한다.
   • 인구통계에 취급되는 변수들로서 인구수, 연령, 성별, 결혼 여부, 직업·교육수준에 대한 분포, 출생률, 사망률, 인구이동상태, 종교별 분포, 경제수준 등이 속한다.

ⓛ 인구의 건강상태에 관한 정보
- 보건통계에서 취급되는 주로 사망에 대한 정보인 사망률, 사망원인, 연령별 · 성별 · 질환별 사망률 등이며 상병 및 유병에 대한 정보들로는 시점유병률, 기간유병률, 발생률 등이다.
- 지역간호에서는 사망률 자료인 영아사망률과 사망원인, 모성사망률과 사망원인, 풍토병의 유병률과 발생률 등이 중요하고, 학교간호의 경우에는 결석률과 결석원인 분석, 양호실 이용상태와 주호소와 응급상황, 성장지연, 발달지체자수, 사고발생률을 파악해야 한다.
- 산업간호에서는 결근율과 결근원인, 보건관리실, 산업재해율, 일반 · 특수 건강진단결과 유소견자수, 직업병 발생률 등의 자료가 필수적이다.
- 실무영역별 인구집단의 흡연, 음주, 약물 등의 건강형태와 생활양식에 관한 자료도 또한 필수적이다.

② 지역사회간호사는 자신이 담당한 지역사회의 인구특성을 파악하기 위한 정보를 미리 작성하여 효율적으로 자료를 수집하고 그 지역의 건강상태를 분석하여야 한다.

(2) 자원 및 환경

① **공간적 · 물리적 자원** … 지역사회의 면적, 경계, 기후, 지형, 역사, 특산물 등의 자연적 환경과 화장실 시설, 상 · 하수도, 주택, 그 지역사회에 소재한 산업장의 작업공정과정, 농촌의 경우에는 농약 등 화학약품 살포 정도, 공기오염 등의 인위적 환경 등이 이에 속한다. 지역사회간호사는 이러한 물질적 환경을 관리하기 위한 각 분야의 전문가들을 통해 필요한 정보를 수집할 수 있고 이들과 협조하여 지역건강을 증진시킬 수 있다. 즉, 지역사회간호사는 지역의 자원에 대한 충분한 파악을 통하여 관련된 기관의 협조하에 필요한 정보를 얻을 수 있다.

② **사회적 자원** … 사회적 자원에는 지역사회개발위원회, 청년회의소, 학교의 각종 위원회, 노동조합, 각종 직능단체 등의 지역사회 조직들이 속하는데, 이들은 크게 공적 조직과 사적 조직으로 나눌 수 있다.

③ **인적 자원** … 이는 개개인을 의미하며 보건의료 전문인, 타 분야의 전문인, 일반사람들로 나뉜다. 또 보건의료 전문인들도 현재 보건사업에 종사하고 있는 요원들과 종사하지 않는 간호사, 약사, 조산사, 의사, 한의사 등으로 나누어 볼 수 있다. 이 중 현재 그 지역사회를 담당하고 있는 간호사는 특히 중요한 인적 자원이 되며 비보건의료 전문가 중에서는 문제와 직접 관련된 가족, 친척, 이웃들과 지역사회의 공적 혹은 사적 조직의 지도자가 중요한 인적 자원이다.

④ **보건의료시설 및 건물** … 지역사회 간호사업에 이용할 수 있는 건물과 시설 모두 포함되며 보건소, 병원, 의원, 조산소, 약국, 한약방 등이 이에 속한다.

⑤ **기기와 기구 및 자료** … 지역사회 간호사업에 활용될 수 있는 각종 기구, 도구, 자료에는 방문가방, 청진기, 혈압계, 참고서적, 기록, 보고서, 지침서, 지역사회 조사서 등이 속한다. 지역사회간호사, 보건교사, 산업간호사 모두 도구 및 자료를 비치하고 이를 사용하면서 보건실을 운영한다.

⑥ **예산** … 예산은 지역사회 자원 중 가장 중요한 자원일 수 있다. 따라서 지역사회간호사는 지역사회간호를 위하여 쓸 수 있는 예산 및 재원을 파악하는 것이 필수적이다.

⑦ **시간** … 지역사회간호사는 지역사회 간호사업을 위하여 사용될 수 있는 시간을 파악해 두는 것이 필요하다.

⑧ 지역사회 자원은 지역사회의 특성에 따라 각각 그 중요성을 달리하므로 지역사회간호사는 자신이 담당한 지역사회의 특성에 따라 적절한 자원을 파악해야 한다.

(3) 상호작용 또는 과정

① **지역사회개발** : 의식고취를 통하여 개인과 지역사회가 그들의 문제를 이해하고 해결하며 그들의 삶을 위해 새로운 환경을 조성토록 하기 위한 힘을 증진시킴으로써 자원을 이용하고 증진하는 일련의 과정이다.

② **지역사회능력** : 지역사회 건강측면에서 지역사회과정에 대한 개념은 Collrell(1976)이 사용한 지역사회능력을 말한다. 지역사회능력이란 지역사회 구성요소의 하나로 효과적으로 지역사회의 요구와 문제를 규명하며 목표와 우선순위를 합의적으로 수립하고 이를 성취하기 위한 활동을 협력적으로 수행하는 것을 의미한다.

》TIP

지역사회능력의 필수적인 조건과 정의

조건	정의
몰입	지역사회에 대한 감정적이고 인지적인 애착
자신과 타인에 대한 지각과 상황파악	지역사회 그 자체와 다른 지역사회의 위상, 구성요소, 현안문제에 대한 현실적인 지각
의사표명	다른 지역사회의 입장과 관련하여 그 지역사회 자체의 입장을 언급하며 형성해가는 기술적인 측면
효과적인 의사소통	의사소통자간의 공유된 의미에 기초한 정보의 정확한 전달
갈등해소와 조화	창의적이며 효과적인 동화와 견해의 차이에 대한 권리
더 큰 사회와의 관계유지	외부자원을 알고, 얻고, 사용하는 능력과 필요시 대안적이며 보충적인 자원을 사용하여 창출해 내는 능력
참여적인 상호작용과 의사결정을 촉진하는 기전	상호작용과 의사결정을 촉진하는 융통성있고 책임감있는 공식적 · 비공식적 절차

(4) 목표와 경계

① **목표** … 지역사회 간호과정의 목표인 지역사회건강이란 지역사회 그 체계와 사위체계인 더 큰 사회간의 상호작용을 관리하며 문제파악을 통해 집합체적인 요구를 충족시키는 기능수준을 의미한다. 이 개념적인 기능수준을 나타내는 지표란 인구와 그 인구의 건강상태, 자원과 환경, 그리고 상호작용의 통합적인 과정이자 산물이다. 그러므로 이 적정기능 수준을 성취한다 함은 건강진단에 가장 핵심적인 영역인 그 지역사회의 건강상태에 영향을 미치는 제 영역들간의 관계를 일련의 간호사업 또는 간호활동을 통해 개선하고 그 과정이나 결과를 감시하고 측정하는 것이다.

② **경계** … 물리적인 공간으로서의 구분이라기보다는 어떤 지역사회 특유의 사회적 · 문화적 · 지정학적 가치나 규범적 측면에서 구분되어지는 개념이다.

▶TIP

지역사회 건강진단 영역별 지표

㉠ **인구와 인구의 건강상태**
- 인구수, 성별·연령별 분포, 교육, 결혼 여부, 직업, 출생률, 인구이동률, 가족의 구조, 발달단계, 투표율, 부양지수, 실업률
- 사망양상 : 사망률(연령별, 질환별), 비례사망지수, 영아사망률
- 유병양상 : 유병률(시점, 기간)
- 건강형태 : 약물의 오·남용, 의료기관 이용, 예방접종률, 피임실천율
- 생활양식 : 음주, 흡연, 식이, 운동, 안전행위, 스트레스 관리, 수면사고율

㉡ **자원과 환경**
- 물리적·자연적 자원 : 면적, 경계, 기후, 특산물, 지형, 공장분포
- 인위적 자원 : 상·하수도, 주택, 화장실(농약사용), 대기오염
- 사회적 자원 : 지역사회개발위원회, 각종 직능단체, 의료보장상태
- 보건의료시설 및 건물 : 병원, 의원, 보건소, 조산소, 약국, 한의원
- 보건의료기기·기구 및 자료 : X선 촬영기, 각종 임상검사 측정기기, 참고문헌, 기록지, 소독약품 등
- 예산 : 재원의 양, 재원출처
- 시간 : 지역사회 간호사업에 유용한 시간

㉢ 상호작용 또는 과정 : 몰입, 자신·타인에 대한 지각과 상황파악, 의사표명, 의사소통, 갈등해소와 조화, 참여, 더 큰 사회와의 관계유지, 참여적인 상호작용과 의사결정을 촉진하는 기전

㉣ 목표와 경계 : 사회화, 생산·소비·분배, 사회통합, 사회통제, 상부상조

② 자료수집방법과 SWOT 분석

(1) 자료수집방법

대상자에 대한 다양한 정보를 수집하기 위해서는 적절한 수집방법을 사용해야 하며, 자료를 수집하는 방법은 크게 두 가지로 구분된다. 하나는 기초자료를 수집하는 방법이고, 다른 하나는 지역사회에서 간접적으로 자료를 수집하는 방법이다. 자료의 유형에는 통계수치와 같은 양적인 자료와 지역사회의 규범, 가치, 의식 등에 관한 질적(서술적)인 자료가 있다.

① **정보원 면담** … 지역사회의 가치, 규범, 신념, 권력구조, 문제해결과정 등에 대한 정보를 지도자, 종교지도자, 사회사업가 등을 통해 수집하는 방법이다.

② **참여관찰** … 지역사회주민들에게 영향을 미치는 의식, 행사 등에 직접 참석하여 관찰하는 방법이다.

③ **차창 밖 조사** … 신속하게 지역사회의 환경, 생활상 등을 보기 위해 자동차 유리 너머로 관찰하는 방법이다.

④ **이차적인 분석** … 공공기관의 보고서, 통계자료, 회의록, 조사자료, 건강기록 등과 같은 각종 기록 및 자료를 통해 필요한 정보를 얻는 방법이며 표준화된 통계자료인지를 검토해야 한다.

⑤ **설문지 조사** … 기초조사에 사용되는 방법으로 조사대상자를 직접 면담하여 자료를 얻는 방법이며 위의 방법들보다는 비경제적·비효율적이고 시간과 비용이 많이 소요되나 지역사회의 특정한 문제를 규명하기 위해서는 필요한 방법이다.

(2) SWOT 분석

① 개념

ㄱ 내부 환경과 외부 환경을 분석하여 강점(strength), 약점(weakness), 기회(opportunity), 위협(threat) 요인을 규정하고 이를 토대로 전략을 수립하는 기법이다.

ㄴ SWOT 분석은 환경분석을 통해 찾아낸 네 가지 요인 중 기회와 강점은 효과적으로 활용하고 위협과 약점은 적절히 통제·관리함을 목적으로 한다.

② SWOT 전략

전략	내용
SO전략(강점-기회 전략)	강점을 살려 기회를 포착
ST전략(강점-위협 전략)	강점을 살려 위협을 회피
WO전략(약점-기회 전략)	약점을 보완하여 기회를 포착
WT전략(약점-위협 전략)	약점을 보완하여 위협을 회피

02 지역사회간호진단

❶ 지역사회 건강진단

(1) 지역사회 건강진단

① 지역사회간호에서 지역사회 건강진단명은 수집된 자료를 분석하여 확인된 건강문제이며 환자의 요구를 반영하는 진술로써 지역사회 건강문제로 기술된다. 즉, 진단명은 지역사회 건강문제들의 진술이며 이것이 곧 지역사회 건강요구가 된다.

② 지역사회 건강진단은 수집된 자료에서 지역사회의 건강규범 혹은 평균에서 벗어난 것을 문제로 뽑아 관련된 정보를 묶어서 정리한다. 단, 지역사회간호사는 지역사회의 건강을 관리하는 전문가이므로 지역사회 인구 개인의 문제가 지역사회 건강문제가 되지 못하는 경우도 많다는 것을 이해해야 한다.

③ 지역사회의 건강문제는 자료에 근거하여 지역사회간호사의 지각과 지역사회 자체의 지각간의 차이에 따라 규명되므로 이를 위해서는 지역사회와 동반자 관계의 유지가 필수적이다. 문제규명에서는 현존문제 또는 잠재적 문제가 있는 대상자 집단을 파악하고 이 문제와 관련된 선행요인과 결과간의 상호관련성을 문제일람표로 작성하여 파악한다.

(2) 지역사회 간호사업의 기준 및 지침확인

지역사회간호사의 근본적인 역할과 기능은 어느 지역사회이건 동일하나 지역사회의 목적에 따라 지역사회간호사의 역할 및 기능의 정도에 차이가 있다. 그러므로 지역사회간호사는 그가 담당하고 있는 지역사회와 관계되는 각종 법령, 규정, 기준, 지침, 업무 분장표 등을 통하여 자신의 역할범위와 깊이를 파악해야 한다.

① **보건진료원** … 간호사업을 전개하면서 지역주민에게 제공할 수 있는 직접 치료기능의 범위와 치료에 사용할 수 있는 처치와 약품의 종류 및 범위를 확인하고 간호서비스를 제공해야 한다.

② **학교보건사업을 담당하는 보건교사** … 학교보건사업을 전개하면서 학교보건 관리기준을 확인해야 한다.

③ **산업간호사** … 산업안전보건법, 동 시행령 및 시행규칙, 산업체 내의 각종 업무지침 및 기준을 확인하여 산업간호문제를 도출해야 한다. 간호사업지침 및 기준을 확인하고 이를 기초로 지역사회 건강진단자료에서 지역사회 간호문제를 도출하게 된다. 이러한 과정에서 간호사업지침 및 기준 자체를 연구하는 자세로 분석하고, 이를 계속 활용하면서 연구·개발해야 한다.

④ 간호사업의 기준 및 지침은 제공되는 간호사업의 내용에 참고가 되고 법적인 책임문제가 동반되므로 확실하게 알고 활용해야 한다.

❷ 지역사회간호진단의 실제

(1) 오마하(OMAHA) 분류체계

① 오마하 방문간호사 협회에서 1975년부터 1993년까지 개발된 분류체계로 보건간호실무영역에서 문제중심접근방법에 기초하여 개발되었다.

② 오마하 분류체계는 문제분류, 중재, 결과를 모두 다루고 있다.

③ 대상자의 건강문제를 규명하기 위한 4개의 수준
  ㉠ **제1단계 영역** : 환경, 사회심리, 생리, 건강관련행위의 4가지
   • 환경영역 : 4개의 문제
   • 사회심리영역 : 12개의 문제
   • 생리영역 : 18개의 문제
   • 건강관련행위영역 : 8개의 문제

ⓛ 제2단계 문제 : 개인/가족의 건강상태에 영향을 미치는 간호요구와 문제, 강점을 나타낸다.

ⓔ 제3단계 수정인자 : 대상과 심각성을 나타낸다. 여기서 심각성이란 건강과 질병의 연속선상에서 나타날 수 있는 건강증진, 잠재적 손상, 실제적 손상을 의미한다.

ⓒ 제4단계 증상/증후 : 개인, 가족, 지역사회로 분류하며, 주관적 증거인 증상과 객관적 증거인 증후로서 378개를 포함한다.

④ 영역과 문제

영역	문제
환경영역(물리적 자원과 물리적 환경)	수입, 위생, 주거, 이웃, 직장의 안전 등
사회 심리적 영역(행동, 감정, 의사소통, 관계형성, 발달양상)	지역사회자원과의 의사소통, 사회접촉, 역할변화, 대인관계, 영성, 슬픔, 정신건강, 성욕, 돌봄/양육, 아동/성인무시, 아동/성인학대, 성장/발달
생리적 영역(생명 유지 기능이나 상태)	청각, 시각, 언어와 말, 구강건강, 인지, 동통, 의식, 피부, 신경근/골격 기능, 호흡, 순환, 소화와 수분, 배변기능, 배뇨기능, 생식기능, 임신, 산후, 감염병/감염성 KDXO
건강관련 행위(안녕유지, 향상, 회복과 재활)	영양, 수면과 휴식양상, 신체활동, 개인위생, 약물사용, 가족계획, 건강관리감독, 투약처방

⑤ 지역사회간호사가 지역사회문제를 진단하고 이를 통해 지역사회건강증진을 위한 의사결정을 하는데 유용한 도구를 제공할 수 있다.

(2) 가정간호(HHCCS) 분류체계

① 가정간호가 필요한 관련 대상자로부터 데이터를 수집하고 범주화하여 가정간호서비스에 대한 요구예측 및 결과측정을 위한 분류체계이다.

② 가정간호서비스를 범주화하여 가정간호서비스에 대한 요구예측과 결과를 측정하기 이하여 1988년부터 1991년까지 조지타운대학의 간호대학에서 전국 646개의 가정간호기관을 대상으로 이들 기관에서 퇴원한 메디케어 환자들에 관한 자료를 바탕으로 개발하였다.

③ 분류체계는 4단계, 간호요소는 20개, 가정간호진단은 145개로 구성되어 있다.

④ 4단계 분류체계

ⓐ 1단계 간호요소 : 활동, 배변, 심장, 인지, 대처, 체액량, 건강행위, 투약, 대사, 영양, 신체조절, 호흡, 역할관계, 안전, 자가간호, 자아개념, 감각, 피부통합성, 조직관류, 배뇨

ⓑ 2단계 대분류 : 50개의 대분류로 구성

ⓒ 3단계 하위분류 : 95개의 하위분류로 구성

ⓓ 4단계 수정인자 : 호전, 안정, 장애 등 3개의 수정인자로 구성

⑤ 가정간호분류체계는 사정, 비용예측, 평가하기 위한 분석적 모델을 제시해 준다.

(3) 국제간호실무(ICNP) 분류체계

① 1989년 국제간호협회가 국제적으로 통용될 수 있는 공동의 언어와 분류체계를 만들기 위해 개발되었다.

② 간호진단은 간호현상으로 명명하고, 8개의 축으로 구조화되어 있다.

③ 8개의 축

A	간호실무의 초점
B	판단
C	빈도
D	기간
E	해부학적 범위
F	신체부위
G	가능성
H	간호현상이 있는 실체

④ 적용원칙과 내용
   ㉠ 진단을 내리기 위해서는 간호실무의 초점 축과 판단과 가능성 축으로부터 나온 용어를 포함해야 하고, 하나의 진단 시 각 축은 한 번씩 사용해야 한다.
   ㉡ 다축구조 : 적은 수의 개념과 코드로 구성될 수 있고, 개념정의가 간단하나, 데이터 입력이 복잡하고, 여러 개의 축으로부터 조합하여 의미가 모호할 수 있다.
   ㉢ 분류체계 : 2,498개의 개념이 있으며, 이론적으로 융통성이 높지만, 의미가 모호할 수 있으며, 일부는 반복적으로 나타나 향후 더 해결해야 할 문제가 있다.
   ㉣ 우리나라에서는 실증적으로 가족간호현상을 분류하는데 14개 현상으로 분류하여 활용되고 있다.

(4) 북미간호진단협회(NANDA) 분류체계

① 실제 또는 잠재적 건강문제 또는 생의 과정 속에서 개인, 가족, 지역사회의 반응을 임상적으로 판단하는 것을 말한다.

② 1973년부터 간호진단을 명명하고 개발하기 시작하였다.

③ 분류체계 … 통합된 인간에 대한 인간과 환경의 상호작용 양상에 대해 5단계로 진단분류를 제시하였다.
   ㉠ 제1단계 : 9개의 인간반응양상(교환, 의사소통, 관계형성, 가치, 선택, 기동, 지각, 지식, 감정)
   ㉡ 제2단계 : 제2단계부터 제5단계까지 진단명으로 제시하며, 148개의 진단을 포함

④ 2000년 개발된 NANDA Taxanomy Ⅱ
   ㉠ 13개의 영역과 47개의 범주, 7개의 축으로 구성
   ㉡ 13개 영역 : 건강증진, 영양, 배설, 활동/휴식, 지각/인지, 자각, 역할관계, 성, 대처/스트레스 내성, 삶의 원리, 안전/보호, 편안감, 성장/발달

ⓒ 7개의 축
- 1[진단초점] : 불안, 출혈, 낙상, 피로
- 2[진단대상] : 개인, 가족, 집단, 지역사회
- 3[판단] : 장애, 비효과적
- 4[부위] : 심장, 대장, 방광 등
- 5[연령] : 영아, 성인, 노인 등
- 6[시간] : 만성, 급성, 간헐적
- 7[진단상태] : 실제적, 위험, 건강증진

⑤ NANDA 분류체계는 지역사회보다는 임상의 개개인에게 초점이 맞춰져 있어 지역사회간호현상을 폭넓게 적용하기에 제한적이다.

03 지역사회간호진단의 우선순위

❶ 지역사회간호문제의 우선순위 설정

(1) 지역사회간호문제의 구분

① 지역사회 진단을 통하여 얻어진 건강상태를 지역사회 인구집단 자체의 문제, 인간집단이 거주하는 주위환경(자원)의 문제, 보건사업에 대한 문제, 지역사회 인구집단과 자원 간의 문제로 구분한다.

② 분석·정리된 지역사회 건강문제는 지역사회 간호사업의 기준 및 지침에 의거하여 간호인력이 해결할 수 있는 지역사회주민의 건강문제를 지역사회 간호문제로 하고, 간호인력의 지식과 기술수준에 의해서 배려될 수 없는 지역사회 건강문제는 적절한 기관에 의뢰한다. 사업의 우선순위를 설정할 때 문제의 중요성을 먼저 고려하고 동원가능한 자원을 고려하여 간호문제의 우선순위를 정해야 한다.

(2) 우선순위 결정 시의 기준(Stanhope와 Lancaster, 1996)

간호진단에 의해 문제가 파악되면 문제해결의 우선순위를 결정해야 하는데 그 기준은 다음과 같다.

① 지역사회 건강문제에 대한 지역사회주민들의 인식 정도

② 건강문제를 해결하려는 지역사회의 동기수준

③ 건강문제 해결에 영향을 미치는 간호사의 능력

④ 건강문제 해결에 필요한 적절한 전문가의 유용성

⑤ 건강문제 해결이 안 될 때 후속적으로 생길 결과의 심각성

⑥ 건강문제 해결에 걸리는 시간

❷ 우선순위 결정 관계이론

(1) BPRS와 PEARL

① BPRS(Basic Priority Rating System) … 는 보건사업의 우선순위 결정에서 가장 널리 활용되고 있는 방법으로, 건강문제의 크기, 문제의 심각도, 사업의 추정효과가 우선순위 결정의 기준이 된다.

> BPRS = (문제의 크기 + 2 × 문제의 심각도) × 사업의 추정효과

ㄱ **건강문제의 크기** : 가장 높은 문제에 10점, 가장 낮은 문제에 0점이나 1점을 부여하고 이것과 비교하여 상대적으로 점수를 부여한다.

ㄴ **문제의 심각도** : 긴급성, 심각성(조기사망률), 경제적 손실, 파급효과 등을 고려하여 심각성 수준 정한다.

ㄷ **사업의 추정효과** : 예방효과로 정확한 측정이 어려워 효과성의 상한과 하한을 설정하고, 이와 비교하여 상대적으로 평가한다.

② PEARL … BPRS 계산 후 실현 가능성 여부를 판단하는 기준으로 PEARL을 주로 사용한다. PEARL 값은 0 또는 1로, 각 항목의 점수를 모두 곱하여 평가 항목 중 하나라도 불가의 판정을 받으면 사업은 시작될 수 없다.

ㄱ P(propriety, 적절성) : 해당 기관의 업무범위에 해당하는가?

ㄴ E(economic feasibility, 경제적 타당성) : 문제를 해결하는 것이 경제적으로 의미가 있는가?

ㄷ A(acceptability, 수용성) : 지역사회나 대상자들이 사업을 수용할 것인가?

ㄹ R(resources, 자원의 이용 가능성) : 사업에 이용할 재원이나 자원이 있는가?

ㅁ L(legality, 적법성) : 법에 저촉되는 내용은 없는가?

(2) 브라이언트(Bryant)의 보건사업 우선순위 결정기준

① 지역사회보건사업 기획 시 흔히 사용되는 방법의 하나이다.

② 우선순위를 결정하는 4요인

ㄱ 규모 : 문제의 크기, 유병률

ㄴ 심각성 : 긴급도, 심각성, 경제적 손실 등

ㄷ 주민 관심도

ㄹ 기술적 해결가능성 : 관리 난이도

(3) PATCH(Planned Approach To Community Health)

① 1980년대 미국 CDC(질병관리본부)에서 건강증진 및 질병예방 프로그램의 계획 및 수행을 위해 개발하였다.

② 지역사회 단위의 건강문제 우선순위 확인, 건강문제 목표설정, 특정 인구집단의 보건요구도 측정에 활용한다.

   ⓒ 우선순위를 설정하는 평가 기준은 건강문제의 중요성과 변화 가능성이다.

   ⓒ 지역사회의 동기화→자료수집 및 조직화→건강순위 선정→포괄적 중재계획 개발→평가의 5단계로 진행된다.

> **TIP**
>
> **MATCH**(Multilevel Approach To Community Health) … 사이먼스와 모턴이 개발한 모형으로 생태학적인 여러 차원에서 지역사회간호를 다루고 있다.
>
> ㉠ 개인적 요인 : 개인의 지식·태도·기술을 변화시키기 위한 교육 등
>
> ㉡ 개인 간 요인 : 친구, 이웃 등 사회적 네트워크의 활용 등
>
> ㉢ 조직 요인 : 음주를 감소시키기 위한 직장 회식문화 개선 등
>
> ㉣ 정책 요인 : 법률, 정책, 예산배정 등
>
> ㉤ 지역사회 요인 : 지역사회 내 이벤트, 홍보, 사회 마케팅 활동 등

최근 기출문제 분석

2020. 6. 13 제1회 지방직 시행

1 MATCH(Multi-level Approach to Community Health) 모형의 단계별 활동으로 옳지 않은 것은?

① 목적 설정 단계 – 행동요인 및 환경요인과 관련된 목적을 설정한다.

② 중재 계획 단계 – 중재의 대상과 접근 방법을 결정한다.

③ 프로그램 개발 단계 – 사업의 우선순위가 높은 인구집단을 선정한다.

④ 평가 단계 – 사업의 과정, 영향, 결과에 대해 평가한다.

> **TIP** MATCH(Multiple Approach to Community Health) 모형
> '목적/목표설정 → 중재 계획 → 프로그램 개발 → 실행 → 평가'의 5단계
> 1. 목적/목표설정
>   ㉠ 건강상태 목적(목표) 선정
>   ㉡ 우선순위 목적(목표) 선정
>   ㉢ 건강 행위요인과 관련된 목적(목표) 선정
>   ㉣ 환경요인과 관련된 목적(목표) 선정
> 2. 중재 계획
>   ㉠ 중재 목표 파악 : 파악중재활동의 목표가 되는 중재대상 결정
>   ㉡ 중재 목표 선정 : 1단계에서 파악된 건강행동 요인, 환경적 요인, 중재 대상을 조합하여 목표 선정
>   ㉢ 중재 목표를 이루기 위한 매개변인(지식, 태도, 기술 등) 파악
>   ㉣ 중재 접근방법 선정 : 중재 목표의 수준에 맞게 중재 활동의 종류를 선택
> 3. 프로그램 개발 : 각 프로그램의 내용적인 구성요소 등 프로그램 개발과 관련된 내용을 상세하게 기술하는 단계
> 4. 실행
>   ㉠ 변화 채택을 위한 계획안을 작성하고 자원활동 준비
>   ㉡ 변화를 위한 요구, 준비 정도, 환경적인 지지조건 등에 대한 사안 개발
>   ㉢ 중재가 효과적이라는 증거 수집
>   ㉣ 중재를 통한 변화를 지지하여 줄 수 있는 사회적 지도자나 기관 단체를 파악
>   ㉤ 사회적인 의사 결정권이 있는 사람들과 협조 관계 유지
>   ㉥ 프로그램 수행자들을 모집, 업무 훈련, 수행 업무 모니터 및 지지할 수 있는 시스템 개발
> 5. 평가
>   ㉠ 과정평가 : 중재기획과 과정에 대한 유용성, 실제 수행에 대한 정도와 질, 프로그램 수행 후 즉시 나타난 교육적인 효과 등
>   ㉡ 영향평가 : 보건프로그램의 단기적인 결과로 지식, 태도, 기술을 포함한 중간 효과와 행동 변화 또는 환경적인 변화를 포함
>   ㉢ 결과평가 : 장기적인 보건프로그램 효과 측정

Answer 1.③

2 BPRS(Basic Priority Rating System)를 적용할 때, 우선순위가 가장 높은 건강 문제는?

건강 문제	평가항목		
	건강 문제의 크기 (0~10)	건강 문제의 심각도 (0~10)	사업의 추정 효과 (0~10)
①	5	5	7
②	5	6	6
③	6	5	5
④	7	5	5

> **TIP** BPRS 방식은 (A+2B)×C 공식에 따라 점수를 계산하여 우선순위를 결정한다.
> A 문제의 크기(건강문제를 가진 인구 비율, 만성질환 유병률, 급성질환 발병률 등)
> B 문제의 심각도(긴급성, 중증도, 경제적 손실, 타인에게 미치는 영향 등)
> C 사업의 추정효과(사업의 최대효과와 최소효과 추정 등)
> ㉠ 사용자의 주관적 판단에 의거하여 우선순위를 결정하기도 한다.
> ㉡ 경제적 손실은 문제의 심각도와 관련된다.
> ㉢ 건강문제를 가진 인구 비율은 문제의 크기와 관련된다.

3 A간호사는 지역 보건소에 처음 발령을 받고 주민센터 동장님을 만나 지역사회 건강 문제에 대한 의견을 물어보았다. 이때의 자료수집 방법으로 가장 옳은 것은?

① 정보원 면담

② 설문지 조사

③ 차창 밖 조사

④ 참여관찰

> **TIP** 정보원 면담 … 지역사회의 공식 · 비공식 지역지도자의 면담을 통해 자료를 수집하는 방법이다.

Answer 2.① 3.②

4 SWOT 분석의 전략을 옳게 짝지은 것은?

① SO 전략-다각화 전략

② WO 전략-공격적 전략

③ ST 전략-국면전환 전략

④ WT 전략-방어적 전략

> **TIP** ① SO 전략-공격적 전략
> ② WO 전략-국면전환 전략
> ③ ST 전략-다각화 전략

5 B구의 보건문제에 대해 BPRS 우선순위 결정방법에 따라 우선순위를 선정하려고 한다. 1순위로 고려될 수 있는 보건문제는?

보건문제	평가항목		
	문제의 크기	문제의 심각도	사업의 추정효과
높은 비만율	4	3	2
높은 흡연율	3	7	2
높은 암 사망률	2	8	1
높은 고혈압 유병률	3	6	5

① 높은 비만율

② 높은 흡연율

③ 높은 암 사망률

④ 높은 고혈압 유병률

> **TIP** BPRS(Basic Priority Rating System)는 보건사업의 우선순위 결정에서 가장 널리 활용되고 있는 방법으로, 건강문제의 크기, 문제의 심각도, 사업의 추정효과가 우선순위 결정의 기준이 된다.
>
> > BPR = (문제의 크기 + 2 × 문제의 심각도) × 사업의 추정효과
>
> • 높은 비만율 = (4 + 2 × 3) × 2 = 20 → 3순위
> • 높은 흡연율 = (3 + 2 × 7) × 2 = 34 → 2순위
> • 높은 암 사망률 = (2 + 2 × 8) × 1 = 18 → 4순위
> • 높은 고혈압 유병률 = (3 + 2 × 6) × 5 = 75 → 1순위

Answer 4.④ 5.④

6 다음 글에서 설명하는 SWOT 분석의 요소는?

> 보건소에서 SWOT 분석을 실시한 결과 해외여행 증가로 인한 신종감염병 유입과 기후 온난화에 따른 건강문제 증가가 도출되었다.

① S(Strength)

② W(Weakness)

③ O(Opportunity)

④ T(Threat)

> **TIP** SWOT 분석 … 내부 환경과 외부 환경을 분석하여 강점(strength), 약점(weakness), 기회(opportunity), 위협(threat) 요인을 규정하고 이를 토대로 경영 전략을 수립하는 기법
> ㉠ SO전략(강점-기회 전략) : 강점을 살려 기회를 포착
> ㉡ ST전략(강점-위협 전략) : 강점을 살려 위협을 회피
> ㉢ WO전략(약점-기회 전략) : 약점을 보완하여 기회를 포착
> ㉣ WT전략(약점-위협 전략) : 약점을 보완하여 위협을 회피

7 PATCH(Planned Approach To Community Health) 모형에서 우선순위를 설정하는 평가 기준은?

① 경제성, 자원 이용 가능성

② 건강문제의 중요성, 변화 가능성

③ 문제해결 가능성, 주민의 관심도

④ 건강문제의 심각도, 사업의 추정효과

> **TIP** PATCH(Planned Approach To Community Health) … 1980년대 미국 CDC(질병관리본부)에서 건강증진 및 질병예방 프로그램의 계획 및 수행을 위해 개발한 것으로 지역사회 단위의 건강문제 우선순위 확인, 건강문제 목표설정, 특정 인구집단의 보건요구도 측정에 활용한다. 우선순위를 설정하는 평가 기준은 건강문제의 중요성과 변화 가능성이다.

Answer 6.④ 7.②

8 다음 사례에 적용한 간호진단 분류체계는?

> • 임신 36주된 미혼모 K씨(29세)는 첫 번째 임신 때 임신성 당뇨가 있어 분만이 어려웠던 경험이 있었다.
> 현재 두 번째 임신으로 병원에 다니고 싶으나 경제적인 여건이 좋지 않아 산전 관리를 받은 적이 없다.
> • 문제분류체계
> – 영역 : 생리적 영역
> – 문제 : 임신
> – 수정인자 : 개인의 실제적 문제 (산전관리 없음, 임신성 당뇨의 경험 있음)
> – 증상/징후 : 임신 합병증에 대한 두려움, 산전 운동/식이의 어려움

① 오마하(OMAHA) 분류체계
② 가정간호(HHCCS) 분류체계
③ 국제간호실무(ICNP) 분류체계
④ 북미간호진단협회(NANDA) 간호진단 분류체계

> **TIP** 오마하 문제분류체계 … 지역사회 보건사업소에서 간호대상자의 문제를 체계적으로 분류하기 위하여 1975년부터 오마
> 하 방문간호사협회와 미국 국립보건원에서 개발하였다.
> ㉠ 1단계 : 간호실무영역을 환경, 심리사회, 생리, 건강관련행위의 4영역으로 구분
> ㉡ 2단계 : 44개의 간호진단으로 구분
> ㉢ 3단계 : 2개의 수정인자 세트로 구성(개인 · 가족/건강증진 · 잠재적 건강문제 · 실제적 건강문제)
> ㉣ 4단계 : 보건의료제공자에 의하여 관찰된 객관적 증상과 대상자나 보호자에 의해 보고된 주관적 증후로 구성

9 보건사업의 우선순위 결정기준 중 BPRS 계산 후 사업의 실현가능성 여부를 판단하는 기준으로 사용되는 것은?

① Bryant
② PATCH
③ MAPP
④ PEARL

> **TIP** BPRS 계산 후 실현 가능성 여부를 판단하는 기준으로 PEARL을 주로 사용한다. PEARL 값은 0 또는 1로, 각 항목의
> 점수를 모두 곱하여 평가 항목 중 하나라도 불가의 판정을 받으면 사업은 시작될 수 없다.
> ㉠ P(propriety, 적절성) : 해당 기관의 업무범위에 해당하는가?
> ㉡ E(economic feasibility, 경제적 타당성) : 문제를 해결하는 것이 경제적으로 의미가 있는가?
> ㉢ A(acceptability, 수용성) : 지역사회나 대상자들이 사업을 수용할 것인가?
> ㉣ R(resources, 자원의 이용 가능성) : 사업에 이용할 재원이나 자원이 있는가?
> ㉤ L(legality, 적법성) : 법에 저촉되는 내용은 없는가?

Answer 8.① 9.④

2017. 12. 16 지방직 추가선발 시행

10 브라이언트(Bryant)의 보건사업 우선순위 결정기준 사용 시 고려해야 할 내용만을 모두 고른 것은?

> ㉠ 만성질환 유병률
> ㉡ 지역주민의 높은 관심
> ㉢ 만성질환으로 인한 사망률
> ㉣ 보건사업의 기술적 해결가능성

① ㉠, ㉡

② ㉢, ㉣

③ ㉠, ㉡, ㉢

④ ㉠, ㉡, ㉢, ㉣

> **TIP** 브라이언트의 보선사업 우선순위 결정의 4요인은 유병률, 심각성, 주민 관심도, 관리 난이도이다.

2017. 6. 17 제1회 지방직 시행

11 지역사회 사정 시 자료 수집에 대한 설명으로 옳지 않은 것은?

① 참여관찰법은 주민들의 자발적 참여 정도를 파악할 수 있다.

② 공공기관의 연보 및 보고서 등 이차 자료를 활용할 수 있다.

③ 간접법은 자료 수집 기간이 길고 비용이 많이 든다.

④ 기존 자료의 타당성이 문제될 때 직접법을 활용한다.

> **TIP** ③ 간접법은 공공기관의 보고서, 통계자료, 회의록 등을 이용하는 방법으로 즉시 활용이 가능하고 직접법에 비해 비용이 적게 든다.

Answer 10.④ 11.③

12 다음에 해당하는 SWOT 전략은?

공격적 전략을 의미 : 사업구조, 영역 및 시장의 확대

① SO 전략(strength-opportunity strategy)

② ST 전략(strength-threat strategy)

③ WO 전략(weakness-opportunity strategy)

④ WT 전략(weakness-threat strategy)

> **TIP** SWOT 분석 … 내부 환경과 외부 환경을 분석하여 강점(strength), 약점(weakness), 기회(opportunity), 위협(threat) 요인을 규정하고 이를 토대로 경영 전략을 수립하는 기법
> ⊙ SO전략(강점-기회 전략) : 강점을 살려 기회를 포착
> ⓒ ST전략(강점-위협 전략) : 강점을 살려 위협을 회피
> ⓒ WO전략(약점-기회 전략) : 약점을 보완하여 기회를 포착
> ⓔ WT전략(약점-위협 전략) : 약점을 보완하여 위협을 회피

13 오마하 문제분류체계(Omaha problem classification scheme)에 대한 설명으로 옳은 것은?

① 7개의 서로 다른 축으로 구성되어 있고 이 축의 조합으로 간호진단 및 간호결과, 간호중재 진술문을 만들어낸다.

② 첫째 수준은 5개의 영역으로 환경, 사회심리, 안전, 질병, 건강 행위 영역으로 구분되어 있다.

③ 20개의 간호 요소와 145개의 가정간호진단으로 구성되어 있다.

④ 셋째 수준은 문제별 2가지의 수정 인자인 문제의 심각성 정도와 대상으로 구성되어 있다.

> **TIP** 오마하 문제분류체계 … 지역사회 보건사업소에서 간호대상자의 문제를 체계적으로 분류하기 위하여 1975년부터 오마하 방문간호사협회와 미국 국립보건원에서 개발하였다.
> ⊙ 1단계 : 간호실무영역을 환경, 심리사회, 생리, 건강관련행위의 4영역으로 구분
> ⓒ 2단계 : 44개의 간호진단으로 구분
> ⓒ 3단계 : 2개의 수정인자 세트로 구성(개인 · 가족/건강증진 · 잠재적 건강문제 · 실제적 건강문제)
> ⓔ 4단계 : 보건의료제공자에 의하여 관찰된 객관적 증상과 대상자나 보호자에 의해 보고된 주관적 증후로 구성

Answer 12.① 13.④

출제 예상 문제

1 다음 중 지역사회 보건사업을 성공시키기 위한 필요조건은?

> ㉠ 필요한 예산이 확보되어야 한다.
> ㉡ 사업계획이 잘 수립되어야 한다.
> ㉢ 지역주민들의 참여도를 높일 수 있어야 한다.
> ㉣ 지역의 특수집단에게 혜택을 주는 사업이어야 한다.

① ㉠㉡　　　　　　　　　　　　　② ㉠㉡㉢
③ ㉠㉢　　　　　　　　　　　　　④ ㉡㉣

TIP ㉣ 지역사회 보건사업의 사업대상은 지역사회주민 전체이다.

2 다음 중 지역사회 간호계획시 우선순위 기준에 포함되는 것은 무엇인가?

> ㉠ 간호사의 능력　　　　　　　㉡ 전문가의 유용성
> ㉢ 간호의 방법　　　　　　　　㉣ 지역주민의 요구도

① ㉠㉡　　　　　　　　　　　　　② ㉠㉡㉣
③ ㉠㉢㉣　　　　　　　　　　　　④ ㉢㉣

TIP 우선순위 결정의 기준(Stanhope & Lancaster, 1995)
　　㉠ 지역사회 건강문제에 대한 지역사회주민들의 인식 정도
　　㉡ 건강문제 해결에 영향을 미치는 간호사의 능력
　　㉢ 건강문제를 해결에 필요한 적절한 전문가의 유용성
　　㉣ 건강문제를 해결하려는 지역사회의 동기수준
　　㉤ 건강문제가 해결 안 될 때 후속적으로 생길 결과의 심각성
　　㉥ 건강문제를 해결하는 데 걸리는 시간

Answer 1.② 2.②

3 다음 중 지역사회 특성으로 옳지 않은 것은?

① 지리적 영역의 공유
② 사회적 상호작용
③ 공동유대감
④ 사회통제

TIP 지역사회는 인간의 기능적 집단으로 볼 수 있기 때문에 공동체적 특징을 지니고 있다. 공동체적 사회를 구성하기 위한 특성은 지리적 영역, 상호작용 및 공동유대감 등을 들 수 있다.

4 지역사회 간호사업에 지역주민의 참여가 높아질 때의 단점은?

┌──┐
│ ㉠ 전문성의 저하   ㉡ 문제해결시간의 지연   │
│ ㉢ 책임의 불명확화   ㉣ 사업진행의 이해도 저하   │
└──┘

① ㉠㉡㉢
② ㉠㉡㉢㉣
③ ㉠㉢
④ ㉡㉣

TIP ㉣ 지역사회주민의 참여가 높아지면 사업진행의 이해도를 높일 수 있다.

5 다음 중 간호문제의 우선순위에 영향을 주는 가장 큰 요인으로 옳은 것은?

① 예방가능성
② 지역자원 동원가능성
③ 문제해결방법에 대한 주민의 자세
④ 문제의 해결가능성

TIP 간호문제의 우선순위를 정할 때 중점을 두어야 하는 것은 그 문제의 해결가능성이다.

Answer 3.④ 4.① 5.④

6 지역사회의 건강요구에 대한 설명으로 옳지 않은 것은?

① 지역사회의 요구는 변하지 않는다.

② 지역사회의 건강요구가 간호요구를 포함한다.

③ 보건소의 통계자료에서 쉽게 정보를 얻을 수 있다.

④ 지역사회의 환자수를 포함해야 한다.

TIP ① 지역사회의 요구는 시간적, 공간적 상황에 따라 시시각각 변할 수 있다.

7 지역사회 간호대상, 즉 주민과 지역사회간호사의 간호행위간의 상호작용은 무엇을 매개로 이루어지는가?

① 문제파악   ② 요구의 확인

③ 간호과정   ④ 간호방법 및 수단

TIP 지역사회간호사는 실질적인 수행, 즉 간호과정을 통해 주민과 상호작용을 할 수 있다.

8 지역사회 간호사업에 대한 설명으로 옳지 않은 것은?

① 간호의 대상은 지역사회이다.

② 주민의 적정기능 수준향상을 목표로 한다.

③ 전반적이고 포괄적인 사업이다.

④ 지역사회간호의 목적설정은 포괄적이고 일반적인 것으로 한다.

TIP 목적설정 … 실현가능하며, 관찰가능하고, 측정가능한 목적을 우선으로 고려하여 설정한다.

Answer 6.① 7.③ 8.④

9 지역의 건강사정시 물리적 환경요소를 파악하는 데 관계없는 것은?

① 주택

② 보건요원의 분포

③ 상수상태

④ 교통

TIP 지역의 건강사정시 물리적 요소를 파악하고자 할 때는 지역에 속하여 있는 인적·환경적 요소를 제외한 건물, 교통, 상하수도 등을 사정해야 한다.

02 지역사회간호계획

01 지역사회간호계획의 기초

(1) 계획과 과정의 특징

① **협력적 과정** ··· 협력이란 사업제공자와 지역사회 구성원들이 함께 무엇이, 언제, 누구에 의해 무엇보다도 왜 그래야 하는지를 정의하는 것으로 협력은 모든 참여자들이 함께 가능한 모든 관점을 고려하는 것이며 최소한 그들이 규정할 수 있는 범위 내에서 상호 공동이익이 되는 의사결정을 나누는 것이므로 계획과정의 결과에 의해 영향을 받을 모든 사람들의 지속적이고 능동적인 참여가 필수적이다.

② **순차적 과정** ··· 지역사회 구성원들의 협력을 통해 의식적이며 고의적으로 계획한 변화로서 필요한 때에 피드백(반응)을 제공하는 경고기전이 필수적이다.

③ **순환적 과정** ··· 계획참여자들이 바라는 이상적 미래의 대부분은 비교적 광범위한 것이기 때문에 중요한 시기별로 여러 가지 계획과정을 필요로 하고 이 계획과정에서는 진행과정과 밀접하게 관련된 활동들의 계속적인 순환과정의 한 부분으로 보아야 한다.

④ **상호동의한 이상적 미래** ··· 사업제공자인 지역사회간호사와 지역사회주민들 간의 협력에는 계획의 전과정에서 분담과 합의를 이루는 접근이 필수적이며 참여자들이 지역사회의 미래상에 합의를 이루는 것이 무엇보다도 중요하다.

⑤ **활동의 예측** ··· 결과는 활동수행에 의해 얻어지는 계획의 한 단계이며 변화란 일반적으로 결과를 나타낸다. 계획을 세움으로써 어려운 결정이나 위험한 활동을 피할 수도 있지만, 계획을 세우며 아무리 바쁘게 움직여도 실천이 없다면 계획된 변화는 일어나지 않고 지역사회나 집단이 동의한 미래로의 전환은 없다.

⑥ **결과에 대한 평가와 결말** ··· 한 계획순환의 최종단계이며 다음 순환을 위한 사정단계이다. 평가는 활동의 즉각적인 또는 장기적인 효과를 보는 것을 의미한다.

(2) 계획지침

계획지침은 각국마다 약간의 차이를 보인다. 사회의 모든 부문에서 계획은 여러 가지 형태로 이루어지며 여러 집단에 의해 실행된다. 공공복지분야 중에서도 공공비용이 지출되는 분야에서 계획의 조정은 필수적이다.

WHO의 보건계획 지침(1977)

㉠ 인구집단에 기초한 계획 : 계획은 인구집단에 기초해야 한다. 인구집단의 요구와 우선순위에 의한 계획과정과 행동사정
  을 위한 과정에 그들의 참여를 유도하기 위해 대상 인구집단을 정의하고 나면 하위지침들을 용이하게 찾을 수 있다.

㉡ 역학과 사회연구 : 질병형태와 개인, 집단을 다루는 보건계획의 기초적인 과학으로 이 지침은 과학적으로 수집 · 분석 · 보고
  된 자료를 근거로 한 요구를 강조한다.

㉢ 지표와 대리측정 : 이는 직접적으로 측정할 수 없을 때 사용하는 방법으로 사정과 계획에 유용하다.

㉣ 건강 : 사회 각 영역들은 건강에 영향을 미친다. 이 지침은 지역사회 각 부분을 포함할 수 있는 건강에 대해 이해하기
  쉬운 접근을 필요로 한다.

㉤ 적절한 서비스 : 많은 목표들이 전체 지역사회 대상집단들이 원하며 이용할 새로운 서비스 개발과 확대에 초점을 맞춘
  다. 서비스는 적절하고 적합하며 수용가능한 것이어야 한다. 이는 서비스 개발이나 평가의 중요한 기준이다.

02 지역사회간호계획의 실제

(1) 계획도구의 선택

계획을 위해 사용되는 여러 가지 도구 중의 하나가 의사결정가치를 따라가는 방법이다. 이 방법은 계획가들
이 선택 가능한 그 결과들을 시각적으로 나타낸다. 이러한 시각화는 사람들로 하여금 어떤 선택이 가져다주
는 위험이나 이익에 대해 더 잘 알게 해준다.

(2) 변화과정(전략)

① **합리적 · 경험적 변화** … 제시된 사실이나 경험상의 정보에 기초하여 결정을 내린다. 이 접근은 사업이 그들을
  위해 무엇을 하는 것인지를 알려주며, 사람들이 지역사회 참여를 기대하기 전에 명백한 대답이 무엇인지를
  알려주는 매우 현실적인 전략이다.

② **규범적 · 재교육적 변화** … 사람들이 그들 나름대로의 가치관, 규범, 태도, 행동을 가지고 있다는 신념에 입
  각한 전략이다. 변화에 대한 의지는 그들의 가치관, 규범, 태도를 재관찰하고 변화하려는 개방성의 정도에
  따라 달라지므로 사업을 위한 노력은 사람들이 상황을 다르게 보게 될 것이라는 희망을 가지고 그들의 가
  치관을 재관찰하도록 돕는 데 초점을 둔다.

③ **권력적 · 강제적 변화** … 이 전략은 정치적 · 경제적 힘의 제재나 적용이 포함되며, 위의 두 전략이 실패했을
  때 시도되는 마지막 대안이 된다. 그러나 지역사회 구성원들의 태도와 요구가 변화되지 않는다면 이 접근
  법은 미약할 수밖에 없다는 단점이 있다.

(3) 목표설정

① **목표** … 사업에 책임을 갖는 요원이 역할수행을 통하여 바람직하게 달성해야 할 환경, 인간의 상태와 조건을 의미한다.

② **목표의 구성** … 무엇, 범위, 누가, 어디서, 언제의 내용이며 필요에 따라 그 중 어느 항목을 생략할 수도 있다. 여기서 '무엇'이란 변화 혹은 달성해야 하는 상태나 조건을 말하는 것이며, '범위'는 달성하고자 하는 상태나 조건의 양, '누가'란 바람직하게 달성되어져야 할 환경의 부분 혹은 인간의 특정집단, 즉 대상이다. '어디서'란 사업에 포함되어지는, '언제'란 의도된 바람직한 상태 혹은 조건이 수행되어야 할 기간이나 때 등을 말한다.

> **TIP**
> **목표서술의 원칙(RUMBA)**
> ⊙ 실제적 목표(Real)
> ⓒ 이해 가능한 목표(Understanding)
> ⓒ 측정 가능한 목표(Measurable)
> ⓒ 행위수준으로 표현(Behavioral)
> ⑩ 성취 가능한 목표(Achievable)

(4) 방법 및 수단의 선택

지역사회간호사는 목표달성을 위하여 사용할 수 있는 방법과 수단의 장·단점을 고려하여 가장 효과적이고 효율적인 것을 택해야 한다.

① 지역사회 간호활동에는 크게 나누어 간호제공과 보건교육 그리고 관리가 있다. 이러한 간호활동도 클리닉 활동, 방문활동, 의뢰활동, 개인상담, 지역사회 조직활동 등의 수단을 통하여 수행한다. 그러므로 지역사회 간호활동 및 수단은 지역사회 간호업무활동이라고 할 수 있다.

② **활동 및 수단의 4가지 선택절차**
　⊙ 목표달성을 위한 서로 다른 각종 방법 및 수단을 모색한다.
　ⓒ 문제해결을 위하여 요구되는 자원과 이용 가능한 자원을 조정한다.
　ⓒ 가장 최선의 방법 및 수단을 선정한다.
　ⓒ 구체적인 활동을 기술한다.

③ **타당성 고려**
　⊙ **기술적 타당성** : 그 방법이 기술적으로 가능하고 효과가 있어야 한다.
　ⓒ **경제적 타당성** : 우선 경제적으로 시행가능하고 나아가서는 그 효과가 경제적 측면에서 분명한 것을 의미한다.
　ⓒ **사회적 타당성** : 주로 사업대상자들의 수용도, 즉 얼마만큼 받아들여 줄 것이냐의 문제이다.
　ⓒ **법률적 타당성** : 목표달성을 위한 행위가 법적으로 받아들여질 수 있는가, 즉 법률제도적으로 보장이 되는 것이어야 한다는 의미로 해석할 수 있다.

(5) 집행계획

① **누가 업무활동을 하는가** … 어떤 지식과 기술을 갖춘 요원 몇 명이 하여야 할 것인가를 계획하는 것이다.

② **무엇을 가지고 업무활동을 할 것인가** … 그 업무활동에 필요한 도구와 예산을 계획하는 것이다. 이용가능한 도구의 목록 및 더 청구해야 할 도구의 목록, 가능한 예산을 어떻게 사용해야 하며 얼마만큼 사용해야 하는가 하는 예산명세서를 작성한다.

③ **어디서 업무활동을 할 것인가** … 어느 지역, 어느 장소에서 할 것인가를 명확히 기술한다.

④ **언제 업무활동을 할 것인가** … 각 업무활동 단계마다 시작하는 시간과 끝나는 시간을 기록하여 시간표를 작성하며, 시간계획을 작성할 때에는 연간계획, 기간별 월별계획 등을 상세히 기술하는 것이 바람직하다.
  - ㉠ **연간계획** : 사업의 성격, 그 지역의 특성에 따라 사업의 수행기간을 월별로 동일한 간격으로 구분할 필요는 없지만 농촌인 경우 농번기를 고려하여야 할 것이고, 그 지역의 특수한 집단적 행사가 있을 경우도 또한 참고로 해야 한다. 그러나 특별한 이유가 없을 경우에는 월별, 분기별로 균등하게 구분하는 것이 상례이다.
  - ㉡ **월별사업 수행계획** : 하나의 도표로 작성하여 한꺼번에 연간계획을 볼 수 있도록 눈에 잘 띄는 곳에 비치하는 것이 좋다.
  - ㉢ **월간계획** : 연간계획을 바탕으로 하여 활성화하는데 일별, 요일별로 구분하여 작성한다. 특별한 행사날 등을 고려하여 계획하면 훨씬 유용할 수도 있다.

(6) 평가계획

① **평가를 무엇을 가지고 할 것인가** … 수행이 끝난 뒤 평가를 위한 평가도구를 의미한다. 그 사업의 평가를 위한 평가도구는 사업을 시작하기 전에 마련하여야 하며, 평가도구는 타당성과 신뢰성이 있어야 한다. 타당성이라 함은 평가하고자 하는 내용을 올바르게 평가하고 있는 것을 의미하며, 신뢰성은 평가하고 있는 기준이 정확한 것인지를 의미한다.

② **평가를 언제 할 것인가** … 평가는 사업이 완전히 끝났을 때와 사업이 진행되는 도중에 수시로 하여야 하며 수시로 시행하는 것이 더 좋은 방법이라 할 수 있다. 평가에 대한 계획안은 사업이 시작되기 전에 작성해야 한다.

③ **평가의 범주를 어느 것으로 할 것인가** … 평가의 범위로는 사업의 성취, 투입된 노력, 사업의 진행과정, 사업의 적합성, 사업의 효율 등이 있다. 즉, 사업의 평가를 평가범위 중 어느 부분에 중점적으로 할 것인가를 결정해야 한다. 이들 평가계획도 지역주민들의 참여를 유도해야 한다.

≡ 최근 기출문제 **분석** ≡

2020. 6. 13. 제2회 서울특별시 시행

1 지역사회 간호과정에서 목표 설정 시 고려해야 할 사항으로 가장 옳지 않은 것은?

① 추상성

② 관련성

③ 성취가능성

④ 측정가능성

> **TIP** 목표설정기준
> ㉠ 구체성 : 목표는 구체적으로 기술하여야 한다.
> ㉡ 측정가능성 : 목표는 측정 가능하여야 한다.
> ㉢ 적극성&성취가능성 : 목표는 진취적이면서 성취 가능한 현실적인 것이어야 하나, 별다른 노력 없이도 달성되는 소극
> 적인 목표는 안 된다.
> ㉣ 연관성 : 사업목적 및 문제해결과 직접 관련성이 있어야 한다. 즉, 해당 건강문제와 인과관계가 있어야 한다.
> ㉤ 기한 : 목표달성의 기한을 밝혀야 한다.

2019. 6. 15. 서울시

2 지역사회간호사업의 평가계획에 대한 설명으로 가장 옳은 것은?

① 평가의 객관성을 최대한 유지하기 위해 사업의 내부 최고책임자를 포함한다.

② 평가자, 시기, 범주, 도구의 구체적인 계획은 사업평가 시에 작성한다.

③ 평가도구의 타당성은 평가하고자 하는 내용을 올바르게 평가하는 것을 의미한다.

④ 평가계획은 사업 시작전 단계, 사업 수행 단계, 사업 종결 단계에서 수시로 가능하다.

> **TIP** ① 평가의 객관성을 최대한 유지하기 위해 사업의 외부 최고책임자를 포함한다.
> ② 평가자, 시기, 범주, 도구의 구체적인 계획은 사업계획 시에 작성한다.
> ④ 평가계획은 사업 시작 전 단계에서 수립한다.

Answer 1.① 2.③

3 지역사회간호과정을 적용하여 비만여성 운동프로그램을 실시한 경우, 계획단계에서 이루어진 내용으로 옳은 것은?

① 비만여성 운동프로그램 참여율에 대한 목표를 설정하였다.

② 여성의 운동부족과 비만문제를 최우선 순위로 설정하였다.

③ 여성의 비만이 건강에 미치는 영향을 조사하였다.

④ 여성의 비만 유병률을 다른 지역과 비교하였다.

> **TIP** 사정 → 진단 → 계획 → 수행 → 평가 중 계획단계에서 실시하는 내용은 ①이다.
> ②③④ 사정단계
>
> ※ 지역사회 간호과정

사정	진단	계획	수행	평가
• 자료수집 • 자료요약	• 자료분석 • 간호진단 • 간호사업의 기준과 지침 확인 • 우선순위 결정	• 목적과 목표 설정 • 간호방법과 수단선택 • 수행계획 • 평가계획	• 필요한 지식과 기술 선정 • 의뢰 • 수행의 장애 요인 인식 • 계획된 활동 수행(조적, 감시, 감독)	• 평가실행 • 평가범주 • 평가절차

Answer 3.①

출제 예상 문제

1 지역보건의료계획에 포함되어야 할 사항으로 옳은 것은?

㉠ 보건의료 전달체계
㉡ 보건의료 수요측정
㉢ 보건의료 자원의 조달 및 관리
㉣ 지역보건의료에 관련된 통계의 수집 및 정리

① ㉠㉡
② ㉠㉡㉢
③ ㉡㉢㉣
④ ㉠㉡㉢㉣

TIP 지역보건의료계획에 포함될 사항
㉠ 보건의료 수요측정
㉡ 보건의료에 관한 장·단기 공급대책
㉢ 보건의료 자원(인력, 조직, 재정 등)의 조달 및 관리
㉣ 보건의료 전달체계
㉤ 지역보건의료에 관련된 통계의 수집 및 정리

2 다음 중 지역보건의료계획의 내용으로 옳지 않은 것은?

① 보건소 업무의 추진현황 및 추진계획
② 지역사회 보건문제에 관한 조사연구계획(건강증진)
③ 지역보건의료와 사회복지사업간의 연계성 확보
④ 보건의료 수요측정

TIP 지역보건의료계획의 내용〈지역보건법 제7조〉
㉠ 지역보건의료서비스의 제공을 위한 전달체계 구성 방안
㉡ 보건의료 수요측정
㉢ 보건의료에 관한 장·단기 공급대책
㉣ 인력·조직·재정 등 보건의료 자원의 조달 및 관리
㉤ 지역보건의료에 관련된 통계의 수집 및 정리

Answer 1.④ 2.②

3 지역사회 간호사업계획에서 목적을 설정하려고 한다. 목적에 대한 설명으로 옳지 않은 것은?

① 목적의 구성은 무엇, 범위, 누가, 어디서, 언제의 내용이다.

② 목적의 구성내용은 어느 항목이라도 생략되어서는 안 된다.

③ 어디서란 사업에 포함되어지는 지역을 말한다.

④ 언제란 의도된 바람직한 상태 혹은 조건에 수행되어야 할 시간이나 때를 말한다.

TIP ② 목적의 구성은 무엇, 범위, 누가, 어디서, 언제의 내용으로 구성되며 필요에 따라 특정항목이 생략될 수 있다.

4 다음 중 지역사회 간호계획과정을 순서대로 나열한 것은?

㉠ 평가계획	㉡ 방법 및 수단선택
㉢ 간호수행계획서 작성	㉣ 간호문제의 구체적 목적설정
㉤ 문제규명 및 우선순위설정	

① ㉣ - ㉡ - ㉤ - ㉢ - ㉠

② ㉣ - ㉢ - ㉠ - ㉡ - ㉤

③ ㉤ - ㉡ - ㉢ - ㉣ - ㉠

④ ㉤ - ㉣ - ㉡ - ㉢ - ㉠

TIP 지역사회 간호계획과정과 일반 간호계획과정은 크게 다르지 않다.

※ **일반 간호계획과정** … 문제인식(사정) - 계획 - 목표 - 수행 - 평가

Answer 3.② 4.④

5 지역사회 간호과정 중 계획에 포함되는 내용이 아닌 것은?

① 구체적인 실천방안

② 사업수행을 위한 방법의 선택

③ 간호요구의 평가

④ 평가를 위한 구체적인 계획설정

TIP ③ 간호요구의 평가는 목표설정에 포함될 수 있다. 즉, 지역사회주민들이 어떤 간호 프로그램을 원하는지 파악하고 그에 맞게 목표를 수립하는 것이다.

6 다음 중 지역사회 간호과정에서 계획과정에 포함되는 개념으로 옳지 않은 것은?

① 평가계획

② 집행계획

③ 지역사회 간호사업의 기준확인

④ 목적설정

TIP 지역사회 간호과정 중 계획과정의 주요 개념
　　㉠ 계획도구 선택
　　㉡ 목표설정
　　㉢ 방법 및 수단선택
　　㉣ 집행계획
　　㉤ 평가계획

03 지역사회간호수행

01 지역사회간호수행

(1) 간호수행 메커니즘

계획은 수행을 위한 지침이 되므로 사업의 수행은 계획된 대로 활동들이 이루어지고 이러한 활동의 누적으로 사업은 완결된다. 계획을 사업대상자에게로 전달하기 위해서는 수행 메커니즘 또는 통로가 필요하다. 지역사회간호사 한 사람만의 활동으로 지역사회 건강수준의 향상이란 변화를 가져오기는 어려우므로 지역사회간호사는 소집단모임, 조언가, 대중매체, 보건정책 등의 다양한 메커니즘을 이용하는 것이 필요하다.

① **소집단모임** ⋯ 지역사회에 있는 공식적 그리고 비공식적 소집단모임은 지역사회에 살고 있는 주민 개인과 지역사회 전체를 이어주는 매개적인 역할을 하므로 지역사회의 변화를 지지하거나 저해하기도 한다. 지역사회간호사는 어느 소집단이 변화에 대해 긍정적인 시각을 가지고 있는가, 또는 어느 소집단이 부정적 시각을 가지고 있는가를 파악하는 것이 필요하다. 변화를 촉진하기 위해 필요시에는 새로운 소집단모임을 구성할 수도 있다.

② **조언가** ⋯ 새로운 정보를 받아들이거나 거부하는 데 영향력을 행사하는 개인으로서, 이들은 대중매체로부터 새로운 생각을 받아들이는 능력과 넓은 시야를 가진 자들인 조기 적응자들과 유사하게 기능한다. 특히 많은 공식적인 사회활동에 참여하며 특정분야의 전문가이고 비교적 추종자들보다는 사회적 신분이 높은 편이다.

③ **대중매체** ⋯ 소집단모임과 조언가들은 후기 적응자들 간에 변화를 유도하는 데 유용한 편이다. 신문, 텔레비전과 라디오 등의 대중매체는 비인격적이며 공식적인 유형의 의사소통이고, 빠르고 신뢰할 만한 방법으로, 대단위 집단에게 정보를 줄 수 있는 유용한 방법이다. 특히 중재 시 효과적인 보조자 역할을 한다.

④ **보건정책** ⋯ 지역사회 건강수준을 변화시키기 위한 중재방안들을 촉진하는 데 유용하다. 만일 공공정책이 지역사회주민들의 건강을 향상시킬 수 있는 방안이 된다면 지역사회간호사는 정책에 반영되도록 적극적으로 활동해야 한다.

(2) 사업진행의 감시와 감독

① 감시 … 업무활동의 질적 표준을 유지하기 위하여 업무의 수행수준, 수행절차, 수행결과에 대한 결여를 규명하고 그들 결여의 원인이 무엇인지를 찾는다. 감시하는 방법으로는 계속적인 관찰, 기록의 감사, 물품의 점검, 요원과 지역사회와의 토의 등이 있으며 계속적인 감시를 하기 위하여 정보체계를 통한 감시목록을 기록하기도 한다.

② 감독 … 업무활동의 감독은 감독계획을 만들어 정기적으로 지역사회를 방문하여 실시한다. 어느 정도 자주 방문하여 감독을 할 것인가는 지역사회의 상태, 지역사회 간호사업의 수준, 교통망과 자원의 동원가능성에 의하여 결정된다.

　　㉠ 지역사회간호사가 감독을 위한 방문 전 알아야 할 사항
　　　• 감독해야 할 지역사회가 도달해야 할 목표량
　　　• 요원들이 해야 할 활동
　　　• 목표량과 관련된 사업의 진행정도
　　　• 사업진행 동안 발생한 문제
　　　• 요구되는 물품의 종류

　　㉡ 지역사회간호사의 방문 시 감독활동
　　　• 목표량을 향하여 잘 진행되고 있는지 요원들이 기록한 기록부 감사
　　　• 도구의 소독방법, 물품의 비축, 상병자 간호, 보건교육 등 주어진 업무활동에 대한 관찰
　　　• 주민의 요구와 주어진 사업이 잘 부합되는지를 지역사회주민들과의 대화를 통해 사업수행에 대한 이해와 요구를 파악
　　　• 방문의 끝에는 지역사회간호사가 무엇을 발견했는지에 대하여 요원들과 토의 후 조언
　　　• 다음 방문날짜 재확인

02 지역사회간호수단

① 방문활동과 방문가방

(1) 방문활동의 목적

① 사례발굴과 의뢰 … 대상자를 확인한 후 그들의 요구 충족을 위해 적당한 자원에 의뢰한다.

② 건강증진과 질병예방 … 지역사회간호사가 행하는 방문활동의 중요한 부분이다.

③ 환자간호 … 가정에서 대상자의 건강회복과 건강유지에 목적이 있다.

(2) 방문활동의 원칙

① 가정방문 참여는 자발적이어야 하며, 대상자와 방문자의 관계는 협동적인 관계이어야 한다.

② 가정방문은 프로그램 목적과 개인의 목적을 향해 진행되도록 대상자를 양육해야 한다.

③ 가정방문은 다양한 목적을 설정해야 하며, 단기목적에서 건강상태에 대한 정보를 얻는 것과 마찬가지로 장기목적도 포함해야 한다.

④ 가정방문은 제공되는 서비스의 강도와 기간에 융통성이 있어야 한다.

⑤ 가정방문은 다양한 대상자와 제공되는 다양한 서비스에 민감해야 한다.

⑥ 가정방문은 잘 훈련된 직원이 요구된다.

⑦ 가정방문의 기대되는 결과는 현실성이 있어야 한다.

⑧ 가정방문의 평가는 대상자의 결과, 비용 - 효과 그리고 간호중재의 과정 등에 초점을 두어야 한다.

(3) 방문활동과정

① 방문 전 계획

㉠ 방문대상을 이해한다. 즉, 개인 · 가족 · 지역사회에 대한 기록과 보고서가 있을 경우 그 자료를 전부 검토한 후 구체적인 간호계획을 세운다.

㉡ 대상이 가지고 있는 문제가 무엇인지 예측하고 이에 대비한다.

㉢ 방문일시와 방문목적을 대상자에게 사전 연락한다.

② 방문 중 활동

㉠ 관찰과 질문 · 분석을 통해 개인 · 가족 · 지역사회의 간호요구, 건강에 대한 가치관 및 기대 등을 파악한다.

㉡ 환자와 가족이 간호사를 신뢰하여 치료적 동맹관계를 맺도록 한다.

㉢ 동원 가능한 자원을 최대한 활용하여 필요한 간호를 제공한다.

㉣ 간호대상자가 해결해야 할 활동에 대한 계획을 스스로 수립할 수 있도록 도와주어 그들의 문제를 스스로 해결하는 방법을 모색한다.

㉤ 성공적이고 효율적인 간호수행을 위해서는 방문간호의 목적과 한계에 대한 명확한 인식이 있어야 한다.

㉥ 한 가정의 방문시간은 30 ~ 60분 사이로 시간전략을 수립한다.

③ 방문 후 활동

㉠ 감시(monitoring) : 개인 · 가족 · 지역사회와 함께 설정한 방문 중 계획에 대하여 지역사회간호사가 해야 될 부분을 처리하고 간호대상자의 수행과정을 계속 감시한다. 또 계속적인 추후관리계획을 세워 추후관리카드를 보관한다.

㉡ 평가 : 개인 · 가족 · 지역사회를 방문한 목적에 대한 달성 정도와 방문활동에 대한 진행과정 및 적합성을 평가하여 필요에 따라 자문관을 요청하여 방문활동의 결과에 대하여 논의한다.

ⓒ 기록 : 문제점, 간호활동내용, 대상자의 태도, 간호의 결과, 합의된 활동시행, 앞으로 고려해야 할 문제점 등을 기록한다.

ⓔ 보고 : 동료 및 상급자에게 방문결과를 구두 혹은 서면으로 보고하여 필요시 방문결과에 대한 평가와 토의를 할 수 있도록 한다.

(4) 방문의 장·단점

① 장점

ⓐ 편익성 : 가정방문은 건강관리사업에서 대상자의 일상적인 과정으로 통합되어 있으며 대상자의 입장에서 교통에 걸리는 시간이나 기관에서의 대기시간이 불필요해진다.

ⓑ 접근성
- 이동이 용이하지 못하거나 다른 기관으로 갈 수 없는 대상자들의 건강관리가 가능하다.
- 서비스의 요구가 있는 대상자를 확인하는 기회를 지닌 지역사회간호사들이 제공한다.

ⓒ 정보 : 간호사는 대상자 개인 및 가족과 대상자의 환경 등 대상자의 완전한 상황을 파악할 수 있고, 대상자의 문제를 예방하는 활동을 할 수 있다.

ⓓ 관계성 : 대상자를 자율적으로 연습하게 하고 통제할 수 있으며 친밀감을 가지게 되므로 정보를 더 많이 얻을 수 있다.

ⓔ 비용 : 가정방문은 의료비 절감에 크게 기여한다.

ⓕ 결과 : 대상자는 가정방문을 통해 빠르게 회복된다.

② 단점

ⓐ 친밀성과 전문직업적 관계 거리유지 : 간호사와 대상자간의 친밀감이 장점이 될 수도 있으나 치료를 위한 적절한 전문적 거리를 유지하는 데 어려움을 초래할 수 있다.

ⓑ 대상자 조력과 평가절하 : 다른 사람의 도움을 받을 때 자신을 미숙하다고 인지하기 쉬우므로 대상자가 스스로를 평가절하하지 않도록 자기효능감을 전해주어야 한다.

ⓒ 대상자의 의존성 : 대상자들이 독자성을 가지지 못하고 계속 지역사회간호사에게 의존할 가능성이 많다.

ⓓ 애타주의와 현실주의 : 애타주의와 현실주의간의 균형을 유지하여야 한다.

ⓔ 자원활용 : 가정환경에서는 물질과 자원이 부족한 경우가 많다.

ⓕ 비용과 질 : 비용억제와 질의 균형에서 문제가 발생할 수 있다.

(5) 방문가방

① 방문가방의 준비

ⓐ 지역사회간호사가 간호대상을 방문할 때에는 필수적으로 방문가방을 가지고 가야 한다.

ⓑ 방문가방의 내용물
- 종이 2장(깔개용, 휴지통용)
- 종이수건, 비누(손소독용), 비눗갑

- 필기도구, 기록지
- **검사용구** : 진공채혈관, 소변검사용 스틱, 시험관, 객담통, 변통, 소변검사용 컵
- **간호용품** : 관장기, 연고, 압설자, 소독솜, 장갑(소독, 일회용), 주사기(2cc, 5cc, 10cc), 거즈, 면봉대, 생리식염수, 증류수
- **드레싱용구** : 포셉, 가위, 헤모스테이트, 드레싱용 멸균소독용구, 드레싱포, 드레싱종지
- **측정용구** : 줄자, 체중계, 청진기, 혈압계, 체온계(구강용, 항문용), 윤활유

② **방문가방 사용절차**

ㄱ 가능한 안전한 장소에 놓는다. 책상이 있으면 책상 위에, 책상이 없으면 문에서 먼 곳에, 간호대상이 비말 전염성 환자인 경우에는 환자로부터 먼 거리에 방문가방을 놓는다.

ㄴ 가방뚜껑을 열어 신문지를 꺼내고 이를 가방 놓을 장소에 깐다.

ㄷ 신문지를 깐 종이 위에 가방과 종이봉지를 세워 놓는다.

ㄹ 가방에서 신문지를 꺼내어 손 씻을 장소에 펴놓고 비누, 비누곽, 수건을 놓는다.

ㅁ 간호시행에 불필요한 시계·반지 등은 빼서 주머니에 넣는다.

ㅂ 대야에 물을 떠서 손을 씻은 후 꺼내어 놓은 수건으로 닦는다(되도록이면 흐르는 물에 씻는다).

ㅅ 사용한 수건과 비누, 비누곽을 가지고 들어와서 신문지 한 귀퉁이에 놓는다.

ㅇ 필요한 앞치마를 꺼내 입는다.

ㅈ 간호에 필요한 물품을 꺼내어 종이 위에 놓고 가방을 놓는다.

ㅊ 필요한 처치를 한다.

ㅋ 처치를 하고 난 후 다 쓴 기구들은 종이 위에 가지런히 놓는다.

ㅌ 체온기나 소독이 필요하지 않은 기구들은 마른 솜으로 닦고, 다시 알코올 솜으로 닦아 준다.

ㅍ 다른 물품은 정리해서 가방 속에 넣는다.

ㅎ 전염병 환자나 감염우려가 있는 기구, 앞치마는 따로 싸가지고 온다.

ⓐ 처치 후 나온 쓰레기는 종이봉지에 모았다가 가방 밑에 깔았던 신문지에 싸서 태우도록 가족들에게 요청하거나 혹은 처리하는 방법을 시범으로 보인다.

❷ 건강관리실(클리닉) 활동

(1) 건강관리실의 분류

① **고정건강관리실** … 학교 내 보건실과 보건소 내 모성실·유아실·가족계획실·결핵실·치료실·진료실 등 계속적으로 고정되어 있는, 지역사회간호사가 간호계획을 수립·실행하는 건강관리실 형태이다.

② **이동건강관리실** … 배 또는 버스 안에 건강관리실을 운영하는 형태이다.

(2) 건강관리실 활동에 관한 지역사회간호사의 업무

① 건강관리실에 대한 개실을 결정한다.

② 건강관리실을 위한 사전활동으로 대상자에 대한 광고 및 이용을 권장한다.

③ 건강관리실에 필요한 기구·기계 및 장소를 준비한다.

④ 건강관리를 위한 정규적인 업무순서를 설정한다.

⑤ 행정적인 절차를 확인한다.

⑥ 보건교육의 조직을 형성한다.

⑦ 자원봉사자 혹은 노조원들을 지도·감독한다.

⑧ 기록제도와 추후관리방법 등을 계획한다.

(3) 건강관리실의 장·단점

① 장점
- ㉠ 시간과 비용이 절약된다.
- ㉡ 간호사 이외에 다른 전문인의 서비스를 받을 수 있고, 전문적인 시설을 이용할 수 있다.
- ㉢ 같은 문제를 가진 대상자들끼리 서로의 경험을 나누어 집단효과가 있다.
- ㉣ 대상자 스스로가 자신의 건강문제에 적극성을 가지고 자력으로 문제를 해결할 수 있는 능력을 갖게 할 수 있다.

② 단점
- ㉠ 대상자가 처한 상황을 직접적으로 파악할 수 없다.
- ㉡ 가족이 미처 발견하지 못한 문제를 발견할 수 없다.
- ㉢ 시범이 필요한 간호행위일 때 상황에 적절한 시범을 보일 수 없다.
- ㉣ 건강관리실 방문이 불가능한 대상자들의 접근성이 떨어진다.
- ㉤ 대상자가 심리적으로 위축하는 경우 자신의 문제를 솔직하게 드러내지 않는다.

(4) 이동건강관리실의 설치 및 관리

① 이동건강관리실의 설치장소

  ㉠ 교통이 편리한 곳에 설치한다.

  ㉡ 종교 및 정치에 관련이 없는 건물에 일시적인 건강관리실을 준비한다(단, 응급시에는 예외).

  ㉢ 대상자들에게 널리 알려지고 쉽게 찾을 수 있는 곳에 설치한다.

  ㉣ 건강관리실의 특성을 고려한다.

  ㉤ 화장실, 수도시설이 이용가능한 곳으로 정한다.

  ㉥ 냉·난방시설과 환기장치가 적당한 곳으로 정한다.

  ㉦ 대기실 및 적절한 수의 의자 혹은 장의자를 준비한다.

  ㉧ 주민과의 대화 및 주민의 건강검진에 비밀이 보장될 수 있는 개별적인 방을 준비하거나 휘장을 사용한다.

  ㉨ 건강관리실 바닥은 청소하기 쉬운 딱딱한 것이어야 하고 벽은 벽지보다 페인트를 사용하는 것이 좋다.

② 건강관리실의 기구확보 및 준비

  ㉠ 고정적인 건강관리실은 능률적인 기구를 사용하고 이동건강관리실은 감염관리와 효율성을 고려하여 일회용으로 사용하는 것이 편리하다.

  ㉡ 건강관리실의 물품은 가급적 그 지역의 물품을 사용하여 지역주민들에게 친밀감을 유도한다.

  ㉢ 기구나 물자를 보관할 수 있는 창고를 구비한다.

  ㉣ 건강관리실의 기록과 보고를 할 수 있는 공인된 서식을 구비한다.

③ 건강관리실의 관리

  ㉠ 건강관리실에 대한 행정적 절차 확립 : 간호대상자가 건강관리실을 방문하였을 때 건강관리를 받는 수속절차를 명확히 한다.

  ㉡ 건강관리실에 포스터, 사진, 소책자 등을 전시 : 지역사회주민의 방문만으로도 보건교육이 되도록 하고, 보건교육자료는 수시로 교환한다. 이러한 교육자료는 지역사회주민들의 교육참여를 활성화되게 한다.

④ 추후관리방법

  ㉠ 환자가 약속된 날짜에 건강관리실로 오지 않을 경우에는 이유를 조사할 수 있는 제도를 마련하고, 편지나 엽서를 즉각 보내면 압박감을 느끼므로 일주일 정도 기다렸다가 연락한다.

  ㉡ 대상자의 상태가 중요하거나 즉각적인 조치가 필요할 때에는 다음날 즉시 가정방문한다.

03 자원활동 및 의뢰활동

(1) 자원의 종류

① 지역사회 및 가족의 자원

    ㉠ 인적 자원

        • 가족 : 가족 중에 가족이 가지고 있는 건강문제를 해결하는데 도움을 줄 수 있는 사람을 찾는다.

        • 지역사회 : 지역사회가 가지고 있는 인적 자원을 찾아 지역사회간호사가 이용하기 편리하도록 목록을 만들고 이미 있는 것은 재조절이나 재적응시킨다.

    ㉡ 사회적 자원 : 가족 및 지역사회의 건강에 대한 지식과 기술수준, 지역사회 및 가족의 조직과 건강에 대한 가치관 등을 자원으로 활용한다.

    ㉢ 경제적 자원 : 가족 및 지역사회의 건강관리 지불능력(수입, 의료보험 가입 여부, 의료보호대상) 등을 분석한다.

    ㉣ 물리적 환경자원 : 주민의 건강관리를 위하여 필요한 시설, 도구, 자료 등을 가정 및 지역사회에 이미 있는 것을 재조절·재적응시킴으로써 문제를 해결할 수 있도록 한다.

② 지역사회간호사의 자원

    ㉠ 건강평가기술 : 지역사회간호사는 관찰, 어떤 사실에 대한 정보수집 등을 관계 요원과 협조하여 분석·평가한 후 가족 및 지역사회의 건강문제 및 건강요구를 파악한다.

    ㉡ 간호기술 : 가족 및 지역사회의 간호요구를 숙련된 간호기술로 충족시킨다. 분만 및 신생아 간호기술, 응급처치기술, 예방접종기술 등이 이에 속한다.

    ㉢ 보건교육기술 : 각종 보건교육수단을 동원하여 지역사회주민에게 건강에 관련된 교육을 시키는 기술을 가지고 있다. 예컨대 상담기술, 면접기술, 집회를 통한 시범 및 지도 등이다.

③ 가족 및 지역사회 이외의 자원

    ㉠ 지역사회간호사가 대상으로 하고 있는 가족이나 지역사회 이외의 자원을 의미한다.

    ㉡ 종류에 차이가 많고 복잡하므로 여러 측면으로 분류가 가능하다. 즉, 공공기관 및 개인기관, 종합병원 및 개인병원, 영리단체 및 비영리단체 등으로 분류할 수 있으며 지역사회간호사의 편리에 따라 분류하여 목록을 만들어 활용하고 이를 이용해 문제를 해결한다.

(2) 자원의 활용 및 의뢰

① 자원의 활용

    ㉠ 의의 : 여러 종류의 자원을 유효적절하게 이용하기 위해서는 여러 가지 보건자료에 대한 정보를 잘 정리해서 보관하여 두었다가 필요시에 즉시 사용할 수 있도록 대비해야 한다.

    ㉡ 자원활용을 위한 준비

      • 이용 가능한 보건자원을 알아둔다.

      • 각 보건기관의 사업목적 및 임무의 제한점을 알아둔다.

      • 자원에 대한 참고서류철을 만들어 둔다.

      • 편리하고 간편한 의뢰방법을 정해둔다.

    ㉢ 자원 서류철에 필요한 내용

      • 자원의 명칭, 주소, 연락처(전화번호)

      • 자원(개인이나 기관)이 제공하는 사업의 목적 및 업무 : 개인 및 공공기관의 목적 및 업무, 사회사업기관의 사업목적 및 업무, 조직기구표 등

      • 접촉방법

의뢰대상	사회사업가, 간호사, 수간호사, 의사, 물리치료사 등
시간	접촉 가능 시간
접촉하기 위한 양식	전화, 서식, 편지 등

      • 자원을 이용할 수 있는 대상범위 및 조건 : 거주지역, 연령, 경제상태

      • 의뢰방법 : 의뢰양식, 의뢰기관을 이용할 수 있는 시간(입원시간 혹은 입원할 수 있는 요일 및 진료시간), 의뢰하는 절차(입원방법 등)

      • 의뢰하는 개인 및 기관과의 보고방법 : 보고의 종류, 보고횟수 요청, 보고양식

② 의뢰 시 주의점

    ㉠ 의뢰하기 전에 반드시 개인, 가족, 지역사회와 먼저 의논하여 대상자가 의뢰한다는 사실을 납득하도록 한다.

    ㉡ 의뢰하는 기관과 그 담당자를 접촉하고 의뢰하기 전에 관련된 모든 사실을 알아둔다.

    ㉢ 가능하면 먼저 연락하거나 개인적으로 방문한 후 적절한 의뢰서를 사용하여 필요한 정보를 기재한 후 개인, 가족이 직접 해당기관을 방문하도록 한다.

    ㉣ 개인이나 가족에게 의뢰하는 기관에 대해 설명을 해주고 필요한 정보를 제공한다.

    ㉤ 위치를 정확하게 알려주고 담당자를 만날 시간과 장소를 정확히 알려준다.

    ㉥ 의뢰는 가능한 한 개개인을 대상으로 한다.

≡ 최근 기출문제 분석 ≡

2019. 6. 15. 서울시

1 지역사회간호사업 수행단계에서 계획대로 사업이 진행되고 있는지를 확인하기 위한 활동으로, 업무수행을 관찰하거나 기록을 검사하여 문제를 파악하고 문제의 원인을 찾는 활동에 해당하는 것은?

① 조정

② 의뢰

③ 감시

④ 감독

TIP 업무수행을 관찰하거나 기록을 검사하여 문제를 파악하고 문제의 원인을 찾는 활동은 감시활동으로 사업이 진행되고 있는지를 확인하기 위해서 필요하다.

※ 지역사회 간호과정

사정	진단	계획	수행	평가
• 자료수집 • 자료요약	• 자료분석 • 간호진단 • 간호사업의 기준과 지침 확인 • 우선순위 결정	• 목적과 목표 설정 • 간호방법과 수단선택 • 수행계획 • 평가계획	• 필요한 지식과 기술 선정 • 의뢰 • 수행의 장애 요인 인식 • 계획된 활동 수행(조정, 감시, 감독)	• 평가실행 • 평가범주 • 평가절차

2014. 6. 21 제1회 지방직 시행

2 지역사회 간호수단으로서 의뢰 활동 시 유의할 점으로 옳지 않은 것은?

① 의뢰 여부에 대한 결정은 대상자보다는 간호사가 결정한다.

② 의뢰하기 전에 의뢰 대상 기관과 담당자를 사전에 접촉한다.

③ 개인이나 가족에게 의뢰 대상 기관에 대한 필요한 정보를 제공한다.

④ 의뢰하기 직전에 대상자의 상태를 다시 확인한다.

TIP 의뢰 활동 시 유의점

㉠ 의뢰하기 전에 반드시 개인, 가족, 지역사회와 먼저 의논하여 대상자가 의뢰한다는 사실을 납득하도록 한다.

㉡ 의뢰하는 기관과 그 담당자를 접촉하고 의뢰하기 전에 관련된 모든 사실을 알아둔다.

㉢ 가능하면 먼저 연락하거나 개인적으로 방문한 후 적절한 의뢰서를 사용하여 필요한 정보를 기재한 후 개인, 가족이 직접 해당기관을 방문하도록 한다.

㉣ 개인이나 가족에게 의뢰하는 기관에 대해 설명을 해주고 필요한 정보를 제공한다.

㉤ 위치를 정확하게 알려주고 담당자를 만날 시간과 장소를 정확하게 알려준다.

㉥ 의뢰는 가능한 한 개개인을 대상으로 한다.

Answer 1.③ 2.①

3 지역사회간호 활동의 수단 중 가정방문의 장점으로 알맞은 것은?

① 간호사의 시간을 절약할 수 있다.

② 다른 전문 요원의 도움을 받는 것이 용이하다.

③ 하루에 많은 대상자를 만날 수 있어 비용효과적이다.

④ 같은 문제를 가진 대상자끼리 서로의 경험을 나눌 수 있다.

⑤ 가정 환경을 파악할 수 있어 가족의 상황에 맞는 간호를 제공할 수 있다.

TIP 가정방문의 장·단점

　　㉠ 장점
　　　• 편익성 : 가정방문은 건강관리사업에서 대상자의 일상적인 과정으로 통합되어 있으며 대상자의 입장에서 교통에 걸리는 시간이나 기관에서의 대기시간이 불필요해진다.
　　　• 접근성 : 이동이 용이하지 못하거나 다른 기관으로 갈 수 없는 대상자들의 건강관리가 가능하다. 서비스의 요구가 있는 대상자를 확인하는 기회를 지닌 지역사회간호사들이 제공한다.
　　　• 정보 : 간호사는 대상자 개인 및 가족과 대상자의 환경 등 대상자의 완전한 상황을 파악할 수 있고, 대상자의 문제를 예방하는 활동을 할 수 있다.
　　　• 관계성 : 대상자를 자율적으로 연습하게 하고 통제할 수 있으며 친밀감을 가지게 되므로 정보를 더 많이 얻을 수 있다.
　　　• 비용 : 가정방문은 의료비 절감에 크게 기여한다.
　　　• 결과 : 대상자는 가정방문을 통해 빠르게 회복된다.

　　㉡ 단점
　　　• 친밀성과 전문직업적 관계 거리유지 : 간호사와 대상자 간의 친밀감이 장점이 될 수도 있으나 치료를 위한 적절한 전문적 거리를 유지하는 데 어려움을 초래할 수 있다.
　　　• 대상자 조력과 평가절하 : 다른 사람의 도움을 받을 때 자신을 미숙하다고 인지하기 쉬우므로 대상자가 스스로를 평가절하하지 않도록 자기효능감을 전해주어야 한다.
　　　• 대상자의 의존성 : 대상자들이 독자성을 가지지 못하고 계속 지역사회간호사에게 의존할 가능성이 많다.
　　　• 애타주의와 현실주의 : 애타주의와 현실주의간의 균형을 유지하여야 한다.
　　　• 자원활용 : 가정환경에서는 물질과 자원이 부족한 경우가 많다.
　　　• 비용과 질 : 비용억제와 질의 균형에서 문제가 발생할 수 있다.

Answer　3.⑤

출제 예상 문제

1 **다음 중 가정방문시 먼저 방문해야 할 대상자는?**

① 임신 9개월의 임산부

② 신생아

③ 결핵환자

④ 에이즈환자

> **TIP** 지역사회간호사가 가정방문활동시 방문순서는 비전염성 영유아부터 방문하고 전염성 환자의 경우에는 맨 나중에 방문한다.

2 **다음 중 분열병적 성격장애로 인해 의심이 많고 부적절한 사회성으로 주위 사람들과 마찰이 잦은 자녀를 둔 어머니가 상담을 의뢰해 왔을 때 정신보건간호사가 취할 행동으로 옳지 않은 것은?**

① 대상자를 상담하고 사례를 관리한다.

② 정신요양원을 소개한다.

③ 정신과 전문의를 소개한다.

④ 같은 증상을 가진 사람을 소개하고 조언을 듣도록 한다.

> **TIP** 문제를 해결하고 대상자와 가족들이 정서적 안정을 찾도록 정신보건상담을 하도록 한다. 대상자가 적절한 대처와 일상생활을 할 수 있도록 문제해결을 위해 구체적으로 상담을 해야 하는데 요양원 소개는 맞지 않은 행동이다.

3 **다음 중 효율적인 건강관리실의 장소선정을 위해 고려해야 할 점으로 옳지 않은 것은?**

① 개인 사생활 보호를 위해 한적한 곳

② 종교와 관련된 장소

③ 수도시설의 이용이 가능한 곳

④ 교통이 편리한 곳

> **TIP** ② 종교 및 정치에 관련이 없는 건물에 건강관리실을 준비하나 응급시에는 예외가 된다.

Answer 1.② 2.② 3.②

4 다음 중 가정방문의 단점으로 옳지 않은 것은?

① 시간과 비용이 많이 요구된다.

② 간호사 이외의 다른 전문인의 서비스를 받을 수 없다.

③ 대상자의 상황파악이 늦어 상황에 맞는 간호를 제공할 수 없다.

④ 같은 문제를 가진 사람들끼리 서로 정보를 나누는 집단효과를 볼 수 없다.

TIP ③ 가정방문은 대상자의 상황파악을 할 수 있고 상황에 맞는 간호를 제공할 수 있다는 장점이 있다.

5 지역주민에게 여름철 건강관리에 대한 보건교육을 방송하였다. 방송을 이용하는 경우의 장점이 아닌 것은?

① 가장 빠르게 전할 수 있다.

② 긴급문제 발생시 유용하다.

③ 오랜 시간 기억할 수 있다.

④ 많은 사람에게 일시에 교육할 수 있다.

TIP 방송매체 활용의 장·단점

ㄱ 장점

• 유인물과 같은 매체에 노출되지 않는 대상자에게 인기가 있다.

• 친근감을 준다.

• 방송에서 들은 이야기는 권위있는 내용으로 생각한다.

• 가장 빠르게 많은 대상자에게 전달할 수 있다.

ㄴ 단점

• 시간이 지나면서 기억이 상실된다.

• 방송망의 활용이 번거롭다.

Answer 4.③ 5.③

6 지역사회간호사의 방문활동의 원리로서 옳지 않은 것은?

① 기록은 유지 · 보관한다.

② 같은 날 방문할 때는 전염성 환자를 먼저 방문하고 비전염성 영유아는 나중에 방문한다.

③ 질적인 간호사업 제공에 힘써야 한다.

④ 지역사회 자원을 적절히 활용한다.

> **TIP** ② 간호사가 전염병의 매체가 되어서는 안 된다. 따라서 하루에 여러 곳을 방문할 경우에는 비전염성 영유아부터 방문하고 전염성 문제가 있는 환자는 마지막에 방문한다.

7 지역사회간호사가 전달하고자 하는 많은 내용을 자세히 포함할 수 있는 간접매체는?

① 전화

② 편지

③ 벽보판

④ 유인물

> **TIP** 유인물의 장점
> ㉠ 보건교육 내용을 조직적이고 계획적으로 자세히 담을 수 있다.
> ㉡ 다른 매체보다 신뢰성이 있다.
> ㉢ 주민이 유인물을 보관하여 수시로 볼 수 있다.

8 지역 내에 임신 7개월 된 임부 외에 폐결핵환자 가족, 심장질환아 가족, 성병환자 가족, 1개월된 신생아 가족 등의 가정방문이 있었다. 가장 먼저 가정방문해야 할 곳은?

① 폐결핵환자 가족

② 심장질환아 가족

③ 신생아 가족

④ 성병환자 가족

> **TIP** 하루에 여러 곳을 방문할 경우에는 비전염성 영유아부터 방문하고 전염성 환자는 마지막에 방문한다.

Answer 6.② 7.④ 8.③

9 다음 중 의사소통을 위한 매체인 전화의 장점과 거리가 먼 것은?

① 가정상황의 전체적 파악이 가능하다.

② 시간과 비용에 있어 경제적이다.

③ 시간에 구애받지 않고 빈번한 접촉이 가능하다.

④ 가정방문을 필요로 하는 가족의 선발방법이 된다.

TIP 전화매체의 단점
  ㉠ 가정상황에 대한 전체적인 파악이 불가능하다.
  ㉡ 간호사의 전화교신이 꼭 필요한 가정에는 전화가 없는 경우가 많다.

10 다음 중 이상적인 가정방문 시간은?

① 근무가 끝나는 시간

② 미리 약속한 시간

③ 주부가 한가한 시간

④ 가족이 모두 모여 있는 시간

TIP 약속한 시간 이외에는 방문하지 않는다.

11 건강관리실에서 지역사회간호사의 기능을 모두 고른 것은?

㉠ 직접간호를 제공한다. ㉡ 대상자들에 대한 추후관리를 한다.
㉢ 보조요원들을 감독한다. ㉣ 건강상담 및 지도를 한다.

① ㉠㉡

② ㉠㉡㉣

③ ㉠㉢

④ ㉠㉡㉢㉣

TIP 지역사회간호사는 이외에도 보건교육의 조직 형성 및 건강관리를 위한 정규적인 업무순서 설정 등 여러 가지 역할을 수행한다.

Answer 9.① 10.② 11.④

12 다음 중 방문가방을 놓는 장소로 가장 적합한 곳은?

① 사용하기 편하도록 문쪽에 놓는다.

② 오염방지를 위해 문 밖에 둔다.

③ 문에서 먼 쪽이나 책상 위에 놓는다.

④ 지역사회간호사가 편리하게 사용할 수 있는 곳에 놓는다.

TIP 방문가방은 가능한 안정적이고 안전한 장소에 놓는다. 책상이 있으면 책상 위에, 책상이 없으면 문에서 먼 곳에, 간호대상이 비말 전염성 환자인 경우에는 환자로부터 먼 거리에 방문가방을 놓는다.

13 다음 중 건강관리실에서 사용하는 물품들에 대한 설명으로 가장 옳은 것은?

① 되도록 지역주민들에게 생소한 것을 사용하여 신비감을 준다.

② 물품의 구입은 지역과는 상관없다.

③ 그 지역에서 쉽게 구입할 수 있는 것으로 선택하여 주민들에게 친근감을 주어 스스로 쉽게 이용할 수 있도록 한다.

④ 튼튼하고 오래 쓸 수 있는 것으로 한다.

TIP 물품은 주민에게 친근하며 이용이 편리하고 구입이 용이한 것을 사용한다.

14 가정방문하는 동안 간호사가 하는 활동에 해당되는 것끼리 묶인 것은?

㉠ 청취, 상담	㉡ 간호활동내용 기록
㉢ 간호제공, 보건교육	㉣ 관찰, 질문

① ㉠㉡

② ㉠㉡㉣

③ ㉠㉢㉣

④ ㉡㉢

TIP ㉡ 간호활동내용은 보건소, 보건지소에 돌아와 즉시 기록하도록 한다.

Answer 12.③ 13.③ 14.③

15 지역사회간호사의 방문활동이 이루어지는 사항으로 옳은 것을 모두 고른 것은?

> ㉠ 간호 및 보건교육을 제공하고자 할 때
> ㉡ 지역사회, 가족, 개인의 요청이 있을 때
> ㉢ 간호사업을 수행하고자 할 때
> ㉣ 지역사회 간호문제를 파악하고자 할 때

① ㉠㉡
② ㉠㉡㉢㉣
③ ㉠㉡㉣
④ ㉢㉣

TIP ㉠㉡㉢㉣ 모두 지역사회간호사의 방문활동이 필요한 사항이다.

16 다음 중 가정방문을 했을 때 가장 먼저 취해야 할 행동으로 옳은 것은?

① 대상자의 상태를 파악한다.
② 대상자의 상태변화를 파악한다.
③ 대상자의 질문을 받는다.
④ 대상자와의 우호적인 관계를 위해 자신을 소개한다.

TIP 대상자를 방문했을 때는 가장 먼저 자신의 소개와 방문목적을 밝혀 간호사와 대상자간의 우호적인 관계를 형성하는 것이 중요하다. 우호적인 관계는 앞으로의 문제를 효과적으로 해결하는 데 도움을 준다.

Answer 15.② 16.④

17 지역사회 간호수단과 간호방법의 관계에 대한 설명으로 옳은 것은?

① 예방접종을 하는 간호방법에 클리닉을 개설하여 실시하는 간호수단은 한 가지뿐이다.
② 예방접종을 하는 간호방법에 여러 가지 간호수단이 동원될 수 있다.
③ 간호방법과 간호수단은 서로 연관성이 없다.
④ 예방접종, 보건교육, 체중측정 등 여러 가지 간호방법에는 반드시 여러 가지 간호수단이 동원되어야 한다.

TIP 예방접종을 하면서 면담, 교육 등이 이루어지기도 한다.

18 다음 중 지역사회 간호수단으로만 묶인 것은?

① 가정방문, 클리닉 활동, 면접
② 직접간호 제공, 반직접간호 제공, 간접간호 제공
③ 보건교육, 전화상담, 상처치료
④ 상담, 가정방문, 분만개조

TIP 지역사회 간호수단
ⓐ 가정방문
ⓑ 클리닉 활동
ⓒ 면접 및 상담
ⓓ 집단지도, 교육

19 다음 중 방문가방 사용절차에 대한 설명으로 옳지 않은 것은?

① 처치를 다하고 난 후 다 쓴 기구들을 가방에 넣는다.
② 필요하면 앞치마를 꺼내 입는다.
③ 가방을 열어 신문지를 꺼내어 가방 놓을 장소에 깐다.
④ 흐르는 물에 손을 씻는다.

TIP ① 처치 후 나온 쓰레기는 종이봉지에 모았다가 가방 밑에 깔았던 신문지에 싸서 태운다.

Answer 17.② 18.① 19.①

20 방문 후 간호사가 하는 활동들로만 연결된 것은?

> ㉠ 방문 중 수립한 간호계획을 처리한다.
> ㉡ 방문활동에 대하여 평가한다.
> ㉢ 방문대상에 대한 기록과 보고서를 전부 검토한다.
> ㉣ 지역사회 간호대상자의 수행과정을 감시(점검)한다.

① ㉠㉡
② ㉠㉡㉢
③ ㉠㉡㉣
④ ㉡㉢

TIP ㉢ 방문 전 간호사가 해야 하는 활동이다.

21 다음 중 건강관리실의 종류에 속하는 것을 모두 고른 것은?

> ㉠ 이동건강관리 버스
> ㉡ 보건소의 영유아실
> ㉢ 학교 보건실
> ㉣ 대상자의 가정

① ㉠㉡㉢
② ㉠㉢㉣
③ ㉠㉣
④ ㉡㉢㉣

TIP 건강관리실
　㉠ **고정건강관리실**: 학교 내 보건실, 보건소 내 모성실·유아실·가족계획실·결핵실·진료실 등
　㉡ **이동건강관리실**: 배 또는 버스 안의 건강관리실 등

22 방문 동안에 지역사회간호사의 행위로 가장 적합한 것은?

① 간호제공과 보건교육시에만 전문적인 간호기술을 활용해야 한다.

② 질적인 면보다 양적인 면의 간호제공에 힘쓴다.

③ 전문직 기술을 지역사회주민에게 시범하여 가르쳐 주는 것은 위험한 배경이므로 자제한다.

④ 지역사회간호사의 모든 행위 그 자체가 지역주민에게 교육되는 것이므로 전문적인 기술과 태도를 적용한 신중한 행위를 해야 한다.

TIP 지역사회간호사는 전문적인 간호기술을 이용하여 주민을 care(돌봄)하며 질 높은 간호서비스를 제공하여야 한다.

23 지역사회간호사가 방문활동시 사용하는 방문가방은?

① 방문할 때만 가지고 다닌다.

② 예방접종 실시에만 방문가방이 필요하다.

③ 필요할 때만 들고 다닌다.

④ 간호사업을 위하여 방문하는 곳 어디나 가지고 다닌다.

TIP 지역사회간호사가 간호대상을 방문할 때에는 어디를 방문하든지 항상 간호할 자세를 취하며 필수적으로 방문가방을 가지고 가야 한다.

24 다음 중 가정방문가방의 궁극적인 사용목적으로 옳은 것은?

① 청결유지와 물품의 완비   ② 오염방지와 청결유지

③ 치료기구의 보관   ④ 치료와 간호

TIP 가정방문가방의 궁극적 사용목적은 가정방문시 대상자 치료와 간호에 있다.

25 가정방문시 지역사회간호사가 지켜야 할 사항들로만 짝지어진 것은?

> ㉠ 좋은 청취자의 자세로 상대방을 이해시킨다.
> ㉡ 경제적 문제는 고려하지 않아도 된다.
> ㉢ 간호수행시 안전을 유지한다.
> ㉣ 대상가정의 비밀을 지킨다.

① ㉠㉡㉢
② ㉠㉢
③ ㉠㉢㉣
④ ㉡㉢

TIP 지역사회간호사는 탁월한 면담기술과 간호능력, 개개인의 비밀유지, 주민의 경제적 능력에 맞는 간호제공능력이 필요하다.

26 지역사회간호사의 가정방문 목적 중 가장 중요한 것은?

① 가족을 단위로 한 건강관리
② 가족에 맞는 시범교육
③ 효과적인 건강상담
④ 질병원인의 지식전달

TIP 가정방문의 궁극적 목적은 지역체계의 최소단위인 가정을 중심으로 건강관리를 하는 것이다.

27 방문활동 중 가정방문이나 지역방문을 할 때 지역사회간호사가 제일 먼저 해야 하는 일은?

① 관찰
② 기록
③ 지시
④ 시범

TIP 가정방문에서 제일 먼저 해야 할 일은 관찰이다.

Answer 25.③ 26.① 27.①

28 방문대상의 우선순위에 관한 설명으로 옳은 것은?

> ㉠ 사업의 형태에 따라 우선순위를 정한다.
> ㉡ 방문대상자의 건강문제의 중요성에 우선순위를 둔다.
> ㉢ 지역의 거리가 먼 경우에는 그 지역의 대상 일부만으로 우선순위를 정한다.
> ㉣ 방문대상자가 전염병 문제를 가진 경우 맨 나중에 방문하는 것으로 계획한다.

① ㉠㉡㉢
② ㉠㉡㉣
③ ㉠㉢㉣
④ ㉡㉢㉣

TIP ㉢ 지역의 거리가 먼 경우에는 그 지역의 대상 전부를 가지고 우선순위를 정한다.

04 지역사회간호평가

01 평가의 개념과 범주

(1) 평가의 개념

① 평가란 일의 양 또는 가치를 측정하여 어떠한 기준에 따라 성취한 것을 비교하는 것을 말하며, 지역사회 간호과정의 최종단계이자 동시에 시작이므로 사업을 수행하고 난 후에 이루어지고 또한 후속사업의 계획에 반영된다.

② 평가의 목적은 사업수행결과를 파악하고 측정하여 계획단계에서 설정된 사업목표를 달성할 수 있도록 추진하고 또한 기획과정에서 수정할 사항이 있는지 없는지를 알아내는 데 있다.

③ 평가를 하는 데에는 그 사업의 성취를 측정할 수 있는 도구나 기준이 있어야 하며 평가는 사업을 완전히 성취한 후에만 하는 것이 아니라 사업의 수행 등 각 단계에서도 시행해야 한다.

④ 평가의 결과는 사업의 계획에 반영되어야 함은 물론 사업의 지침 및 기준, 사업에 관련된 법령 등에도 영향을 주어야 한다.

(2) 평가의 범주

① **투입된 노력에 대한 평가** … 지역사회 간호사업에서 투입된 노력이라 함은 재정적 예산에 대한 것보다는 지역사회간호사, 간호조무사, 지역사회 자원봉사자 등의 간호팀이 사업을 위하여 제공한 시간, 간호팀의 가정방문횟수, 의사 및 전문가 방문횟수 등을 총망라한 것으로 결과가 효과적으로 나타날 수 있는 노력이 투입되어야 한다.

② **사업진행에 대한 평가** … 계획단계에서 마련된 수단 및 방법을 통해 집행계획을 수립한 것을 기준으로 하여 내용 및 일정에 맞도록 수행되었는지 혹은 되고 있는지를 파악하는 것이다. 평가상 서로 차질이 있는 것으로 나타나면 그 원인이 어디에 있는지 분석하고, 분석한 결과 그 원인을 제거하거나 혹은 변형할 수 있는 것인지 우선 살펴본다. 만약 수정이 불가능하다면 관련된 수단이나 방법을 변형해야 하는지, 일정표를 조정해야만 하는지 등의 계획변경 여부를 평가해야 한다.

③ **목표달성 정도에 대한 평가(결과평가)** … 계획된 목표수준에 설정된 목표가 제한된 기간 동안에 어느 정도 도달했는가를 구체적 목표, 즉 하위목표에서 파악하는 것이다.

> **▶TIP** ━━━━━━━━━━━━━━━━━━━━━━━━━━━━━━
>
> **결과평가**
>
> ㉠ 질적 평가 : 대상자의 실제적 변화정도를 평가하는 것으로 태도나 행동의 변화를 측정하는 것이다.
> ㉡ 양적 평가 : 단순히 수량적 평가를 하는 것이다.

④ **사업효율에 대한 평가** … 효율에 대한 평기리 함은 사업을 수행하는데 투입된 노력, 즉 인적 자원, 물적 자원 등을 비용으로 환산하여 그 사업의 단위목표량에 대한 투입된 비용이 어느 정도인가를 산출하는 것으로 산출된 단위목표량에 대한 비용을 다른 목표량에 대한 비용 혹은 계획된 비용 등에 비추어 많고 적음을 평가한다. 즉, 적은 비용으로 최대의 목표에 도달하자는 의도이다.

⑤ **사업의 적합성에 대한 평가** … 사업의 목표는 지역사회의 요구와 정부의 정책 및 지침을 기본으로 하되 투입되는 인적·물적 자원의 한계 내에서 설정된다. 그러므로 그 목표 자체가 지역사회 요구에 적합하다거나 충분하다는 것과 일치하지 않는다. 사업의 적합성은 투입된 노력에 대한 결과, 즉 모든 사업의 실적을 산출하고 그 산출한 자료의 지역사회 요구량과의 비율을 계산한다.

02 평가의 실제

(1) 평가의 절차

① 지역사회 간호사업에서 평가로 시도하는 사업실적 위주의 평가는 목표달성에 대한 평가라고 하기는 명확치 않고 사업의 진행평가라고 보기도 어렵다. 즉, 어느 측면으로 평가를 하든 간에 다루어지는 측면은 평가되어진 후 수정을 가할 수 있는 기준이 있어야 한다.

② 지역사회 간호팀은 월별, 분기별, 연도별 평가계획에 따라 자체 평가를 상위기관 간호사와 같이 평가하며, 평가에 지역사회 인구집단을 참여시켜야 한다.

(2) 평가의 5가지 접근단계

① **평가대상 및 기준** … 무엇을 평가하며 어떠한 측정기준으로 평가할 것인가를 결정한다. 즉, 평가되어져야 할 것의 결정과 평가를 위한 측정기준을 설정하는 것이다. 예를 들면 평가범주 중 목표달성 정도에 관한 평가를 하고자 했을 때 사업목표를 영아사망률의 감소라고 정한다면, 무엇을 평가할 것인가에 영아사망률과 관련된 항목으로 영아사망수의 증감을 평가하여야 하며 측정기준으로는 1,000명의 출생아에 대한 사망아를 계산하는 것이다.

② **평가자료 수집** ··· 평가하기 위한 정보 및 자료를 수집한다. 평가대상을 알아내기 위하여 관련된 정보나 자료를 수집해야 한다. 예를 들면 사망수의 증감을 평가하기 위하여 현재 영아사망실태에 대한 자료를 어디에서 수집해야 하는가를 결정하고 이를 근거로 자료를 수집한다. 사망신고서 혹은 지역사회주민에게 실시하는 설문지 조사 등의 방법이 이에 속한다.

③ **설정된 목표와 비교** ··· 설정된 목표와 현재 이루어진 상태를 비교한다.

④ **가치판단** ··· 목표에 도달하였는지, 혹은 도달하지 못했다면 어느 정도 도달했는지 등의 범위를 판단하고 그 원인을 분석한다.

⑤ **재계획 수립** ··· 미래의 사업진행방향을 결정한다. 진행했던 사업을 변화 없이 계속할 것인지, 그것을 변화하여 수행할 것인지, 혹은 사업을 중단할 것인지 등을 결정한다.

최근 기출문제 분석

2020. 6. 13. 제1회 지방직 시행

1 **보건소 절주 프로그램의 과정 평가지표는?**

① 프로그램 참여율

② 금주 실천율

③ 프로그램 예산의 적정성

④ 음주 관련 질환에 대한 지식 수준의 변화

> **TIP** ① 참여율 파악은 과정 평가에 해당한다.

2020. 6. 13. 제1회 지방직 시행

2 **지역사회 간호사업의 평가에 대한 설명으로 옳지 않은 것은?**

① 평가 계획은 사업 수행 단계 전에 수립하여야 한다.

② 평가의 계획 단계부터 주요 이해당사자를 배제한다.

③ 평가 결과는 차기 간호사업 기획에 활용한다.

④ 사업의 목표 달성 정도를 파악하기 위해 효과성 평가를 실시한다.

> **TIP** 지역사회 간호사업 평가절차는 평가대상 및 기준설정→평가자료 수집→설정된 목표와 현재 상태 비교→목표 도달
> 정도의 판단과 분석→재계획으로 이루어진다.

Answer 1.① 2.②

3 보건사업 평가유형과 그에 대한 설명을 옳게 짝지은 것은?

① 내부평가-평가결과에 대한 신뢰성 문제가 제기될 수 있다.

② 외부평가-보건사업의 고유한 특수성을 잘 반영하여 평가할 수 있다.

③ 질적평가-수량화된 자료를 이용한 통계적 분석을 주로 한다.

④ 양적평가-평가기준의 신뢰성과 객관성을 보장받기 어렵다.

> **TIP** 내부평가 … 보건사업에 관련된 인사가 내부적으로 보건사업을 평가하는 것이다. 내부평가는 형성평가에 적합하며 평가
> 자가 사업의 내용을 속속들이 알고 있기 때문에 외부평가에 비해 정확할 수는 있으나, 이해관계가 얽혀 있어 객관적이
> 고 공정한 태도로 평가하기 어려운 경우가 많으며, 처음에 의도하지는 않았지만 결과적으로 나타난 효과들을 간과하기
> 쉽다는 단점이 있다.

4 다음 글에서 설명하는 평가 유형은?

> 사업의 단위 목표량 결과에 대해서 사업을 수행하는 데 투입된 인적 자원, 물적 자원 등 투입된 비용
> 이 어느 정도인가를 산출하는 것이다.

① 투입된 노력에 대한 평가

② 목표달성 정도에 대한 평가

③ 사업의 적합성 평가

④ 사업의 효율성 평가

> **TIP** 투입된 비용 대비 효과를 따지는 것은 효율성과 관련된 것이다.

5 지역사회 간호사업 평가절차 중 가장 먼저 해야 할 것은?

① 평가자료 수집   ② 평가기준 설정

③ 설정된 목표와 현재 상태 비교   ④ 목표 도달 정도의 판단과 분석

> **TIP** 지역사회 간호사업 평가절차는 평가대상 및 기준설정 → 평가자료 수집 → 설정된 목표와 현재 상태 비교 → 목표 도달
> 정도의 판단과 분석 → 재계획으로 이루어진다.

Answer   3.① 4.④ 5.②

출제 예상 문제

1 다음 내용에 대한 평가범주가 평가한 측면으로 옳은 것은?

> 어린아이를 가진 부모를 대상으로 어린이 안전에 관한 9차례의 세미나를 개최하여 350가구 이상이 참여하였다. 세미나의 의사일정, 참석자수, 배포된 자료의 종류, 세미나를 준비하고 개최하는 데 종사한 실무자들의 시간, 사용비용 등을 각 세미나 마다 기록하였다.

① 사업실적 평가
② 사업과정 평가
③ 사업효율성 평가
④ 투입된 업무량 평가

TIP 사업진행에 대한 평가
㉠ 계획단계에서 마련된 수단 및 방법을 통해 집행계획을 수립한 것을 기준으로 하여 내용 및 일정에 맞도록 수행되었는지 혹은 되고 있는지를 파악하는 것이다.
㉡ 분석한 결과 그 원인을 제거하거나 혹은 변형할 수 있는 것인지 우선 살펴본다. 만약 수정이 불가능하다면 관련된 수단이나 방법을 변형해야 하는지, 일정표를 조정해야만 하는지 등의 계획변경 여부를 평가해야 한다.

2 지역사회 자원활동에 대한 평가를 한다면 다음 평가의 범주 중 무엇을 평가해야 하는가?

① 사업효과에 대한 평가
② 투입된 노력에 대한 평가
③ 지역사회 간호사업의 목표달성 정도에 대한 평가
④ 사업진행에 대한 평가

TIP 평가를 할 때는 input(투입)에 대한 평가를 해야 하며 output(산출)에 대한 평가를 하는 것이 아니다.

Answer 1.② 2.②

3 다음 중 간호사업의 진행과 평가에 있어서 가장 우선적으로 고려되어야 할 목적은?

① 실현가능성, 타당성, 신뢰성이 있는 목적
② 관련성, 실현가능성, 신뢰성이 있는 목적
③ 관련성, 실현가능성, 관찰가능성이 있는 목적
④ 관련성, 실현가능성, 관찰가능성, 측정가능성이 있는 목적

TIP 간호사업의 목표설정은 실현가능성, 관찰가능성, 관련성, 측정가능성을 포함하여야 한다.

4 지역사회 간호사업을 평가하기 위한 평가계획의 바람직한 수립시기로 옳은 것은?

① 사업을 시작하기 전에 수립한다.
② 사업진행 도중에 수립한다.
③ 사업이 완전히 끝났을 때 수립한다.
④ 평가계획이 없어도 평가가 가능한 경우가 많으므로 미리 계획을 세우지 않는다.

TIP 평가계획은 사업이 시작하기 전에 수립하고 미리 계획되어져야 한다.

5 지역사회간호에 대한 평가는 언제 이루어져야 하는가?

① 간호사의 모든 간호행위가 끝난 후
② 결과(변화)가 나타났을 때
③ 계획에 대한 평가가 끝난 때
④ 간호과정의 모든 단계마다

TIP 지역사회간호의 평가는 간호과정의 모든 단계마다 이루어지는 것이 좋다.

Answer 3.④ 4.① 5.④

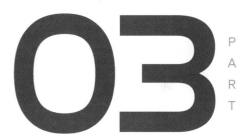

03
PART

가족간호와 모자보건

01 인구와 가족관계

01 인구통계

❶ 인구의 이해

(1) 인구의 개념

① 인구란 포괄적 개념으로 시공간 공동체를 의미하며, 지구 전체 혹은 정치·경제·지리적으로 구분되어 있는 일정지역에 살고 있는 주민의 집단을 말한다.

② 인종(유전 공동체), 국민(국적 공동체), 민족(문화 공동체)의 의미와 구분되어야 한다.

(2) 인구의 구분

① 이론적 인구

  ㉠ 폐쇄인구 : 인구의 이동이 없고 출생과 사망에 의해서만 변동되는 인구로 가장 기본적인 인구이다.

  ㉡ 개방인구 : 인구이동에 의한 인구증가가 있는 경우이다.

  ㉢ 안정인구 : 인구이동이 없는 폐쇄인구의 특수한 경우로 연령별 사망률과 연령별 출생률이 같아서 연령별 구조 및 인구의 자연증가율이 일정하다.

  ㉣ 정지인구 : 출생률과 사망률이 같아 자연증가가 일어나지 않는 경우, 생명표의 기초이론을 제공함으로써 인구분석에 가장 기초적인 개념이다.

  ㉤ 적정인구 : 인구의 과잉을 식량에만 국한할 것이 아니라 생활수준에 둠으로써 주어진 여건 속에서 최대의 생산성을 유지하여 최고의 생활수준을 유지할 수 있는 인구이다.

② 실제적 인구

  ㉠ 현재인구 : 어떤 특정한 시점에서 현존하고 있는 인구집단을 모든 지역의 인구로 간주하였을 때의 인구이다.

  ㉡ 상주인구 : 특정한 관찰시각에 있어 특정한 지역에 거주하고 있는 인구집단이다.

ⓒ **법적 인구** : 특정한 관찰시각에 있어 어떤 법적 관계에 입각하여 특정한 인간집단을 특정지역에 귀속시킨 인구이다. 선거법에 의한 유권자 인구, 조세법에 의한 납세 인구 등이 이에 해당한다.

ⓓ **종업지 인구** : 어떤 일에 종사하고 있는 장소를 결부시켜 분류한 인구이다.

② 통계

(1) 자료

① **센서스(Census)** … 5년 또는 10년의 간격을 두고 실시하며 어떤 한 시점에서 일정지역에 거주하거나 머물러 있는 사람 모두에 대한 특정의 정보를 개인단위로 수집하는 정기적인 조사이다.

② **신고자료** … 일정한 기간에 나타난 출생, 사망, 결혼, 이혼, 이주에 관한 내용을 당사자나 혹은 관련자가 일정한 양식에 따라 등록한 자료이다.

③ **표본조사** … 특수한 목적의 한정된 통계자료를 수집하고자 할 때 이용된다.

(2) 측정지표

① **출생**

ⓐ **정의(WHO)** : 출생이란 임신기간에 관계없이 수태에 의한 생성물이 그 모체로부터 완전히 만출 또는 적출되는 것으로서 수태에 의한 생성물이 이러한 분리 후 탯줄의 절단이나 태반의 부착 여하에 관계없이 호흡을 하거나 심장의 고동, 탯줄의 박동, 수의근의 명확한 운동과 같은 생명의 증거를 나타내는 출산의 각 생성물이다.

> **TIP**
>
> **출생지수**
>
> ⓐ 조출생률 $= \dfrac{연간\ 총\ 출생아수}{연\ 중앙인구} \times 1,000$
>
> ⓑ 일반출산율 $= \dfrac{연간\ 총\ 출생아수}{가임여성인구(15 \sim 49세)}$
>
> ⓒ 연령별 출산율 $= \dfrac{그\ 연령군에서의\ 연간\ 출생수}{어떤\ 연령군의\ 가임여성인구} \times 1,000$
>
> ⓓ 모아비 $= \dfrac{0 \sim 4세\ 인구}{가임여성인구(15 \sim 49세)} \times 1,000$
>
> ⓔ 재생산율 : 한 여성이 일생동안 여아를 몇 명 낳는가를 나타낸 것이다.
>
> ⓕ 합계출산율 : 한 명의 여자가 일생동안 총 몇 명의 아이를 낳는가를 나타낸 것이며, 연령별(15 ~ 49세) 출산율을 합쳐서 산출한다.
>
> ⓖ 차별출산력 : 사회 · 경제적 배경에 따른 출산율 차이(교육수준, 경제상태, 지역, 인종, 종교별 출산율 비교)를 나타낸다.
>
> ⓗ 출산 순위별 출산율 $= \dfrac{출산한\ 순위별\ 출생아수}{15 \sim 19세\ 여자인구}$

ⓛ 출생에 영향을 미치는 요인

- 생물학적 요인 : 남녀 모두 생식능력(가임력)을 가져야 한다.
- 사회문화적 요인
- 혼인연령 : 혼인연령이 낮아질수록 출산력이 높다.
- 자녀수에 대한 가치관이다.
- 결혼의 안정성이다.
- 피임과 인공유산이다.

② 사망

㉠ 정의 : 인구의 잠재적 성장속도 및 인구구조 유형을 결정짓는 인간사회에 있어서 중요한 요인이다.

> **TIP**

사망지수

㉠ 조사망률 $= \dfrac{연간\ 총\ 사망수}{연\ 중앙인구} \times 1,000$

ⓛ 연령별 사망률 $= \dfrac{그\ 연령군의\ 연간총\ 사망수}{어떤\ 연령군의\ 연중앙인구} \times 1,000$

ⓒ 영아사망률 $= \dfrac{영아기\ 사망수}{어떤\ 연도\ 출생수} \times 1,000$

ⓔ 보정영아 사망률 $= \dfrac{그\ 기간\ 내\ 출생아\ 중\ 영아기\ 사망수}{어떤\ 기간\ 내\ 출생수} \times 1,000$

ⓜ 신생아사망률 $= \dfrac{생후\ 28일\ 이내의\ 사망수}{어떤\ 연도\ 출생수} \times 1,000$

ⓗ 영아 후기 사망률 $= \dfrac{생후\ 28일\ 이후1년\ 미만의\ 사망수}{어떤\ 연도\ 출생수} \times 1,000$

ⓢ 주산기 사망률 $= \dfrac{임신\ 28주\ 이후의\ 사산아수\ +\ 생후\ 7일\ 이내의\ 신생아사망수}{어떤\ 연도\ 출생수} \times 1,000$

ⓞ 사산율 $= \dfrac{연간\ 사산수}{연간\ 출생수} \times 1,000$

ⓩ 모성사망률 $= \dfrac{임신 \cdot 분만 \cdot 산욕\ 합병증으로\ 인한\ 모성사망수}{어떤\ 연도\ 출생수} \times 1,000$

ⓧ 출생사망비(인구동태지수) $= \dfrac{그\ 기간의\ 출생수}{어떤\ 기간의\ 사망수} \times 1,000$

ⓚ 비례사망지수 $= \dfrac{그\ 해\ 50세\ 이상의\ 사망수}{연간\ 총\ 사망수} \times 1,000$

ⓛ 사망에 영향을 미치는 요인

- 남녀의 성, 연령, 보건의료혜택, 경제수준, 종교 등 생물학적 · 사회 · 경제 · 문화적 요인들이 있다.
- 선진국의 경우 선천적 기형, 출생 상해 등 내생적 원인과 만성 퇴행성 질환, 간경화, 당뇨 등이 주요 사망요인이다.
- 개발도상국의 경우 불결한 환경, 부적절한 의료시설 등 외생적 원인과 전염성 질환 등이 주요 사망요인이다.

02 인구이론과 인구구조

① 인구이론

(1) 맬서스주의

① 인구는 기하급수적으로 증가하지만, 식량은 산술급수적으로 증가한다는 것을 전제하였다.

② 인구증가가 빈곤·악덕 등 사회악의 원인이 되므로 식량에 맞도록 인구를 억제해야 한다고 주장하였다.

(2) 신맬서스주의

인구증가 억제를 위해 산아제한 또는 수태조절의 필요성을 주장하는 입장이다.

(3) 인구변천이론

① 제1기 … 다산다사(多産多死)로 출생률과 사망률이 모두 높은 상태이다. 현재 세계인구의 5분의 1이 이 시기에 있다고 본다. 인구증가가 낮은 단계로 고잠재적 성장단계이다.

② 제2기 … 다산소사(多産少死)로 공업화에 도달하여 사망률이 낮아지고 출생률이 높은 상태 또는 출생률보다 사망률이 느린 속도로 떨어지는 상태이다. 현재 세계인구의 3분의 5가 이 시기에 있다고 본다. 인구가 급증하는 단계로 과도기적 성장단계이다.

③ 제3기 … 소산소사(少産少死)로 인구의 급속한 증가를 거친 이후에 나타난다. 즉 사망률과 출생률이 모두 낮은 상태로 인구증가가 낮은 안정단계로 인구감소의 시작단계이다. 현재 세계인구의 5분의 1이 이 시기에 있는 것으로 본다.

② 인구구조

(1) 성구조

① 남성 성비 … 보통 여자 100명에 대한 남자의 수를 나타낸다.

② 1차 성비 … 태아의 성비를 나타내는 것으로 항상 남자가 여자보다 많다.

③ 2차 성비 … 출생시의 성비로 1차 성비와 마찬가지로 항상 남자가 여자보다 많다. 또, 장래인구를 추정하는 데 좋은 자료가 된다.

④ 3차 성비 … 현재 인구의 성비를 나타낸다.

　　㉠ 0 ~ 4세 : 남자가 여자보다 많다.

　　㉡ 50 ~ 54세 : 남녀의 성비가 균형을 이룬다.

　　㉢ 고령 : 남자보다 여자가 많아진다.

> **TIP**
> **성비에 직접적인 영향을 주는 요인** … 사망률의 수준, 사망률의 남녀별차이, 인구이동 등이 있다.

(2) 연령구조

① 연령구조는 인구의 출생, 사망, 인구이동에 의해서 결정된다.

② 연령구조를 보는데 가장 흔히 사용되는 지수는 중위연령으로, 이는 전체 인구가 연령별로 분포되어 있을 때 양분되는 점의 연령을 말한다.

③ 인구의 출생률과 사망률이 높아질수록 중위연령은 낮아지며, 출생률과 사망률이 낮아질수록 중위연령은 높아진다.

(3) 부양비

① **개념** … 인구의 사회·경제적 구성을 나타내는 지표로서, 생산능력을 가진 인구와 생산능력이 없는 어린이와 노인인구의 비를 말하는 것이다.

② **총 부양비** … 총 부양비가 높을수록 경제적 투자능력이 상대적으로 떨어져 경제발전에 어려움이 많다.

> **TIP**
> **부양비지수**
> ㉠ 총 부양비 $= \dfrac{0 \sim 14세\ 인구 + 65세\ 이상\ 인구}{15 \sim 64세\ 인구} \times 100$
> ㉡ 유년부양비 $= \dfrac{0 \sim 14세\ 인구}{15 \sim 64세\ 인구} \times 100$
> ㉢ 노년부양비 $= \dfrac{65세\ 이상\ 인구}{15 \sim 64세\ 인구} \times 100$

(4) 노령화지수

노인인구의 증가에 따른 노령화 정도를 나타낸다.

$$\text{노령화지수} = \frac{65\text{세 이상 인구}}{0 \sim 14\text{세 인구}} \times 100$$

> **TIP**
> 고령화 사회 … 65세 이상의 인구가 총 인구의 7% 이상을 차지하는 사회를 말한다.

(5) 인구구조의 유형

① **인구구성** … 인구동태에 관여하는 출생, 사망 및 이주에 의하여 어느 시점에서의 지역주민의 성별, 연령별 인구가 어떻게 되는지 나타낸 것이다.

　㉠ 한 인구집단에서의 병명·연령별 특성을 일목요연하게 나타낸다.

　㉡ 두 개 이상의 인구집단간의 인구학적 특성차이를 쉽게 구분할 수 있다.

② **구성의 형태**

　㉠ **피라미드형**

　• 다산다사형(발전형)이다.

　• 0 ~ 14세 인구가 50세 이상 인구의 2배가 넘는다.

　• 저개발 국가, 1960년 이전 우리나라의 유형이다.

　• 고출생률, 고사망률의 형태이다.

　㉡ **종형**

　• 선진국형으로 출생률과 사망률이 모두 낮다.

　• 0 ~ 14세 인구가 50세 이상 인구의 2배와 같다.

　• 인구가 정지(자연증가율 ≒ 0)되어 정지인구 구조와 비슷하다.

　• 노인인구의 비중이 커져 노인문제가 야기된다.

　㉢ **항아리형**

　• 인구가 감소하는 유형(감퇴형)이다.

　• 0 ~ 14세 인구가 50세 이상 인구의 2배가 못 된다.

　• 출생률이 사망률보다 낮다.

　• 저출생률, 저사망률의 형태이다.

　• 산업사회로 진행되면서 많이 나타나는 유형이다.

㉣ **별형**
　　　• 도시형(유입형)이다.
　　　• 15 ~ 49세 인구가 전체 인구의 50%를 차지한다.
　　　• 생산연령 인구비율이 높다.
　　㉤ **호로형**
　　　• 농촌형(유출형)이다.
　　　• 15 ~ 49세 인구가 전체 인구의 50% 미만이다.
　　　• 노동력 부족현상이 나타난다.
　　　• 청장년층의 유출에 의한 출산력 저하로 유년층의 비율이 낮다.

03 가족계획사업

① 가족계획사업의 개념 및 역사

① 부부가 그들의 자녀에 대한 출산계획(출산시기, 간격, 자녀수)을 수립하여 건강한 자녀의 출산과 양육을 결정하고 모성 및 가족의 건강을 향상시키기 위한 사업이다.

② '가족'이라는 사회단위를 유지 · 발전시키는데 필요한 자체적인 계획은 물론 가족과 연계성을 갖는 사회생활의 종합적인 계획을 포괄한다.

> **TIP**
> 가족계획사업의 필요성 ⋯ 가족계획은 모자보건, 여성해방, 경제생활수준의 향상과 개선 및 윤리 · 도덕적 측면에서 필요하다.

(2) 가족계획사업의 역사

① 1939년 영국에서 가족계획(family planning)이란 용어를 처음 사용하였으며, 미국에서는 1942년 계획된 부모기(planned parenthood)라는 용어를 사용하였다.

② 1914년 산아제한연맹이 창립되었다.

③ **수태조절의 창시자**(Magaret Sanger) ⋯ 1916년에 뉴욕에 시술소를 설치하여 수태조절사업을 시작하였다.

④ 제2차 세계대전 이후 국제가족계획연맹이 창설되었고 1961년에 한국이 정회원국으로 가입하였다.

② 우리나라의 가족계획사업

(1) 제1차(1961 ~ 1965)

당시 합계출산율 6.0%, 인구증가율 3%로 '가족계획'이라는 새로운 단어를 국민에게 우선 주지시키는 것이 필요한 시기였으며, 다남다복(多男多福)의 전통관념을 타파하기 위해 숫자를 제한할 수 없었다.

(2) 제2차(1966 ~ 1970)

3자녀를 3살 터울로 낳아 35세 내에 단산하자는 내용의 '3·3·35'라는 슬로건을 내세운 시기로 비로소 자녀수를 제한하게 되었다. 주로 인구문제의 인식을 높이고, 모자보건과 자녀교육, 노후문제 해결에 역점을 두었으며 먹는 피임약이 보급되기도 하였다.

(3) 제3차(1971 ~ 1976)

"딸·아들 구별말고 둘만 낳아 잘 기르자."고 하는 표어 아래 가족계획협회의 둘만 낳자는 운동을 정부에서 받아들였고, 근본적으로 해결해야 할 문제가 남아선호 사상이었음을 알게 된 시기였다. 난관수술이 보급되기 시작하였으며 정부에서는 불임수술에 역점을 두기 시작하였다.

(4) 제4차(1977 ~ 1981)

타인에 의해서가 아닌 스스로 생활안정에 목표를 두고 가족계획을 세워야 한다는 의식을 불어넣기 시작한 시기였다.

(5) 제5차(1982 ~ 1986)

하나 낳기 운동을 통해 하나씩만 낳는 것을 강요하기보다는 암암리에 운동을 전개하여 57%의 실천율을 가져왔다.

(6) 제6차(1987 ~ 1991)

그동안의 인구증가 억제측면에서 물량위주의 양적인 사업에 치중하였던 것과는 달리 인구의 자질향상을 고려한 가족계획사업으로 방향이 전환된 시기였다.

(7) 제7차(1992 ~ 1996)

인구증가율이 둔화되고 선진국형의 저출산시대에 진입하게 된 시기로 가족계획사업의 전환기를 맞게 되었다. 인구, 가족계획, 성, 모자보건 등과 관련된 교육, 지도, 홍보, 상담 등을 통한 프로그램 개발에 역점을 두고 각 지역별 여건에 적합한 가족계획사업을 개발·실시함으로써 가족계획사업의 질적 향상을 꾀하고 국민보건 향상에 이바지하였다.

04 가족계획방법

① 일시적 피임방법

(1) 복합경구피임약

① **효과** … 피임효과의 우수성이 가장 크고, 월경 시 출혈량의 현저한 감소와 자궁경관 점액의 탁도가 증가하고, 자궁수축의 강도를 감소시키므로 여성 상부 생식기 감염과 골반의 염증질환, 각종 유방질환을 감소시킨다. 아울러 류마티스 관절염이 경감되는 효과도 있다.

② **부작용 및 대책**

증상	대책
반점	30세 이하의 부인에게 나타났을 땐 의사와 상담
무월경	프로게스틴이 강한 피임약이나 더 강한 에스트로겐 피임약으로 교체
수분 저류로 인한 주기적 체중증가	에스트로겐 0 ~ 50mcg 사용
기름기 있는 피부나 두피, 여드름	• 낮은 농도의 프로게스틴 • 남성호르몬 피임약 및 50mcg의 에스트로겐 피임약 사용
발모증	에스트로겐이 50mcg 이하인 낮은 온도의 남성호르몬 피임약을 사용
고혈압	• 에스트로겐 50mcg 이하의 피임약을 사용 • 3 ~ 6개월간 고혈압 치료 후 프로게스틴 단독 경구피임약으로 대체
기타	의사와 상담

③ **금기대상자**

　㉠ 혈전성 색전증, 뇌졸중 또는 뇌졸중 병력이 있는 자는 절대적으로 사용을 금해야 한다.

　㉡ 현재 간기능 상태가 나쁘거나 간에 선종 또는 병력이 있는 자는 절대적으로 사용을 금해야 한다.

　㉢ 생식기나 유방의 암 또는 병력이 있는 자는 절대적으로 사용을 금해야 한다.

　㉣ 임신이 의심될 때에는 상대적으로 사용을 금해야 한다.

④ **선택방법**

　㉠ 절대적 금기사항 이외일 때는 에스트로겐이 함유되지 않은 프로게스틴 단독 경구피임제를 권장한다. 에스트로겐을 함유한 복합경구피임약을 사용하기 시작할 때는 50mcg나 그 이하인 약제를 사용한다.

　㉡ 경구피임약을 투여할 때는 처음 방문시 3개월분을 주고 그 후에는 피임약의 위험한 증상을 살피면서 6개월분씩 준다.

⑤ **투약방법** … 경구피임약제에는 한 주기분의 21정과 28정짜리가 있는데, 약리작용은 같고 먹는 방법이 다를 뿐이다. 28정짜리는 월경시작 후 5일째 되는 날 1알을 먹기 시작하여 매일 정해진 시간에 1알씩 복용하고 이전의 약이 끝나면 그 다음날부터 새로운 포장약을 시작하면 된다. 21정짜리는 처음부터 21알까지의 성분이 여성호르몬이 포함되어 있는 것이 같고 21일 이후 7알의 영양제가 없을 뿐이다. 먹는 방법은 21알을 다 먹은 후 7일간(월경일)쉬고 제8일째부터 다시 21알짜리를 시작한다. 복용 도중 1일분을 잊어버렸을 때는 생각난 즉시 복용하고 그 당일분은 정해진 시간에 복용한다.

⑥ **투약량의 변경을 요하는 증상**
  ㉠ 초기 또는 후기의 반점 형성이 나타나게 되는데 매일 정확한 시간에 투여할 때 조절될 수 있다.
  ㉡ 에스트로겐이 20mcg과 50mcg인 경우 난관타계출혈과 반점 형성률이 더 높은 것으로 나타났다.
  ㉢ 에스트로겐이 50mcg 또는 50mcg 이하의 피임약 복용시 나타나는 반점 형성은 잠재적 문제이며, 2~3개월 후 프로게스틴의 함량이 더 높은 복합경구피임약으로 교체할 필요가 있다. 이때는 의사에게 의뢰한다.

⑦ **피임약 사용자의 관리**
  ㉠ 1년간 피임약 복용 후 아무 문제가 없는 부인이 계속 사용하기를 원할 때는 6개월분을 배부하며 2년간 복용 후 계속 사용하기를 원할 때는 1년분을 배부한다. 왜냐하면 피임약이 떨어질 때 중단율이 제일 높기 때문이다.
  ㉡ 위험한 5가지 신호인 심한 복통, 흉통이나 숨가쁨, 두통, 눈이 침침하거나 섬광, 눈이 보이지 않거나 하는 증상이나 다리의 심한 동통이 있을 때는 혈전증의 위험이 크므로 복용을 중단하고 속히 의료기관을 방문하도록 교육한다.
  ㉢ 피임약을 구입하려고 방문할 때마다 사용자로부터 명백하고 요약된 정보를 수집해 놓는다.

> **TIP**

호르몬의 작용기전
㉠ 에스트로겐의 피임 작용기전
• 배란억제: 에스트로겐이 시상하부와 뇌하수체, 난포자극호르몬과 황체화호르몬을 억제함으로써 배란이 억제된다. 에스트로겐의 함유량이 50mcg 또는 그 이하인 복합체일 때 배란억제효과는 90~98%이며 프로게스테론의 강한 피임효과 때문에 피임효과는 100%에 가깝게 된다.
• 착상억제: 수정된 난자는 고농도의 에스트로겐에 의해 착상이 억제된다. 왜냐하면 수정에서 착상까지 기간이 6~7일이 걸리는데, 성교 후에 고농도의 에스트로겐이 주어지면 자궁의 progestation을 방해하고 정상적 분비기전을 변화시키며 밀집된 세포질 부위에 심한 부종을 일으키기 때문이다.
• 난자수송의 가속화: 동물실험에서 에스트로겐이 난자수송을 가속화하는 것으로 나타났다. 그러나 이러한 가속화가 에스트로겐 피임에 유의한 기전은 아니라고 주장하는 학자도 있다.
• 황체의 퇴행: 성교 후에 주어진 고농도의 에스트로겐은 황체를 파괴하여 혈중 내 프로게스테론의 농도를 감소시킴으로서 정상적인 착상과 태반부착을 방지한다.
㉡ 프로게스테론의 피임 작용기전
• 저항성 경관 점액 형성: 프로게스틴 사용 후 자궁경관의 점액의 변화가 나타나는데 정자의 이동을 방해하고 정자가 경관 점액을 통과하는 능력을 감소시킨다. 점액의 특성은 양이 적고 탁하며 세포모양으로 fernning과 spinnbarkeit를 감소시킨다.

- 정자의 가수분해효소 활성화 : 정자가 난자를 둘러싼 막을 침투하기 위해 필요한 가수분해효소는 난관과 자궁에서 활성화되어 원형질막의 안정성을 떨어뜨려 장자의 표면을 변화시킨다. 그러나 이러한 활성화는 프로게스테론이 우세한 조건하에서는 억제된다.
- 난자수송의 약화 : 수송 전에 투여된 프로게스틴은 난자수송을 약화시킨다. 프로게스틴이 함유된 피임제를 사용한 경우, 이러한 난자수송의 약화로 인하여 자궁 외 착상의 빈도가 높게 된다.
- 착상억제 : 배란 전에 프로게스틴을 투여하면 착상이 억제된다. 프로게스틴을 사용하면 난포자극호르몬과 황체호르몬의 최고점에 변화를 일으켜 심지어 배란이 일어날 때 황체에 의해 프로게스틴 생성이 감소되어 착상이 억제된다. 프로게스틴을 장기간 투여하면 위촉성 자궁내막으로 변하게 된다.
- 배란억제 : 배란은 시상하부 - 뇌하수체 - 난소 기능에의 미세한 장애와 프로게스틴에 의해 생성된 난포자극호르몬과 황체호르몬의 중간 주기의 수정에 의해 억제된다.

(2) 자궁 내 장치(IUD)

① 작용

㉠ 자궁 내 장치는 배낭포의 용해 또는 국소적 이물 염증성 반응을 일으킨다.

㉡ 착상을 억제하는 프로스타글란딘의 국소적 생성을 증가시킨다.

㉢ 자궁 내 장치에 감긴 구리는 아연이온과 경쟁한다. 아연은 carbonic anhydrase와 alkakine phosphatase 활동을 억제하며, 구리는 에스트로겐 흡수를 방해하여 에스트로겐의 자궁내막에 대한 세포 내 효과를 억제한다.

㉣ 착상을 방해하는 프로게스틴이 함유된 자궁 내 장치는 자궁내막증과 분비의 성숙과정을 방해한다.

㉤ 자궁내막에 착상된 배낭포를 기계적으로 추출한다.

㉥ 난관 내에 있는 난자의 운동성을 증가시킨다.

㉦ 정자의 자궁강 내 통과를 방해한다.

② 크기와 강도

㉠ 크기가 작을수록 출혈·통증 등의 부작용이 줄어들고, 반면 임신과 배출가능성이 높아진다.

㉡ 강도가 높을수록 배출가능성이 낮고 통증과 출혈가능성이 높아진다.

③ 부작용

㉠ 주요 부작용
- 자궁의 감염가능성이 있다.
- 자궁 외 임신율이 증가할 수 있다.
- 골반염증성 질환으로 인한 반흔으로 불임의 원인이 된다.

㉡ 경미한 부작용
- 자연배출의 가능성이 있다.
- 경구용 피임약에 비해 월경 시 동통과 경련, 출혈이 심하다.
- 질분비물이 증가한다.
- 월경주기 사이에 반점 형성 또는 착색이 있고 월경 동안에 월경량이 증가하고 기간이 연장될 수 있다.

④ 장·단점
  ㉠ 장점
    • 효과가 경구피임약 다음으로 좋고 국가적인 가족계획사업과 같은 대규모의 사업에 적절하다.
    • 한번 삽입하면 반영구적이며, 성생활과 사용이 무관하고 비용이 적게 든다.
  ㉡ 단점 : 국소적인 부작용과 가끔 장기의 감염이나 자궁천공의 우려가 있다.

⑤ 금기대상자 … 임신 중인 자, 생식기 암에 걸린 자, 성병 기왕력이 있는 자, 난관에 감염 또는 재발위험이 있는 자, 원인 모르는 질 출혈이 있는 자, 자궁 선천성 기형자, 심한 빈혈자, 선천성 심장질환자의 경우에는 사용을 금한다.

(3) 콘돔

① **사용방법** … 임시피임법 중 유일하게 남성이 사용하는 피임기구로 현재 사용되는 것은 고무제품으로 1회 사용한다. 남자의 음경에 씌워 정자가 질 내에 사정되는 것을 방지하는 방법이다.

② **효과** … 콘돔은 발기된 음경에 꼭 맞아서 사정액 통과를 막는 역할을 한다. 콘돔의 피임효율은 매 성교시마다 사용법을 잘 지킬 경우 평균 96% 정도로 매우 높은 편이다.

③ **금기대상자** … 콘돔 고무에 알레르기 질환이 있거나 콘돔 사용 시 발기가 유지되지 않는 자는 사용할 수 없다.

④ 장·단점
  ㉠ 장점
    • 경제적 피임방법이다.
    • 성교로 전염되는 전염병의 예방이 가능하다.
    • 경관암을 예방할 수 있다.
    • 쉽게 구입이 가능하다.
    • 부작용이 없다.
    • 성교자체나 체위에 관계없이 사용가능하다.
  ㉡ 단점
    • 성감을 해치는 경우가 있다.
    • 질에 남아있을 수 있다.
    • 장기 사용할 때 외상으로 인한 질염을 일으킬 가능성이 있다.

(4) 자연출산 조절법

① **기초체온법** … 건강인이 잠을 깨었을 때의 안전상태에서 잰 체온을 기초체온이라 한다. 배란 직후 24~72시간은 눈에 띄게 체온이 상승하므로 배란기를 파악하여 임신을 방지할 수 있으며, 기초체온을 3~4개월 기록하여 배란기를 파악할 수도 있다.

② **점액법** … 수태기간을 파악하는데 자궁경관에서 배출되는 점액을 확인함으로써 배란기를 알 수 있다. 배란기의 점분은 염분성분이 적고 에스트로겐의 농도가 높으므로 계란 흰자와 같은 색깔과 점성을 나타낸다. 기초체온법을 병행 실시하면 안전하다.

③ **월경력 이용법**

　㉠ **가정**
- 배란은 차기 월경일 전 14일(±2일)에 생긴다.
- 정자는 2 ~ 3일간의 생명력이 있다.
- 난자는 24시간 생존이 가능하다.

　㉡ **방법**
- 출혈이 시작된 첫 날부터 기록하여 월경력 중 가장 주기가 짧은 기간에서 18일을 빼고 긴 기간에서 11일을 뺀 날짜를 계산한다.
- 이 기간이 월경시작일 후에 수태가능기간이므로 이 기간에 피임법을 택하거나 성관계를 피한다.

　㉢ **기타**
- 월경주기에 대한 기록이 되어 있는 달력이 필요하다.
- 매 월경기간은 적어도 최근 8개월 ~ 1년까지의 월경력을 파악해야 한다.

(5) 살정제

① **개념**

　㉠ 정자의 운동성을 약화시키거나 정자가 경관에 들어가기 전 죽이는 약품이다.

　㉡ 성교 5 ~ 10분 전에 질 안에 넣고 성교 이후 6 ~ 8시간 후에 질세척을 해야 하며 더 일찍 하는 경우에는 효과가 없다.

　㉢ 콘돔이나 다이아프램을 겸해서 사용하면 좋다.

② **금기대상자** … 살정제 발포, 젤리, 크림에 알레르기가 있는 자나 발포제를 사용할 수 없는 신체적 불구자는 사용할 수 없다.

③ **부작용**

　㉠ 알레르기가 일어날 수 있다.

　㉡ 좌약이 녹지 않거나 발포제의 발포가 제대로 안 되는 경우 피임에 실패한다.

(6) 다이아프램, 경관캡

① **기전** … 성교 전에 검지와 엄지를 사용하여 질내에 삽입하여 경관을 씌워 정자가 경관으로 들어가지 못하게 하는 방법이다. 피임효과를 높이기 위해 살정제 크림, 젤리를 발라 사용한다.

② **효과** … 100명이 1년간 사용한 경우 임신율은 2 ~ 17명이다.

③ **금기대상자** … 고무살정제에 알레르기가 있는 자나 반복적 요도감염이 있는 자는 사용할 수 없으며, 크기를 정할 의사가 없거나 정확히 지시를 받을 시간이 없을 때나 사용자가 사용불능일 때에도 불가능하다.

④ **부작용**

    ㉠ 너무 오래 삽입된 상태에서 악취가 난다

    ㉡ monilia vaginitis에 감염될 우려가 있다.

    ㉢ 방광염에 걸릴 수 있다.

    ㉣ 살정제로 인한 자극이 있다.

    ㉤ 고무나 살정제에 알레르기 반응을 일으킬 수 있다.

⑤ **장 · 단점**

    ㉠ 장점

      • 월경기간 중에도 사용이 가능하다.

      • 성병의 전파를 예방할 수 있다.

      • 부작용이 없고 피임효과가 좋다.

    ㉡ 단점

      • 비용이 비싸다.

      • 여성의 생식구조의 이해가 필요하다.

      • 사용 전 골반계측을 받아 크기를 정해야 한다.

> **TIP**
>
> 피임법의 조건
> ㉠ 피임효과가 확실하여야 한다.
> ㉡ 성감에 해를 주지 않아야 한다.
> ㉢ 피임효과가 일시적이어야 한다.
> ㉣ 피임방법이 용이해야 한다.
> ㉤ 비용이 적게 들어야 한다.
> ㉥ 무해하여야 한다.

② 영구적 피임방법

(1) 남성불임술(정관절제술)

① **개념** … 정자의 통로인 정관을 막아 고환에서 계속 만들어지는 정자가 배출하지 못하게 하는 수술로서 성생활에 아무런 지장이 없다.

② 장·단점

    ㉠ 장점

        • 피임효과가 정확하다.

        • 수술이 간단하고 복원이 가능하다.

        • 국소마취로 하는 간단한 수술이기 때문에 작은 시설의 병, 의원, 외래에서도 시술가능하다.

    ㉡ 단점

        • 터울조절에 활용이 불가하다.

        • 자연복원으로 인한 임신가능성이 있다.

③ 부작용

    ㉠ 동통과 음낭의 혈반, 혈류, 감염, 충만성 고환염, 후발성 정관절제술 증후군 등이 나타날 수 있다.

    ㉡ 피임효과는 정확하나 1% 미만의 실패가 있다.

④ 기타

    ㉠ 격한 운동은 2 ~ 3일간 피하도록 한다.

    ㉡ 시술 후 성관계는 5 ~ 7일 후에 시작한다.

    ㉢ 정관절제술 후 6회까지는 정액 속에 임신시킬 수 있는 정자가 나오므로 12회까지는 피임을 해야 한다.

    ㉣ 항생제 복용은 수술 후 3일간 계속한다.

    ㉤ 음낭 고정은 수술 후 1주일간 지지대 같은 거고대로 거상·고정한다.

(2) 여성불임술(복강경불임술)

① 개념 … 난자의 통로인 난관의 조작으로 정자와 난자의 수정을 방지하는 피임법이다. 현재 복강경난관불임술이 가장 많이 사용되고 있으나 질식방법, 자궁경부를 통하는 방법 등도 있다.

② 장·단점

    ㉠ 장점

        • 수술이 간단하여 외래로 할 수 있고 반흔이 남지 않는다.

        • 실패율이 낮고 회복이 빠르다.

    ㉡ 단점 : 고가의 장비가 필요하다.

③ 금기대상자 … 비만자, 탈장이 있는 자, 급성 또는 만성 골반 내 염증이 있는 자, 기왕의 개복술에 의한 광범위한 복부 반흔이 있는 자, 골반 및 장 유착이 의심되는 자는 사용할 수 없다.

④ 기타

    ㉠ 수술 후 2 ~ 3시간에 귀가할 수 있고 항생제가 필요없다.

    ㉡ 2 ~ 3일 후부터 샤워, 성교, 가사 등이 가능하다.

    ㉢ 수술 후 1주일 이후에 추후진찰이 필요하다.

최근 기출문제 분석

2020. 6. 13. 제1회 지방직 시행

1 부양비에 대한 설명으로 옳은 것은?

① 유년부양비는 생산인구에 대한 0~14세 유년인구의 백분비이다.

② 노년부양비 15%는 전체 인구 100명당 15명의 노인을 부양하고 있음을 의미한다.

③ 부양비는 경제활동인구에 대한 비경제활동인구의 백분비이다.

④ 비생산인구수가 동일할 때 생산인구수가 증가할수록 부양비가 증가한다.

> **TIP** ② 노년부양비 15%는 생산인구 100명당 15명의 노인을 부양하고 있음을 의미한다.
> ③ 부양비는 생산인구에 대한 비생산인구의 백분비이다.
> ④ 비생산인구수가 동일할 때 생산인구수가 증가할수록 부양비는 감소한다.

Answer 1.①

2 〈보기〉와 같은 인구 구조를 가진 지역사회의 2020년 6월 13일 현재 인구 구조를 나타내는 지표 값으로 가장 옳은 것은?

보기

〈단위 : 명〉

연령(세)	남	여	계
0-14	700	900	1600
15-64	1600	1600	3200
65 이상	700	700	1400
계	3000	3200	6200

– 2020년 6월 13일 현재

① 유년부양비는 (1600/6200)×100이다.

② 노년부양비는 (1400/1600)×100이다.

③ 2차 성비는 (3200/3000)×100이다.

④ 3차 성비는 (3000/3200)×100이다.

TIP ④ 3차 성비는 현재 인구의 성비이다. 성비 $= \dfrac{\text{남자수}}{\text{여자수}} \times 100$

① 유년부양비 $= \dfrac{0 \sim 14\text{세 인구수}}{15 \sim 64\text{세 인구수}} \times 100$

② 노년부양비 $= \dfrac{65\text{세 이상 인구수}}{15 \sim 64\text{세 인구수}} \times 100$

③ 2차 성비는 출생 시의 성비이다.

Answer 2.④

3 〈보기〉와 같은 연령별 내국인 인구를 가진 지역사회의 인구구조에 대한 설명으로 가장 옳은 것은?

연령(세)	인원(명)
〈보기〉	
0~14	200
15~24	200
25~34	150
35~44	200
45~54	250
55~64	200
65~74	150
75세 이상	150
계	1,500

① 고령사회이다.

② 노년부양비는 50.0%이다.

③ 노령화지수는 150.0%이다.

④ 유년부양비는 50.0%이다.

> **TIP** ③ 노령화지수 $= \dfrac{\text{고령(65세 이상) 인구}}{\text{유소년(14세 이하) 인구}} \times 100 = \dfrac{300}{200} \times 100 = 150\%$
>
> ① 유엔은 고령인구 비율이 7%를 넘으면 고령화사회, 14%를 넘으면 고령사회, 20% 이상이면 초고령사회로 분류한다.
>
> 해당 지역사회는 고령인구가 전체인구의 $\dfrac{300}{1,500} \times 100 = 20\%$로 초고령사회이다.
>
> ② 노년부양비 $= \dfrac{\text{고령(65세 이상) 인구}}{\text{생산가능인구(15~64세)}} \times 100 = \dfrac{300}{1,000} \times 100 = 30\%$
>
> ④ 유년부양비 $= \dfrac{\text{유년층(0~14세) 인구}}{\text{생산가능인구(15~64세)}} \times 100 = \dfrac{200}{1,000} \times 100 = 20\%$

Answer 3.③

4 사망 관련 통계지표에 대한 설명으로 옳은 것은?

① 비례사망지수는 특정 연도 전체 사망자 중 특정 원인으로 인한 사망자 비율을 산출하는 지표이다.

② α -index는 특정 연도의 신생아 사망수를 영아 사망수로 나눈 값으로 신생아 건강관리사업의 기초자료로 유용하다.

③ 치명률은 어떤 질병이 생명에 영향을 주는 위험도를 보여주는 지표로 일정 기간 동안 특정 질병에 이환된 자 중 그 질병에 의해 사망한 자를 비율로 나타낸 것이다.

④ 모성사망비는 해당 연도에 사망한 총 여성 수 중 같은 해 임신·분만·산욕 합병증으로 사망한 모성수 비율을 산출하는 지표이다.

> **TIP** ① 비례사망지수(PMI, Proportional Mortality indicator)는 연간 총 사망수에 대한 50세 이상의 사망자수를 퍼센트(%)로 표시한 지수이다.
> ② α -index는 생후 1년 미만의 사망 수(영아사망 수)를 생후 28일 미만의 사망 수(신생아사망 수)로 나눈 값이다. α -index의 값이 1에 가까울수록 유아사망의 원인이 선천적인 것이므로 그 지역의 보건의료수준이 높은 것을 의미한다. 값이 클수록 신생아기 이후의 영아사망이 크기 때문에 영아 사망에 대한 예방 대책이 필요하다.
> ④ 모성사망비는 해당 연도의 출생아 수에 대하여 동일 연도 임신기간 동안 사망한 여성 전체수를 나타낸 값이다. 모성사망률은 해당 연도의 가임기 여성 수에 대하여 동일 연도 임신기간 동안 사망한 여성 전체수를 나타낸 값이다.

Answer   4.③

5 **다음의 인구 현황 표에 따라 산출한 지표에 대한 설명으로 옳은 것은?**

구분(세)	인구 수(명)
0 ~ 14	200
15 ~ 49	300
50 ~ 64	200
65 ~ 74	200
75 이상	100
계	1,000

① 노령화 지수는 30으로 유년인구 100명에 대해 노년인구가 30명임을 뜻한다.

② 노인인구 구성 비율은 20%로 총인구 100명에 대해 노인인구가 20명임을 뜻한다.

③ 노년부양비는 60으로 생산가능인구 100명이 노년인구 60명을 부양한다는 뜻이다.

④ 유년부양비는 20으로 생산가능인구 100명이 유년인구 20명을 부양한다는 뜻이다.

> **TIP** ③ 노년부양비 $= \dfrac{65세 \ 이상 \ 인구수}{15\sim64세 \ 인구수} \times 100 = \dfrac{300}{500} \times 100 = 60$으로 생산가능인구 100명이 노년인구 60명을 부양한다는
> 뜻이다.
>
> ① 노령화 지수 $= \dfrac{65세 \ 이상 \ 인구수}{0\sim14세 \ 인구수} \times 100 = \dfrac{300}{200} \times 100 = 150$으로 유년인구 100명에 대해 노년인구가 150명임을 뜻
> 한다.
>
> ② 노인인구 구성 비율 $= \dfrac{65세 \ 이상 \ 인구수}{전체 \ 인구} \times 100 = \dfrac{300}{1,000} \times 100 = 30\%$로 총인구 100명에 대해 노인인구가 30명임
> 을 뜻한다. → 초고령 사회
>
> ④ 유년부양비는 $= \dfrac{0\sim14세 \ 인구수}{15\sim64세 \ 인구수} \times 100 = \dfrac{200}{500} \times 100 = 40$으로 생산가능인구 100명이 유년인구 40명을 부양한다는
> 뜻이다.

Answer 5.③

2017. 12. 16 지방직 추가선발 시행

6 다음 글에서 설명하는 지표는?

> • 한 여성이 현재의 출산력이 계속된다는 가정 하에서 가임 기간 동안 몇 명의 여자 아이를 출산하는가를 나타낸 값이다.
> • 단, 태어난 여자 아이가 가임 연령에 도달할 때까지의 생존율은 고려하지 않는다.

① 합계출산율 　　　　　② 총재생산율

③ 순재생산율 　　　　　④ 유배우출산율

　　TIP 제시된 내용은 총재생산율에 대한 설명이다.

2015. 6. 27 제1회 지방직 시행

7 건강 지표에 대한 설명으로 옳은 것은?

① 한명의 가임기 여성이 일생동안 모두 몇 명의 아이를 낳는가를 나타내는 지수를 일반 출산율이라고 한다.

② 지역사회의 건강수준을 평가할 수 있는 지표로는 영아사망률, 질병 이환율, 기대위험도가 있다.

③ 비례사망지수가 높다는 것은 건강수준이 낮음을 말한다.

④ 선진국의 경우 영아사망의 $\frac{2}{3}$ 정도가 신생아기에 발생하며, 개발도상국에서는 신생아기 이후에 더 발생한다.

　　TIP ① 일생동안이 아닌 일년동안이다.
　　　　 ② 영아 사망률만 해당된다.
　　　　 ③ 건강수준이 높음을 말한다.

Answer　6.②　7.④

출제 예상 문제

1 다음 중 노인부양비가 늘어나는 인구구조모형은?

① 종형

② 피라미드형

③ 별형

④ 호로형

TIP ④ 농촌형으로, 청장년층의 유출에 의한 출산력 저하로 유년층의 비율이 낮아 노인부양비가 늘어난다.

2 다음 중 감퇴기의 인구구조모형은?

① 피라미드형

② 별형

③ 종형

④ 항아리형

TIP 항아리형 … 인구가 감소하는 유형(감퇴형)이다.

3 우리나라 인구구조를 조사한 결과 0 ~ 14세의 인구가 50세 이상 인구의 두배가 되지 못했을 경우 이것의 의미는 무엇인가?

① 출생률은 낮고 사망률은 높다.

② 생산활동의 인구가 높다.

③ 출생률, 사망률이 모두 낮아 인구가 감소 중이다.

④ 출생률도 높고 사망률도 높다.

TIP 항아리형
ⓐ 인구가 감소하는 유형(감퇴형)이다.
ⓑ 0 ~ 14세 인구가 50세 이상 인구의 2배가 못 된다.
ⓒ 출생률이 사망률보다 낮다.
ⓓ 저출생률, 저사망률이 나타난다.
ⓔ 산업사회로 진행되면서 많이 나타난다.

Answer 1.④ 2.④ 3.③

4 다음 중 인구구조모형에서 별형의 의미로 옳지 않은 것은?

① 도시형이다.

② 15 ~ 49세가 전체의 50% 이상이다.

③ 유입형이다.

④ 발전형이다.

TIP ④ 피라미드형이다.

※ 별형

　㉠ 도시형(유입형)이다.

　㉡ 15 ~ 49세의 인구비율은 전체의 50% 이상을 차지한다.

　㉢ 생산연령 인구비율이 높다.

5 다음 중 고령화 사회의 기준으로 옳은 것은?

① 노년부양비　　　　　　　　　② 노령화 지수

③ 노인사망률　　　　　　　　　④ 노인인구 구성비

TIP 고령화 사회 … 총 인구 중에서 65세의 인구가 총 인구의 7% 이상인 사회를 말한다.

6 성비에 대한 내용으로 옳은 것은?

① 남자 100명에 대한 인구이다.

② 1차는 태아의 성비이다.

③ 2차는 현재의 성비이다.

④ 1, 2차 성비는 여자가 많다.

TIP 성비

　㉠ 남성 성비 : 보통 여자 100명에 대한 남자의 수를 말한다.

　㉡ 1차 성비 : 태아의 성비를 나타내는 것으로 항상 남자가 여자보다 많다.

　㉢ 2차 성비 : 출생시 성비로 1차 성비와 마찬가지로 항상 남자가 많다.

　㉣ 3차 성비 : 현재 인구의 성비를 나타낸다.

7 노인인구 증가에 따른 사회 경제적 특성으로 옳지 않은 것은?

① 노년 부양비가 증가한다.
② 우리나라 노인인구가 2010년에는 감소할 것이다.
③ 노령화 지수는 점차 가속화되고 있다.
④ 부양비는 농촌보다 도시에서 더 낮다.

TIP ② 우리나라의 노인인구는 지속적으로 증가할 것이라고 예상된다.

8 인구구조에 가장 큰 영향을 미치는 요소로 옳은 것은?

① 유병률
② 사망률
③ 인구유출
④ 출산율

TIP 우리나라에서 인구구조에 가장 큰 영향을 미치는 요소는 출산율이다.

9 한 국가의 인구구조에 영향을 미치는 요소로만 묶인 것은?

㉠ 출생	㉡ 사망
㉢ 혼인	㉣ 이혼
㉤ 이민	㉥ 인구유입

① ㉠㉡㉢
② ㉠㉡㉤㉥
③ ㉢㉣㉤㉥
④ ㉢㉣㉥

TIP 출생, 사망, 이민, 인구유입 등은 인구구조에 영향을 미친다.

Answer 7.② 8.④ 9.②

10 14세 이하의 인구가 50세 이상 인구의 2배와 같다면 이 인구의 가까운 장래는?

① 인구가 증가한다.　　　　　　　② 인구가 감소한다.

③ 인구가 정지된다.　　　　　　　④ 피라미드형 인구구조가 된다.

TIP 14세 이하의 인구가 50세 이상 인구의 2배와 같은 경우는 인구구조모형 중 종형을 나타낸다. 종형은 출생률과 사망률이 모두 낮은 선진국형이다.

11 다음 중 성비의 정의로 옳은 것은?

① 여성수 100에 대한 남성의 수를 말한다.

② 남자의 수를 전체 인구수로 나눈 것과 여자의 수를 전체 인구수로 나눈 것이다.

③ 연령, 인종, 사회계통에 의하여 분류, 기록되어 학교에 보고된 학교인구의 남자의 수이다.

④ 연령, 인종, 사회계층에 의하여 분류된 인구에 있어서의 여자의 수이다.

TIP 성비는 남녀 인구의 균형상태를 나타내는 지수로서, 보통 여자 100명에 대한 남자의 수로서 나타낸다.

12 다음 중 인구의 성별구성의 척도로 가장 많이 사용되는 것은?

① 사망률

② 성비

③ 출생률

④ 인구구조

TIP 인구의 성별구성를 명확하게 표현하는 척도로 가장 많이 사용되는 것이 성비(sex ratio)이다.

Answer　10.③　11.①　12.②

13 다음 중 맬더스의 인구원론과 관련이 없는 것은?

① 인구는 피임으로 억제하여 제한시킨다.

② 인구는 생존자료의 증가에 따라 증가한다.

③ 인구는 반드시 생존자료에 의해서 제한된다.

④ 인구는 죄악과 빈곤에 의해서 억제된다.

TIP 맬더스의 인구원론에는 피임은 언급되지 않는다.

14 성비의 구성 중 제2차 성비란?

① 태아 성비   ② 출생시 성비

③ 현존 성비   ④ 사망시 성비

TIP 성비의 종류
ⓐ 1차 성비 : 태아의 성비를 나타낸다.
ⓑ 2차 성비 : 출생시의 성비를 나타낸다.
ⓒ 3차 성비 : 현재 인구의 성비이다.

15 자궁 내 장치의 금기사항에 해당하지 않는 것은?

① 심한 빈혈증   ② 혈전성 정맥염

③ 선천성 기형   ④ 임신 중

TIP ② 경구피임약의 절대적 금기사항에 해당한다.

Answer 13.① 14.② 15.②

16 경구피임약 복용 후의 부작용으로 옳지 않은 것은?

① 골반 내 염증　　　　　　　　② 오심

③ 유방압통　　　　　　　　　　④ 체중증가

TIP ① 경구피임약의 장기간(적어도 2년 이상) 복용시 염증성 질환의 예방효과가 있다.

17 가족계획의 필요성으로 옳지 않은 것은?

① 모자보건　　　　　　　　　　② 경제생활수준의 후퇴

③ 윤리 · 도덕적 측면　　　　　　④ 여성해방

TIP 가족계획은 모자보건, 여성해방, 경제생활수준의 향상과 개선, 윤리 및 도덕적 측면에서 필요하다.

18 경구피임약의 복용방법으로 알맞은 것은?

① 임신 중　　　　　　　　　　② 월경 시작 후 3일 째

③ 월경 시작 후 5일째　　　　　④ 월경 시작 후 7일 째

TIP 경구피임약은 월경 시작 후 5일째부터 복용한다.

19 결혼한 부부의 불임원인 중 남성측 요인은 40%에 해당된다. 그 요인에 해당하지 않는 것은?

① 임질　　　　　　　　　　　　② 폐결핵

③ 요도질환　　　　　　　　　　④ 정낭선의 감염

TIP 남성측 불임원인 … 임질, 요도질환, 정낭선의 이상, 정자수 감소 등이 있다.

Answer　16.① 17.② 18.③ 19.②

20 가족계획의 지도내용에 속하지 않는 것은?

① 불임교정   ② 초산시기

③ 출산계절   ④ 임신상태

TIP ④ 임신기에는 모자보건사업에 의해 산전관리를 시행한다.

21 인구정책 중에서 인구조정을 위한 출산조절에 해당되는 것은?

① 이민사업   ② 인구분산정책

③ 가족계획사업   ④ 식량정책

TIP 가족계획사업 … 개인적으로는 부부가 그들의 자녀에 대한 출산계획, 즉 출산시기, 간격, 자녀수를 결정하여 가족건강을 향상하고 자 함이고, 정책적으로는 인위적으로 인구조정을 위한 사업으로 시행된다.

22 자궁 내 장치가 가장 빠지기 쉬운 때는?

① 과도한 운동 중   ② 월경 중

③ 월경 직후 2 ~ 3일간   ④ 월경 직전 2 ~ 3일간

TIP 월경 중 월경혈과 함께 배출되는 경우가 있다.

23 피임방법 중 가장 효과가 확실한 것은?

① 경구피임약   ② 살정제

③ 주기이용법   ④ 자궁 내 장치

TIP 피임법 중 가장 효과가 확실한 것은 복합경구용 피임약이고 그 다음으로는 자궁 내 장치이다.

Answer   20.④   21.③   22.②   23.①

24 자궁 내 장치의 중요한 피임원리는?

① 착상방지   ② 수정방지

③ 살정작용   ④ 사정된 정자의 질내 진입 방해

TIP 자궁 내 장치는 자궁 내 환경을 변화시켜 수정란이 자궁 내에 착상하지 못하도록 한다.

25 가족계획사업의 성과 여부를 판단하는 데 효과적으로 쓰이는 통계는?

① 재생산율   ② 인구증가율

③ 조출생률   ④ 연령별 특수사망률

TIP 조출생률 $= \dfrac{연간\ 총\ 출생아수}{연\ 중앙인구} \times 1,000$으로 나타내며, 연간 총 출생아의 수로 가족계획사업의 성공 여부를 확인할 수 있다.

26 다음 중 자궁 내 장치 삽입의 적절한 시기로 옳은 것은?

① 분만 후 2 ~ 4주   ② 분만 후 6 ~ 8주

③ 분만 후 8 ~ 10주   ④ 분만 후 10 ~ 15주

TIP 자궁 내 장치(IUD)는 분만 후 6 ~ 8주 사이에 삽입하는 것이 좋다.

27 자궁 내 장치(IUD) 삽입 금기사항 중 가장 문제시되는 것은?

① 두통

② 골반염증성 질환의 발병

③ 질염 및 방광염

④ 월경과다증

TIP 자궁 내 장치를 삽입함으로 인해 하복부 통증과 골반 내 감염, 심하면 자궁천공의 위험이 문제시되고 있다.

28 경구피임약제가 갖는 부작용 중에서 가장 위험하다고 지적되는 것은?

① 고혈압

② 색전증

③ 당뇨병

④ 암

TIP 경구피임약은 유방질환을 감소시키고 류마티스 관절염을 경감시키는 장점이 있으나, 고혈압의 위험이 높아서 사용에 주의하여야 한다.

29 다음 중 콘돔 사용시의 주의점으로 옳지 않은 것은?

① 건조한 장소에 보관한다.

② 정액받이 부분의 공기를 빼고 삽입한다.

③ 열·햇빛에 강하므로 보관상 주의를 요하지 않는다.

④ 보존기간을 확인한다.

TIP ③ 콘돔은 유일한 남자가 사용하는 피임법으로 햇빛과 열에 변형·파손위험이 있으므로 보관상 주의한다.

02 가족과 가족간호

01 가족

❶ 가족의 개념과 특징

(1) 가족의 개념

① **전통적 의미** … 전통적 혼인관계로 맺어진 남녀, 즉 부부와 그들 사이에서 출생한 자녀 또는 양자로 이루어진 혈연집단을 말한다.

② **현대적 의미** … 함께 기거하면서 한 집단으로서의 특별한 정서적 지원을 할 수 있는 개인들의 집합체로 혈연관계를 넘어선 인간관계를 포괄한다.

> **TIP**
> 취약가족의 종류
> ㉠ 구조적 취약: 한부모 가족, 이혼 가족, 별거 가족, 독거노인 가족 등
> ㉡ 기능적 취약: 저소득 가족, 실직자 가족, 만성 및 말기 질환자 가족 등
> ㉢ 상호작용 취약: 학대 부모 가족, 비행 청소년 가족, 알코올·약물 중독 가족 등
> ㉣ 발달단계 취약: 미숙아 가족 등

(2) 가족의 특징과 기능

① **특징**

㉠ **시간과 장소에 따라 변화**: 농업사회에서 현대산업사회로의 변화에 따라 확대가족에서 핵가족 형태로 가족의 구조가 변화하는 등 가족의 구조와 기능은 사회적·경제적·지리적 조건에 따라 변화한다.

㉡ **가족 고유의 가치관, 행동양상, 생활방식을 개발**: 특별한 정서적 관계를 가진 개인의 집단인 가족 고유의 생활양식, 태도, 행동양상, 의사소통방법, 역할의 분담방법 등을 가지고 있어서 다른 가족과 구분된다.

㉢ **집단으로 작용**: 가족들이 문제나 위기에 직면할 때 가족은 집단으로서 대처방법을 갖게 된다.

ㄹ **개인 구성원들의 욕구를 충족** : 가족 개인의 성장발달에 따른 욕구가 충족될 때 집단으로서의 가족은 발달한다.

ㅁ **지역사회와 상호작용** : 지역사회에 속하면서 지역사회와 유기적 관계를 가진다.

ㅂ **성장·발달의 과정** : 가족은 결혼과 더불어 태어나 자녀의 탄생과 함께 성장·발달한다.

② 기능

ㄱ **신체적 기능** : 의·식·주를 제공하며 자녀의 출산과 위험으로부터 보호하고 질병을 예방하며 건강을 유지하도록 한다.

ㄴ **정서적 기능** : 가족은 가족 구성원에게 사랑, 격려, 지지 등 정서적 안정과 휴식을 제공하고 정신적인 건강한 생활을 유지시킨다.

ㄷ **사회적 기능** : 개인의 주체성, 사회적 역할, 성적 역할, 사회적 책임감 등 인격형성에 중요한 역할을 한다.

ㄹ **성적 기능** : 성인 남녀의 기본적인 성적 만족을 충족시킨다.

ㅁ **생산적 기능** : 충족된 부부관계에 의해 자녀 생산으로 사회를 유지하고 존속시키는 역할을 한다. 생식기능은 가족만이 갖는 유일한 기능이다.

ㅂ **교육적 기능** : 가치관, 태도 등이 형성되어 세대간의 문화가 계승되고 자녀를 사회화시킨다.

ㅅ **경제적 기능** : 가족 구성원의 노동을 제공하여 의·식·주와 건강관리를 할 수 있는 경제적인 보장을 확보한다. 가족은 경제단위의 기본을 이룬다.

② 가족이해의 이론적 배경

(1) 체계이론적 접근

① 내용

ㄱ 개인보다는 가족 전체를 체계로서 접근할 수 있어서 가족건강, 지역사회의 접근 및 건강전달에 접근하는 다양한 분야에도 많이 활용된다.

ㄴ 내부 상호작용의 결과와 외부체계와의 관련에 중점을 두는 접근법이다.

ㄷ 가족 구성원들간의 상호작용, 가족 내 하부체계간의 관계, 외부 환경체제와의 교류에 의한 균형, 즉 항상성을 유지하는 것이 체계의 목적을 달성하는 것이다.

② 가정

ㄱ 가족은 그 자체가 하부체계들로서 구성되어 있는 계층적 구조로 더 큰 상위체계의 일부인 하나의 체계이다.

ㄴ 가족체계는 각 부분들의 역동적인 상호작용으로 통합된 전체로서 기능하며, 그 부분의 합보다 크고 합과는 다르다.

ⓒ 가족체계 일부분에 받은 영향은 다른 부분에 영향을 주며, 또한 전체 체계에 영향을 주고 체계 전체의 변화는 체계를 구성하는 부분에 영향을 끼친다.

ⓔ 가족체계는 외부체계와의 지속적인 상호작용과 교류를 통하여 변화와 안정간의 균형을 잡는다.

ⓜ 가족체계는 지역사회와는 구별되는 특징적 성격이다.

ⓗ 서로 다른 가족체계에도 구조적인 동질성이 있다.

ⓢ 가족체계 안에 있는 양상은 선형적이 아니라 원형적이다.

③ 한계와 단점

ⓐ 다양한 이론들이 있지만 이론의 많은 개념들을 조직화하기 힘들다.

ⓑ 개념들 중 일부분은 일상적인 용어와 일치하지 않는다.

ⓒ 체계로서 가족에 대한 측정변수들이 구체적이지 않고 측정하기 어렵다.

(2) 구조·기능주의적 접근

① 내용

ⓐ 가족은 사회 안에서 다른 체계와 상호작용하는 하나의 사회체계이다.

ⓑ 가족과 학교, 직장, 보건기관 등 사회체제와의 상호작용을 분석하고 가족과 가족의 하부체계(남편과 아내의 관계, 형제관계, 개인 가족들의 개인성격의 체계)의 분석에 초점을 둔다.

ⓒ 가족의 사회적 기능과 사회와 가족 개개인을 위해 가족이 수행하는 기능을 중요시한다.

ⓔ 가족과 다른 사회체계 사이의 관계를 규명한다.

ⓜ 가족과 가족 구성원간의 관계에 관심을 가진다.

ⓗ 사회가 가족에게 무엇을 수행했는가 하는 기능을 검토하는 동시에 가족이 사회와 그 가족의 구성원에게 무엇을 수행하는지에 관심을 가진다.

ⓢ 가족은 외부의 영향을 받고 상호교류하는 개방체계이다.

ⓞ 가족과 가족 구성원들은 변화에 수동적인 구성요소이다.

② 가정

ⓐ 체계는 질서라는 속성, 그리고 각 부분들간의 상호의존이라는 속성을 가진다.

ⓑ 체계는 자기유지를 위한 질서 또는 균형을 지향한다.

ⓒ 체계는 정형적일 수도 있고, 질서 있는 변동과정에 포괄될 수도 있다.

ⓔ 체계의 한 부분의 특성이 다른 부분들이 취할 수 있는 형태의 형성에 영향을 준다.

ⓜ 체계는 그 환경과 경계를 유지한다.

ⓗ 체계는 자기유지 성향을 지닌다.

(3) 성장 · 발달주의적 접근

① 내용
- ㉠ 가족성장주기(family life cycle)를 통해 가족의 발달을 분석하고, 가족과업과 어린이, 부모 그리고 가족의 역할기대와 가족성장주기를 통한 가족의 변화를 조사한다.
- ㉡ 가족형태에 따라 발달단계를 먼저 사정한 후 그 시기의 발달과업을 어느 정도 수행하고 있는가를 사정한다.

② 가정
- ㉠ 가족의 구조는 핵가족이며 결혼에서부터 배우자가 모두 사망할 때까지 존재하며 자녀를 양육하는 가족이다.
- ㉡ 가족 내의 개별적인 행위자에게 기본적인 초점을 두는 것은 가족발달연구를 진작시키기 위해서는 배제되어야 한다. 즉, 가족에 관한 연구에서는 연구의 질문이 하나의 사회체계의 기본단위인 가족을 대상으로 설정되어야 한다.

③ 장점
- ㉠ 가족의 변화를 시간적 차원에서 고찰하는 방법으로, 다른 접근법보다 단순하여 성장 · 발달과정에 따라 예측이 가능하므로 짧은 시간에 사정을 해야 될 경우 또는 많은 가족을 관리해야 하는 보건간호사에게 유용한 접근방법이다.
- ㉡ 개인의 발달수준이 가족발달에 미치는 효과에 대한 연구의 가능성을 제시해주는 혁신적인 접근법이다.
- ㉢ 해석학적 방법론이나 상호작용 분석이 용이하다.
- ㉣ 가족발달에 관련된 여러 변수를 규명하는 데 다변량 분석기법을 이용한 연구도 유용하다.

④ 단점
- ㉠ 학자들에 따라 성장 · 발달기를 분류하는 체계가 다르다.
- ㉡ 기존의 가족발달단계가 핵가족 중심의 분류이기 때문에 확대가족에 적용하기 어렵다.
- ㉢ 우리나라의 가족특성에 맞는 발달과업이 아직 개발되어 있지 않다.

(4) 상징적 상호주의적 접근

① 내용
- ㉠ 가족 구성원 개인간의 관계를 고찰하는 방법으로서, 가족을 서로 상호작용하는 인격체로 보고 접근하는 방식이다.
- ㉡ 개인의 행위는 상호작용을 통해 형성되며, 개인이 다른 사람의 관점을 취함으로써 자신의 행동을 평가하며 그 결과로 대안적 행위를 선택한다.

② 가정

　　㉠ 인간은 인간이 사물에 대해 가지고 있는 의미에 근거하여 행동한다.

　　㉡ 사물에 대한 의미는 인간이 동료들과 관계를 형성하고 있는 사회적 상호작용으로부터 나온다.

　　㉢ 의미는 인간이 접하는 사물들을 처리하는 데 단순히 형성된 의미의 적용이 아니라 해석의 가정을 통해 의미를 사용한다.

　　㉣ 인간은 반응자일 뿐만 아니라 행위자로써 자신에게 반응하는 주위환경을 선택하고 해석한다.

③ 한계

　　㉠ 이론의 개념과 가정간의 일치가 결여되어 있다.

　　㉡ 이론이 과정에 관심이 있는데도 상호주의자들의 연구는 과정의 일부분에 머무르는 경향이 있다.

❸ 가족발달과업

(1) 가족발달과업과 가족성장주기

① **가족발달과업** … 가족생활주기의 발달단계에서 구체적으로 주어진 기본적인 가족의 과업을 말하며, 특정시기에 있는 가족의 안녕과 연속성을 충족시키는 방향을 취한다.

② **가족성장주기**(Family Life Cycle) … 두 남녀가 결혼을 하여 가족이 탄생하고 양 배우자가 사망함으로써 소멸되는 성장발달과정을 말하며, 이 과정은 연속적으로 변화되고 발달하는 역동체계를 말한다.

> **▶TIP**
> 가족생활주기에 따른 발달과업은 가족의 목표와 연관되어 일생을 통하여 가족 구성원의 정신적·사회적 발달을 촉진시킨다. 즉, 가족은 가족 구성원의 발달에 특별히 관련된 책임, 목표 그리고 발달과업을 가지는데, 이 과업은 계속 수정된다. 가족은 그 가족이 처한 생활주기의 단계 내에서 역할수행을 위한 일련의 행동들을 통합하여 발달과업을 효과적으로 성취하여야 한다.

(2) 각 발달단계의 발달과업

가족생활주기단계		특징과제
형성기	신혼기	• 새로운 가정과 부부관계의 기초 확립 • 부모가정과의 협력관계 • 가정의 장기기본계획(교육, 주택, 노후설계) • 가족계획(임신, 출산준비) • 주부의 가사노동 합리화 • 부부와 함께하는 여가 계획 • 가계부 기록
	유아기	• 유아 중심의 생활 설계 • 유치원, 놀이방 활용 계획 • 조부모와의 협력관계 • 가사노동의 능률화와 시간의 합리화 • 자녀의 성장에 대한 가계 설계 • 자녀중심의 교육비와 주택 중심의 장기가계 계획 재검토 • 부부역할의 재조정
확대기	학교교육 전기	• 가족 여가를 위한 지출계획 • 자녀의 교육비와 부부의 교양비 설계 • 자녀 성장에 따른 용돈계획 • 자녀의 공부방 계획 • 자녀 성장에 따른 부부역할 재검토
	학교교육 후기	• 단체활동 참가 • 자녀의 진학과 교육비 계획 • 자녀의 학습 환경 설계 • 수험생 자녀를 위한 의식주 계획 • 자녀의 역할 분담 • 성인교육 참가 계획
축소기	자녀독립기	• 부부관계 재조정 • 부인회 활동 등과 단체활동에의 적극 참가 • 자녀부부와의 역할 기대 관계 조정 • 노부를 위한 가계소득, 지출(저축, 연금, 퇴직금, 재산소득)의 설계 • 유산분배 계획 • 자녀의 취직, 결혼지도
관계 재정립기	노부부기	• 노후생활 설계 • 건강과 취미를 위한 자주적 생활시간 설계 • 사회적 활동 시간 • 성인병 예방, 건강 증진 계획 • 취미, 문화그룹에의 참가 • 노인학교, 노인그룹 참가

중년기 가족	자녀들이 집을 떠난 후~은퇴	• 생리적 노화에 직면한 새로운 흥미의 개발과 참여 • 부부관계의 재확립 • 경제적 풍요 • 출가한 자녀 가족과의 유대관계 유지
노년기 가족	은퇴 후~사망	• 은퇴에 대한 대처 • 건강문제에 대처 • 사회적 지위 및 경제적 감소의 대처 • 배우자 상실, 권위의 이양, 의존과 독립의 진환 • 자신의 죽음 준비, 삶의 통합과 비평

▶**TIP**

Duvall의 가족발달이론

단계		발달과업
제1단계	결혼한 부부 (부부 확립기, 무자녀)	• 가정의 토대 확립하기 • 공유된 재정적 체재 확립하기 • 누가, 언제, 무엇을 할 것인가에 대해 상호적으로 수용 • 가능한 유형 확립하기 • 미래의 부모역할에 대해 준비하기 • 의사소통 유형 및 인간관계의 확대에 대해 준비
제2단계	아이를 기르는 가정 (첫아이 출산~30개월)	• 가사의 책임분담 재조정 및 의사소통의 효율화 • 영아를 포함하는 생활유형에 적응하기 • 경제적 비용 충족시키기
제3단계	학령 전 아동이 있는 가정 (첫아이 2.5세~6세)	• 확대되는 가족이 요구하는 공간과 설비를 갖추는 데 필요한 비용 충당하기 • 가족구성원들 사이의 의사소통유형에 적응하기 • 변화하는 가족의 욕구충족에 대한 책임에 적응하기
제4단계	학동기 아동이 있는 가정 (첫아이 6세~13세)	• 아동의 활동을 충족시키고 부모의 사생활 보장하기 • 재정적 지급능력 유지하기 • 결혼생활을 유지하기 위해 노력하기 • 아동의 변화하는 발달적 요구에 효과적으로 대응하기
제5단계	10대 아이가 있는 가정 (첫아이 13세~20세)	• 가족구성원들의 다양한 요구에 대비하기 • 가족의 금전문제에 대처하기 • 모든 가족구성원들이 책임 공유하기 • 성인들의 부부관계에 초점 맞추기 • 청소년과 성인 사이의 의사소통 중재하기
제6단계	자녀를 결혼시키는 가정 (첫아이가 독립부터 마지막아이 독립까지)	• 가정의 물리적 설비와 자원 재배치하기 • 자녀가 가정을 떠날 때 책임 재활당하기 • 부부관계의 재정립 • 자녀의 결혼을 통하여 새로운 가족구성원을 받아들임으로써 가족범위 확대시키기
제7단계	중년 부모기 (부부만이 남은 가족~은퇴기까지)	• 텅 빈 보금자리에 적응하기 • 부부 사이의 관계를 계속해서 재조정하기 • 조부모로서의 생활에 적응하기 • 은퇴 및 신체적 노화에 적응하기
제8단계	가족의 노화기 (은퇴 후~사망)	• 배우자의 죽음에 적응하기 • 타인, 특히 자녀에 대한 의존에 대처하기 • 경제적 문제에서의 변화에 적응하기 • 임박한 죽음에 적응하기

02 가족간호

① 목적 및 접근방법

(1) 가족간호의 목적

① 가족간호에서 간호대상자인 가족에 대한 가정
  - ㉠ 개인들과 가족들 하나하나가 개성의 뚜렷한 개체이다.
  - ㉡ 가족이 건강문제에 대해 결정을 할 때에는 가족 내 결속력, 지각, 적응, 가치, 문화, 역할, 종교, 경제, 가족의 상호작용, 가족의 구조와 힘, 사회심리적인 변수와 물리적인 변수 등에 의해 영향을 받는다.
  - ㉢ 간호사는 조언자일 뿐이며 보건의료에 대한 가족의 결정은 간호사와는 무관하다.
  - ㉣ 목적달성은 가족이 스스로 목적을 결정할 때 가장 잘 이루어진다.
  - ㉤ 가족의 건강은 역동적이며 복합적이고 다양한 측면을 가진 개념이다.
  - ㉥ 간호대상자는 개인적으로 적합하다고 생각하는 건강행위를 하며, 그들의 사회적 맥락 속에서 수용가능한 건강행위를 한다.
  - ㉦ 모든 가족은 그들이 건강수준을 향상시키려는 잠재력을 가지며 이는 간호사에 의해 촉진될 수 있다.
  - ㉧ 가족간호사는 가족의 건강상태를 사정하고 이를 개선한다.

② 가족간호의 목적 … 가족간호의 목적은 가족건강을 유지·증진하고 삶의 질을 향상시키는 데 있으며 가족간호의 핵심적인 개념은 가족건강이므로 가족건강에 대한 개념 정의에 따라 가족간호의 목적은 달라진다.

③ 가족이 지역사회 간호사업의 기본단위로서 이용되는 까닭
  - ㉠ 가족은 가장 자연적·기본적·사회적·경제적 기본단위이다.
  - ㉡ 가족은 가족집단의 문제를 함께 해결하는 문제해결활동의 단위이다.
  - ㉢ 가족의 건강문제는 상호 탄력적·협력적이다.
  - ㉣ 가족은 가족 구성원의 개인 건강관리에 영향을 끼치는 가장 중요한 환경이다.
  - ㉤ 가족은 가족 건강행동형태를 결정한다.
  - ㉥ 가족은 지역사회 간호사업을 수행하는 데 있어서 효과적이고 유용한 매개체이다.

(2) 가족간호 접근방법

① 환자 또는 대상자의 주요 배경으로서의 가족접근
  - ㉠ 전통적인 방법으로 환자는 드러난 전경이며 가족은 배경이 된다.
  - ㉡ 가족은 환자의 가장 근원적이며 필수적인 사회환경이다.
  - ㉢ 가족은 스트레스원, 문제해결의 기본자원으로 본다.

ⓡ 간호사의 관심의 초점이나 접근의 시작은 환자 개인이다.

ⓜ 대상자의 정확한 사정이나 좀더 나은 중재방법을 위하여 가족을 포함시키며 지지체계로 환자간호계획에 동참한다.

② **가구원들의 총화(sum)로서의 가족접근**

ⓖ 가족 구성원 개개인 모두를 중점으로 하여 가족 자체를 포함하는 간호를 제공하려는 시도이다.

ⓛ 간호사는 가족 전체를 하나의 통합체로서 보려고 노력하나, 초점은 아프거나 문제가 있는 가구원 개개인이다.

ⓒ 가족은 부분들의 합 이상인 상호작용하는 체계라는 체계적 관점에서 가족을 보는 방법이다.

ⓡ 구성원들간의 상호작용을 강조한다.

ⓜ 사업제공시 가족단위로 문제점들을 포괄하여 함께 중재하려고 노력한다.

③ **대상자(서비스 단위)로서의 가족접근**

ⓖ 가족 자체를 대상자로 보는 접근법이다.

ⓛ 가족이 환자나 가구원 개인과 관련되어 관심을 받는 것이 아니라 가족 자체가 주 관심이 되며 모든 구성원을 위해 간호가 제공된다.

ⓒ 환자는 가족의 이해를 돕기 위한 배경으로 취급한다.

ⓡ 가족 내 상호관계나 가족역동 또는 가족기능이 중심이 되고 이를 파악하기 위하여 가구원 개인이나 다른 사회조직과의 관계를 분석한다.

ⓜ 간호중재시 가구원 개인의 문제나 환자의 질병치료가 우선순위가 되지 않는 경우가 많다.

❷ 가족간호에 있어서 간호사의 역할

(1) 의의

지역사회 배경 속에서 개인, 가족과 일하는 것은 일련의 간호역할이며 중재이다. 가족의 조직과 기능은 가족 개인과 가족 전체 그리고 지역사회의 건강에 중요한 영향을 미친다. 그러므로 지역사회간호사는 가족이 건강문제에 효과적으로 대처하도록 가족의 기능을 향상시켜준다.

(2) 지역사회간호사의 역할

① 계속적인 건강감시자로서의 역할을 한다. 가족건강상태를 계속적으로 사정함으로써 정상건강상태로부터 이탈한 건강문제를 발견한다.

② 가족이 건강문제가 있을 때 간호서비스를 제공하며 간호제공자로서의 역할을 한다.

③ 가족의 건강관리를 위해 지역사회의 자원을 효과적으로 이용하도록 돕는 자원의뢰자의 역할을 한다.

④ 필요한 자원과 기술을 이용하도록 가족을 격려하고 부족한 자원을 발견하여 연결시켜주는 촉진자로서 역할을 한다.

⑤ 가족건강과업을 수행하기 위해 요구되는 보건지식을 제공하는 보건교육자로서의 역할을 한다.

⑥ 신뢰관계를 기반으로 가족의 문제를 의논할 수 있는 상담자로서의 역할을 한다.

⑦ 가족의 역할장애가 있을 때 역할모델로서의 역할을 한다.

⑧ 가족의 건강문제를 타 기관에 의뢰하는 의뢰자, 협조자의 역할을 한다.

최근 기출문제 분석

2020. 6. 13. 제1회 지방직 시행

1 가족 이론에 대한 설명으로 옳지 않은 것은?

① 구조-기능이론 : 가족 기능을 위한 적절한 가족 구조를 갖춤으로써 상위체계인 사회로의 통합을 추구한다.

② 가족발달이론 : 가족생활주기별 과업 수행 정도를 분석함으로써 가족 문제를 파악할 수 있다.

③ 가족체계이론 : 가족 구성원을 개별적으로 분석함으로써 가족 체계 전체를 이해할 수 있다.

④ 상징적 상호작용이론 : 가족 구성원 간 상호작용이 개인 정체성에 영향을 주므로 내적 가족 역동이 중요하다.

> **TIP** ③ 가족체계이론 : 가족은 구성원 개개인들의 특성을 합한 것 이상의 실체를 지닌 집합체이다.

2020. 6. 13. 제1회 지방직 시행

2 듀발(Duvall)의 가족생활주기 중 진수기 가족이 성취해야 하는 발달과업은?

① 가족계획

② 은퇴와 노화에 대한 적응

③ 자녀의 사회화와 학업 성취 격려

④ 자녀의 출가에 따른 부모 역할 적응

> **TIP** 듀발의 가족생활주기 8단계 중 진수기 가족 단계 : 첫 자녀 결혼부터 막내 결혼까지 자녀들이 집을 떠나는 단계
> • 부부관계의 재조정
> • 늘어가는 부모들의 부양과 지지
> • 자녀들의 출가에 따른 부모의 역할 적응
> • 성인이 된 자녀와 자녀의 배우자와의 관계 확립, 재배열

Answer 1.③ 2.④

3 Duvall의 가족발달이론에서 첫 아이의 연령이 6~13세인 가족의 발달과업으로 가장 옳은 것은?

① 부부관계를 재확립한다.

② 세대 간의 충돌에 대처한다.

③ 가족 내 규칙과 규범을 확립한다.

④ 서로의 친척에 대한 이해와 관계를 수립한다.

TIP 첫 아이의 연령이 6~13세인 가족은 학동기 아동이 있는 가정으로 가족 내 규칙과 규범을 확립해야 한다.

4 부모와 32개월 남아 및 18개월 여아로 이루어진 가족은 Duvall의 가족생활 주기 8단계 중 어디에 해당되며, 이 단계의 발달과업은 무엇인가?

① 양육기 – 임신과 자녀 양육 문제에 대한 배우자 간의 동의

② 학령전기 – 가정의 전통과 관습의 전승

③ 양육기 – 자녀들의 경쟁 및 불균형된 자녀와의 관계에 대처

④ 학령전기 – 자녀들의 사회화 교육 및 영양관리

TIP 첫아이가 2.5세~6세에 해당하는 학령 전 아동이 있는 가정으로 자녀들의 사회와 교육 및 영양관리가 발달과업에 해당한다.

5 취약가족 간호대상자 중 가족 구조의 변화로 발생한 것이 아닌 것은?

① 만성질환자 가족   ② 한부모 가족

③ 별거 가족   ④ 이혼 가족

TIP ① 만성질환자 가족은 기능적 취약 가족이다.
　　※ 취약가족의 종류
　　　　㉠ 구조적 취약 : 한부모 가족, 이혼 가족, 별거 가족, 독거노인 가족 등
　　　　㉡ 기능적 취약 : 저소득 가족, 실직자 가족, 만성 및 말기 질환자 가족 등
　　　　㉢ 상호작용 취약 : 학대 부모 가족, 비행 청소년 가족, 알코올·약물 중독 가족 등
　　　　㉣ 발달단계 취약 : 미숙아 가족 등

Answer　3.③　4.④　5.①

6 듀발(Duvall)의 가족발달단계에서 자녀의 사회화 교육이 주요 발달 과업이 되는 단계는?

① 신혼기   ② 학령전기

③ 진수기   ④ 노년기

TIP 듀발의 가족발달단계

발달단계	발달과업
신혼기 (자녀가 없는 단계)	• 역할과 책임관계의 기준 설정 • 만족스런 소득과 지출체계 수립 • 상호 만족하는 애정과 성생활 체계 수립 • 임신과 부모됨에 대한 적응 및 준비 • 효율적인 대화체계 수립 • 친인척과 원만한 관계 형성
출산 및 유아 양육기 (출산~30개월)	• 자녀출산, 영아기 자녀의 부모역할 적응 • 영아의 발달 지원 • 시간과 가사의 재조정 • 만족스런 부부관계 유지 노력 • 부모와 영어 모두를 위한 만족스러운 가족관계 형성
학령전기 (2~6세)	• 유아기 자녀의 욕구와 관심에 적응, 효율적으로 양육 • 부모역할 수행에 따른 에너지 소모와 사생활 부족에 적응 • 만족스런 부부관계 유지 노력
학령기 (6~13세)	• 학동기 자녀의 잠재력 개발에 대한 교육적 배려 • 아동의 학업성취 지원 • 아동이 정서안정과 소속감을 갖도록 환경조성 • 건설적인 가족공동체 형성노력 • 지역사회 조화시키기 • 만족스런 부부관계 유지 노력
청소년기 (13~20세)	• 청소년 자아의 자아정체감 형성, 책임감, 진로선택 및 준비, 정서적 독립 지원 등 • 10대 자녀와의 생활에 적응하기 • 성숙한 부모로서의 자질과 능력을 갖춤 • 재정계획 및 실천 • 만족스런 부부관계 유지 노력, 중년기 준비
진수기 (자녀들이 집을 떠남)	• 자녀의 발달과업에 직면하여 성인기로 자녀를 진수시키기 • 자녀의 독립지원, 자녀의 출가에 따른 부모의 역할 적응 • 지지기반으로서의 가족 기능을 유지 • 재정계획 및 실천 • 만족스런 부부관계 유지 노력, 중·노년기 준비
중년기 (부부만이 남은 가족으로 은퇴까지)	• 부부관계 재정비 • 건강대책 세우기, 중년기 위기감 극복 • 세대 간의 유대감 유지, 조부모 역할 수행 • 노년기 준비
노년기 (은퇴에서 사망까지)	• 노화 및 은퇴에 적응 • 부부관계 유지 및 개선 • 가족 친지와의 유대감 유지 • 가족해체나 가족의 종말에 적응 • 배우자의 사별과 죽음에 대한 수용

Answer   6.②

2017. 6. 17 제1회 지방직 시행

7 우리나라 가족 기능의 변화 양상에 대한 설명으로 옳지 않은 것은?

① 산업화로 인하여 소비단위로서의 기능이 증가하였다.

② 학교 등 전문 교육기관의 발달로 교육 기능이 축소되고 있다.

③ 사회보장제도의 축소로 인하여 가족구성원 간의 간병 기능이 확대되고 있다.

④ 건강한 사회 유지를 위한 애정적 기능은 여전히 중요하다.

> **TIP** ③ 사회보장제도의 확대로 인하여 가족구성원 간의 간병 기능이 축소되고 있다.

2015. 6. 27 제1회 지방직 시행

8 가족간호 수행전략에 대한 설명으로 옳은 것은?

① 가족의 강점보다 약점 활용에 초점을 둔다.

② 가족 문제 해결을 위해 간호표준보다 가족의 신념에 따른다.

③ 합리적이고 과학적으로 접근하기 위해 간호계획 수립시 간호사가 주도적으로 작성한다.

④ 가족이 스스로 현재와 미래의 문제에 대처할 수 있는 능력을 기를 수 있도록 한다.

> **TIP** ① 가족의 강점 활용에 초점을 둔다.
> ② 가족의 신념보다는 간호표준에 따라야한다.
> ③ 간호계획 수립시 간호사와 가족이 상호간의 교류를 통해 함께 방향을 설정해야한다.

Answer 7.③ 8.④

출제 예상 문제

1 **지역사회 간호사업은 가족을 단위로 하는 것이 바람직한데 그 이유로 옳지 않은 것은?**

① 가족은 자연적이며 기본적인 사회단위이기 때문이다.

② 건강에 관한 사항을 결정하는데 관여하기 때문이다.

③ 비용과 시간면에서 유익하기 때문이다.

④ 가족의 건강문제는 상호협력적이기 때문이다.

TIP 가족을 기본단위로 사용하는 이유
  ㉠ 가족은 자연적 · 사회적 · 경제적 기본단위이다.
  ㉡ 가족은 가족집단의 문제를 함께 해결하는 문제해결활동의 단위이다.
  ㉢ 가족의 건강문제는 상호탄력 · 협력적이다.
  ㉣ 가족은 가족 구성원의 개인 건강관리에 영향을 끼치는 가장 중요한 환경이다.
  ㉤ 가족은 가족 건강행동형태를 결정한다.

2 **다음 중 가족의 건강과업을 벗어난 것은?**

① 의료수혜자로서의 역할수행

② 건강문제의 발견

③ 의존적인 가족 구성원에 대한 간호제공

④ 지역 내 보건의료기관의 적절한 활용

TIP ① 가족은 가족 내에서 스스로 건강역할을 수행하여야 하며, 의료수혜자는 피동적인 역할로 건강과업에 속하지 않는다.

Answer 1.③ 2.①

3 다음 중 핵가족의 4가지 주요과업에 속하지 않는 것은?

① 안전, 신체적 생존

② 가족구조의 개선

③ 성역할과 자녀양육

④ 가족 구성원의 성장

TIP 핵가족의 4대 주요과업
   ㉠ 안전, 신체적 생존
   ㉡ 생식기능
   ㉢ 자녀양육 및 사회화 기능
   ㉣ 가족 구성원의 성장

4 다음 중 가족이 갖는 특성으로 옳지 않은 것은?

① 가족은 지역사회와 관계한다.

② 가족은 집단으로서 작용된다.

③ 가족은 시간·장소에 관계없이 거의 변하지 않는다.

④ 가족은 각 구성원에게 상호영향을 미친다.

TIP 가족은 결혼, 이혼, 출산 등의 변화를 거치며 시간·장소에 따라 변화가능성이 있다.

5 다음 중 가족간호의 구조적·기능적 접근이란?

① 가족체계의 부분적 배열과 기능의 상호관련성에 관한 이론이다.

② 가족발달단계의 변화과정에 주요 초점을 둔 이론이다.

③ 가족 구성원 개인의 행위는 상호작용을 통해 형성된다.

④ 개인의 행위가 사회체계를 결정한다고 본다.

TIP ② 성장·발달주의적 접근
   ③ 상호주의적 접근
   ④ 체계이론적 접근

Answer 3.② 4.③ 5.①

6 가족간의 상호작용에 관한 것으로 옳은 것끼리 묶인 것은?

> ⊙ 상호작용의 주요 초점은 외적인 환경적 요인이다.
> ⓛ 상호작용 접근의 특성은 의사소통 결과 이루어지는 가족활동에 따라 결정된다.
> ⓒ 상호작용의 1차적 초점은 가족 구성원 사이의 행동에 있다.
> ② 모든 가족행위는 가족 구성원들의 다양한 역할수행에서 유래한다.

① ⊙ⓛⓒ   ② ⊙ⓛ②

③ ⊙ⓒ②   ④ ⓛⓒ②

TIP ⊙ 상호작용의 주요 초점은 가족 내에서 이루어지는 내적 요인이다.

7 다음 중 가족의 일반적인 기능으로 옳은 것끼리 묶은 것은?

> ⊙ 생산 또는 자녀양육   ⓛ 생물학적이고 정서적인 안정의 실현
> ⓒ 질병의 발견과 치료   ② 사회화 및 구성원의 교체

① ⊙ⓛⓒ   ② ⊙ⓛ②

③ ⊙ⓒ②   ④ ⓛⓒ②

TIP ⓒ 질병의 발견과 치료는 지역사회와 의료기관에서 시행하는 사업이다.

Answer   6.④   7.②

8 다음 중 가족성장주기에 대한 설명으로 옳은 것은?

① 가족의 특성에 따라 변화하는 것을 말한다.

② 사회계층에 의해 변화하는 것을 말한다.

③ 결혼에서 사망으로 인한 종실에 이르기까지 연속되는 발전적 역동체계를 말한다.

④ 거주지에 따른 변화를 말한다.

> TIP 가족성장주기(family life cycle) … 두 남녀가 결혼을 함으로써 가족이 탄생하고, 양 배우자가 사망함으로써 소멸되는 성장발달과
> 정으로 연속적으로 변화되고 발달하는 역동체계이다.

9 다음 중 가족의 일반적인 특징이 아닌 것은?

① 가족은 지역사회와 상호작용한다.

② 가족은 구성원 개인의 요구를 충족시킨다.

③ 가족 구성원의 행동은 가족 전체에 영향을 미친다.

④ 가족은 개인으로서 작용한다.

> TIP ④ 가족은 지역사회의 기본단위로 그 자체로서의 역할을 수행한다.

10 가족을 사회체계와 상호작용하는 체계로 보며 사회, 사회체계, 사회구조가 개인의 행위를 결정하고 만드는 것으로 보는 입장은?

① 상징적 상호주의

② 구조 · 기능주의

③ 체계이론

④ 발달이론

> TIP 구조 · 기능적 접근으로 볼 때 가족은 사회 안에서 다른 체계와 상호작용하는 하나의 사회체계이다.

Answer 8.③ 9.④ 10.②

11 Duvall의 가족발달단계 중 가족발달에서 모든 자녀가 법적으로 성인이 되면서 가족을 떠나는 시기로 옳은 것은?

① 분산
② 팽창
③ 독립
④ 대치

TIP Duvall의 가족발달 중 진수기(자녀들의 출가)는 분산에 속한다.

12 다음 중 노년기 부부의 가족을 위해 필요한 것들을 모두 고른 것은?

> ㉠ 노년기의 취미와 여가선용의 방법활용
> ㉡ 여생을 보람있게 살기 위한 가치관의 재정립
> ㉢ 종교활동이나 사회봉사집단과 같은 활동에 적극 참여
> ㉣ 고독감, 적적함, 자녀에 대한 심려 등의 위기를 승화

① ㉠㉡
② ㉠㉡㉢
③ ㉠㉢
④ ㉠㉡㉢㉣

TIP 노년기 가족의 발달과업
  ㉠ 은퇴에 대한 대처
  ㉡ 만족스러운 생활유지
  ㉢ 건강문제에 대처
  ㉣ 사회적 지위 및 경제적 감소의 대처
  ㉤ 배우자 상실, 권위의 이양, 의존과 독립의 전환
  ㉥ 사기와 동기의 유지, 성취한 것에 대한 보상
  ㉦ 가족 존중성, 명예, 가치의 개발

Answer 11.① 12.④

13 체계이론에 비추어 본다면 가족의 구성물로 옳은 것은?

① 가족 구성원

② 물리적 자원

③ 환경적 자원

④ 지역사회간호의 자원

TIP 가족의 구성물은 가족이다.

14 지역사회 간호사업의 가족을 기본단위로 하는 가장 큰 이유는?

① 가족 구성원 개개인은 독립적이다.

② 지역사회 간호사업의 목표와 목적설정이 가장 쉽다.

③ 가족 구성원의 건강문제는 개별적이다.

④ 지역사회 건강향상의 통로가 된다.

TIP 가족은 지역사회의 하위체계이자 가장 기본적 단위로써 가족을 향상시킴으로써 지역사회의 건강향상을 꾀할 수 있다.

15 가족접근법 중 가족들간의 내부관계 파악에 중점을 두는 것은?

① 상호작용적 접근법

② 구조·기능적 접근법

③ 제도적 접근법

④ 상황적 접근법

TIP 상호작용적 접근법 … 가족이 서로 관계를 형성하고 있는 사회적 상호작용의 파악이 중요하다.

Answer 13.① 14.④ 15.①

16 Duvall이 제시한 가족의 과업에 대한 설명으로 옳은 것을 모두 고른 것은?

> ㉠ 독립된 가정의 형성　　　　　　　　㉡ 서로 만족스러운 성생활
> ㉢ 지적이고 정서적인 의사소통　　　　㉣ 친구 및 지역사회 조직과의 사회활동

① ㉠㉡　　　　　　　　　　　　　　② ㉠㉡㉢
③ ㉠㉢㉣　　　　　　　　　　　　　④ ㉠㉡㉢㉣

TIP Duvall의 9가지 가족발달과업
　㉠ 의식주를 제공하고 생활근거지를 마련하여 독립된 가정 형성
　㉡ 필요한 재원을 확보하고 수입과 지출의 균형
　㉢ 노동력의 적절한 분배
　㉣ 상호 만족스러운 성생활
　㉤ 지적이고 정서적인 요구를 충족할 수 있는 의사소통체계를 개발·유지
　㉥ 양가 친척들과 우호적인 관계유지
　㉦ 친구와 지역사회 조직을 통한 사회활동에 참여
　㉧ 성장발달단계에 부합하는 적절한 자녀교육을 실시
　㉨ 가족 구성원들이 실천할 수 있는 생활철학의 마련

17 다음 중 가족발달(family development)에 대한 내용으로 옳은 것은?

① 가족의 전통에 따라 변화한다.　　　　② 사회계층에 의해 변화한다.
③ 가족의 성장에 따라 변화한다.　　　　④ 거주지에 의해 변화한다.

TIP 가족발달은 가족의 성장에 따라 전개된다.

18 구조·기능적 가족이론 접근법의 개념 중 구조의 가장 중요한 단위는?

① 인간　　　　　　　　　　　　　　　② 역할
③ 직업구조　　　　　　　　　　　　　④ 지위

TIP 구조·기능적 접근 … 가족의 사회적 기능(역할)과 사회와 가족 개개인을 위해 가족이 수행하는 기능을 중요시한다.

Answer　16.④　17.③　18.②

19 다음 중 지역사회간호에 적용되는 가족이론을 알아야 하는 이유는?

① 가족이론이 가족간호사업 평가도구를 제시하기 때문이다.
② 가족이론에 따라 간호를 변화시켜야 하기 때문이다.
③ 가족이 무엇인지를 이해하는 데 도움이 되기 때문이다.
④ 가족이론을 안다는 것은 기본상식이기 때문이다.

> **TIP** 가족이 무엇인지, 어떤 특징을 갖는지를 알고 각 가족에 따른 사업을 전개시키기 위해 가족이론은 매우 중요하다.

20 가족이론 중 발달이론에 해당하는 것은?

① 가족 구성원의 성장에 기준을 두어 단계를 구분하였다.
② 가족 구성원의 기능분배에 기준을 두어 단계를 구분하였다.
③ 가족 구성원의 상호작용에 기준을 두어 단계를 구분하였다.
④ 가족 구성원의 구조적 지위에 의하여 단계를 구분하였다.

> **TIP** 성장·발달이론 … 가족성장주기를 통한 가족의 발달을 분석하고 가족과업, 어린이, 부모 그리고 한 단위로서의 가족의 역할기대와 가족의 성장주기를 통한 가족의 변화를 조사한다.

21 다음 중 우리나라의 가족관계 변화양상이 아닌 것은?

① 가족형태가 부권 중심의 가족으로 변화하고 있다.
② 농촌의 가족은 해체기나 축소기 가족의 형태가 많다.
③ 가족의 규모는 1~2세대의 가족이 증가하고 있다.
④ 거주유형을 볼 때 가족원과 가구원이 일치하는 경우가 많다.

> **TIP** 우리나라의 가족관계 변화양상
> ㉠ 우리나라 가족의 가구과 가족의 거주유형으로 볼 때 일치형이 많다.
> ㉡ 3세대 이상의 대가족이 감소하고 1~2세대의 가족이 증가하고 있다.
> ㉢ 가족의 형태는 가족 모두가 권리를 가진 공동권 중심의 가족이 많아지고 있는 추세이다.

Answer 19.③ 20.① 21.①

03 가족간호과정

01 간호사정 및 간호계획

1 가족간호과정의 개념과 가족의 건강사정

(1) 가족간호과정의 개념

① **체계적인 접근** ··· 가족에 대한 사정, 진단, 계획, 중재, 평가단계를 말하며 이 과정은 순서적이며 논리적인 방식으로 간호사가 기능하도록 함을 의미한다.

② **과학적인 문제해결** ··· 가족의 요구와 이에 따른 간호중재에 대한 결정으로 과학적인 원칙에 근거하여 건강과 질병예방과 관련된 자료를 수집·분석하여 가족의 능력을 최대화하는 간호중재를 제공하는 데 최근의 과학적인 지식을 활용한다는 뜻이다.

③ **순환적이며 역동적인 행위** ··· 간호과정의 각 단계마다 건전한 의사결정과 효과적인 간호중재가 이루어지도록 하며 필요시 간호계획이 수정되고 평가되어 다시 가족체계로 환류됨을 말한다.

(2) 가족의 건강사정

① 목적
  ㉠ 가족의 건강, 기능, 과업수준을 파악하는 것이다.
  ㉡ 가족 구성원의 상호작용하는 방법을 이해함으로써 중재가 구체적이고 효과적으로 실시되며, 가족들로 하여금 기능상태를 알게 하여 부정적인 면을 변화시키고 긍정적인 측면을 강화해 나가도록 돕기 위함이다.
  ㉢ 가족의 입장에서는 현존하는 건강문제에 대처하여 앞으로 일어날 건강문제에 대해 예측적인 안내를 받아 대처해 나가도록 도움을 준다.

② 원칙

　㉠ 가족 구성원 개개인보다 가족 전체에 초점을 맞춘다.

　㉡ 가족의 다양성과 변화성에 대한 인식을 가지고 접근한다.

　㉢ 가족의 문제점뿐만 아니라 장점도 사정한다.

　㉣ 사정단계에서부터 가족이 전체 간호과정에 함께 참여함으로써 대상가족과 간호사가 동의하에 진단을 내려야 하며 그에 따라 목표를 수립하고 중재방법을 결정하도록 한다.

③ **사정단계에서 간호사의 책임** … 가족과의 신뢰적인 관계를 수립하며, 모든 가능한 자료원으로부터 가족에 대한 자료를 얻도록 다양한 방법을 이용하고, 가족건강에 관한 모든 변수를 수집하여 사정한다.

④ **신뢰관계 형성**

　㉠ 가족을 방문한 목적과 제공될 간호의 내용을 설명하고 온화한 분위기를 조성하는 것은 대상자와 간호사 간에 필요한 자료의 공유를 용이하게 한다.

　㉡ 방문목적을 분명히 하는 것 또한 필수적이다. 방문목적이 명확하지 않으면 갈등과 불신을 갖게 되어 대상자가 감정, 느낌, 자료 등을 제고하는 데 장애가 된다. 즉, 목적이 없는 방문은 절대 이루어져서는 안 된다.

　㉢ 간호사는 대상자의 안녕을 위해 순수한 관심을 가지고 개방적이며 진실한 태도로 관계를 형성한다. 면담시에는 민감성 있고 무비판적이며 수용적인 태도로 대상자의 결정권을 존중하는 태도를 가짐으로써 신뢰적인 관계형성을 촉진한다.

　㉣ 대상자가 불필요한 의존이 생기지 않도록 주의해야 한다.

　㉤ 의사결정을 하는 데 다른 사람으로부터 관심과 지지와 돌봄의 태도, 순수한 관심을 보여주는 것이 의미 있는 인간관계를 형성하는 데 도움이 된다. 이러한 전문간호사의 태도가 대상자로 하여금 변화할 수 있는 자신이 내적인 능력을 발휘하는 데 도움을 준다.

> **TIP**
>
> 간호사의 편견 … Sills(1975)는 임상경험을 통해 간호사가 가족상담과정에서 갖는 편견으로 인해 가족의 기능을 저해할 수 있다고 보았다. 그리고 가족기능에 부정적으로 영향을 미치는 편견을 세 가지로 분류하였다.
>
> ㉠ 연합적인 편견 : 간호사가 가족 구성원 한 사람과만 만나기 때문에 다른 가족 구성원을 고려하지 못하여 간호사의 가치관에 맞추어 대상자를 변화시키려고 함으로써, 가족 내 다른 구성원들과의 대화를 통해 결정해야 할 과정을 차단하는 결과를 가져오는 경우로서, 이를 방지하려면 가족 전체를 볼 수 있는 통합성을 가지려고 노력해야 한다.
>
> ㉡ 역동적인 편견 : 간호사가 가족상담에 대한 개념이 모호하여 가족의 문제를 가족 구성원 개인의 문제로만 한정하여 보기 때문에 가족체계에 대한 자료수집을 통해 문제를 사정하지 않고 바로 직접적인 중재로 들어가는 경우에 생길 수 있으며, 가시적인 문제뿐만 아니라 가족체계를 이해하고 심도있는 간호제공이 필요하다.
>
> ㉢ 사회적인 편견 : 간호사 자신이 전문인으로서의 역할에다가 사회적인 지위나 역할을 부가하여 대상자를 판단할 때 생기는데, 간호사는 동료 간호사와의 협력적인 관계나 상급자의 전문적인 업무감독과 자기 스스로의 성찰을 통해 이러한 편견에 의해 가족치료과정이 역효과를 초래하지 않도록 주의가 필요하다.

⑤ 자료수집방법

　　㉠ 1차적인 자료 : 간호사가 직접적으로 관찰하고, 보고, 듣고, 환경에서 나는 냄새를 직접 맡음으로써 얻어지는 자료를 말한다. 간호사는 가족이 구두로 제공한 정보뿐만 아니라 관찰내용도 주의깊게 기록한다.

　　㉡ 2차적인 자료

　　　• 가족에 관련된 중요한 타인, 보건 및 사회기관의 직원, 가족의 주치의, 성직자, 건강기록지 등 다양한 자료원으로부터 가족에 관한 정보를 얻을 수 있다.

　　　• 자료를 이용하고자 할 때는 가족의 구두 또는 서면 동의를 받는 것이 필요한데, 이는 간호사가 가족의 비밀을 지킬 의무이며 치료적인 관계에서 신뢰감을 증진하는 방법이다.

　　　• 2차적인 자료는 정확하게 대상자가 지각한 내용이기보다는 제3자가 가족을 보는 지각정도를 나타낸다.

　　㉢ 1차적인 자료와 2차적인 자료를 얻을 때 사용되는 구체적인 방법은 면담, 관찰, 신체사정술(청진, 타진, 촉진, 시진)과 계측이 활용되고 또 2차적인 자료원에 접하면 관련된 기록 검토 등이 복합적으로 사용된다.

> **TIP**

Johnson(1984)의 가족에 대한 자료수집방법

　㉠ 면담 : 간호사는 이미 작성된 구체적인 질문내용을 가지고 구조화된 면담을 하거나 단답형의 응답을 하도록 만드는 것이 유용하다. 비구조화된 면담은 깊이 있고 개방적인 질문을 할 수 있으나 적합한 내용에 초점을 둔 면담을 하기 위해서는 숙련된 기술이 필요하다. 질문의 예로는 '가족의 건강을 보호하기 위해 어떤 노력을 하고 있습니까?'처럼 '예', '아니오'가 아닌 폭넓은 대답을 할 수 있게 묻는다.

　㉡ 설문지 : 직접 면담을 할 수 없는 가족에게서 자료를 수집하는 데 유용하다. 특히 자가기록 형식의 설문지를 사용할 때에는 가족 구성원들의 독해력 여부를 파악해야 한다.

　㉢ 참여관찰법 : 가족의 역동과 문제해결능력에 대한 자료를 얻고자 할 때 유용한 방법이다. 이 외에도 가족과 긴밀한 관계에 있는 동사무소나 사회복지관 등의 대민봉사기관의 직원들로부터 자료를 수집한다.

ⓐ 자료수집을 위해 간호사가 가족을 만날 수 있는 방법

방법	장점	단점
가정방문	• 가족의 상황을 직접 관찰함으로써 가족관계, 시설, 능력에 대한 정확한 평가가 용이 • 실정에 맞는(기구, 시설) 보건지도 • 가족 구성원들에게 질문하기에 편함 • 가족 구성원이 수행한 간호를 관찰하는 기회(원칙과 지시사항) • 가족 구성원을 지지 • 새로운 건강문제 발견	• 시간, 비용이 비경제적(방문 전 준비, 방문 후 정리) • 가정 내 많은 요인들로 산만해짐 • 공통의 문제를 가진 사람들과의 경험을 나눌 기회 결여
서신	• 비용이 적게 듦 • 가족 중심의 행동을 상기시킬 때	• 전체 가족에 대한 상황파악이 안됨 • 문제발견, 도울 기회 결여 • 가족 구성원이 받았는지 불확실
기관모임	• 간호시간이 절약 • 가정에 없는 전문적 기구에 대한 시범가능 • 산만함을 최소화 • 필요시 타 보건인력의 도움이 가능 • 자조에 대한 책임 강조	• 가정, 가족상황 파악이 어려움 • 찾아오는 부담(신체·경제적 부담) • 가정방문보다 개인적 문제에 대한 대화가 어려움 • 간호사 업무에 지장(시간약속이 안된 경우)
소집단 모임	• 같은 질병을 가진 구성원들간의 경험교환 및 서로간에 도움을 주는 기회 • 구성원들의 지도성을 고양 • 문제에 대한 실질적인 해답을 얻기가 용이 • 기분전환의 기회(불안, 슬픔 등 문제해결 접근의 기회가 됨)	• 관심이 적거나 부끄러워하는 경우 또는 너무 일반적인 경우에는 해결방안이 어려움 • 가능한 집단구성원이 동질성일 때 문제해결 용이
전화	• 시간, 비용이 경제적 • 구성원들의 지도성을 고양 • 가정방문보다 부담이 적음 • 서신연락보다 개인적 관계 유지 • 문제를 찾아내는 도구의 역할	• 상황판단의 기회가 적음 • 화로 사정이 어려움 • 전화가 없는 가정이나 전화통화가 되지 않으면 소용없음

⑥ 가족의 건강사정 시 유의점

　㉠ 가족 구성원 개인이 아니라 가족을 하나의 단위로 하여 가족 전체에 초점을 둔다.

　㉡ 자료수집에 적절한 시간을 들인다. 타당한 가족사정을 위해서는 시간이 걸리며 전체 간호제공시에도 병행한다. 첫 번째 방문으로 모든 결정을 내리지 말고 관찰이 정확하다고 판단되면 가족 구성원에게 질문을 해서 간호사의 소견을 정당화시키도록 한다.

　㉢ 가족의 건강사정을 위해 수집되는 자료는 질적인 내용과 양적 자료를 보완적으로 이용한다.

⑦ **가족의 건강사정도구의 종류** ··· 가족을 대상으로 건강문제에 관한 자료수집을 위해 WHO의 '건강정의'를 토대로 가족구조, 기능, 과정에 대한 자료를 얻기 위해 도구가 개발되었으며 이를 통해 가족의 요구, 강점, 관심을 파악할 수 있다.

  ㉠ **가족사정지침서**

- 가족 개개인의 건강상태와 가족기능에 초점을 둔 도구이다.
- 가족기능의 강화 또는 변화가 필요하거나 예측적인 인내가 필요한 가족의 행위를 신속히 볼 수 있도록 시각적으로 요약한 도구이다.
- 환경·가족과의 관계, 가족 전체와 가족의 내적인 기능과의 관계를 조사하는 데 도움을 준다.
- 사용이 용이하고 시간을 최소화한다는 점이 특징이며 자료를 다룰 수 있는 이론적 배경이 있을 때 더욱 유용하다.
- 국내에서도 체계론적인 관점으로 우리나라의 사회문화적인 특성에 맞는 지표 또는 변수를 이용하여 개발한 가족사정지침서를 사용하고 있다.

  ㉡ **가계도**

- 유전학자, 의사, 간호사가 사용하여 온 도구로 3세대 이상에 걸친 가족성원에 관한 정보와 그들 간의 관계를 도표로 기록하는 방법을 말한다.
- 가계도에서는 가족 전체의 구성과 구조를 그림이나 도표로 그리기 때문에 복잡한 가족유형의 형태를 한눈에 파악할 수 있다.
- 가계도는 가족 구성원이 자신들을 새로운 시점에서 볼 수 있도록 도와줌으로써 치료에서 가족과 합류하는 중요한 방법이 된다.
- 가계도 면접은 체계적인 질문을 하기에 용이하여 임상가에게는 좋은 정보를 제공함과 동시에 가족 자신도 체계적인 관점으로 문제를 볼 수 있게 한다.
- 가계도는 가족의 연령, 성별, 질병 상태에 관하여 한눈에 볼 수 있게 하여 추후 필요한 정보가 무엇인지 확인가능하다.
- 가족체계를 역사적으로 탐색하고 생활주기의 단계를 어떻게 거쳐 왔는가를 살펴봄으로써 현재의 가족문제를 어떻게 발전시켜 왔는지를 파악할 수 있다.
- 가족구조나 생활에 큰 차가 생겨 변화된 가족관계나 과거의 질병양상을 가계도상에서 정리하면 무엇이 가족에게 영향을 주었는지를 추론하기 용이하다.

▶ **TIP**

가계도 그리는 순서
㉠ 부부
㉡ 이들로부터의 출생자녀
㉢ 남편의 부모와 형제
㉣ 아내의 부모와 형제
㉤ 함께 사는 가족을 점선으로 표시

ⓒ 외부체계도
- 가족관계와 외부체계와의 관계를 그림으로 나타내는 도구를 말하며, 외부환경과 가족의 상호작용을 분석하기 위한 시각적인 방법으로 전문보건 의료인들이 이용한다.
- 체계론적 관점으로 도식하면 에너지의 유출, 유입을 관찰할 수 있다.
- 많은 건강 또는 복지기관과 접촉하는 구성원, 지지체계, 가족체계를 유지하는데 필요한 에너지의 결여 등을 파악할 수 있다.
- 가족 구성원들에게 영향을 미치는 스트레스원을 찾는데 도움이 된다.
- 한 장에 가족체계 밖에 있는 기관들과 개인 구성원과의 상호작용 측면에서 관련된 스트레스, 갈등, 가족의 감정 등을 요약할 수 있는 유용한 도구이다.
- 복합적인 관계가 불분명하거나 도구표현이 어려운 경우에는 사용이 어렵다는 것이 단점이다.

> **TIP**

외부체계도 그리는 순서
ⓐ 가족가계도
ⓑ 가계도 둘레를 가족구성원이 노리는 스트레스원, 갈등제공원, 강점이 될 수 있는 자원
ⓒ 가족과 자원과의 관계가 강한 경우는 실선으로 연결
ⓓ 관계가 약한 경우에는 점선으로 연결
ⓔ 가족과 스트레스원과의 관계는 실선 위에 스트레스 표시

ⓔ 가족연대기
- 가족의 역사 중에서 개인에게 영향을 주었다고 생각되는 중요한 사건을 순서대로 열거한 것이며, 중요한 시기만의 특별한 연대표를 작성하는 경우도 있다.
- 가족연대기는 개인의 질환과 중요한 사건의 관련성을 추구하려 할 때 사용한다.
- 개인의 연대표를 만들어 두면 전 가족 구성원의 증상, 역할 등을 가족이라는 맥락 안에서 추적하는 데 유용하다.
- 가족이 필요한 건강행위나 건강에 대해 집중적인 관심을 쏟지 못하는 가족관계의 문제를 다룰 때 도움이 되며 가족 구성원들이 가족관계를 어떻게 할 때 성공적이었나를 볼 수 있도록 도와줌으로써 긍정적인 강화가 된다.

ⓜ 최근 경험표 또는 생의 변화 질문지
- 질병을 앓을 위험에 있는 사람들을 파악하기 위해 이용되는 도구이다.
- Holmes, Rahe, Masuda 등에 의해 개발된 생의 변화 질문지는 생의 변화를 가져온 사건들과 질병간의 관계를 보기 위해 미국 및 여러 나라에서 이용되고 있다.
- 가정이나 지역사회, 또는 임상에서 복합적인 스트레스를 경험하는 개인을 신속히 가려내는데 유용하다.

ⓑ 사회지지도
- 가족 중 가장 취약한 구성원을 중심으로 부모형제관계, 친척관계, 친구와 직장동료 등 이웃관계, 그 외 지역사회와의 관계를 그려봄으로써, 취약가족 구성원의 가족하위체계 뿐만 아니라 가족 외부체계와의 상호작용을 파악할 수 있다.

> **TIP**
사회지지도 그리는 방법

㉠ 가족면담을 통해 가장 우선적으로 간호중재가 이루어져야 하는 취약한 가족 구성원을 선정한다.

㉡ 다섯 개의 원을 안에서 밖으로 겹쳐 그려 나간다.

㉢ 가장 안쪽 원에 선정된 취약가족 구성원을, 다음 두 번째 원에는 동거가족, 다음 세 번째 원에는 친척, 네 번째 원에는 이웃, 친구 또는 직장동료들, 가장 바깥쪽 원에는 선정된 가족 구성원과 관련되는 지역사회 자원(사회기관, 공공기관, 학교 등)을 삽입한다.

㉣ 안쪽 구성원을 중심으로 선을 이용하여 지지정도를 표시힌다.

◈ **가족밀착도** : 가족을 이해하기 위해 가족구조뿐만 아니라 가족구성원의 관계를 파악하기 위한 것으로 가족구성원 간 상호작용과 친밀감을 바탕으로 가족문제를 확인할 수 있다.

> **TIP**
가족밀착도 작성

㉠ 가족 구성원을 둥글게 배치하여 남자는 □, 여자는 ○ 으로 표시

㉡ 기호 안에는 간단하게 구성원이 가족 내 위치와 나이를 기록하고, 가족 2명을 조로하여 관계를 선으로 표시

㉢ 밀착관계, 갈등관계, 소원한 관계, 단절, 갈등적 관계, 융해된 갈등관계 등을 각각의 다른 모양의 선으로 표시

② **가족간호계획**

(1) 목적설정

① 가족이 스스로 다룰 수 있는 문제는 무엇이며 간호사의 중재가 필요한 문제와 외부기관이나 단체에 의뢰해야 할 문제는 무엇인지를 분류한다.

② 가족이나 간호사의 활동을 구체화하고 기대하는 결과나 성과를 기술한다.

③ 목적과 목표는 어떠한 간호행위를 택할 것인가를 결정하는 데 기준이 되며 간호중재에 대한 지속적이고 종합적인 평가를 내리기 위한 기준이 되므로 중요하다.

④ 목적은 전반적이고 추상적인 진술로 목표와 평가의 방향을 제시해 주는 진술이다.

⑤ 목표는 목적보다는 구체적인 진술로서 간호대상자 중심의 성취해야 할 내용, 성취해야 할 양, 기간, 변화가 있어야 할 가족 구성원과 장소가 포함된 진술이다.

⑥ 목적과 목표진술은 기회의 가치, 목적, 신념과 일치하도록 한다.

⑦ 목표의 구성요소는 누가(who), 무엇을(what), 언제까지(when)의 3요소를 반드시 포함해야 한다.

(2) 계획단계

① **총체적인 접근** ··· 가족의 문화적·사회적인 맥락에서 접근한 가족 스스로의 건강에 대한 책임, 자기돌봄, 보건교육, 건강증진, 질병이나 불구의 예방, 가족 구성원 개인의 발달단계와 과업 등을 전체적으로 파악하고 가족의 독자성에 중점을 둔다. 부수적으로 영양과 관련된 행위, 운동, 스트레스 해소방법, 질병발생시 가족의 도움을 받는 곳 등에 대한 파악도 필요하다.

② **계약** ··· 계약은 가족과 간호사 공동의 분담된 노력으로 책임과 통제를 목적으로 쌍방간의 구두 또는 서면으로 어떤 것을 할 것인지에 대한 동의이다.

  ㉠ 목적 : 가족이 간호에 대한 목적을 구체적으로 이해하고 가족과 간호사와의 관계를 명확히 구체적으로 이해하도록 도움을 준다. 그리고 가족이 누구보다도 가족 건강에 대한 책임이 있음을 인식하는 데 근본적인 목적이 있다.

  ㉡ 구두로 할 것인지 서면으로 할 것인지에 대한 선택은 기관의 정책에 달려 있다.

  ㉢ 가족간호를 적용하는 실무영역별로 차이가 있겠으나 가정간호사업인 경우에는 가정은 병원과는 다른 환경이므로 의사처방이나 시행절차의 변형을 요하는 경우가 발생하므로 이 방법은 필수적이다.

  ㉣ 계약은 전통적인 간호행위 또는 치료, 처치에서 보면 새로운 접근법이고 우리나라에서는 생소한 간호계획의 접근방법이다. 보건의료 제공자들은 수혜자와 상호관계적이며 협력적인 유형을 지향하는 경향이 있고 이 접근은 일반대중의 지식수준이 향상되고 자기돌봄운동과 일치하는 방법이다. 적극적인 가족이나 가족 구성원의 참여와 자기결정권을 인정함을 의미하며 이는 환자의 권리이기도 하다는 점에서 미국에서 널리 이용되고 있다.

  ㉤ 특징
  • 동반자 관계로 간호사와 가족간의 힘의 배분이 개방적이며 탄력적이고 협상적이다.
  • 계약의 목적을 이행하기 위해 제공자와 수혜자를 묶는 방법으로 목적에 대한 몰입을 의미한다.
  • 목적적인 관계, 책임을 분명히 문서화함으로써 간호사, 환자, 가족간의 앞으로 제공될 서비스의 내용과 구체적인 제한점을 명시한다.
  • 누가, 무엇을, 언제 수행할 것인가를 명확히 기술한다.
  • 서비스를 주고받는 기간, 어떻게 목적에 가장 잘 도달할 수 있는가에 대한 제안을 계속적으로 나눌 수 있는 협상의 기회가 된다.

  ㉥ 포함되는 내용
  • 목적성취를 위한 간호계획으로 구체적인 활동, 누가 무엇을 언제 할 것인가 하는 내용, 가족과 환자의 기대, 포함된 모든 사람들의 역할과 기대를 명백히 하고 구체적인 절차에 대한 윤곽과 책임을 포함한다.
  • 방문횟수 및 기간과 간호사와 가족간의 상호작용의 목적, 간호진단, 바람직한 결과, 간호요구의 우선순위, 중재와 수행방법, 구체적인 활동, 방문시간 등도 포함한다.

ⓢ 장점
- 환자 자신의 참여와 구체적인 측정가능한 목표설정은 환자가 필요한 과업을 수행하도록 동기화한다.
- 환자의 개별적 욕구에 초점을 둠으로써 간호계획이 개별화될 수 있다.
- 양자 모두 목적을 알기 때문에 목적성취의 가능성이 높아진다.
- 간호사, 환자 모두의 문제해결능력이 향상된다.
- 의사결정과정에서 환자가 능동적인 참여자가 된다.
- 스스로 자신을 돌볼 수 있는 기술을 배움으로 해서 환자의 자율성과 자긍심이 고취된다.
- 간호사의 간호서비스가 좀 더 효과적으로 수행되므로 비용효과적이다.
ⓞ 단점 : 가족이나 건강문제가 있는 가족 구성원이 적극적으로 참여하기보다 간호사나 의료인에게 의존적일 때는 적용이 어렵다.

02 간호중재 및 간호평가

❶ 가족간호중재

(1) 가족간호중재의 개념

간호사는 가족이 현재와 미래의 문제에 대처하는 능력을 가족 스스로 볼 수 있게 도와준다. 중재단계에서는 가족과 함께 이미 설정된 목적과 목표를 성취하기 위해 간호수행계획에 따라 필요한 행위를 시작해서 마무리하는 단계이며 가족의 전반적인 기능, 질적인 삶, 건강증진과 질병이나 불구를 예방하기 위한 스스로의 능력을 강화시키고 자율성과 자기경각심을 증진시키려는 단계이다.

(2) 북미간호진단협회(NANDA)의 가족 대상 간호진단별 간호중재

① 예측적 안내 … 예측적 안내는 가족생활주기(family life cycle)를 통해 가족들이 경험할 수 있는 문제들을 예측하여 이에 대처할 수 있는 능력을 키워주는 것이다.
  ㉠ 예측적 안내는 주로 문제해결의 접근방법을 통해 이루어진다. 즉, 가족들은 부딪히게 될 특별한 문제들에 대해서 알고, 문제를 어떻게 다룰 수 있을까에 대해 논의할 필요가 있다.
  ㉡ 가족들은 문제상황에 대해 효율적인 결정을 하기 위해서 정보를 알고 평가하는 데 도움을 필요로 한다. 그러므로, 문제해결의 접근을 통해서 가족들의 얘기치 않은 문제뿐만 아니라 기대되는 문제를 다루는 법을 배울 수 있다.
  ㉢ 문제해결은 조사, 공식화, 사정, 문제해결을 위한 기꺼움 또는 준비성의 개발, 계획, 수행, 평가의 단계를 거쳐 이루어진다.

② 건강상담
　　㉠ 상담의 일반적인 규칙
　　　• 상담자는 상담의뢰자에게 관심을 보이며 보호자와 같은 태도를 취해야 하고 처음부터 자신이 돕고자 하는 사람과 긴밀한 유대를 맺도록 노력하여야 한다.
　　　• 상담자는 상담의뢰자의 문제를 바로 그 사람의 시각에서 이해하려고 노력하여야 하며 상담의뢰자 자신의 문제를 확실하게 구체화할 수 있도록 상담자가 직접 문제를 거론하며 정의내리지 않아야 한다.
　　　• 상담자는 상담의뢰자의 감정에 대해 이해와 수용의 감정이입의 상태가 필요하며, 동정이나 애도의 태도는 필요하지 않으므로 상담의뢰자로 하여금 자신의 감정상태를 알게 하는 것이 중요하다.
　　　• 상담자는 자신의 충고를 받아들이도록 강요해서는 안 되며, 상담의뢰자로 하여금 문제에 영향을 미치는 제반요소들을 인식할 수 있도록 도와주고, 자신에게 가장 적합한 해결방안을 선택할 수 있도록 격려한다.
　　　• 상담자는 상담의뢰자의 특별한 승인 없이는 그 사람의 비밀을 누설해서는 안 된다.
　　　• 상담의뢰자가 적절한 결정을 하는데 필요한 각종 정보와 자료를 제공한다.
　　㉡ 상담의 과정요소
　　　• 경청 : 상담과정에서 경청은 적극적인 상담이 이루어지도록 하는데 기본적인 요소이므로 간호대상자가 무엇을 말하는지 혹은 말하려고 하는지 충분히 주의깊게 들을 필요가 있다.
　　　• 시간설정 : 상담시간을 설정하여 간호사와 대상자간의 관심의 초점을 맞추도록 이끌어야 한다.
　　　• 관심표명 : 간호사가 편안한 자세, 비언어적 표현 등으로 대상자의 문제에 관심이 있음을 보여주어야 한다.
　　　• 반복 : 대상자가 처한 입장을 명확히 하며 말하려고 하는 의도가 무엇인지를 진실로 표현하고, 그 자신의 문제를 더욱 규명하도록 돕고자 대상자의 진술을 재언급하거나 반복한다.
　　　• 질문 : 대상자의 문제에 대해 충분히 숙고할 수 있도록 그 처한 상황, 영향을 미치는 여러 요인들을 검토하고, 대안들을 찾아내기 위한 하나의 방법이다.
　　　• 안심 : 대상자의 자신감을 강화하거나 도움의 중요성을 확신시킴으로써 문제를 스스로 해결할 수 있다는 안도감을 부여한다.
　　　• 정보제공 : 상담과정의 한 부분으로써 상담자가 전공분야에 관한 정보를 주는데, 결정을 내려 주는 것이 아니라 대상자가 결정을 내릴 수 있는 뒷받침이 되도록 하는 데 있다는 점을 유의해야 하며 정보는 정확하고 신뢰적이어야 한다.
　　㉢ 추후관리 : 대상자가 상담 이후에 결과가 어떠한지를 전화로 보고할 수 있고, 간호사가 상담의 결과가 긍정적인지 부정적인지를 파악하기 위한 방문 등이 필수적이다.

가족상담시 고려할 점

㉠ 가족 전부와 상담을 하게 되는 경우라면, 그 구성원이 적어도 둘 이상이므로 문제도 그 이상이며, 따라서 욕구도 많고 해결방안도 여러 가지가 있을 수 있다. 즉, 가족 안에서는 각 개인이 다른 역할을 담당하고 있으므로, 해결방안도 다른 여러 가지로 찾아질 수 있다.

㉡ 가족건강과 관련된 상담은 가정에서 하는 것이 더욱 효과적이다. 가정에서 상담을 하게 되면, 개인의 행동에 영향을 미칠 수 있는 환경과 집안분위기를 관찰할 수 있고, 상담과 아울러 가족이 필요로 하는 정보의 제공 및 교육을 실시할 수 있다. 또한 사람들은 자기 집안에 있을 때면 안락함을 느끼게 되어 이야기를 터놓고 하는 경우가 많고, 집안에서가 더욱 안전하다고 느끼게 된다.

③ **보건교육**

㉠ **가족교육시 고려할 점**: 가족을 대상으로 보건교육을 하는 간호사들이 직면하는 현실적인 문제는 가족과 가정간호기관의 자원에 영향을 주는 것이다.

- 간호사는 새로운 대처기술을 배우는 것이 궁극적으로 현존하는 문제의 해결에 어떻게 도움이 되는가를 가족들이 깨달을 수 있도록 도와야 한다.
- 가족의 자원은 주어진 시점에서 매우 제한적이어서 교육과 학습이 상대적으로 덜 중요하게 보일 수 있으므로 간호사는 가족이 다른 문제에 대한 해결책을 찾는 것을 돕고 자원에 대한 지식을 더해줌으로써 학습의 장해요인을 제거할 필요가 있다.
- 가족에게 교육을 제공할 수 있는 시간과 전문성의 제약에 대한 한계는 간호기록에 명확하게 가족교육을 위해 수행한 활동내용과 그러한 중재로 인해 얻어진 결과를 기록하는 것을 통해 해결한다.
- 가족간호를 수행할 간호사는 가족교육에 관한 보수교육을 받는 것이 필요하다.

㉡ **가족교육을 위한 교육과정의 활용**

- 사정 : 초기의 사정을 위해서 서로 편리한 시간에 면담을 할 수 있도록 계획하는 것이 중요한데, 초기의 면담은 사정과 계획을 위한 기초자료를 제공해줄 뿐만 아니라 가족과 간호사가 서로 잘 알게 되고, 교육·학습과정을 위한 신뢰를 형성하는 데에 도움이 된다.
- 교육적 진단 : 교육적 진단은 현존하는 건강문제의 관리에 대한 지식이나 기술, 또는 동기에 있어서의 구체적인 취약점을 규명하는 것이고 이러한 진단은 가족을 돕고자 하는 수용가능한 목적과 목표를 설정하기 위한 기초로서 활용된다.
- 계획 : 계획단계에서는 가족과 간호사가 함께 학습목표를 설정하고, 각 가족 구성원의 요구에 따른 적절한 전략을 개발하여야 하며 학습자 중심의 목표는 곧 평가의 근거로 사용될 수 있다.
- 수행 : 간호사와 가족이 학습전략을 수행할 때 관심을 갖고 있는 모든 사람이 무엇이 일어나고 있는가를 인식하는 것이 중요하다.
- 평가
  - 과에 대한 평가 : 계획된 목표를 실현했는가의 여부에 기초를 둔다.
  - 정에 대한 평가 : 수행전략이 얼마나 잘 실행되었는가를 보는 것이다.

ⓒ 가족교육을 위한 학습방법
- 시범 : 이론과 아울러 시각적으로 볼 수 있는 실물을 사용하거나 실제장면을 만들어 지도하는 교육방법으로 현실적으로 실천을 가능하게 하는 효과적인 방법이다.
- 사례연구 : 사례연구는 실제적 사실과 사건에 근거하여 문제를 해결할 수 있는 능력을 키우는 데 도움이 되고 다른 가족이 직면한 문제를 읽고 들음으로써 대상가족의 문제를 스스로 어떻게 해결해 갈 것인가를 생각할 수 있다.
- 가족집담회 : 가족집담회는 참여가족들이 이전에 있었던 문제를 깊이 조사하기보다는 가능한 문제들을 다루기 위한 양자택일의 방법을 배울 수 있도록 고안된 것으로 한 가족이나 여러 가족의 구성원으로 이루어질 수 있으며 집단이 작을 때 가장 효과적이다.
- 역할극 : 역할극은 강의와 토의에 보충적으로 사용될 수 있는 효과적인 교육방법이다. 행동적인 경험을 해봄으로써 문제해결을 위한 방법으로 활용되는 데 흉내내기, 사회극, 극화들을 통해 행해질 수 있으며 가족들이 참여할 수 있는 경험적 학습방법이다.
- 어린이가 있는 가족에서는 인형극, 우화, 속담, 노래 등을 이용하는 것이 효과적이다.

④ **직접적인 간호제공** … 직접적인 간호활동은 드레싱 교환, 도뇨관 삽입, 활력증상 측정 등 간호사의 전문적인 기술로 직접적이고 기술적인 간호행위이다.
ⓖ 가족의 건강증진을 촉진하는 간호활동보다는 만성질환자의 가정간호에서 더욱 요구가 많아질 것이며 이러한 중재활동에서 기기나 기구가 필요한 경우가 있다.
ⓛ 보건교육이나 상담, 의뢰활동도 직접적인 간호활동들이다.

⑤ **의뢰** … 의뢰는 간호사의 중요한 역할로 복합적인 가족의 건강문제나 위기시에 여러 전문인의 도움이 필요할 때 하는 행위이다.
ⓖ 간호사는 여러 기관이나 시설 또는 인력에 대한 정보를 가지고 필요시 적절히 활용한다.
ⓛ 기관이나 시설의 설립목적, 이용절차, 수혜대상자, 의뢰시의 구비서류, 담당자 이름 · 주소 · 전화번호 등의 정보와 목록을 구비하여야 한다.
ⓒ 경우에 따라서는 의뢰서를 요청하는 경우도 있으므로 의뢰서와 구비서류 등을 사전에 준비해 두는 것이 필요하다.
ⓔ 타 기관이나 시설에 의뢰하고자 할 때에는 사전에 가족에게 알리고 동의가 필요하다.
ⓜ 가족 구성원이나 가족이 의뢰되어 서비스를 받은 경우에는 효과를 평가한다.

⑥ **가족의 자원 강화** … 가족이 가진 자원에 대한 강화는 가족간호중재의 한 영역으로, 가족의 자원은 경제적 · 물리적인 것과 인력도 포함한다.
ⓖ **경제적인 자원** : 경제적인 자원의 적절성 여부는 가족 구성원의 소득의 총액과 지출, 가족 구성원의 앓고 있는 질병의 종류와 이용가능한 의료기관의 접근도, 의료비용, 의료보험에서의 지원 또는 충당범위에 따라 달라진다. 이러한 가족자원의 적절성 여부는 간호사에 의해 1차적인 사정이 이루어지나 나라에 따라서는 사회사업가에게 의뢰되어 파악되기도 한다.

ⓒ **물리적인 자원** : 건강한 가정환경을 유지하며 특히 환자가 있는 가족의 경우에는 적절한 기구나 물품의 조달이 필수적이다. 경우에 따라서는 가족이 가지고 있는 기구나 기기를 재구성 또는 재배치하거나 변형하여 사용할 수도 있다. 물리적인 시설의 설치나 재배치는 집단에서의 안전하고 자유스런 이동, 개인위생, 안정된 수면, 절족동물 매개에 의한 전염병 예방, 안전한 상수와 음식공급을 위해 필요하다.

ⓒ **인적 자원** : 가족이나 가족 구성원의 건강을 돌보는데 중요한 요소이며 가족 구성원, 가족 구성원간의 관계, 건강행위와 돌보는 기술에 대한 지식과 기술, 문제해결능력 등도 자원이 된다.

⑦ **스트레스 관리** … 어떤 가족은 스트레스에 효과적으로 대처하나, 또 어떤 가족은 위기를 겪게 되거나 비조직화되기도 한다.

ⓐ Boss(1987)는 가족의 가치가 운명론적인가 승부욕이 있는가에 따라 어떻게 가족이 대처할 것인가에 중요한 영향을 미친다고 하였다. 승부욕이 있는 가족은 상황을 조절하고 통제할 수 있으며 그래서 어떤 활동을 취할 가능성이 높다. 능동적인 전략은 수동적인 접근보다 더 효과적이라고 가정한다.

ⓑ Curran(1985)은 건강한 가족은 스트레스를 취약점으로 보지 않고 정상적인 자극으로 받아들인다고 본다. 이 가족은 잘 적응하여 갈등해결과 창의적인 대처기술을 발달시킨다.

ⓒ 모든 가족은 자아실현의 가능성과 건강을 유지·증진시킬 수 있는 잠재력을 갖고 있으므로 간호사는 정보를 제공하여 바람직한 방향으로 행동수정과 생활양식의 변화를 촉진시킴으로써 안녕상태에 이르도록 도울 수 있다.

ⓓ 스트레스 관리에 있어서 첫 단계는 스트레스를 인식하고 예방하며 미리 예측하고 피할 수 있는 스트레스원을 제거하는 것이다. 개별적인 스트레스를 효과적으로 감소시키는 방법으로는 이완요법, 회상요법, 음악요법, 적절한 영양, 약물과 알코올의 최소한 사용, 바이오피드백(biofeedback)이 있다.

② 평가

(1) 평가의 방법과 시기

① **평가의 방법**

ⓐ 평가는 간호사 이외에도 동료, 상급자 또는 타 보건전문인과의 상담, 자문 등을 통해 할 수도 있다. 동료, 상급자 또는 타 전문인에게 자문을 받아 평가함으로써 간호과정의 진행에서 부족한 부분을 검토하는 데 도움이 된다.

ⓑ 간호기록지 중 요약지는 가족의 간호과정을 체계적으로 평가하여 확인하는 하나의 과정이다.

ⓒ 미국의 경우에는 제3자인 의료보험회사에서 간호비용을 지불하므로 평가를 시행하기도 한다. 그리고 계약관계인 경우에는 가족이 변화의 필요성을 인정하여 지속적으로 간호사의 도움을 필요로 할 때에는 재계약하여 관계를 지속한다.

② 평가의 시기

　　㉠ 사업을 제공하는 기관에 따라서 정책적으로 평가시기를 정하기도 한다. 기관의 정해진 규정이 없다 해도 정기적인 평가시기를 정하여 제공된 사업의 결과를 측정하고 요약·정리하는 것이 중요하다. 만일 평가가 없다면 치료적인 또는 문제해결을 위한 간호과정이 불필요하게 지연되며 가족건강 향상의 역효과를 초래하게 될 것이다.

　　㉡ 평가는 시기에 따라 중간평가와 최종평가로 구분하며, 중간평가나 최종평가의 시기는 간호기관에 따라 달라진다.

(2) 평가의 내용

① 목표가 설정될 때부터 어떻게 평가할 것인지를 결정해야 한다. 그래서 잘 설정된 목표진술은 평가를 위한 가능성을 그 자체가 가지고 있다.

② 평가를 용이하게 하기 위해서는 목표진술부터 측정가능한 용어로 진술하는 것이 바람직하다.

③ 가족 전체의 변화인 가족의 결속력이나 책임의 공유, 가족 구성원 개인의 불안, 변화된 역할의 만족 등의 사회심리적인 변수는 질문을 통해 가족의 구술적인 표현을 직접 들어 측정하거나 가족 구성원들간의 상호작용을 관찰하여 측정·평가할 수 있다.

④ 이미 개발되어 신뢰도와 타당도가 검증된 간단한 도구를 이용하는 설문지법을 사용함으로써 객관적인 평가를 할 수도 있다.

⑤ 우리나라의 간호실무에서 가족을 대상으로 하는 실무는 주로 지역사회간호에서 이루어지고 있다. 보건소의 경우에 정기적인 중간평가는 월별, 분기별로 이루어지며 종합평가는 연말에 이루어진다.

> **TIP**
>
> 간호대상자 중심으로 설정된 목표가 이루어지지 않은 경우의 평가내용
> ㉠ 가족의 현재의 간호요구를 파악하는 데 기초자료는 충분한가?
> ㉡ 목표설정이 광범위하고 일반적이었는가?
> ㉢ 목표설정시에 가족이 참여하고 결정하였는가?
> ㉣ 목적에 따라 간호의 우선순위가 명확하였는가?
> ㉤ 가족의 여러 가지 문제를 한꺼번에 다루었는가?
> ㉥ 상황적인 위기로 인해 가족의 에너지가 고갈되었는가?
> ㉦ 가족의 상황변화에 따라 간호목표, 계획이 융통성 있게 변화되었는가?
> ㉧ 목표를 달성하기 위한 간호중재는 적절하였는가?
> ㉨ 가족이 변화과정에서 생긴 불안이나 염려를 감소시키는데 필요한 지지는 제공되었는가?
> ㉩ 간호중재시 타 보건전문인과의 관계는 유기적이며 협력적이었는가?
> ㉪ 타 보건인력들이 가족에게 제공한 사업은 일관성이 있는가?
> ㉫ 목적과 목표에 관련하여 우선순위가 확실하였는가?
> ㉬ 가족이 한 번에 너무 많은 문제를 다루려고 하였는가?
> ㉭ 가족의 에너지 상태는 어떠한가?

최근 기출문제 분석

2020. 6. 13. 제1회 지방직 시행

1 김씨 가계도(genogram)에 대한 설명으로 옳지 않은 것은?

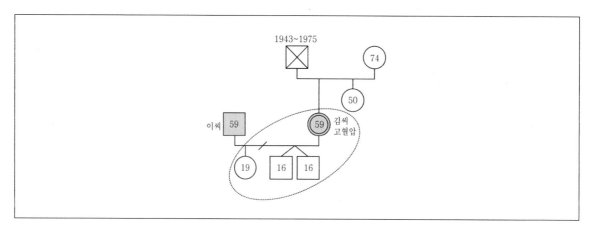

① 김씨는 남편과 이혼한 상태이다.　　　② 김씨의 아버지는 사망한 상태이다.

③ 김씨의 자녀는 2남 1녀이다.　　　　　④ 김씨의 두 아들은 쌍둥이이다.

TIP ① 김씨는 남편과 별거 상태이다.

2020. 6. 13. 제1회 지방직 시행

2 Smilkstein이 개발한 가족기능 평가도구(Family APGAR)의 평가영역이 아닌 것은?

① 가족의 적응 능력(adaptation)　　　② 가족 간의 성숙도(growth)

③ 가족 간의 애정 정도(affection)　　　④ 가족이 가진 자원의 크기(resource)

TIP 가족기능 영역 5가지 평가항목
ⓐ 가족의 적응능력(Adaptation) : 가족위기 때 문제 해결을 위한 내·외적 가족자원 활용 능력의 정도
ⓑ 가족 간의 동료의식 정도(Partnership) : 가족 구성원끼리 동반자 관계에서 의사결정을 하고 서로 지지하는 정도
ⓒ 가족 간의 성숙도(Growth) : 가족 구성원 간의 상호지지와 지도를 통한 신체적·정서적 충만감을 달성하는 정도
ⓓ 가족 간의 애정 정도(Affection) : 가족 구성원 간의 돌봄과 애정적 관계
ⓔ 문제해결(Resolve) : 가족 구성원들이 다른 구성원의 신체적·정서적 지지를 위해 서로 시간을 내어주는 정도

Answer 1.① 2.④

3 〈보기〉에서 설명하는 가족건강사정도구로 가장 옳은 것은?

보기

가족 중 가장 취약한 구성원을 중심으로 부모형제관계, 친척관계, 친구와 직장동료 등 이웃관계, 그 외 지역사회와의 관계를 그려봄으로써 취약 가족구성원의 가족 하위체계뿐만 아니라 가족 외부체계와의 상호작용을 파악할 수 있다.

① 외부체계도   ② 사회지지도
③ 가족밀착도   ④ 가계도

> **TIP** ① 외부체계도 : 가족과 외부와의 다양한 상호작용을 한눈에 파악할 수 있도록 한 것이다.
> ③ 가족밀착도 : 가족을 이해함에 있어 가족의 구조뿐만 아니라 구조를 구성하고 있는 관계의 본질을 파악한다.
> ④ 가계도 : 가족구조도로 가족 전체의 구성과 구조를 한눈에 볼 수 있도록 고안된 그림(도식화)으로 3세대 이상에 걸친 가족 구성원에 관한 정보와 그들 간의 관계를 도표로 기록하는 방법이다.

4 가족이 경험할 수 있는 문제와 각 단계에서 있을 수 있는 문제상황에 대한 효율적인 결정을 하기 위하여 정보를 알고 평가하는 데 도움을 주며, 이에 대처할 수 있는 능력을 키워주는 것으로, 가족들이 문제에 부딪혔을 때 쉽게 적응 할 수 있도록 하는 간호수행 방법은?

① 조정   ② 계약
③ 의뢰   ④ 예측적 안내

> **TIP** 문제는 예측적 안내에 대한 설명이다. 예측적 안내의 핵심은 가족들이 경험할 수 있는 문제들을 예측하여 대처할 수 있는 능력을 키우는 것에 있다.
> ※ 간호수행 … 수립된 간호계획을 실시하는 것으로 가족 지지, 교육 및 상담, 간호활동 수행 등이 있다.
> ㉠ 예측적 안내 : 가족들이 경험할 수 있는 문제들을 예측하여 대처할 수 있는 능력을 키움
> ㉡ 가족 건강상담 : 자신의 문제인식, 해결방안을 찾음
> ㉢ 가족 건강교육(보건교육) : 시범, 사례연구, 가족 집담회, 역할극
> ㉣ 직접 간호 제공 : 전문지식에 근거한 간호 행위 제공
> ㉤ 의뢰 : 복합적 문제 발생 시, 여러 전문인력의 도움 필요 시
> ㉥ 가족의 자원 강화 : 경제적, 물리적, 인적 자원의 재배치 및 지지 강화
> ㉦ 스트레스 관리

Answer   3.③ 4.④

5 보건소 방문간호사가 최근 당뇨를 진단받은 세대주의 가정을 방문하여 〈보기〉와 같은 자료를 수집하였다. 이를 활용하여 가족밀착도를 작성하고자 할 때, 가장 옳은 것은?

보기

가족구성원 : 세대주(남편) : 55세, 회사원, 당뇨

　　　　　　배우자(아내) : 50세, 가정주부

　　　　　　아들 : 26세, 학생, 알레르기성 비염

　　　　　　딸 : 24세, 학생

취약점을 가지고 있는 구성원 : 세대주

가족밀착도 : 남편 – 아내 : 서로 친밀한 관계

　　　　　　아버지 – 아들 : 친밀감이 약한 관계

　　　　　　아버지 – 딸 : 매우 밀착된 관계

　　　　　　어머니 – 아들 : 갈등이 심한 관계

　　　　　　어머니 – 딸 : 서로 친밀한 관계

　　　　　　아들 – 딸 : 갈등이 있는 관계

① 세대주는 ○로 표시하였다.

② 세대주를 중심에 배치하였다.

③ 기호 안에 가족 내 위치와 나이를 기록하였다.

④ 아버지와 아들과의 관계는 점선으로 표시하였다.

TIP 주어진 〈보기〉를 바탕으로 가족밀착도를 작성하면 다음과 같다.

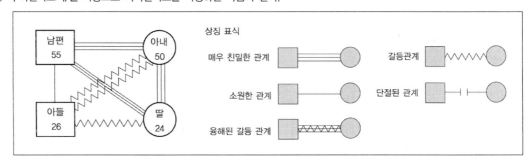

① 세대주는 남편으로 □로 표시한다.

② 가족밀착도는 누구 하나를 중심으로 하기보다는 가족 구성원을 동등한 분산하여 배치한다.

④ 아버니와 아들의 관계는 친밀감이 약한 관계로 실선 한 줄로 표시한다.

Answer　5.③

6 만성질환 환자를 둔 가족의 역할갈등을 해결하기 위하여, 가족구성원 간의 상호작용, 친밀감 정도 및 단절관계를 가장 잘 파악할 수 있는 사정도구는?

① 가족구조도

② 가족밀착도

③ 외부체계도

④ 사회지지도

TIP 가족사정도구

구분	특징
가족구조도	3대 이상의 가족구성원 정보 파악
가족밀착도	현재 동거하고 있는 가족구성원들 간의 밀착관계와 상호관계 이해
외부체계도	다양한 외부체계와 가족구성원과의 관계를 나타냄
사회지지도	가족의 내외적 상호작용을 나타냄. 취약구성원을 중심으로 가족과 외부체계와의 관계를 파악할 수 있음
가족연대기	가족의 역사 중 가장 중요한 사건들을 순서대로 기술함. 건강 관련 사건 파악

7 방문간호사가 K씨 가족을 방문하여 가족간호사정을 실시하였다. 다음의 사정도구에 대한 설명으로 옳은 것은?

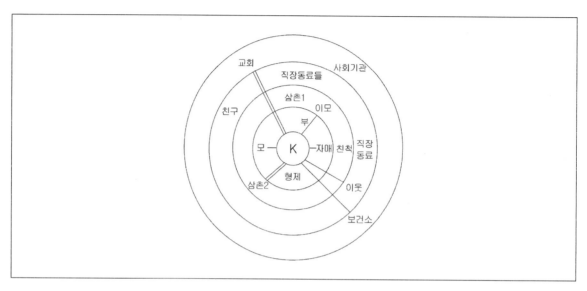

① K씨와 가족 내·외부 간의 지지 정도를 확인할 수 있다.

② K씨의 가족과 외부체계 간의 자원 흐름을 파악할 수 있다.

③ K씨의 가족구성원 간의 상호관계와 친밀도를 도식화한 것이다.

④ K씨의 가족구성원의 구조를 한눈에 볼 수 있도록 도식화한 것이다.

> **TIP** 제시된 사정도구는 사회지지도로, 가장 취약한 가족구성원을 중심으로 부모·형제, 친구와 직장동료, 기관 등 외부와의 상호작용을 그린 것이다.
> ② 외부체계도
> ③ 가족밀착도
> ④ 가족구조도

8 **가족간호 사정도구에 대한 설명으로 옳은 것은?**

① 외부체계도 – 가족 내부 구성원의 상호관계와 밀착관계만을 알 수 있다.

② 가족밀착도 – 가족구성원의 결혼, 이혼, 사망, 질병력과 같은 중요한 사건을 점선으로 도식화한다.

③ 가족생활사건 – 가족의 역사 중에서 중요하다고 생각되는 사건들을 시간 순으로 열거한 것이다.

④ 사회지지도 – 가장 취약한 가족구성원을 중심으로 부모 · 형제, 친구와 직장동료, 기관 등 외부
와의 상호작용을 그린 것이다.

> **TIP** 가족간호 사정도구
> ㉠ 가족구조도(가계도) : 가족구성원의 결혼, 이혼, 사망, 질병력과 같은 중요한 사건을 도식화한다.
> ㉡ 가족밀착도 : 가족 내부 구성원의 상호관계와 밀착관계를 이해할 수 있다.
> ㉢ 외부체계도 : 가족과 외부의 다양한 상호작용을 한눈에 파악할 수 있다.
> ㉣ 사회지지도 : 가장 취약한 가족구성원을 중심으로 부모 · 형제, 친구와 직장동료, 기관 등 외부와의 상호작용을 그린
> 것이다.
> ㉤ 가족연대기 : 가족의 역사 중에서 중요하다고 생각되는 사건들을 시간 순으로 열거한 것이다.

9 **가족간호과정에 대한 설명으로 옳지 않은 것은?**

① 문제가 있는 가구원만을 대상으로 사정한다.

② 가족의 문제점뿐만 아니라 강점도 함께 사정한다.

③ 간호사가 전화면담을 통해 가족으로부터 직접 얻은 자료는 일차자료이다.

④ 정상가족이라는 고정관념을 버리고 가족의 다양성과 변화성에 대한 인식을 가진다.

> **TIP** ① 가족간호과정은 가족 구성원 전체를 대상으로 한다.

Answer 8.④ 9.①

출제 예상 문제

1 가족이 외부에서 받는 스트레스 등을 알 수 있는 가족의 건강사정도구는?

① 사회지지도　　　　　　　　　　　② 가족연대기

③ 외부체계도　　　　　　　　　　　④ 가계도

TIP 외부체계도 … 가족관계와 외부체계와의 관계를 그림으로 나타내는 도구를 말하며, 가족 구성원들에게 영향을 미치는 스트레스원을 찾는데 도움이 된다.

2 다음 중 가족간호의 방법수행을 위해 필요한 간호수단으로 옳은 것은?

① 집단교육, 클리닉 활동, 보건교육

② 상담, 직접간호 제공, 가정방문

③ 가정방문, 직접간호 제공, 클리닉 활동

④ 가정방문, 집단교육, 클리닉 활동

TIP 가족간호의 수단
　㉠ 목표달성을 위한 방법 : 보건교육, 직접간호의 제공 등이 있다.
　㉡ 방법수행을 위한 수단 : 클리닉 활동, 집단교육, 가정방문 등이 있다.

3 다음 중 가족간호사정의 보조적 도구로서 가구원 중 취약하거나 우선적으로 간호중재가 필요한 가족에 대한 지지정도와 외부사회의 상호작용을 사정할 수 있는 것은?

① 외부체계도　　　　　　　　　　　② 사회지지도

③ 가족밀착도　　　　　　　　　　　④ 가족구조도

TIP 사회지지도 … 가족 구성원 중 가장 취약한 가족을 중심으로 부모형제 · 친척관계 및 이웃관계, 지역사회와의 관계를 그려서 그 구성원의 가족하위체계 이외에 외부체계와의 상호작용을 파악하는 것이다. 이는 가족 지지체계의 이해를 통해 가족중재에도 활용이 가능하다.

Answer 1.③ 2.④ 3.②

4 가계도에 대한 설명으로 옳은 것은?

① 가족 구성원의 스트레스원을 알 수 있다.

② 가족 구성원 개인의 질환과 중요 사건의 관련성을 알 수 있다.

③ 가족 외부체계와의 상호작용을 알 수 있다.

④ 가족의 구조를 알 수 있다.

TIP ① 외부체계도 ② 가족연대기 ③ 사회지지도

5 다음 중 지역사회간호사가 사회복지사에게서 독거노인에 대한 정보를 수집하였을 경우의 방법은?

① 지도자 면담   ② 2차 자료

③ 참여관찰   ④ 기존자료분석

TIP 2차적인 자료
　ⓐ 가족에 관련된 중요한 타인, 보건 및 사회기관의 직원, 가족의 주치의, 성직자, 건강기록지 등 다양한 자료원으로부터 가족에 관한 정보를 얻을 수 있다.
　ⓑ 자료를 이용하고자 할 때는 가족의 구두 또는 서면 동의를 받는 것이 필요한데, 이는 간호사가 가족의 비밀을 지킬 의무이며 치료적인 관계에서 신뢰감을 증진하는 방법이다.
　ⓒ 2차적인 자료는 정확하게 대상자가 지각한 내용이기보다는 제3자가 가족을 보는 지각정도를 나타낸다.
　ⓓ 중요한 타인, 가족의 주치의, 보건 및 사회기관의 직원, 성직자 등에서 자료를 얻을 수 있다.

6 다음 중 가족치료접근법의 대상으로 옳은 것은?

① 가족 구성원으로서의 개인

② 유기적인 전체로서의 가족

③ 가족과 접근하는 지역사회

④ 가족 구성원 중 의사결정권자

TIP 가족간호를 할 때 치료접근 대상은 통합적인 가족이어야 한다.

Answer　4.④ 5.② 6.②

7 지역사회사정단계에서 1차 자료수집방법으로 옳은 것은?

① 동사무소 사망자료
② 참여관찰
③ 생정통계자료
④ 보건소 진료기록부

TIP 자료수집방법
ⓐ 1차적인 자료
 • 간호사가 직접적으로 관찰하고, 보고, 듣고, 환경에서 나는 냄새를 직접 맡음으로써 얻어지는 자료를 말한다.
 • 간호사는 가족이 구두로 제공한 정보뿐만 아니라 관찰내용도 주의깊게 기록한다.
ⓑ 2차적인 자료
 • 가족에 관련된 중요한 타인, 보건 및 사회기관의 직원, 가족의 주치의, 성직자, 건강기록지 등 다양한 자료원으로부터 가족에
  관한 정보를 얻을 수 있다.
 • 자료를 이용하고자 할 때는 가족의 구두 또는 서면 동의를 받는 것이 필요한데, 이는 간호사가 가족의 비밀을 지킬 의무이며
  치료적인 관계에서 신뢰감을 증진하는 방법이다.
 • 2차적인 자료는 정확하게 대상자가 지각한 내용이기보다는 제3자가 가족을 보는 지각정도를 나타낸다.

8 다음 중 가족사정시 상호작용과정 측면의 자료수집내용으로 옳지 않은 것은?

① 의사소통 양상
② 가족 구성원간의 역할
③ 의사결정 과정
④ 가족의 가치와 의식

TIP 가족의 상호작용은 의사소통, 각 구성원의 역할 등에 의해 결정된다.

9 지역사회간호사가 위기에 처한 가족에게 접근하였을 경우 최선의 방법은?

① 가족이 위기를 모면할 수 있도록 돕는다.
② 가족이 직면한 위기의 진상을 알지 못하도록 한다.
③ 가족이 직면한 위기를 그들 스스로 해결할 수 있도록 한다.
④ 위기에 처한 가족은 무력함으로 지역사회간호사가 전적으로 해결한다.

TIP 지역사회간호사는 해결을 돕는 것이지 해결해 주는 직접적 역할이 아니다.

Answer 7.② 8.④ 9.③

10 사회지지도를 그릴 때 대상자와 동거하는 가족은 어디에 그리는가?

① 가장 안쪽의 원　　　　　　　　　② 두 번째 원

③ 세 번째 원　　　　　　　　　　　④ 가장 바깥쪽의 원

TIP 사회지지도를 그리는 방법

　　㉠ 먼저 다섯 개의 원을 그린다.

　　㉡ 가장 안쪽 원에 취약한 구성원을 그린다.

　　㉢ 두 번째 원에 가족원과 동거하는 가족을 그린다.

　　㉣ 세 번째 원에 친척들을 그린다.

　　㉤ 네 번째 원에 이웃과 친구, 동료 등을 그린다.

　　㉥ 다섯 번째 원에 관련되는 기관들을 그린다.

　　㉦ 각기 대상자와 지지자 또는 지지기관에 교환되는 도구적 · 정서적 방향을 그려 넣는다.

---

11 다음 중 가족연대기에 대한 설명으로 옳지 않은 것은?

① 유전학자, 의사, 간호사가 사용하는 도구이다.

② 3대 이상에 걸친 가족 구성원에 대한 정보와 관계를 기록하는 방법이다.

③ 가족의 역사 중에서 개인에게 영향을 주었다고 생각되는 사건을 열거한 것이다.

④ 가족연대기 면접은 체계적인 질문을 하기에 용이하다.

TIP ② 가계도(Genogram)에 대한 설명이다.

　　※ 가족연대기

　　　㉠ 가족의 역사 중에서 개인에게 영향을 주었다고 생각되는 사건을 순서대로 열거한 것이다.

　　　㉡ 개인의 질환과 중요한 사건의 관련성을 추구하려 할 때 사용한다.

　　　㉢ 가족의 연대표를 만들어 두면 전가족의 증상, 역할 등을 가족이라는 맥락 안에서 추적하는 데 용이하다.

Answer　10.②　11.②

04 모자보건관리

01 모자보건관리

① 모자보건의 정의

(1) 모자보건

① 모성의 생명과 건강을 보호하고 건전한 자녀의 출산과 양육을 도모함으로써 국민보건 향상에 이바지함을 목적으로 임산부 또는 영유아에게 전문적인 의료봉사를 통한 신체적·정신적 건강을 유지하게 하는 사업을 말한다.

② 모자보건이라 함은 넓은 의미로는 출산할 수 있을 때부터 폐경기에 이르는 모든 여성과 18세까지의 미성년자의 보건을 말하나 좁은 의미로는 임신·분만·산욕기에 있는 임산부 및 출생부터 6세까지의 미취학 아동, 즉 영유아 및 학령전기 아동을 대상으로 하는 보건사업이다.

(2) 임산부

임신 중에 있거나 분만 후 6개월 미만의 여자를 가리킨다.

(3) 모성

① 협의 ⋯ 임신·분만·출산 후 6개월 미만 또는 1년 미만의 여자를 가리킨다.

② 광의 ⋯ 출산할 수 있을 때부터 폐경기에 이르는 모든 여자를 가리킨다.

(4) 영유아

① 협의 ⋯ 생후부터 미취학 아동까지를 의미한다.

② 광의 ⋯ 생후부터 15 ~ 18세까지의 미성년자를 말한다.

(5) 신생아

출생 후 28일 미만의 영유아를 신생아라 한다.

❷ 모자보건의 대상

(1) 모성인구

① **협의** … 임신, 분만, 산욕기, 수유기의 여성을 의미한다.

② **광의** … 초경에서 폐경에 이르는 모든 여성을 의미한다.

(2) 아동인구

① **협의** … 미취학 아동을 의미한다.

② **광의** … 출생에서 사춘기에 이르는 남자·여자를 의미한다.

02 모자보건사업

❶ 모자보건사업의 목적 및 특징

(1) 목적

① 지역사회 건강수준을 증진시키는 방법의 하나로서 모성건강을 유지해야 한다.

② 임신과 분만에 수반하는 합병증의 발생위험과 신생아 사망률을 줄인다.

③ 불임증을 예방하고 치료하며, 다음 임신에 대한 준비를 한다.

(2) 범위

모자보건사업은 임신에서부터 시작하여 태아기, 영유아기, 학령기, 사춘기, 여성의 생산기의 신체적·정신적·사회적 건강문제를 모두 포함한다.

(3) 특징

① 모자보건 대상 인구는 전체 인구의 50 ~ 55% 범위로 광범위하다.

② 적은 비용으로 지역사회 건강증진에 기여하며, 지속적인 건강관리와 질병예방에 힘쓰는 예방사업에 효과적이다.

③ 다음 세대의 인구자질에 영향을 준다.

> **TIP** ·······

모자보건사업 지표

㉠ 사산율 $= \dfrac{28주\ 이후의\ 사산아수}{특정연도\ 출산아수(출생아 + 사산아)} \times 1,000$

㉡ 영아사망률 $= \dfrac{1년\ 이내에\ 사망한\ 영아수}{1년간의\ 출생자수} \times 1,000$

㉢ 신생아사망률 $= \dfrac{28일\ 미만의\ 사망아수}{1년간의\ 출생자수} \times 1,000$

㉣ 영아 후기 사망률 $= \dfrac{생후\ 28일 \sim 1년\ 미만에\ 사망한\ 영아수}{1년간의\ 출생자수} \times 1,000$

㉤ 모성사망률 $= \dfrac{임신 \cdot 분만 \cdot 산욕기\ 합병증으로\ 사망한모성수}{1년간의\ 출생자수} \times 1,000$

㉥ 주산기 사망률 $= \dfrac{후기\ 사산수(28주\ 이후)와\ 초생아\ 사망수(1주\ 이내)}{1년간의\ 출생자수} \times 1,000$

㉦ 유아사망률 $= \dfrac{1 \sim 4세아의\ 사망자수}{그\ 해\ 중앙시점의 1 \sim 4세\ 인구수} \times 1,000$

❷ 모자보건사업의 역사

(1) 외국의 경우

① Hippocrates(B.C. 460 ~ 370) … 어린이에게 관심이 필요함을 강조하였고 특히 기침, 구토, 불면을 지적하였다.

② 영국 헨리 8세(1421) … 신생아 등록제도를 시작하여 생정통계의 시작이 되었다.

③ 17세기 영국 … 성 빈센트가 육아, 무의탁여인 보호사업을 시작하였다.

④ 18세기 영국 … 의사인 John & Jeorge Amstrong 형제가 치료적 사업, 예방적인 사업을 수행하였다.

⑤ 19세기 ~ 20세기 초 … 1891년 '사회과학협회'에서 영아사망에 대한 사회조사를 실시하였다.

⑥ 위의 시기에 뉴욕에는 어린이를 위한 우유보급소가 설치되고 영국, 스코틀랜드에는 영아복지센터, 어머니교실이 개설되었다. 점차 방문간호 쪽으로 변하며 정부가 관심을 가지기 시작하였다.

(2) 우리나라의 경우

① 1923년 … 선교사인 로선복과 한신광의 어머니교실, 산전진찰, 두유급식소 등이 모자보건사업의 시작이라고
  볼 수 있다.

② 1960년 … 경제개발 5개년 계획과 가족계획사업으로 모자보건사업이 뒷전으로 밀려나게 되었다.

③ 1979년 … 정부와 세계은행간의 인구차관사업이 체결되었다.

④ 1989년 … 의료보험 확대실시로 산전, 분만, 산후관리가 병 · 의원에서 주로 이루어짐에 따라 보건소, 모자
  보건센터에서의 모자보건사업의 변화가 요구되었다.

03 모성보건사업

❶ 모자보건사업의 내용과 간호과정

(1) 내용

① 임신전 관리 … 임신전 관리는 모성보건사업에 있어서 첫 단계로서, 신체검사, 병력조사, 신체적 불구상태
  교정, 영양상태 지도, 혼전 지도, 혈청검사(매독), 부모의 역할과 책임에 대한 교육, 발달단계 상담 등의 일
  을 한다. 임신전 관리의 목적은 임신, 분만 등을 순조롭게 할 수 있는 쾌적의 건강상태를 유지할 수 있도록
  도와주는 것이다.

② 산전 관리
  ㉠ 정의 : 임신 중인 모성을 대상으로 한 건강관리로 모성, 태아 및 신생아의 건강을 보호하고 유지 · 증진하
    도록 정기적으로 검사와 진찰을 받는 것이다.
  ㉡ 처음 방문시 사정내용 : 일반적 병력, 월경력, 임신 및 출산력, 현재의 임신상태를 묻는다.
  ㉢ 신체검사 : 혈압, 체중, 자궁저의 높이, 태아심음, 태위, 자궁경부상태 등을 검사한다.
  ㉣ 임상검사 : 혈액형, Rh인자, 소변검사, 혈액검사(CBG), 매독혈청검사(VDRL), 자궁경부 스미어(Smear),
    흉부 X선 촬영 등을 한다.
  ㉤ 보건교육 : 임신에 따른 불편감, 이상상태, 일상생활에서의 주의점 등에 대해 설명한다.
  ㉥ 산후의 방문계획 : 첫 주에는 매일, 그 후 2주일째, 4주일째 각각 한 번씩 방문한다.

③ 분만간호

㉠ 분만준비에 대하여 산모와 가족을 교육하고 준비된 물품을 확인한다.

㉡ 분만시작을 아는 방법, 처치방법, 의사나 간호사 및 조산사를 부르는 시간 혹은 병원에 가는 시간 등을 가족과 산모에게 지도한다.

㉢ 직접분만 개조 및 분만을 개조하러 온 의사나 조산사와 협력한다.

㉣ 분만 직후 산모와 아기에게 간호를 제공한다.

㉤ 산후출혈, 제대출혈, 아기 눈의 상태 등을 포함한 산모와 아기의 증후와 증상을 관찰하여 필요한 조치를 한다.

④ 산욕기 간호

㉠ 정의 : 산욕기(산후 6~8주까지) 동안 임신과 분만으로 인하여 변화되었던 여성 성기와 그 부속기관이 완전히 임신전 상태로 회복되는 것을 돕는 간호를 말한다.

㉡ 가족간호인을 선정하여 산모 및 신생아 간호법을 시범해 보여주고 또한 가족간호인의 간호를 감독한다.

㉢ 산후 6주에 진찰을 받아야만 하는 이유를 설명하여 진찰을 꼭 받도록 한다.

㉣ 전수유기간을 통하여 건강관리를 받도록 도와준다.

(2) 지역사회 간호과정

① 산전, 분만, 산욕기에 있는 임산부를 찾아내어 모성실에 등록시키고 그들의 간호요구를 파악한다. 특히, 분만 전에 있는 임산부를 조기발견하여 이들의 건강문제를 파악하고 간호요구를 규명한다.

② 이들의 간호요구를 분석하여 구체적 간호방법, 시간계획, 업무분담, 예산 등 간호계획을 수립한다.

③ 계획에 따라 개업의원, 조산소, 병원 등에 의뢰하고 서로 협력한다.

④ 모성을 간호하는데 필요한 업무를 가족, 지역사회간호사 등이 분담하고 가족이 책임을 다하도록 교육한다.

⑤ 모성이 요구하는 기본적인 간호를 제공한다.

⑥ 가족 중의 한 사람을 교육하여 모성간호에 협력하도록 한다.

⑦ 계획대로 수행하도록 진행사항을 감독한다.

⑧ 제공된 간호에 대하여 평가한다.

❷ 산후조리업

(1) 개념

① 산후조리업이라 함은 산후조리 및 요양 등에 필요한 인력과 시설을 갖춘 곳(산후조리원)에서 분만 직후의 임산부 또는 출생 직후의 영유아에게 급식 · 요양 그 밖의 일상생활에 필요한 편의를 제공하는 업을 말한다.

② 산후조리는 출산 후 이완되고 불균형한 신체적 · 정신적 상태를 임신 전의 상태로 회복시키고 산후후유증을 예방하는 것이다.

③ 산후후유증으로는 냉증, 비만, 월경불순, 기미, 골다공증, 관절염, 신경통 등을 들 수 있다.

(2) 산후조리업의 운영

① 신고 … 산후조리업을 하고자 하는 자는 산후조리원의 운영에 필요한 간호사 또는 간호조무사 등의 인력과 시설을 갖추고 특별자치시장 · 특별자치도지사 또는 시장 · 군수 · 구청장에게 신고하여야 한다.

> **TIP** ~~~~~~~~~~~~~~~~~~~~~~~~~~~~~~~~~~~~

산후조리업 운영의 결격사유 … 다음에 해당하는 자는 산후조리원을 설치·운영하거나 이에 종사할 수 없다.

- ㉠ 18세 미만인 자, 피성년후견인 또는 피한정후견인
- ㉡ 정신건강복지법에 따른 정신질환자
- ㉢ 마약류관리에 관한 법률에 따른 마약류 중독자
- ㉣ 모자보건법을 위반하여 금고 이상의 실형을 선고받고 그 집행이 종료(집행이 종료된 것으로 보는 경우를 포함)되거나 집행이 면제된 날부터 3년이 경과하지 아니한 자
- ㉤ 모자보건법을 위반하여 형의 집행유예 선고를 받고 그 유예기간 중에 있는 자
- ㉥ 산후조리원의 폐쇄명령을 받고 1년이 경과되지 아니한 자
- ㉦ 대표자가 ㉠ 내지 ㉥의 어느 하나에 해당하는 법인

② **산후조리업자의 준수사항** … 산후조리업자는 임산부, 영유아의 건강 및 위생관리와 위해방지 등을 위하여 다음의 사항을 지켜야 한다.

- ㉠ 보건복지부령이 정하는 바에 따라 건강기록부를 비치하여 임산부와 영유아의 건강상태를 기록하고 이를 관리하여야 한다.
- ㉡ 감염 또는 질병을 예방하기 위하여 소독 등 필요한 조치를 취해야 한다.
- ㉢ 임산부 또는 영유아에게 감염 또는 질병이 의심되거나 발생한 경우 또는 화재, 누전 등의 안전사고로 인한 인적피해가 발생한 경우에는 즉시 의료기관으로 이송하는 등 필요한 조치를 취해야 한다.

③ **건강진단** … 산후조리업자와 산후조리업에 종사하는 사람은 건강진단을 받아야 하며, 산후조리업자는 건강진단을 받지 아니한 자와 타인에게 위해를 끼칠 우려가 있는 질병이 있는 자로 하여금 산후조리업에 종사하도록 하여서는 아니 된다.

④ **산후조리 교육**

- ㉠ 산후조리업자는 보건복지부령이 정하는 바에 따라 감염예방 등에 관한 교육을 정기적으로 받아야 하며, 산후조리업의 신고를 하고자 하는 자도 미리 교육을 받아야 한다.
- ㉡ 다만, 질병이나 부상으로 입원 중인 경우 등 부득이한 사유로 신고 전에 교육을 받을 수 없는 경우에는 보건복지부령이 정하는 바에 따라 당해 산후조리업을 개시한 후 교육을 받아야 한다.

⑤ 산후조리업자는 산후조리업을 하기 위하여 명칭을 사용할 때에는 '산후조리원'이라는 글자를 사용하여야 하며, 모자보건법에 따라 개설된 산후조리원이 아니면 산후조리원 또는 이와 유사한 명칭을 사용하지 못한다.

04 영유아보건사업

① 영유아보건사업의 정의와 기본 목적

(1) 정의

① 영유아보건사업은 영유아에게 전문적인 의료봉사를 함으로써 신체적·정신적 건강을 유지하게 하는 사업을 말한다.

② 영유아의 건강관리는 임신 및 태아발육 기간으로부터 시작된다.

③ 영유아의 건강관리는 모자보건관리사업의 3대 요소 중 하나를 차지한다.

④ 모자보건법에서는 영유아를 출생 후 6세 미만의 자로, 한부모가족지원법에서의 아동은 18세 미만(취학 중인 경우에는 22세 미만)의 자로 정하고 있다.

(2) 기본목적

① 건강한 어린이를 건강하게 유지한다.

② 육아에 관해서 부모를 돕고 상담을 한다.

③ 질병예방과 질병의 조기발견 및 건강문제 발견에 그 목적이 있다.

② 영유아보건관리

(1) 건강진단

① 영유아의 건강관리를 위해 보건소에 내소·등록한 영유아에 대하여 건강기록부를 작성하여 주기적으로 영유아건강관리를 해야 하는데, 이는 생후 아기의 발육상태 또는 질병 여부를 확인하기 위함이다.

② 신생아 및 영아기의 정기건강진단 실시기준
　　㉠ 1개월까지는 2주에 1회 실시한다.
　　㉡ 1～6개월까지는 4주에 1회 실시한다.
　　㉢ 7～12개월까지는 2개월에 1회 실시한다.
　　㉣ 13～30개월까지는 3개월에 1회 실시한다.

TIP

모자보건법 시행규칙에 의한 영유아 정기건강진단 실시기준
ㄱ 신생아(출생 28일 이내) : 수시
ㄴ 영유아
• 출생 후 1년 이내 : 매 1월에 1회
• 출생 후 1년 초과 5년 이내 : 매 6월에 1회

③ 영유아건강진단 내용

ㄱ **성장발달사정** : 사정도구는 특이성과 민감성이 높을수록 바람직한 도구이며, 현실의 적용가능성, 보건소의 역량, 사업대상자의 수와 관련되어 있다. 복잡하고 시간이 많이 걸리는 도구를 사용할수록 이상발견의 가능성은 높은 반면, 많은 대상자에게 실시하기가 어렵고 사정하는데 걸리는 시간이 많이 요구되며, 전문적 기술을 요한다.

ㄴ **신체검진**

• 영아 : 키, 몸무게, 가슴둘레, 머리둘레, 팔둘레 등을 검진한다.
• 유아 : 키, 몸무게, 가슴둘레, 팔둘레, 시력, 청력, 운동기능, 언어, 수면, 대·소변 가리기, 영유아심리검사 등을 한다.

ㄷ **임상병리검사** : 소변검사(당, 단백, 잠혈), 혈액검사(헤모글로빈, 헤마토크릿), B형 간염 등이 있다.

ㄹ **상담교육**

• 주기적 건강평가로 신체발달 이상이나 성장발육 부진아 및 과체중아를 선별한다.
• 고위험 영유아를 의뢰한다.
• 흔한 질병 및 증상의 응급처치에 관한 정보를 제공한다.
• 목욕, 의복과 기저귀, 운동과 수면, 놀이와 장난감, 장난감의 선택, 사고예방, 배변·배뇨훈련, 영유아 정신건강 등에 관해 상담 및 교육한다.

(2) 예방접종

① 예방접종 전후의 주의사항

ㄱ 접종 전날 목욕시키고 접종 당일의 목욕은 하지 않는다.
ㄴ 고열일 경우 예방접종을 미룬다.
ㄷ 청결한 의복을 입혀서 데리고 온다.
ㄹ 영유아의 건강상태를 잘 아는 보호자가 데리고 온다.
ㅁ 건강상태가 좋을 때 오전 중에 접종한다.
ㅂ 귀가 후 심하게 보채고 울거나 구토·고열증상이 있을 때는 의사의 진찰을 받는다.
ㅅ 접종 당일과 다음날은 과격한 운동을 삼간다.
ㅇ 모자보건수첩을 지참한다.

예방접종 금기대상자

㉠ 열이 있는 자

㉡ 최근 앓았던 일이 있거나 현재 질환을 앓고 있는 자

㉢ 현재 설사를 하고 있는 자

㉣ 습진 등 피부병이 있는 자

㉤ 약 또는 계란을 먹고 피부에 두드러기가 생기거나 설사를 한 적이 있는 자

㉥ 예방접종 후 이상반응이 있던 자

㉦ 기타 접종자가 부적당하다고 인정되는 자

② 예방접종의 종류

  ㉠ BCG(결핵예방백신)

  • 접종시기 : 생후 4주 이내에 접종한다.

  • 접종방법

  – 피내주사 : WHO에서는 비용이 저렴하고 정확한 양을 접종할 수 있는 피내접종을 표준접종으로 권장하고 있으며 우리나라도 피내접종을 정부에서 시행하는 국가결핵관리사업의 표준접종방법으로 사용하고 있다.

  – 다천자 접종법 : 피내주사에 비해 국소 이상반응의 빈도가 낮으나 투여되는 용량이 정확하지 않아 접종량을 제어할 수 없고, 시술자에 따라 결과에 차이가 있을 수 있다.

  ㉡ B형 간염

  • 생후 0, 1, 6개월 또는 0, 1, 2개월 일정으로 접종한다.

  • 모(母)가 B형 간염 보균자인 경우에는 B형 간염 면역글로블린(HBIG)과 B형 간염 1차 접종을 생후 12시간 이내에 각각 접종한다.

  ㉢ DTaP(디프테리아, 파상풍, 백일해)

  • 기초접종 : 생후 2, 4, 6개월에 실시한다.

  • 추가접종 : 생후 15 ~ 18개월, 만 4 ~ 6세, 만 11 ~ 12세에 실시한다.

  ㉣ Td(파상풍, 디프테리아)

  • 접종대상 : 모든 아동을 대상으로 한다.

  • 접종시기 : 만 11 ~ 12세에 접종을 실시한다.

  ㉤ IPV(주사용 폴리오)

  • 기초접종 : 생후 2, 4, 6개월에 실시한다.

  • 추가접종 : 만 4 ~ 6세에 실시한다.

  ㉥ MMR(홍역, 유행성 이하선염, 풍진)

  • 기초접종 : 생후 12 ~ 15개월에 실시한다.

  • 추가접종 : 만 4 ~ 6세에 실시한다.

  ㉦ 수두 : 생후 12 ~ 15개월에 실시한다.

◎ 일본뇌염
- 접종대상 : 만 1 ~ 12세의 소아이다.
- 접종시기
  - 기초접종 : 생후 12개월에 1주 간격으로 2회 접종을 하고 다음해에 1회 접종을 한다.
  - 추가접종 : 만 6세, 만 12세에 실시한다.

(3) 구강관리

① **구강관리의 목적** … 영유아보건에서의 구강보건은 구강의 기형을 조기에 발견하여 건강한 치아를 유지할 수 있도록 하기 위해서이다.

② **유치와 영구치**
  ㉠ **유치** : 20개로 출생 후 2년 반이 되면 이가 다 나온다.
  ㉡ **영구치** : 32개로 6 ~ 8세부터 유치인 내절치가 빠지고 영구치가 솟아 나온다. 제2대 구치는 12 ~ 14세 때 나오며, 제3대 구치는 기간에 차이가 많아 17 ~ 30세 사이에 나온다. 6세 때에 나오는 제1대 구치는 치주모형에 기본이 되는 치아이므로 잘 보존해야 한다.

③ **충치예방**
  ㉠ 치아가 나면서부터 충치균에 노출되므로 수유 후에는 보리차를 마시게 하거나 젖은 거즈를 손가락에 감아 부드럽게 닦아 준다.
  ㉡ 생후 2년부터는 올바른 칫솔사용법을 교육한다.
  ㉢ 건강한 치아유지를 위한 식이 등을 교육한다.
  ㉣ 정기적인 치과의사의 진찰을 받아 구강질환의 조기발견 및 치료가 이루어지도록 한다.
  ㉤ 치근조직보호와 특히 충치예방에 주력하여 부모를 교육한다.
  ㉥ 불소를 상수도 학교급수에 주입하여(0.7ppm 정도) 식수로 사용하거나 불소정제, 불소시럽을 복용하기도 하며 식염, 우유, 소맥분 등에 첨가하여 섭취한다.
  ㉦ 전문가가 2% 불화소다용액을 치아에 도포(3세, 7세, 10세, 13세에 1주 간격으로 4번씩 면봉을 이용하여 치아표면에 도포)하는 불소도포법과 불소치약, 불소용액 양치법으로 도포하기도 한다. 도포 전에는 치아표면을 깨끗이 하고 건조시켜야 한다.

(4) 영양관리

① **영양관리의 목적** … 유아기는 신체적 · 정신적 발육이 왕성한 시기로서 장래의 체격 및 체질, 식생활의 기초가 형성되는 시기이다. 유아기 때의 식습관은 평생의 건강을 좌우하며, 영유아기의 영양관리가 성인기 건강으로 이어진다. 유아는 소화능력도 미숙하고 식습관의 기초를 형성하는 시기임을 고려하여야 한다.

② **이유식** … 이유식은 모유나 분유 같은 액체형 식사에서 고형 식사로 바뀌어 가는 시기에 주는 영양보충식이다.

TIP

이유식의 필요성

㉠ 모유나 우유만으로는 신체발육에 필요한 영양이 부족하여 영유아 빈혈이 생기거나 질병에 대한 저항력과 면역력이 약해진다.

㉡ 모유나 우유 이외의 음식에 흥미가 생기며 7～8개월부터는 치아가 생기고, 장내의 기능이 발달하여 소화 흡수율이 높아진다.

㉢ 숟가락을 사용하여 씹고 삼키는 능력을 발달시켜 준다.

㉠ **이유식 시작**: 백일 이후 체중이 약 6～7kg(출생시의 2배) 정도 되었을 때 시작하는 것이 좋다.

㉡ **이유식의 보관방법**

- 냉장실에 보관할 때는 음식을 잘 밀봉한다.
- 냉동실에 보관할 때는 1회용 용기 등 오목한 홈이 있는 용기를 이용한다.
- 얼릴 때는 우선 얼음 그릇에 넣어서 얼린 다음 꺼내어 비닐봉지나 랩에 1회분씩 넣어 보관한다.
- 얼렸던 아기 음식은 냉장실에서 해동하고 지나치게 오랫동안 조리하지 않아야 된다.

㉢ **이유시 주의점**

- 수유시간을 규칙적(4시간 간격)으로 습관화하도록 한다.
- 같은 시간, 같은 장소에서 규칙적으로 먹인다.
- 새로운 식품을 줄 때에는 일주일의 간격을 두고 처음에는 1～2숟가락으로 시작하며, 조금씩 몇 번에 나누어서 먹인다.
- 이유식은 소화기능이 활발한 오전 중이나 수유와 수유 사이에 아기의 기분이 좋을 때 준다.
- 1일 2종류 이상 새로운 음식을 먹이지 않도록 한다.
- 설탕이나 소금을 과다하게 첨가하지 않고 조리는 단순하고 자극성이 없는 부드러운 방법을 이용한다.
- 먹기 싫어할 때는 강제로 먹이지 말고 기다린다.
- 스푼이나 컵을 이용하여 삼키는 능력을 개발시킨다.

최근 기출문제 분석

2019. 6. 15. 서울시

1 〈보기〉의 ( ) 안에 들어갈 말은?

─── 보기 ───

모성사망 측정을 위해 개발된 지표 중 가장 많이 사용되는 지표인 모성사망비는 해당 연도 ( ) 10만 명당 해당 연도 임신, 분만, 산욕으로 인한 모성사망의 수로 산출한다.

① 여성
② 출생아
③ 사망 여성
④ 가임기 여성

> **TIP** 모성사망비는 해당 연도의 출생아 수에 대하여 동일 연도 임신기간 동안 사망한 여성 전체수를 나타낸 값이다. 모성사망률은 해당 연도의 가임기 여성 수에 대하여 동일 연도 임신기간 동안 사망한 여성 전체수를 나타낸 값이다.

2017. 12. 16 지방직 추가선발

2 2016년도 신생아 및 영아 사망 수를 나타낸 표에서 알파인덱스(α-index)를 비교할 때, 건강수준이 가장 높은 경우는?

구분 사망 수(명)	A	B	C	D
신생아 사망 수	5	5	10	10
영아 사망 수	10	6	15	11

① A
② B
③ C
④ D

> **TIP** α-index는 생후 1년 미만의 사망수(영아 사망수)를 생후 28일 미만의 사망수(신생아 사망수)로 나눈 값이다. 유아 사망의 원인이 선천적 원인만이라면 값은 1에 가깝다. 따라서 D의 건강수준이 가장 높다.

Answer 1.② 2.④

3 모자보건사업의 지표에 대한 설명으로 옳은 것은?

① α-index는 해당 연도의 영아사망수와 모성사망수의 비를 나타낸 값이다.

② 영아사망률은 해당 연도의 출생아 수 1,000명에 대하여 동일 기간에 발생한 1세 미만의 사망아 수를 나타낸 값이다.

③ 주산기사망률은 해당 연도의 총 출생아 수에 대하여 동일 기간의 임신 12주 이후의 태아 사망수 와 생후 28일 미만의 신생아 사망수를 나타낸 값이다.

④ 모성사망률은 해당 연도의 출생아 수에 대하여 동일 연도 임신기간 동안 사망한 여성 전체수를 나타낸 값이다.

> **TIP** ① α-index는 생후 1년 미만의 사망수(영아사망수)를 생후 28일 미만의 사망수(신생아사망수)로 나눈 값이다. 유아사 망의 원인이 선천적 원인만이라면 값은 1에 가깝다.
> ③ 주산기사망률은 임신 28주 이후의 후기 사산수와 생후 7일 이내의 사망자 수를 나타내는 지표이다.
> ④ 모성사망비에 대한 설명이다. 모성사망률은 해당 연도의 가임기 여성 수에 대하여 동일 연도 임신기간 동안 사망한 여성 전체수를 나타낸 값이다.
> ※ 모성사망비와 모성사망률
> ㉠ 모성사망비(출생아 10만 명당) : (모성사망자 수/출생아수)×100,000
> ㉡ 모성사망률(가임기 여성 10만 명당) : (모성사망자 수/가임기 여성 수)×100,000

4 다음의 표를 통해 예측 가능한 올바른 내용은?

지역명	α -index
㉠	103
㉡	112
㉢	130

① ㉠지역의 보건의료수준이 가장 높을 것이다.

② ㉠지역의 영아 사망률이 ㉡지역보다 높을 것이다.

③ ㉡지역의 영아 후기 사망률이 ㉢지역보다 높을 것이다.

④ ㉢지역의 합계 출산율이 가장 낮을 것이다.

⑤ ㉢지역의 모성 사망률이 ㉠과 ㉡지역보다 낮을 것이다.

> **TIP** α -index … 생후 1년 미만의 사망 수(영아사망 수)를 생후 28일 미만의 사망 수(신생아사망 수)로 나눈 값이다. α -index의 값이 1에 가까울수록 유아사망의 원인이 선천적인 것이므로 그 지역의 보건의료수준이 높은 것을 의미한다. 값이 클수록 신생아기 이후의 영아사망이 크기 때문에 영아 사망에 대한 예방 대책이 필요하다.

5 「모자보건법 시행령」상 모자보건사업에 관한 기본계획 수립 시에 포함되어야 할 사항을 모두 고른 것은?

> ㉠ 임산부 · 영유아 및 미숙아 등에 대한 보건관리와 보건지도
> ㉡ 인구조절에 관한 지원 및 규제
> ㉢ 모자보건 및 가족계획에 관한 교육 · 홍보 및 연구
> ㉣ 모자보건 및 가족계획에 관한 정보의 수집 및 관리

① ㉠

② ㉠, ㉡

③ ㉡, ㉢

④ ㉠, ㉡, ㉢, ㉣

> **TIP** 모자보건법 시행령 제2조(모자보건사업에 관한 기본계획의 수립) … 모자보건법 제5조 제1항에 따라 보건복지부장관이 수립하는 모자보건사업에 관한 기본계획에는 다음의 사항이 포함되어야 한다.
> ㉠ 임산부 · 영유아 및 미숙아 등에 대한 보건관리와 보건지도
> ㉡ 인구조절에 관한 지원 및 규제
> ㉢ 모자보건에 관한 교육 · 홍보 및 연구
> ㉣ 모자보건에 관한 정보의 수집 및 관리

Answer 4.① 5.④

출제 예상 문제

1 모자보건사업의 지표 중 영아사망률에 대한 공식으로 옳은 것은?

① 28주 이후의 사산아수 / 특정연도 출산아수 × 1,000

② 1년 이내에 사망한 영아수 / 1년간의 출생자수 × 1,000

③ 28일 미만의 사망아수 / 1년간의 출생자수 × 1,000

④ 1 ~ 4세아의 사망자수 / 그 해 중앙시점의 1 ~ 4세 인구수 × 1,000

TIP ① 사산율 ③ 신생아사망률 ④ 유아사망률

2 다음 중 협의의 모성에 해당하는 것은?

① 임신 중이거나 분만 후 6개월 미만의 여자

② 출산할 수 있을 때부터 폐경기에 이르는 모든 여자

③ 임신 중에 있는 여자

④ 산욕기 · 수유기의 여자

TIP 모성
ⓐ 협의 : 임신 중이거나 분만 후 6개월 미만의 여자
ⓑ 광의 : 출산할 수 있을 때부터 폐경기에 이르는 모든 여자

Answer 1.② 2.①

3 다음 중 모자보건사업에 해당되는 것으로 옳은 것은?

> ㉠ 예방접종
> ㉡ 산전, 산후관리
> ㉢ 분만관리와 응급처치에 관한 사항
> ㉣ 가족건강에 관한 교육 및 관리증진

① ㉠㉡㉢
② ㉠㉢
③ ㉡㉣
④ ㉠㉡㉢㉣

TIP 모자보건사업의 내용
  ㉠ 임신의 준비 : 결혼 전 건강상담 및 임신계획
  ㉡ 임산부의 산전, 분만 및 산후관리
  ㉢ 출산조절
  ㉣ 신생아 및 영유아 관리
  ㉤ 학령기 및 사춘기 보건관리
  ㉥ 근로여성 건강관리
  ㉦ 가족계획 상담 및 지도
  ㉧ 폐경기 여성관리

4 다음 중 어느 지역의 남자 흡연율 56%, 음주율 50%, 비만율 26%일 때 흡연율을 감소시키기 위해 금연사업을 실시하였다면 사업 후에 자료를 비교하기 위한 조사방식으로 옳은 것은?

① 납세인구조사
② 표본조사
③ 상주인구조사
④ 전수조사

TIP ① 관계가 없다.
  ③④ 경제적인 비용과 시간이 많이 소요되어 타당하지 않다.
  ※ 표본조사
    ㉠ 특수목적으로 한정된 내용의 통계자료를 수집할 때 사용한다.
    ㉡ 표본의 대표성을 확보해야 하고 센서스 조사시 표본선정을 1~5% 범위 내에서 함께 실시하기도 한다.

Answer 3.④ 4.②

5 건강지표의 산출시 분모를 출산력 있는 여성으로 해서 산출할 수 없는 것은?

① 모아비

② 재생산율

③ 조출생률

④ 출산력

TIP 조출생률

㉠ 특정 기간 내 중앙인구 중 총출생수를 말한다.

㉡ 보건의료수준에 영향을 받고 국가간 사이에서의 비교가 수월하다.

6 다음 중 모자보건사업의 목적으로 옳은 것은?

① 부모로 하여금 신생아를 위한 정서적 · 사회적으로 좋은 환경을 이룩할 수 있도록 도와주기 위함이다.

② 분만시까지의 모자건강요구를 충족시키기 위함이다.

③ 모자의 건강증진과 생명의 보호 및 질병, 상해 등을 예방하여 국민보건을 향상시키기 위함이다.

④ 태아의 건강한 출산과 쉬운 분만을 위함이다.

TIP 모자보건사업의 목적 … 모성 및 영유아의 생명과 건강을 보호하고 건전한 자녀의 출산 · 양육을 도모하여 국민보건의 향상에 이바지하기 위함이다.

7 모자보건법에 의한 임산부의 정의로 옳은 것은?

① 임신 중 여자와 분만 후 6주 미만의 여자

② 임신 중 여자와 분만 후 6 ~ 8주의 여자

③ 임신 중 여자와 분만 후 6개월 미만의 여자

④ 임신 중 여자와 분만 후 12개월 미만의 여자

TIP 임산부<모자보건법 제2조 제1호> … 임산부는 임신 중에 있거나 분만 후 6개월 미만의 여자를 말한다.

Answer 5.③ 6.③ 7.③

8 우리나라 모자보건법에 근거한 모자보건전문가가 아닌 것은?

① 의사   ② 조산사

③ 약사   ④ 간호사

> **TIP** 모자보건법 제10조 1항…"모자보건전문가"란 의사·조산사·간호사의 면허를 받은 사람 또는 간호조무사의 자격을 인정받은 사람으로서 모자보건사업 및 가족계획사업에 종사하는 사람을 말한다.

9 선진국과 후진국의 차이를 가장 많이 나타내 주는 사망률은?

① 신생아사망률   ② 유아사망률

③ 영아사망률   ④ 학령기사망률

> **TIP** 영아사망률은 주요 원인인 직접적인 치료적 의료서비스만 가지고는 정복되기 어렵고 사회·환경적 상태의 향상이 필요하다.

10 다음 중 국가의 보건의료수준에 따라 가장 민감하게 반응하는 지표는?

① 조사망률   ② 영아 후기 사망률

③ 사산비   ④ 보통 사망률

> **TIP** 영아 후기 사망은 신생아 사망에 비해 예방과 관리가 가능하며 사망원인이 생물학적 요인보다 주거, 의료 등의 환경요인에 의해 영향을 받는다. 즉, 사회·경제적 수준을 반영하는 민감한 지표이다.

11 모자보건사업에서 예방업무를 실행하기 위한 기본업무에 해당되지 않는 것은?

① 건강상담   ② 보건교육

③ 예방접종   ④ 응급처치

> **TIP** ④ 응급처치는 예방업무가 아니라 실무업무라고 볼 수 있다.

Answer 8.③ 9.③ 10.② 11.④

12 다음 중 신생아사망률을 나타낸 것은?

① $\dfrac{\text{그 해 동안의 생후 28일 미만의 영아 사망수}}{\text{그 해의 출생수}} \times 1,000$

② $\dfrac{\text{신생아 사망수}}{\text{총 신생아수}} \times 1,000$

③ $\dfrac{\text{같은 해의 영아 사망수}}{\text{1년 동안의 신생아 사망수}} \times 1,000$

④ $\dfrac{\text{같은 해의 출생 후 1년 이내에 사망한 영아수}}{\text{특정연도의 1년간의 출생수}} \times 1,000$

> **TIP** 신생아사망률은 초생아사망률과 함께 연기된 사산으로 선천적 원인이 지배적이며, 예방이 불가능하다. 보건상태가 향상될수록 영아사망률과 신생아사망률의 차이가 감소한다.

13 다음의 (   ) 안에 해당하는 것으로 옳은 것은?

$$\text{모성사망률} = \frac{\text{임신·분만·산욕 합병증으로 사망한 부인수}}{(\qquad)} \times 1,000$$

① 부인사망수 ② 총 출생수

③ 영아사망수 ④ 중앙인구

> **TIP** 모성사망률이란 그 해 총 출생수 중에 임신·분만·산욕 합병증으로 사망한 여성수를 말한다.

Answer 12.① 13.②

14 다음 중 모자보건관리를 통한 장애와 예방 중 2차적 예방법으로 옳은 것은?

① 정신박약아의 특수처리
② 장애아의 물리치료방법
③ 출생 이후 장애가 될 수 있는 질병 및 상해와 사고요인을 예방
④ 장애정도의 악화 예방

TIP 2차 예방이란 질병을 조기발견하고 치료하며 사고·상해요인을 예방하는 것을 포함한다.

15 MMR 접종시기로 옳은 것은?

① 생후 1개월   ② 생후 2, 4, 6개월
③ 생후 12~15개월   ④ 만 1세

TIP MMR의 1차 접종은 생후 12~15개월에 실시하며, 추가접종은 만 4~6세에 실시한다.

16 다음 중 모자보건법에서 영유아 기준으로 옳은 것은?

① 출생 후 28일 미만   ② 출생 후 3년까지
③ 출생 후 6년 미만   ④ 출생 후 10년 미만

TIP 영유아
    ㉠ 협의: 출생 후 6년 미만인 사람을 말한다(모자보건법의 기준).
    ㉡ 광의: 생후부터 15~18세까지의 미성년자를 말한다.

Answer 14.③ 15.③ 16.③

17 임산부의 산전관리시 체중의 측정을 정규적으로 하는 이유는?

① 태아의 발육상태를 알아보기 위해서이다.

② 임산부의 건강상태를 측정하기 위해서이다.

③ 양수과다증을 조기에 발견하기 위해서이다.

④ 임신중독증을 조기에 발견하기 위해서이다.

TIP 임산부의 산전관리시 체중의 측정을 정규적으로 하는 이유는 임신중독증을 조기에 발견하기 위함이다.

18 다음 중 신생아 기준으로 옳은 것은?

① 생후 1주일

② 생후 28일 미만

③ 생후 3개월

④ 생후 1년

TIP 신생아 … 출생 후 28일 미만의 영유아를 말한다.

19 다음 중 1년 이내에 실시해야만 하는 예방접종으로 묶인 것은?

㉠ 콜레라	㉡ B형 간염
㉢ DTaP	㉣ 일본뇌염

① ㉠㉡

② ㉠㉣

③ ㉡㉢

④ ㉢㉣

TIP 1년 이내에 실시하는 예방접종
  ㉠ BCG
  ㉡ DTaP
  ㉢ IPV
  ㉣ B형 간염

Answer 17.④ 18.② 19.③

20 임신소모(pregnancy wastage) 중에서 가장 치명적인 것은?

① 간질
② 사고
③ 인공유산
④ 출생시 손상

TIP 임신소모 … 임신의 결과가 정상적이지 못하고 태아 또는 영아에게 불리한 결과를 초래하는 모든 경우를 말한다.

21 영아를 대상으로 하는 기본·추가 예방접종시기가 나라마다 다른 이유는?

① 의학수준의 차이
② 경제수준의 차이
③ 보건법의 차이
④ 질병의 유행 양상의 차이

TIP 각 나라마다 유행하는 질병이 다르기 때문에 추가 접종시기가 다르다.

22 건강한 임산부에게 필요한 1일 철분권장량은?

① 10 ~ 30mg
② 30 ~ 60mg
③ 100 ~ 120mg
④ 150 ~ 200mg

TIP 임산부의 1일 철분권장량은 18mg + 30 ~ 60mg이다.

23 임신 4주된 산부가 모성실을 방문하였을 때 간호사가 취해야 할 업무가 아닌 것은?

① 혈청검사   ② 소변검사

③ 혈압측정   ④ 체중측정

TIP ① 임신전 관리내용이다.
  ※ 산전 관리내용
   ㉠ 흉부 X선 촬영, 심전도, 결핵 유무 확인
   ㉡ 혈압측정
   ㉢ 소변검사(단백뇨, 당뇨, 임신반응 검사)
   ㉣ 혈액검사(ABO, RH, 매독반응 검사)
   ㉤ 체중증가 확인

24 일반적으로 아동의 질병양상에 영향을 미치는 주요 요소를 모두 고른 것은?

㉠ 가족의 교육수준   ㉡ 가족의 태도 ㉢ 경제상태   ㉣ 부모의 직업 ㉤ 법률

① ㉠㉡㉢   ② ㉠㉡㉣

③ ㉠㉢㉣   ④ ㉢㉣㉤

TIP 아동의 질병양상에 영향을 미치는 주요 요인 … 교육수준, 가족의 태도, 주거환경, 경제상태, 부모의 가치관

Answer 23.①   24.①

25 임산부가 임신 전기에 감염되었을 때 10 ~ 20%의 선천성 기형아를 낳을 수 있는 것은?

① 마진   ② 콜레라

③ 결핵   ④ 풍진

TIP 풍진은 10 ~ 20%의 기형아 출산율을 보이므로 임신 전 풍진바이러스 검사는 필수적이다.

26 다음 중 미숙아에 대한 일반적 관리원칙으로 옳은 것은?

① 호흡기도유지, 보온, 감염예방

② 체력유지, 습도유지, 감염예방

③ 보온, 감염예방, 체중관리

④ 습도유지, 보온, 감염예방

TIP 미숙아는 폐의 미성숙으로 호흡유지 간호가 최우선으로 필요하며, 체온조절 능력이 미숙하기 때문에 보온은 물론, 면역력 약화로 감염의 위험성이 크므로 감염예방도 중요하다.

27 다음 중 임신시의 영양장애로 인해 나타나는 장애가 아닌 것은?

① 유산
② 포상기태
③ 임신중독증
④ 사산

TIP 포상기태 … 임신 초기에 융모상피세포가 이상증식하여 자궁 전체가 포도상 낭포로 차는 이상임신이다.

28 다음 중 영유아 클리닉과 관계없는 것은?

① 건강상담
② 예방접종
③ 철분투여
④ 성장발달의 측정

TIP ③ 산모 클리닉의 주요 업무 중 하나는 산모에게 부족해지기 쉬운 철분의 섭취를 권장하는 것이다.

29 건강한 임산부가 평소보다 많이 섭취해야 하는 바람직한 단백질의 양은?

① 10mg
② 20mg
③ 30mg
④ 40mg

TIP 단백질은 임신 전보다 1일 30mg 정도를 부가하여 섭취해야 한다.

Answer   27.② 28.③ 29.③

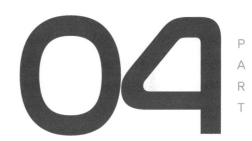

04

P
A
R
T

학교간호와 산업간호

01 학교보건과 학교건강관리

01 학교보건

❶ 학교보건의 의의 및 인력

(1) 학교보건의 정의와 중요성

① 학교보건의 정의 ··· 학교의 구성원인 학생 및 교직원과 그 가족, 나아가 지역사회를 대상으로 학생, 가족, 교직원 및 보건의료 전문가가 참여하여 보건서비스와 환경기능의 수준을 향상시켜 질병을 예방하고 증진시켜 안녕상태에 이르도록 하는 포괄적인 건강사업으로 보건학의 한 영역이다.

② 학교보건의 중요성

    ㉠ 학생기의 건강상태는 당시의 학습에 영향을 미칠 뿐만 아니라 생애 전과정의 질적 생활을 좌우한다. 특히 근래 급격히 증가하며 주요 사망원인이 되는 만성질환은 생활습관과 밀접히 관련된다.

    ㉡ 학교는 교육뿐만 아니라 여러 방면으로 지역사회의 중심체적인 역할을 하고 있다.

    ㉢ 학교는 집단적인 관리가 가능하므로 보건교육의 대상으로서 가장 효과적이며, 그들을 통하여 교육을 받지 못한 학부모에게까지 건강지식이나 정보를 전할 수 있기 때문에 파급효과가 크다.

    ㉣ 교직원은 그 지역사회의 지도적 입장에 있고 항상 보호자와 접촉하고 있다.

    ㉤ 기타 보건사업 추진에 있어 여러모로 유리한 조건을 내포하고 있다.

(2) 학교보건의 인력

① **보건교사** ··· 학교 내에서 학교보건을 담당하는 자로서 학생 및 교직원에 대한 건강진단실시의 준비와 실시에 관한 협조, 학교보건계획의 수립, 학교 환경위생의 유지관리 및 개선에 관한 사항, 기타 학교의 보건관리 등의 업무를 수행한다.

② **학교의사 · 학교약사** ··· 대부분 촉탁의사나 약사로서 학교장이 위촉하며 학교의사에는 한의사도 포함된다. 학교보건계획의 수립에 관한 자문, 학생 및 교직원에 대한 건강진단과 건강평가, 각종 질병의 예방처치 및 보건지도, 기타 학교보건관리에 관한 지도 등의 업무를 수행한다.

③ **영양사** … 1979년 국가공무원법에 의해 정규 보건직 공무원으로 임명되어 학교급식 업무를 담당하고 있는 자를 말한다.

④ **행정관계인** … 보건복지부장관, 교육구청장, 서울특별시장, 시·도지사, 학교의 설립경영자, 학교장 등이 이에 속한다.

② 학교보건교육

(1) 학교보건교육의 양성

① **개인건강지도** … 교사, 보건교사, 학교의 등과 부모는 학생과 직접 접촉하며 개인적인 보건지도의 기회를 많이 갖게 된다. 보건교육도 일반교육과 마찬가지로 집단교육보다는 개인지도가 더욱 효과적이다.

② **일상경험을 통한 수시 보건교육** … 학교시설환경, 학교급식, 신체검사, 체육 등과 같이 매일의 학교생활을 통하여 수시로 이루어지는 비공식적인 보건교육이 있다.

③ **계통적 보건교육** … 보건과목 또는 특별 보건과정을 통해 교육한다.

(2) 학교보건교육의 계획

① 보건교육의 계획은 종합적인 전 학업과정 작성에 있어서 그 일부분을 차지한다.

② 보건교육계획은 전직원의 책무이다.

③ 계획생활에 학생을 참여시켜야 한다.

④ 학교에 있어서의 보건교육계획은 학교와 지역사회의 종합적인 전체 보건사업계획의 일부분으로서 이루어져야 한다.

⑤ 지역사회로부터 협조를 얻도록 한다.

⑥ 계획은 계속적이어야 하며, 주도적 역할이 있어야 한다.

⑦ 계획은 행동적인 결과를 가져와야 한다.

02 학교간호

① 학교간호의 개념

(1) 목적

학교간호는 보건교사의 지식과 기술로 이루어지는 간호를 학교에 제공함으로써 학교가 그들의 건강을 스스로 관리하는 능력을 향상시키는 것이다. 즉, 학교간호의 대상은 학교이며 여기에 간호제공과 보건교육 그리고 관리라는 간호행위를 통하여 학교가 그 건강문제를 스스로 해결하는 능력을 향상시키도록 하는 데에 학교간호의 목적이 있다.

(2) 보건교사의 역할

보건교사는 학교간호의 대상인 학교에 접근하기 위하여 간호과정을 적용하며, 간호행위를 위해서는 간호수단을 동원한다. 또한 보건교사는 학교가 스스로 건강관리기능을 향상시키는 과정, 즉 기능지표를 개발한다.

(3) 학교간호체계

보건교사가 학교를 담당하여 학교간호사업을 하는 데에는 체계를 이룬다. 학교, 자원, 보건교사가 투입되어 학교간호과정을 거쳐 학교간호의 목적에 도달하게 된다.

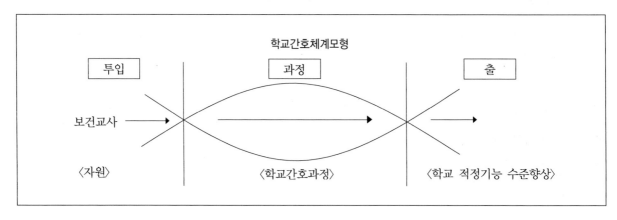

학교간호체계모형

② 학교간호과정

(1) 간호사정

① **자료수집방법** … 건강기록부, 일지, 공문서 등 기존자료와 관찰, 집단토의, 설문지법 등을 통한 새로운 자료를 수집한다.

② **자료수집내용**

  ㉠ 특성

  • 인구통계 : 학생 및 교직원의 수, 연령, 성별, 이동상태, 결석률 등을 파악한다.

  • 학교환경

  - 물리적 환경 : 학교시설인 의자, 책상, 건물, 시설의 설비와 학교의 부지, 학생들의 통학거리, 주변환경, 급수원, 토질, 높이 및 방향, 학교건물의 위치, 면적, 출입구, 지하실, 옥상의 이용, 복도, 계단, 교실, 상수 및 하수시설, 쓰레기 처리, 화장실, 운동장, 수영장 등의 위생적 시설이 이에 속한다.

  - 사회적 환경 : 행정체계, 학부모의 교육 정도, 지역사회와의 조직체계 등이 이에 속한다.

  • 학교 외 환경 : 정화구역을 설정하고 이용가능한 지역사회 자원을 파악한다.

  • 학교보건사업의 실태 : 보건실 이용률, 예방접종률, 보건교육횟수, 학교급식실태 등 보건교사와 학생의 상호작용 정도를 파악한다.

  ㉡ 건강수준 : 신입생들의 건강과 예방접종상태에 대한 자료 기록지를 학부모로부터 수집하여 그 후 계속 주기적으로 수집, 최신 정보로 보완한다. 또한 건강행위를 파악하기 위하여 흡연 및 약물복용상태, 식습관, 취미활동 등을 확인한다.

> **TIP**
>
> 유병률
> ㉠ 보건통계를 위해 필요하다.
> ㉡ 유병률 $= \dfrac{\text{현존하는 환자수}}{\text{연간 중앙인구}} \times 1,000$

  ㉢ 자원

  • 인적 자원 : 보건교사, 학교의사, 학교약사, 교직원, 학부모 등의 자원을 파악한다.

  • 물적 자원 : 시설물, 기구·도구, 자료, 재정, 시간, 지역사회 지원체계 등을 파악한다.

(2) 간호진단

자료분석을 통해 파악된 학교간호문제를 관련있는 것끼리 묶어 문제의 중요성, 인구집단에 영향하는 정도, 법적 의무사항 여부, 자원 동원가능성, 실천가능성 등을 고려하여 간호진단을 내린다.

(3) 간호계획

① **목표** … 관련성, 실현가능성, 관찰가능성, 측정가능성, 정확성 등의 조건을 갖추어 장소, 대상, 문제, 시기, 범위를 포함하여 기술되어야 한다.

② **방법 및 수단**

　　㉠ 보건실활동, 방문 및 의뢰활동, 상담, 집단지도, 매체활용 등 여러 수단 중에서 간호계획에 적절한 방법 및 수단을 선택한다.

　　㉡ 방법 및 수단을 신택하는 절차

　　　• 목표달성을 위한 서로 다른 방법 및 수단을 찾는다.

　　　• 문제해결을 위해 요구되는 자원과 이용가능한 자원을 조정한다.

　　　• 가장 최선의 방법 및 수단을 선택한다.

　　　• 구체적인 활동(방법 및 수단)을 기술한다.

③ **수행 및 평가계획** … 누가, 무엇을, 언제, 어떻게, 어디서 할 것인지가 기술되어야 한다.

(4) 간호수행

① **직접간호수행** … 응급처치, 상담, 보건교육실시, 예방접종, 신체검사 등 간호사 면허증 소지자인 보건교사만이 실시할 수 있는 전문가로서의 역할을 한다.

② **간접간호수행** … 예산작성, 기록, 보고, 통계자료 정리 등 조정자, 감시자, 지도감독자의 역할을 한다.

(5) 간호평가

① 학교간호의 평가대상 및 기준을 선정한다.

② 자료를 수집한다.

③ 계획과 실적을 비교한다.

④ 결과분석을 통해 학교간호사업의 가치를 판단한다.

⑤ 재계획을 실시한다.

03 학교건강관리

① 건강검사

(1) 건강검사의 실시

① 학교의 장은 학교보건법의 규정에 의한 건강검사를 원활하게 실시하기 위하여 건강검사에 필요한 소요예산을 포함한 구체적인 건강검사 실시계획을 매년 3월말까지 수립하여야 한다.

② 건강검사는 신체의 발달상황, 신체의 능력, 건강조사 및 건강검진으로 구분한다.

③ 신체의 발달상황, 신체의 능력 및 건강조사는 해당 학교의 교장이 실시하고, 건강검진은 「건강검진기본법」에 따라 지정된 검진기관에서 실시한다.

④ 건강검진을 실시하는 학생에 대한 신체의 발달상황 및 건강조사는 검진기관에서 실시하되, 건강조사는 문진표의 작성으로 갈음할 수 있다.

(2) 건강검사 내용

① 신체의 발달상황에 대한 검사항목 및 방법
  ㉠ 신체의 발달상황은 키와 몸무게를 측정한다.
  ㉡ 신체의 발달상황에 대한 검사항목 및 검사방법

검사항목	측정단위	검사방법
키	센티미터 (cm)	㉠ 검사대상자의 자세 • 신발을 벗은 상태에서 발꿈치를 붙일 것 • 등·엉덩이 및 발꿈치를 측정대에 붙일 것 • 똑바로 서서 두 팔을 몸 옆에 자연스럽게 붙일 것 • 눈과 귀는 수평인 상태를 유지할 것 ㉡ 검사자는 검사대상자의 발바닥부터 머리끝까지의 높이를 측정
몸무게	킬로그램(kg)	옷을 입고 측정한 경우 옷의 무게를 뺄 것
비만도	–	㉠ 비만도는 체질량지수(BMI, Body Mass Index : kg/m^2)와 표준체중에 의한 상대체중으로 각각 산출한다. ㉡ 표기방법 : 학생의 신장과 체중을 이용하여 계산된 체질량지수를 성별, 나이별 체질량지수 백분위수 도표에 대비하여 다음과 같이 판정하여 표기한다. • 체질량지수 백분위수 도표의 85 이상 95 미만인 경우 : 과체중 • 체질량지수 백분위수 도표의 95 이상인 경우 : 비만 • 성인 비만기준인 체질량지수 25kg/㎥ 이상인 경우는 백분위수와 무관하게 비만 • 제질량지수 백분위수 도표의 5 미만인 경우 : 저체중 • 위에 해당되지 않는 경우 : 정상

② 건강조사

　㉠ 건강조사는 예방접종 및 병력, 식생활 및 비만, 위생관리, 신체활동, 학교생활 및 가정생활, 텔레비전·인터넷 및 음란물의 이용, 안전의식, 학교폭력, 흡연·음주 및 약물의 사용, 성의식, 사회성 및 정신건강, 건강상담 등에 대하여 실시한다.

　㉡ 건강조사의 항목 및 내용

조사항목	조사내용
예방접종/병력	㉠ 전염병 예방접종 ㉡ 가족병력 ㉢ 개인병력
식생활/비만	㉠ 식습관 ㉡ 인스턴트 및 그 밖에 식품의 섭취형태 ㉢ 다이어트 행태
위생관리	㉠ 손 씻기 ㉡ 양치질
신체활동	㉠ 근지구력 향상을 위한 운동 ㉡ 심폐기능 향상을 위한 운동 ㉢ 수면
학교생활/가정생활	㉠ 가족 내지지 정도 ㉡ 학교생활 적응 정도 ㉢ 교우관계
텔레비전/인터넷/ 음란물의 이용	㉠ 텔레비전 시청 ㉡ 인터넷 이용 ㉢ 음란물에의 노출 여부 및 정도
안전의식	㉠ 안전에 대한 인식 ㉡ 안전사고의 발생
학교폭력	학교폭력에의 노출 여부 및 정도
흡연/음주/약물의 사용	㉠ 흡연 ㉡ 음주 ㉢ 흡입제의 사용 여부 및 약물의 오·남용 여부 등
성 의식	㉠ 성문제 ㉡ 성에 대한 인식
사회성/정신건강	㉠ 사회성(자긍심, 적응력 등) ㉡ 정신적 건강(우울, 자살, 불안증, 주의력 결핍 등)
건강상담	건강에 대한 상담의 요구 등

ⓒ 조사방법 : 시 · 도교육감은 조사항목 및 내용을 포함한 구조화된 설문지를 마련하고, 학교의 장을 통하여 조사할 수 있도록 한다.

③ 건강검진

㉠ 건강검진은 척추, 눈 · 귀, 콧병 · 목병 · 피부병, 구강, 병리검사 등에 대하여 검사 또는 진단하여야 한다.

㉡ 건강검진의 항목 및 방법

검진항목		검진방법(세부항목)
척추		척추옆굽음증(척추측만증) 검사
눈	시력측정	• 공인시력표에 의한 검사 • 오른쪽과 왼쪽의 눈을 각각 구별하여 검사 • 안경 등으로 시력을 교정한 경우에는 교정시력을 검사
	안질환	결막염, 눈썹찔림증, 사시 등 검사
귀	청력	• 청력계 등에 의한 검사 • 오른쪽과 왼쪽의 귀를 각각 구별하여 검사
	귓병	중이염, 바깥귀길염(외이도염) 등 검사
콧병		코곁굴염(부비동염), 비염 등 검사
목병		편도선비대 · 목부위림프절비대 · 갑상샘비대 등 검사
피부병		아토피성피부염, 전염성피부염 등 검사
구강	치아상태	충치, 충치발생위험치아, 결손치아(영구치로 한정한다) 검사
	구강상태	치주질환(잇몸병) · 구내염 및 연조직질환, 부정교합, 구강위생상태 등 검사
병리 검사 등	소변	요컵 또는 시험관 등을 이용하여 신선한 요를 채취하며, 시험지를 사용하여 측정(요단백 · 요잠혈 검사)
	혈액	1회용 주사기나 진공시험관으로 채혈하여 다음의 검사 1) 혈당(식전에 측정한다), 총콜레스테롤, 고밀도지단백(HDL) 콜레스테롤, 중성지방, 저밀도지단백(LDL) 콜레스테롤 및 간 세포 효소(AST · ALT) 2) 혈색소
	결핵	흉부 X-선 촬영 및 판독
	혈압	혈압계에 의한 수축기 및 이완기 혈압
허리둘레		줄자를 이용하여 측정
그 밖의 사항		위의 검진항목 외에 담당의사가 필요하다고 판단하여 추가하는 항목(검진비용이 추가되지 않는 경우로 한정한다)

ⓒ 건강검진의 적용범위 및 판정기준
  • 다음의 검진항목에 대한 검사 또는 진단은 해당하는 학생을 대상으로 하여 실시한다.

혈액검사 – 1) 및 허리둘레	초등학교 4학년과 중학교 1학년 및 고등학교 1학년 학생 중 비만인 학생
혈액검사 – 2)	고등학교 1학년 여학생
결핵검사	중학교 1학년 및 고등학교 1학년 학생

  • 위 표에서 정한 건강검진 방법에 관하여 필요한 세부적인 사항 및 건강검진 결과의 판정기준은 교육부장관이 정하여 고시하는 기준에 따른다.
  • 위 표의 검진항목 외의 검진항목에 대한 검진방법 및 건강검진 결과의 판정기준은 「국민건강보험법」 및 같은 법 시행령에 따라 보건복지부장관이 정하여 고시하는 기준에 따른다.
④ 신체의 능력검사
  ㉠ 대상 : 초등학교 제5학년 및 제6학년 학생과 중학교 및 고등학교 학생에 대하여 실시하되 심장질환 등으로 인한 신체허약자와 지체부자유자에 대하여는 실시하지 아니할 수 있다.
  ㉡ 방법
  • 필수평가는 체력요소별로 1개의 검사항목을 선택하여 매학년 초에 실사하는 것을 원칙으로 하되, 선택평가는 학교의 장이 해당학교의 여건을 고려하여 검사항목, 검사주기 등을 자율적으로 결정하여 실사할 수 있다.
  • 신체의 능력검사항목 및 방법

1. 필수평가

체력 요소	검사항목	검사방법
심폐 지구력	왕복오래 달리기	㉠ 거리 • 초등학교 학생 : 남·녀 구분 없이 15미터 • 중·고등학교 학생 : 남·녀 구분 없이 20미터 ㉡ 측정 • 일정한 거리를 시간간격이 정해진 신호음에 맞추어 왕복하여 달리기를 반복 실시 • 오디오 테이프의 신호음이 울리기 전까지 검사대상자의 양 발이 20m(15m) 선을 완전히 통과할 것 • 검사대상자가 맞은편으로 이동 중일 때 신호음이 울린 경우 그 지점에서 신속히 뒤로 돌아 뛰도록 하며 기록횟수에 '△'표시 • 위의 규칙은 처음 한 번만 적용되며 신호가 울리기 전에 1회 이동을 마치지 못한 횟수가 두 번째인 경우 측정을 종료하며 기록횟수에 'X'표시를 하고 'X'표시의 직전 횟수를 측정 횟수로 기록
	오래달리기 –걷기	㉠ 거리 • 초등학교 5~6학년 학생 : 남·녀 구분 없이 1,000미터 • 중·고등학교 학생 : 여학생은 1,200미터, 남학생은 1,600미터 ㉡ 측정 • 정해진 트랙을 벗어나지 않으면서 정해진 거리를 완주 • 달리는 도중에 걷는 것도 허용 • 잘못된 주행이 확인되면 매 회마다 파울로 기록 • 분·초 단위까지 기록하되, 0.1초단위에서 버림하여 기록(다만, 파울 1회당 5초씩 추가하여 기록)
	스텝검사	㉠ 스텝박스 높이 • 초등학교 5~6학년 학생 : 20.3센티미터 • 중학교 남·여 학생, 고등학교 여학생 : 45.7센티미터 • 고등학교 남학생 : 50.8센티미터 ㉡ 반복횟수 • 초등학교 5~6학년, 중학교 남·여 학생, 고등학교 여학생 : 24회/분 • 고등학교 남학생 : 30회/분 ㉢ 측정 • 시간 간격이 정해진 신호음에 맞추어 스텝박스를 올라갔다 다시 내려오는 동작을 3분 동안 반복 실시한 후 안정시 심박수를 3회 측정하여 기록지에 기록 • 평가는 신체효율지수(PEI)공식으로 계산된 점수로 하며 0.1점 단위까지 기록하되, 0.01점 단위에서 올림하여 기록

유연성	앉아윗몸 앞으로 굽히기	㉠ 자세 • 신발을 벗고 실시자의 두 발 사이가 5센티미터를 넘지 않게 두 발바닥이 측정기 전면에 완전히 닿도록 무릎을 펴고 앉을 것 • 한 손을 다른 한 손 위에 올려 양 손이 겹치게 하고 윗몸을 앞으로 굽히면서 고개를 숙이고 측정기 위의 눈금 쪽으로 뻗을 것 ㉡ 측정 • 검사대상자가 무릎이 올라오지 않게 굽힌 자세를 2초 이상 유지 할 것 • 양 손의 손가락 끝이 멈춘 지점의 눈금을 측정 • 2회 실시하여 0.1센티미터 단위까지 기록하며, 평가는 높은 기록으로 함
	종합유연성 검사	㉠ 어깨, 몸통, 옆구리, 하체 4부분으로 나누어 검사 • 어깨 : 몸 뒤쪽으로 한손은 어깨 위에서 아래 방향으로 다른 한 손은 아래에서 위 방향으로 하여 닿을 수 있는가를 검사 • 몸통 : 상체를 좌우로 회전시켜 발뒤꿈치에 위치한 숫자카드를 읽을 수 있는지 검사 • 옆구리 : 바르게 선 자세에서 척추가 좌우로 충분히 굽혀져서 손이 무릎 뒤 오금에 닿는가를 검사 • 하체 : 앉은 자세에서 좌우 한 발씩 곧게 뻗고 한손바닥을 다른 쪽 손의 손등에 나란히 올려놓은 상태에서 양 손이 발끝에 닿을 수 있는가를 검사 ㉡ 오른쪽과 왼쪽 한 번씩 시행하게 되며, 오른쪽 왼쪽 모두 성공하면 2점, 한 쪽만 성공하면 1점, 모두 실패하면 0점을 얻게 되며 측정된 점수를 모두 합산하여 기록
근력 · 근지구력	팔굽혀펴기 (남)	㉠ 팔굽혀펴기 봉 높이 및 넓이 • 높이 : 30센티미터 • 넓이 : 110센티미터 이상 ㉡ 자세 : 양 발은 모으고 양 손을 어깨너비로 벌린 후 30센티미터 높이의 봉을 잡고 몸은 머리에서부터 어깨, 등, 허리, 발끝까지는 일직선으로 할 것 ㉢ 측정 • 팔을 굽혀 몸이 내려가 있는 동작에서는 가슴과 봉 사이의 거리가 10센티미터 이하이어야 하며 팔꿈치의 각도는 90도가 되도록 할 것 • 더 이상 반복하지 못 할 때까지의 횟수를 측정
	무릎대고 팔굽혀펴기 (여)	㉠ 자세 • 무릎을 꿇고 양 손을 어깨너비로 벌려 엎드린 상태에서, 상체는 반듯하게 유지하고 발끝은 세워 발등이 지면에 닿지 않도록 할 것 • 어깨너비의 손 위치를 손 하나 크기의 간격으로 앞으로 옮기고, 다시 손 하나 크기의 간격을 바깥 방향으로 2번 옮겨 양 팔의 간격을 넓힐 것 ㉡ 측정 • 팔을 굽혀 몸이 내려가 있는 동작에서는 가슴과 지면 사이의 거리가 15센티미터 이하이어야 하며 팔꿈치의 각도는 90도가 되도록 할 것 • 더 이상 반복하지 못 할 때까지의 횟수를 측정

	윗몸말아 올리기	㉠ **자세** • 매트 위에 머리와 등을 대고 누운 자세에서 무릎을 90도 정도의 각도가 이루어 지도록 굽혀 세울 것 • 발바닥은 바닥에 평평하게 되도록 붙이고 발과 무릎 사이가 주먹 하나 크기의 간격으로 띄어 놓을 것 • 팔은 곧게 뻗고 손바닥을 넓적다리 위에 올려놓을 것 ㉡ **측정** • 3초에 1번씩 울리는 신호음에 맞추어 손이 넓적다리 위를 타고 올라가 손바닥 으로 무릎을 감쌀 수 있도록 상체를 말아 올릴 것 • 손바닥으로 무릎을 감싼 후 바로 준비자세로 돌아올 것 • 1회/3초 실시간격을 지키지 못할 때는 처음 한 번은 계수만 하지 않고 측정은 계속하되, 두 번째 지키지 못하면 계수를 종료하고 실시자의 총 횟수를 기록
	악력	㉠ **측정도구** : 악력계 ㉡ **자세** • 편안한 자세로 발을 바닥에 편평하게 붙이고 양 다리는 어깨너비 만큼 벌려서 직립자세를 취할 것 • 검사대상자는 악력계를 자신의 손에 맞도록 폭을 조절하고, 손가락 제2관절이 직각이 되도록 악력계를 잡을 것 ㉢ **측정** • 오른쪽, 왼쪽 각각 2회 측정하고 기록지에 기록 • 오른쪽–왼쪽–오른쪽–왼쪽 순서로 측정하여 0.1킬로그램 단위까지 기록하되, 0.01킬로그램 단위에서 올림하여 기록하며, 평가는 최고 높은 기록으로 함
순발력	50미터 달리기	㉠ **거리** : 50미터 ㉡ **측정** • 코스는 반드시 직선주로가 되어야 하며, 부정출발을 한 경우 주의를 주고 다시 출발할 것 • 0.01초 단위까지 기록
	제자리 멀리뛰기	㉠ **자세** • 구름판이 설치된 모래터 또는 측정장비 위에 출발선을 밟지 않고 올라설 것 • 발을 한번만 굴러서 공중자세는 자유로이 하여 뛸 것 ㉡ **측정** • 도약하는 순간 두 발 중 한쪽 발이라도 출발선을 넘어서지 말아야 하며 반드시 모둠발로 뛸 것 • 2회 실시하여 0.1센티미터 단위까지 기록하며, 평가는 높은 기록으로 함
비만	체질량지수	㉠ **측정** • 체질량지수는(BMI, Body Mass Index: kg/m^2) 키와 체중 값으로 계산할 것 • $0.1kg/m^2$ 단위까지 기록하되, $0.01kg/m^2$ 단위에서 올림하여 기록할 것

2. 선택평가

검사항목	검사방법
심폐지구력 정밀평가	㉠ **측정도구** : 심박수 측정기 세트(가슴벨트, 송신기, 수신기, 소프트웨어 등) ㉡ **측정** • 심폐지구력정밀평가는 필수평가의 심폐지구력 측정 종목 측정 시 심박수 측정기를 착용하여 측정하는 것으로 검사방법은 심폐지구력 종목 측정과 동일함 • 장비를 통해 자동으로 측정되어진 심박수를 분석하여 최대 심박수(220-나이), 운동 중 최고 심박수, 운동 중 평균 심박수, 운동 중 평균 운동강도, 운동 중 총 칼로리 소모량 및 운동강도 구간분석을 표로 제공한다.
비만평가	㉠ **측정도구** : 체지방측정기 ㉡ **자세** • 공복상태를 유지하고 신체에 금속성 물질을 제거할 것 • 양말을 벗고 체지방측정기의 양 발과 양 손의 측정 위치에 맞게 정확히 위치시킬 것(체지방측정기의 사용지침을 따름) ㉢ **측정** • 체지방률이 측정되는 동안 최대한 몸을 움직이지 않고 전방을 주시할 것 • 장비를 통해 자동으로 측정되어진 체지방률을 분석하여 근육량과 지방량을 계산하고, 체중에 대한 체지방률 정상범위(남자 : 12~14.9%, 여자 : 15~26.9%)를 기준으로 최소 근육 조절량과 조절 체지방량을 계산하여 제공
자기신체평가	㉠ **측정도구** : 자기기입식 기록지 ㉡ **세부항목** : 10개 항목[심폐지구력, 유연성, 근력·근지구력, 체지방(날씬함), 신체활동, 스포츠자신감, 외모, 건강상태, 신체전반, 자기존중감]별 2개 문항으로 구성(총 20문항) ㉢ **측정** • 6점 척도(1점 : 전혀 아니다, 6점 : 매우 그렇다) 중 자신의 생각과 일치하는 번호를 찾아 'O'표시 • 항목별 2문항의 평균을 계산하여 10개 요인별 점수의 합계를 구하고 1.67을 곱하여 산출 • 항목별로 자기 점수에 해당하는 위치를 찾아 '●'표시를 하여 그래프를 작성

| 자세평가 | ㉠ 측정도구 : 자세평가 보조도구
㉡ 세부항목 : 문진 2문항, 시진(어깨기울기, 골반기울기, 다리굴곡, 경추기울기, 상체기울기, 골반전후기울기, 척추 휨 정도) 7문항
㉢ 측정 : 문진은 2점 척도(예/아니오), 시진은 3점 척도(정상/경미/심각)로 측정하여 기록
• 어깨 기울기 : 어깨가 좌우 평형을 이루는지 여부를 검사(양쪽어깨가 같은 위치에 있으면 정상)
• 골반 기울기 : 골반의 좌우가 평형을 이루는지 여부를 검사(양쪽 고관절의 높이가 동일선 상에 있으면 정상)
• 다리굴곡 : 다리의 바깥이나 안쪽으로 휘어있는지 또는 틀어져 있는가를 검사(무릎뼈가 전 면을 향하면 정상)
• 척추 휨 정도 : 척추가 곧지 않고 휘어 있는지 여부를 검사(척추 뼈의 정렬상태가 일직선 상에 있으면 정상)
• 경추기울기 : 경추의 모양이 바르게 서 있는가를 검사(귓바퀴와 어깨점이 일직선상에 있으 면 정상)
• 상체기울기 : 등의 굽은 정도의 여부를 검사(견갑골 사이의 능형근 부위가 보이지 않으면 정상)
• 골반전후기울기 : 골반이 전후로 기울어졌는지 여부를 검사(양쪽 상장골극과 치골의 삼각 형 모양이 바닥과 수직을 이루면 정상) |

⑤ 건강검사 등의 실시결과 관리

㉠ 학교의 장은 학생의 건강검사의 실시결과를 다음 기준에 따라 작성·관리하여야 한다.

• 신체발달상황 및 신체능력검사 결과 : 학생건강기록부로 작성·관리

• 건강검진 결과 : 검진기관이 통보한 자료를 학생건강기록부와 별도로 관리

㉡ 고등학교의 장은 소속 학생이 고등학교를 졸업할 때 학생건강기록부를 해당 학생에게 교부하여야 한다.

㉢ 학생이 중학교 또는 고등학교에 진학하지 아니하거나 휴학 또는 퇴학 등으로 고등학교를 졸업하지 못한 경우 그 학생이 최종적으로 재적하였던 학교는 학생건강기록부를 비롯한 건강검사 등의 실시결과를 학 생이 최종적으로 재적한 날부터 5년간 보존하여야 한다.

㉣ 교육감은 신체능력검사 결과에 따라 학생 개인별 신체활동 처방을 제공하는 학생건강체력평가시스템을 교육정보시스템과 연계하여 구축하고, 학생·학부모가 조회할 수 있도록 관리하여야 한다.

⑥ 건강검사 등의 실시결과에 따른 조치

㉠ 학교의 장은 건강검사 등의 실시결과에 따라 보건의료기관, 체육단체 및 대학 등의 협조를 받아 소속 학생 및 교직원에 대한 건강상담, 예방조치 및 체력증진 등 적절한 보호 또는 양호의 대책을 강구하여 야 한다.

㉡ 학교의 장은 건강검사 등을 실시한 결과 수업면제·휴학·치료·보호 또는 교정 등을 필요로 하는 학생 에 대해서는 본인 또는 그의 보호자에게 적정한 조치를 강구하도록 요청하여야 한다.

ⓒ 학교의 장은 교직원에 대해서 건강검사 또는 「국민건강보험법」에 따른 건강검진을 실시한 결과 전염성 질환 또는 신체의 심한 허약 등으로 복무에 지장이 있다고 인정되는 경우에는 휴직 기타 적절한 조치를 취하도록 임면권자에게 건의하여야 한다.

ⓔ 학교의 장은 건강검사 등을 실시한 경우에는 학생 신체의 발달상황 통계표를 작성하여 해당 연도의 8월 31일까지, 학생신체능력검사(필수평가) 통계표를 작성하여 다음 연도의 2월 말일까지 관할 교육장을 거쳐 교육감에게 보고해야 한다.

ⓜ 교육감은 학생건강증진계획의 수립·시행을 위하여 필요한 경우에는 학교의 장에게 건강조사 결과 및 건강검진 결과에 관한 통계자료를 제출하도록 할 수 있다.

⑦ 건강검사 표본학교의 지정 및 보고 등

ⓐ 교육부장관은 기본계획의 수립·시행과 시책 마련을 위하여 건강검사의 표본학교를 지정할 수 있다.

ⓑ 교육부장관은 표본학교에 대해서 이 규칙이 정한 검사항목 외의 검사항목을 추가한 건강검사를 실시하게 할 수 있다.

ⓒ 표본학교의 장은 건강검사를 실시한 경우 그 결과를 교육부장관이 정하는 바에 따라 교육감을 거쳐 교육부장관에게 보고하여야 한다.

② 예방·치료사업

(1) 예방사업

① 예방접종

ⓐ 목적 : 예방접종은 인위적인 능동면역을 보유할 수 있도록 항원인 백신을 투여함으로써 전염병의 감염 및 이환을 방지한다.

ⓑ 예방접종관리

• 예방접종 계획수립

- 초등학교 1학년 학생의 MMR, DPT, 소아마비 추가예방접종이나 일본뇌염 예방접종은 관할보건소와 협조하여 접종계획을 수립한다.

- 접종대상과 접종일자, 접종비, 접종실시기관, 절차 등에 대한 구체적인 절차에 대해 계획안을 작성하고 학교장의 결재를 얻는다.

• 예방접종 공고 및 보건교육실시

- 예방접종에 대한 가정통신문을 발송하여 예방접종의 목적, 효과, 금기대상자, 접종 전·후 주의사항에 대해 학부모에게 알리며 부작용 발생시 대처방안에 대해서도 교육한다.

- 예방접종 전 설문지를 발송하여 학생의 과거력과 현재 병력, 과거 예방접종시 부작용 발현 유무 등에 대한 정보를 파악해 두고 정규 보건교과시간 등을 통하여 예방접종 관련 보건교육을 한다.

> **TIP** ~~~~~~~~~~~~~~~~~~~~~~

예방접종 금기대상자

㉠ 열이 있는 급성질환자

㉡ 현재 병을 앓고 있거나 병후 쇠약자 및 영양장애자

㉢ 결핵, 심장병, 당뇨병, 위장병, 간장질환, 각기병, 설사환자

㉣ 알레르기 체질자, 과민성 환자

㉤ 스테로이드 계통의 면역억제 치료자

㉥ 홍역, 볼거리, 수두 등 이환 후 1개월이 경과하지 아니한 자

㉦ 생백신(MMR, 소아마비, BCG) 투여 후 1개월이 경과하지 아니한 자

㉧ 의사가 건강상태가 좋지 않아 예방접종하기가 부적당하다고 인정한 자

- 예방접종실시
- 반드시 접종실시기관의 의사가 참여하여야 하며 접종대상자를 예진하여 예방접종 제외자를 선별하도록 한다.
- 예방접종을 직접 실시할 간호사는 학생을 관찰하면서 약품의 보관, 운송에 주의하며 정확히 예방접종을 하여야 하고, 보건교사는 예방접종요원으로 위촉받은 경우에만 실시할 수 있다.
- 접종기관의 의사, 간호사에 대한 인적사항을 예방접종대장에 기록해두며 사용한 약품명, 유효일자, 제조 일자, 제약회사명 등에 대한 기록을 해둔다.
- 예방접종 부작용 관찰 : 담임교사 등을 통해 예방접종 부작용 발생현황을 파악한다.
- 기록유지 및 보고 : 예방접종대장을 만들어 상세히 기록한 후 5년간 보존하며, 예방접종 결과에 대해 학교장과 교육청에 보고한다.

② **전염병 관리** ··· 학교의 장은 건강검사의 결과나 의사의 진단 결과 감염병에 감염되었거나 감염된 것으로 의심되거나 감염될 우려가 있는 학생 및 교직원에 대하여 등교를 중지시킬 수 있다. 학교의 장이 등교중지를 명할 때에는 그 사유와 기간을 구체적으로 밝혀야 한다.

(2) 치료사업

치료사업부분은 통상질환자에 대한 1차 보건의료 수준의 처치 및 투약 그리고 상병자에 대한 지속적인 추후관리가 제공되어 왔으며 1990년의 개정된 학교보건법의 보건교사 직무 중의 하나로 규정되어 있다.

04 학교환경관리

① 교내환경관리

(1) 교사 내 환경

① **목적** … 학교교사 내 환기 · 채광 · 온습도 · 미세분진 및 소음 등 환경위생을 적정기준으로 유지 · 관리함으로써 학생 및 교직원의 건강을 보호 · 증진하기 위해서이다.

② **온습도**
- ㉠ 실내온도는 섭씨 18도 이상 28도 이하로 하되, 난방온도는 섭씨 18도 이상 20도 이하, 냉방온도는 섭씨 26도 이상 28도 이하로 한다.
- ㉡ 비교습도는 30% 이상 80% 이하로 한다.

③ **공기오염**
- ㉠ 이산화탄소는 평균 1,000ppm 이하로 한다.
- ㉡ 미세먼지는 10mm 이하 먼지 기준 교사 및 급식시설을 $75\mu g/m^3$, 체육관 및 강당은 $150\mu g/m^3$ 이하로 한다.

④ **환기**
- ㉠ 오염된 실내공기를 희석 혹은 배제하기 위하여 신선한 공기와 교환하는 것을 말하며, 교실 내의 학생 수와 공기오염 물질의 양에 따라서 환기량과 환기횟수가 결정된다.
- ㉡ 환기용 창 등을 수시로 개방하거나 기계식 환기설비를 수시로 가동하여 1인당 환기량이 시간당 $21.6m^3$ 이상이 되도록 하여야 한다.

> **TIP**
>
> 필요환기량 및 환기횟수
>
> ㉠ 필요환기량$(V) = \dfrac{M}{C_s} - C_o \times 100$
>
> [V : 필요환기량(m3/시), M : 오염물질 발생량(m3/시), Cs : 기준농도(%), Co : 외기 중 오염물질 농도(%)]
>
> ㉡ 단위시간 내 필요환기횟수 : $\dfrac{1인당 \ 필요기적}{실내 \ 공기용적} \times 학생수$

⑤ **채광과 조명**
- ㉠ **채광(자연조명)**
  - 직사광선을 포함하지 아니하는 천공광에 의한 옥외 수평조도와 실내조도와의 비가 평균 5% 이상으로 하되, 최소 2% 미만이 되지 아니하도록 한다.

- 최대조도와 최소조도의 비율이 10대 1을 넘지 아니하도록 한다.
- 교실 바깥의 반사물로부터 눈부심이 발생되지 아니하도록 한다.

ⓛ 조도(인공조명)
- 교실의 조명도는 책상면을 기준으로 300LUX 이상이 되도록 한다.
- 최대조도와 최소조도의 비율이 3대 1을 넘지 아니하도록 한다.
- 인공조명에 의한 눈부심이 발생되지 아니하도록 한다.

⑥ 소음
ㄱ 소음은 학생들의 정신집중을 방해하여 학습능률을 저해시키고 피로와 두통을 유발하는 등 교육활동에 직접적인 영향을 준다.
ㄴ 교사 내의 소음은 55dB(A) 이하로 하여야 한다.

(2) 교사 외 환경

① 교지 … 각급 학교의 교지는 교사용 대지와 체육장의 면적을 합한 용지로서 교사의 안전 · 방음 · 환기 · 채광 · 소방 · 배수 및 학생의 통학에 지장이 없는 곳에 위치하여야 한다.

② 교사
ㄱ 각급 학교의 교사(교실, 도서실 등 교수 · 학습활동에 직 · 간접적으로 필요한 시설물을 말함)는 교수 · 학습에 적합하여야 하고, 그 내부환경은 학교보건법에 의한 환경위생 및 식품위생의 유지 · 관리에 관한 기준에 적합하여야 한다.
ㄴ 교사의 기준면적(고등학교 이하 각급 학교 설립 · 운영 규정 참고)

(단위는 m^2이며, N은 각급 학교의 전학년의 학생정원을 말함)

학교		학생수별 기준면적		
유치원		40명 이하	41명 이상	
		5N	80+3N	
		교사 중 교실 총면적 2.2N		
초등학교 · 공민학교 및 이에 준하는 각종학교		240명이하	241명이상 960명이하	961명이상
		7N	720+4N	1,680+3N
중학교 · 고등공민학교 및 이에 준하는 각종학교		120명이하	121명이상 720명이하	721명이상
		14N	1,080+5N	1,800+4N
고등학교 · 고등기술학교 및 이에 준하는 각종학교	계열별	120명이하	121명이상 720명이하	721명이상
	인문계열	14N	960+6N	1,680+5N
	전문계열		720+8N	2,160+6N
	예 · 체능계열		480+10N	1,920+8N

③ 식수

　㉠ 급수시설 설치
- 상수도 또는 마을상수도에 의하여 먹는 물을 공급하는 경우에는 저수조를 경유하지 아니하고 직접 수도꼭지에 연결하여 공급하여야 한다. 다만, 직접 수도꼭지에 연결하기가 곤란한 경우에는 제외한다.
- 지하수 등에 의하여 먹는 물을 공급하는 경우에는 저수조 등의 시설을 경유하여야 한다.

　㉡ 급수시설관리
- 급수시설·설비는 항상 위생적으로 관리하여야 하며, 급수시설에서 사용 중인 저수조는 「수도법 시행규칙」에 따른 청소 및 위생상태 점검을 실시하고, 외부인이 출입할 수 없도록 잠금장치 등의 조치를 하여야 한다.
- 지하수 등을 먹는 물로 사용하는 경우에는 원수의 수질 안정성 확보를 위하여 필요 시 정수 또는 소독 등의 조치를 하여야 한다.
- 급수설비 및 급수관은 「수도법」에 따라 소독 등 위생조치, 수질검사 및 세척 등 조치를 실시하여야 한다.

　㉢ 먹는 물의 공급 : 학생 및 교직원에게 공급하는 먹는 물은 「먹는 물관리법」 제5조에 따른 수질기준에 적합한 물을 지공하여야 한다.

　㉣ 수질검사
- 저수조를 사용하는 학교의 경우 「수도법 시행규칙」에 따라 수질검사를 실시하여야 한다.
- 지하수는 「먹는 물 수질기준 및 검사 등에 관한 규칙」에 따라 수질검사를 실시하여야 한다.

　㉤ 학교의 장은 학교의 규모 및 급수사설의 노후도 등을 고려하여 급수시설의 청소 및 위생상태 점검주기와 수질검사(수질검사 대상이 아닌 학교에서 실시하는 수질검사를 포함한다)주기를 단축할 수 있다.

④ 화장실

　㉠ 화장실의 설치기준
- 화장실은 남자용과 여자용으로 구분하여 설치하되, 학생 및 교직원이 쉽고 편리하게 이용할 수 있도록 필요한 면적과 변기수를 확보하여야 한다.
- 대변기 및 소변기는 수세식으로 하여야 한다. 다만, 상·하수도시설의 미비 또는 수질오염 등의 이유로 인하여 수세식 화장실을 설치하기 어려운 경우에는 제외한다.
- 출입구는 남자용과 여자용이 구분되도록 따로 설치하여야 한다.
- 대변기의 칸막이 안에는 소지품을 두거나 옷을 걸 수 있는 설비를 하여야 한다.
- 화장실 안에는 손 씻는 시설과 소독시설 등을 갖춰야 한다.

　㉡ 화장실의 유지·관리기준
- 항상 청결이 유지되도록 청소하고 위생적으로 관리하여야 한다.
- 악취의 발산과 쥐 및 파리·모기 등 해로운 벌레의 발생·번식을 방지하도록 화장실의 내부 및 외부를 4월부터 9월까지는 주 2회 이상, 10월부터 다음해 3월까지는 주 1회 이상 소독을 실시하여야 한다.

⑤ 쓰레기

　㉠ 쓰레기는 종류에 따라 분리수거하도록 하며, 쓰레기통은 교내에 필요한 장소에 충분한 수로 배치한다.

　㉡ 악취의 발산과 쥐 및 파리·모기 등 해로운 벌레의 발생·번식을 방지하도록 소독을 자주하며 주의를 기울여 관리하여야 한다.

❷ 교육환경보호구역

(1) 교육환경보호구역의 설정

① 교육감은 학교경계 또는 학교설립예정지 경계로부터 직선거리 200미터의 범위 안의 지역을 다음의 구분에 따라 교육환경보호구역으로 설정·고시하여야 한다.
- ㉠ 절대보호구역 : 학교출입문으로부터 직선거리로 50미터까지인 지역(학교설립예정지의 경우 학교경계로부터 직선거리 50미터까지인 지역)
- ㉡ 상대보호구역 : 학교경계등으로부터 직선거리로 200미터까지인 지역 중 절대보호구역을 제외한 지역

② 학교설립예정지를 결정·고시한 자나 학교설립을 인가한 자는 학교설립예정지가 확정되면 지체 없이 관할 교육감에게 그 사실을 통보하여야 한다.

③ 교육감은 학교설립예정지가 통보된 날부터 30일 이내에 교육환경보호구역을 설정·고시하여야 한다.

④ 설정·고시된 교육환경보호구역이 다음의 어느 하나에 해당하게 된 때에는 그 효력을 상실한다.
- ㉠ 학교가 폐교되거나 이전하게 된 때
- ㉡ 학교설립예정지에 대한 도시·군관리계획결정의 효력이 상실된 때
- ㉢ 유치원이나 특수학교 또는 대안학교의 설립계획이 취소되었거나 설립인가가 취소된 때

(2) 교육환경보호구역에서의 금지행위〈「교육환경 보호에 관한 법률」 9조〉

누구든지 학생의 보건·위생, 안전, 학습과 교육환경 보호를 위하여 교육환경보호구역에서는 다음의 어느 하나에 해당하는 행위 및 시설을 하여서는 아니 된다. 다만, 상대보호구역에서는 ⑭부터 ㉙까지에 규정된 행위 및 시설 중 교육감이나 교육감이 위임한 자가 지역위원회의 심의를 거쳐 학습과 교육환경에 나쁜 영향을 주지 아니한다고 인정하는 행위 및 시설은 제외한다.

① 「대기환경보전법」에 따른 배출허용기준을 초과하여 대기오염물질을 배출하는 시설

② 「물환경보전법에 따른 배출허용기준을 초과하여 수질오염물질을 배출하는 시설과 폐수종말처리시설

③ 「가축분뇨의 관리 및 이용에 관한 법률」에 따른 배출시설, 처리시설 및 공공처리시설

④ 「하수도법」에 따른 분뇨처리시설

⑤ 「악취방지법」에 따른 배출허용기준을 초과하여 악취를 배출하는 시설

⑥ 「소음·진동관리법」에 따른 배출허용기준을 초과하여 소음·진동을 배출하는 시설

⑦ 「폐기물관리법」에 따른 폐기물처리시설

⑧ 「가축전염병 예방법」에 따른 가축 사체, 오염물건 및 수입금지 물건의 소각·매몰지

⑨ 「장사 등에 관한 법률」에 따른 화장시설·봉안시설 및 자연장지(개인·가족자연장지와 종중·문중자연장지는 제외한다)

⑩ 「축산물 위생관리법」에 따른 도축업 시설

⑪ 「축산법」에 따른 가축시장

⑫ 「영화 및 비디오물의 진흥에 관한 법률」의 제한상영관

⑬ 「청소년 보호법」에 따른 청소년 출입·고용급지업소 및 청소년교용금지업소 중 다음에 해당하는 업소
  ㉠ 전기통신설비를 갖추고 불특정한 사람들 사이의 음성대화 또는 화상대화를 매개하는 것을 주된 목적으로 하는 영업
  ㉡ 불특정한 사람 사이의 신체적인 접촉 또는 은밀한 부분의 노출 등 성적 행위가 이루어지거나 이와 유사한 행위가 이루어질 우려가 있는 서비스를 제공하는 영업
  ㉢ 청소년유해매체물 및 청소년유해약물등을 제작·생산·유통하는 영업 등 청소년의 출입과 고용이 청소년에게 유해하다고 인정되는 영업
  ㉣ 청소년유해매체물 및 청소년유해약물등을 제작·생산·유통하는 영업 등 청소년의 고용이 청소년에게 유해하다고 인정되는 영업

⑭ 「고압가스 안전관리법」에 따른 고압가스, 「도시가스사업법」에 따른 도시가스 또는 「액화석유가스의 안전관리 및 사업법」에 따른 액화석유가스의 제조, 충전 및 저장하는 시설

⑮ 「폐기물관리법」에 따른 폐기물을 수집·보관·처분하는 장소

⑯ 「총포·도검·화약류 등의 안전관리에 관한 법률」에 따른 총포 또는 화약류의 제조소 및 저장소

⑰ 「감염병의 예방 및 관리에 관한 법률」에 따른 격리소·요양소 또는 진료소

⑱ 「담배사업법」에 의한 지정소매인, 그 밖에 담배를 판매하는 자가 설치하는 담배자동판매기

⑲ 「게임산업진흥에 관한 법률」에 따른 게임제공업, 인터넷컴퓨터게임시설제공업 및 복합유통게임제공업

⑳ 「게임산업진흥에 관한 법률」에 따라 제공되는 게임물 시설

㉑ 「체육시설의 설치·이용에 관한 법률」에 따른 체육시설 중 당구장, 무도학원 및 무도장

㉒ 「한국마사회법」에 따른 경마장 및 장외발매소, 「경륜·경정법」에 따른 경주장 및 장외매장

㉓ 「사행행위 등 규제 및 처벌 특례법」에 따른 사행행위영업

㉔ 「음악산업진흥에 관한 법률」에 따른 노래연습장업

㉕ 「영화 및 비디오물의 진흥에 관한 법률」에 따른 비디오물감상실업 및 복합영상물제공업의 시설

㉖ 「식품위생법」에 따른 식품접객업 중 단란주점영업 및 유흥주점영업

㉗ 「공중위생관리법」에 따른 숙박업 및 「관광진흥법」에 따른 호텔업

㉘ 「청소년 보호법」에 따른 청소년고용금지업소 중 회비 등을 받거나 유료로 만화를 빌려 주는 만화대여업에 해당하는 업소

㉙ 「화학물질관리법」에 따른 사고대비물질의 취급시설 중 대통령령으로 정하는 수량 이상으로 취급하는 시설

최근 기출문제 분석

2020. 6. 13. 제2회 서울특별시 시행

1 「학교보건법」에 근거한 학교의 장의 업무로 가장 옳지 않은 것은?

① 학생 건강검사 결과 질병에 감염된 학생에 대하여 질병의 치료에 필요한 조치를 하여야 한다.

② 학생 정신건강 상태를 검사한 결과 필요하면 해당학생에 대해 의료기관을 연계하여야 한다.

③ 안전사고를 예방하기 위하여 학생에 대한 안전교육 및 그 밖에 필요한 조치를 하여야 한다.

④ 학생이 새로 입학한 날로부터 180일 이내에 시장·군수 또는 구청장에게 예방접종증명서를 발급 받아 예방접종을 모두 받았는지를 검사한 후 이를 교육정보시스템에 기록하여야 한다.

> **TIP** ④ 학교보건법 제10조 ··· 초등학교와 중학교의 장은 학생이 새로 입학한 날부터 90일 이내에 시장·군수 또는 구청장 에게 예방접종증명서를 발급받아 예방접종을 모두 받았는지를 검사한 후 이를 교육정보시스템에 기록하여야 한다.

2017. 12. 16 지방직 추가선발 시행

2 학교보건법령상 학교 환경위생 기준을 충족하지 못한 것은?

① 소음 : 40 dB(교사 내)

② 인공조명 : 150 lux(교실 책상면 기준)

③ 비교습도 : 50%

④ 이산화탄소 : 550ppm(교실)

> **TIP** ② 교실의 조명도는 책상면을 기준으로 300룩스 이상이 되도록 할 것
> ① 교사 내의 소음은 55dB(A) 이하로 할 것
> ③ 비교습도는 30퍼센트 이상 80퍼센트 이하로 할 것
> ④ 이산화탄소 1,000ppm(모든 교실)

Answer 1.④ 2.②

2016. 6. 18 제1회 지방직 시행

3 중학생 K군이 폐결핵 진단을 받았다고 학부모가 전화를 한 상황에서 학교가 취한 조치로 옳은 것은?

① 보건교사는 해당 학생의 투베르쿨린 검사(tuberculin test) 결과를 가지고 감염력 소실을 판단한 후 등교중지 해지를 결정하였다.

② 「감염병의 예방 및 관리에 관한 법률」에 의거하여 학교의 장은 결핵 발병 상황을 지체 없이 질병관리본부에 신고하였다.

③ 감염 확산을 막기 위하여 학생의 이름과 상태를 전교생에게 공지한 후 최근 접촉자들에 대해서는 병원 진료를 받도록 조치하였다.

④ 학생과 학부모에게 등교중지 기간은 출석으로 인정된다는 사실을 알려주었다.

> **TIP** ① 투베르쿨린 검사는 결핵감염에 따라 성립하는 투베르쿨린 알레르기의 검출을 위한 진단용 검사법이다. 감염력 소실 판단에는 적합하지 않다.
> ② 질병관리본부에 즉시 통보하여야 하는 감염병으로는 탄저, 고병원성인플루엔자, 광견병, 동물인플루엔자 등이 있다.
> ③ 학생의 이름과 상태를 전교생에게 공지하는 것은 적절하지 않다.

2015. 6. 27 제1회 지방직 시행

4 학교에서 수두 환자가 발생하였을 경우 학교장이 취해야 할 조치로 적절하지 않은 것은?

① 감독청에 즉시 보고한다.

② 관할 보건소에 즉시 신고한다.

③ 환자에게 등교 중지를 명한다,

④ 감염 여부를 확인하기 위해 가검물을 채취하고, 유행규모를 파악한다.

> **TIP** ④ 보건교육을 실시하고, 추가 환자에 대해 파악해야한다.

Answer 3.④ 4.④

5 **학교 건강검사 결과의 관리 및 처리에 대한 설명으로 옳지 않은 것은?**

① 학교의 장은 건강검사 결과에 따라 건강 상담, 예방 조치 등의 대책을 강구하여야 한다.

② 학교의 장은 건강검사 결과에서 감염병에 감염될 우려가 있는 학생에 대하여 등교를 중지시킬 수 있다.

③ 졸업하지 못한 학생의 건강기록부는 당해년도에 보건소로 이관하여 5년간 보관한다.

④ 검진기관은 검사 결과를 해당 학생 또는 학부모, 해당 학교의 장에게 통보하여야 한다.

> **TIP** ③ 당해 학생이 중학교 또는 고등학교에 진학하지 아니하거나 휴학 또는 퇴학 등으로 고등학교를 졸업하지 못한 경우 그 학생이 최종적으로 재적하였던 학교는 학생건강기록부를 비롯한 건강검사 등의 실시결과를 학생이 최종적으로 재적한 날부터 5년간 보존하여야 한다〈학교건강검사규칙 제9조 제6항〉.

Answer 5.③

출제 예상 문제

1 학교보건업무의 계획 및 감독과 행정상의 1차적 책임자는?

① 보건교사

② 시·군·구청장

③ 학교장

④ 학교의사

TIP 학교의 보건업무계획을 하고 감독을 맡는 행정의 1차적 책임자는 학교장이다.

2 다음 중 학교보건에 관한 설명으로 옳지 않은 것은?

① 보건교사 자격기준에서는 반드시 1년간의 인턴십이 요구된다.

② 학생과 교직원의 1차 건강관리는 보건교사에 의해 수행되는 것이 효과적이다.

③ 학교의가 1차적으로 모든 학생의 건강상태를 검진하는 것은 보건업무 효과면에서도 생산적이지 못하다.

④ 담임교사가 건강을 관찰할 수 있도록 체계화시킨 관찰양식이 있어야 한다.

TIP ① 보건교사 2급의 자격은 '대학, 산업대학의 간호학과 혹은 전문대학의 간호과 졸업자로서 일정한 교직학점을 취득하고 간호사 면허를 취득한 자'이다. 따라서 반드시 1년간의 인턴십이 요구되는 것은 아니다.

3 학교간호사정시 보건실 이용률, 예방접종률, 보건횟수 등을 통하여 파악할 수 있는 내용은?

① 학교환경요소

② 학교보건사업의 실태

③ 학교간호수단 및 방법

④ 학교보건사업을 위한 자원 동원가능성

TIP 학교보건사업의 실태를 파악하기 위해 보건실 이용률, 예방접종률, 보건횟수 등이 이용된다.

Answer 1.③ 2.① 3.②

4 학교보건사업을 평가하려 할 때 일반적으로 가장 먼저 평가해야 하는 것은?

① 사업의 효율

② 사업의 진행

③ 목표달성 정도

④ 투입된 노력

TIP 학교보건사업을 평가할 때 시행 완료된 사업의 효율을 가장 먼저 평가해야 한다.

5 다음 중 구강보건교육사업에 대한 지침으로 옳지 않은 것은?

① 반복적 교육이 중요하다.

② 칫솔질 방법에 대한 교육에 중점을 두어야 한다.

③ 기본적이고 중요한 사업이므로 강제성을 가져야 한다.

④ 학교치과의, 지역사회인사, 보호자 등의 협력을 얻는다.

TIP ③ 구강보건교육사업은 학교사업의 기본적이고 중요한 사업이지만 강제성을 띠기보다는 반복적 교육과 자율성이 중요하다.

6 지역사회조직 중 학교보건시설의 개선 · 정비 등을 연구 · 협의하는 곳은?

① 지역사회 보건위원회

② 학교보건위원회

③ 지역사회 보건사업 자문위원회

④ 체육심의위원회

TIP 학교보건위원회 ⋯ 학교보건시설의 개선, 정비 등을 연구, 협의하는 기관이다.

Answer 4.① 5.③ 6.②

7 학교에서 건강평가를 시행한 결과 다음과 같은 간호문제가 사정되었다. 이 중에서 간호의 우선순위가 가장 높은 것은?

① 7명의 폐결핵 이환자

② 2명의 홍역 이환자

③ 8명의 어린이 당뇨병

④ 12명의 시력장애 아동

TIP 우선순위를 정할 때는 전염성이 강한 질환, 진행속도가 빠른 질환 등을 우선시하여 관리해야 한다.

8 다음 중 간호문제의 우선순위를 정할 때 가장 우선시되는 것은?

① 수량의 부족으로 학교 앞 공동우물을 이용한다.

② 학부모들의 보건지식 정도가 낮다.

③ 학생들의 수두발생률이 높다.

④ 신입생 부모들의 학교보건에 관한 관심이 낮다.

TIP ③ 수두가 감염성이 높으므로 우선시하여 간호수행을 전개해야 한다.

9 학교지역사회 건강진단을 실시함에 있어서 학교지역사회의 구성물에 대한 자료를 수집하려고 한다. 이를 위한 자료로 적절한 것은?

① 학교보건예산

② 학교 내의 위해요인이 되는 환경

③ 교지, 교사, 의자와 책상 등에 관한 상태

④ 학생 및 교직원의 연령, 성별, 이동상태

TIP 학교지역사회의 구성물에 대한 자료를 수집할 때는 학교의 구성원의 상황, 이동상태 등을 파악하여야 한다.

Answer 7.② 8.③ 9.④

10 학교간호의 개념을 진술하고자 할 때 학교간호행위와 학교간호의 목표 사이에 상호작용은 무엇을 통하여 이루어지는가?

① 학교간호수단
② 학교간호과정
③ 학교간호제공
④ 학교보건교육

TIP 학교간호의 목표는 학교간호수단을 통해 간호행위와 서로 상호작용한다.

11 다음 중 학교보건사업의 구강보건 내용에 속하는 것을 모두 고른 것은?

㉠ 이닦기 시범교육   ㉡ 구강문제의 조기발견   ㉢ 산성식품 제한   ㉣ 발견된 구강결함의 교정   ㉤ 당질 섭취제한을 위한 교육

① ㉠㉡㉢㉣
② ㉠㉡㉢㉤
③ ㉠㉡㉣㉤
④ ㉠㉢㉣㉤

TIP ㉣ 건강평가 후 구강결함이 발견되면 타 의료기관에 의뢰하여 치료할 수 있게 한다.

12 학교에서 전염병 환자를 발견했을 때 학교장은 누구에게 신고하여야 하는가?

① 군수
② 관할보건소장
③ 도지사
④ 통장

TIP ② 보건소는 각 지역의 감염성 질환을 관리하고 상부에 보고하는 역할을 한다.

13 학교보건사업의 내용과 범위의 정도는 학교의 특성에 따라 영향을 받는다. 주요 요인에 해당하는 것을 모두 고른 것은?

> ㉠ 보건교사의 능력
> ㉡ 학교의 지리적 조건
> ㉢ 학교행정가의 학교보건사업에 대한 인지
> ㉣ 학교인구의 건강요구
> ㉤ 학교보건 자원의 정도

① ㉠㉡㉢㉣

② ㉠㉡㉣㉤

③ ㉠㉢㉣㉤

④ ㉡㉢㉣㉤

....

TIP ㉡ 학교의 지리적 조건은 학교보건사업과는 관계가 적다.

14 보건교육의 내용선정시 고려되어야 하는 사항끼리 연결된 것은?

> ㉠ 대상자의 요구　　　　　㉡ 대상자의 사회문화적 배경
> ㉢ 대상자의 관심　　　　　㉣ 대상자의 학력 및 지식정도

① ㉠㉡

② ㉠㉡㉣

③ ㉠㉢㉣

④ ㉠㉡㉢㉣

....

TIP 보건교육시 고려할 점
　㉠ 대상자의 연령
　㉡ 대상자의 학력·지식정도
　㉢ 대상자의 요구
　㉣ 대상자의 관심
　㉤ 대상자의 사회문화적 배경
　㉥ 대상자의 수

15 다음 중 보건교육이 효과적이기 위한 방법으로 옳은 것은?

① 교육방법의 효과를 정규적으로 평가한다.
② 학습자와의 신뢰감 형성은 그리 중요치 않다.
③ 제스처, 음조 등으로 주위를 집중시키는 것은 바람직하지 못하다.
④ 전문용어를 사용하여 권위적인 면을 보인다.

TIP 보건교육을 할 때는 대상자의 수준에 맞게 주위를 집중시켜 교육하고 대상자의 신뢰감을 형성하며 교육해야 한다.

16 다음 중 보건교사의 기능에 해당하는 것끼리 짝지어진 것은?

㉠ 교직원의 질병진단 ㉡ 보건교육계획 및 실시
㉢ 환경위생관리 ㉣ 학교간호사업 평가

① ㉠㉡㉢
② ㉠㉡㉣
③ ㉠㉢㉣
④ ㉡㉢㉣

TIP ㉠ 보건교사는 응급처치를 하거나 건강진단에서 발견된 질병자의 요양지도 및 관리를 할 뿐 교직원의 질병을 진단하지는 않는다.

17 다음 중 학교보건사업에 있어서 가장 기본적이며 중추적인 사업은?

① 학교보건교육
② 응급처치
③ 예방접종
④ 학교급식

TIP 학교보건사업 중 학교보건교육은 가장 기본적이며 중요한 사업이다.

Answer 15.① 16.④ 17.①

18 다음 중 학교보건교육의 계획에 대한 설명으로 옳지 않은 것은?

① 계획은 보건교사 단독으로 한다.
② 행동적 결과를 유도해야 한다.
③ 지역사회로부터 협조를 얻도록 한다.
④ 계속적이어야 한다.

TIP 보건교육계획은 전직원의 책무이며 지역사회로부터 협조를 얻도록 한다.

19 다음 중 학교보건법에 의한 학교보건의 궁극적인 목적으로만 연결된 것은?

ㄱ 학교인구의 건강유지 증진   ㄴ 학부모의 보건교육
ㄷ 지역보건사업의 합리적 추진   ㄹ 학교교육 능률의 향상
ㅁ 건강생활의 실천력 향상

① ㄱ   ② ㄱㄴ
③ ㄷㄹ   ④ ㄹㅁ

TIP 학교보건법은 학교의 보건관리와 환경위생 정화에 필요한 사항을 규정하여 학생과 교직원의 건강을 보호 · 증진함을 목적으로 한다〈학교보건법 제1조〉.

20 다음 중 학교보건에 있어서 가장 핵심적인 것은?

① 보건교사   ② 학교의
③ 학교장   ④ 학교급식 관계자

TIP 보건교사는 학교보건의 중추적인 역할로 보건교육을 담당하는 핵심적 역할을 한다.

Answer 18.① 19.① 20.①

21 학교간호사업은 하나의 체계를 이루는데, 이 체계에서 산출에 해당되는 것은?

① 학교간호과정
② 학교라는 지역사회
③ 학교의 적정기능 수준의 향상
④ 간호제공과 보건교육

TIP 학교간호체계모형 … 투입(자원) → 과정(학교간호과정) → 산출(학교의 적정기능 수준향상)

22 다음 중 학교의 건강검사에 대한 설명으로 옳지 않은 것은?

① 학교장은 건강검사를 원활하게 실시하기 위하여 건강검사에 필요한 소요예산을 포함한 구체적인 건강검사 실시계획을 매년 2월말까지 수립하여야 한다.
② 건강검사는 신체의 발달상황, 신체의 능력, 건강조사 및 건강검진으로 구분한다.
③ 학교장은 당해 연도에 건강검사를 실시할 수 없는 경우에는 관할교육감 또는 교육장의 승인을 얻어 신체의 발달상황 및 신체의 능력과 건강조사를 생략할 수 있고, 건강검진은 다음 학년도로 연기할 수 있다.
④ 신체의 발달상황, 신체의 능력 및 건강조사는 해당학교의 장이 실시하고, 건강검진은 건강검진 기본법에 의한 검진기관에서 실시한다.

TIP 학교의 장은 학교보건법에 의한 건강검사를 원활하게 실시하기 위하여 건강검사에 필요한 소요예산을 포함한 구체적인 건강검사 실시계획을 매년 3월말까지 수립하여야 한다.(학교건강검사 규칙 제2조)

23 각급 학교의 환경보건요소 중 가장 중점을 두고 관찰해야 하는 것은?

① 화장실, 쓰레기 처리장
② 채광, 통풍
③ 냉난방과 환기
④ 학교주변의 정화구역관리

TIP ① 화장실과 쓰레기장은 병원균의 집합소이며, 환경오염의 원인이 될 수 있으므로 주의하여 관찰해야 한다.

Answer 21.③ 22.① 23.①

24 다음 중 학교환경에 대한 설명으로 옳지 않은 것은?

① 복도의 폭은 2.5 ~ 3m 정도가 적당하다.

② 학교에서 계단의 경사율은 40° 이내가 좋다.

③ 보건실의 위치는 조용하고 한적한 곳에 위치하는 것이 좋다.

④ 교실의 창면적은 바닥면적의 20 ~ 50% 정도가 적당하다.

TIP ③ 보건실은 눈에 잘 띄고 이동성이 좋은 곳이어야 한다.

25 다음 중 신체의 발달상황에 대한 검사방법으로 가장 옳지 않은 것은?

① 키 측정시 검사대상자는 신발을 벗은 상태에서 발꿈치를 붙인다.

② 몸무게 측정시 옷을 입고 한 경우에는 옷의 무게를 빼야 한다.

③ 비만도는 체질량지수에 따라 산출한다.

④ 키 측정시 검사대상자의 발바닥부터 머리끝까지의 높이를 측정한다.

TIP ③ 비만도는 체질량지수(BMI : kg/m^2)와 표준체중에 의한 상대체중으로 각각 산출한다.

26 학교에서 결핵환자로 밝혀진 학생에 대한 관리로 옳은 것은?

① 보건교육을 실시하여 가정에서 치료하도록 한다.

② 보건소나 학교건강관리소에 위촉하여 관리를 받게 한다.

③ 부모에게 연락하여 학교와 격리시킨 뒤 집에서 쉬게 한다.

④ 다른 학생에게 알리지 않는다.

TIP 전염병을 가진 환자를 발견하면 보건소에 보고하여 지속관리를 받게 한다.

Answer 24.③ 25.③ 26.②

27 다음 중 학교에서 전염병을 예방하기 위하여 제1군 전염병 환자는 언제까지 등교를 금지시켜야 하는가?

① 완치될 때까지 금지시킨다.

② 병원체 소실 후 일주일까지 금지시킨다.

③ 증상이 소실될 때까지 금지시킨다.

④ 공부를 할 수 있는 상태면 그냥 등교시킨다.

....

TIP 학교는 전염병 확산의 매개가 되므로 완치될 때까지 등교를 정지시키는 것이 바람직하다.

28 다음 중 학교에서 실시하는 신체의 발달상황에 대한 검사의 종류에 속하지 않는 것은?

① 가슴둘레   ② 비만도

③ 키   ④ 몸무게

....

TIP 신체의 발달상황에 대한 검사항목 … 키, 몸무게, 비만도

29 건강결정요인 중 행위상 요인이 아닌 것은?

① 예방행위   ② 치료행위

③ 재활행위   ④ 성장행위

....

TIP 건강결정요인 … 예방행위, 치료행위, 재활행위, 의료환경, 자연환경, 사회환경

Answer 27.① 28.① 29.④

30 가정통신문을 이용하는 목적이나 이유로 옳지 않은 것은?

① 학부모 가족의 보건교육효과가 있다.

② 학교의 보건행사 및 학생의 건강관리상태를 알린다.

③ 학생과 교직원의 건강관리를 위하여 학부모나 관련자의 의견을 문의할 수 있다.

④ 의사소통방법 중 가장 효과적이고 경제적이다.

TIP ④ 가정통신문은 의사소통에 제약점이 많다.

31 전염병이 크게 유행할 때에는 휴교조치를 취할 수 있다. 휴교조치를 취하는 조건으로 옳은 것끼리 연결된 것은?

ⓘ 보건교사의 판단
ⓛ 전염원의 규명에도 불구하고 환자가 계속 발생할 때
ⓒ 전염원이 교내 접촉이라는 증거가 있을 때
ⓔ 휴교가 전염에 폭로될 가능성을 감소시킨다는 이유가 될 때

① ⓘⓛⓒ

② ⓘⓛⓔ

③ ⓘⓒⓔ

④ ⓛⓒⓔ

TIP ⓘ 학교장이 상부관청에 연락을 취하는 동시에 학교의 의견을 들어 휴교조치를 할 수 있다.

32 키 측정시 자대에 부착시켜야 할 부위가 아닌 것은?

① 목

② 발꿈치

③ 둔부

④ 등

TIP 키 측정시 등, 둔부, 발꿈치를 자대에 붙이고 똑바로 선다.

Answer 30.④ 31.④ 32.①

02 산업간호와 산업보건

01 산업간호의 발전

① 산업간호

(1) 산업간호의 개념

① **국제노동기구(ILO)의 정의** … 모든 직업인의 육체적 · 정신적 · 사회적인 복지를 최고도로 유지 · 증진시키기 위하여 근로자들이 건강한 시민으로 높은 작업능률을 유지하면서 오랜기간 동안 일할 수 있고, 생산성을 높이기 위하여 근로방법과 생활조건을 어떻게 정비해 갈 것인가를 연구하는 과학이며 기술이다.

② **세계보건기구(WHO)의 정의** … 산업사회의 주 구성요소인 근로자들의 건강을 유지 · 증진하며, 질병 및 사고를 예방하여 산업체의 기본목표인 생산성을 높인다는 것을 의미한다.

③ **일반적 정의** … 근로자의 신체적 · 정신적 · 사회적 건강을 고도로 유지 · 증진하기 위하여 산업공동체를 대상으로 근로자의 건강관리, 산업위생관리, 보건교육을 1차 보건의료 수준에서 제공함으로써 산업체의 자기건강 관리능력(self care ability)을 적정기능 수준까지 향상시키는 목표를 달성하고자 하는 과학적 실천이다.

(2) 산업간호의 목표

① 모든 직업에 종사하는 근로자들의 신체적 · 정신적 · 사회적 안녕상태를 최고도로 유지 · 증진 · 복구시킨다.

② 산업장의 위험으로부터 근로자를 보호한다.

③ **미국산업간호협회(AAOHN)의 정의** … 직업병을 예방하고 인식 · 치료하며 보건재활 환경과 인간관계, 보건교육과 상담분야에서의 지식과 기술을 적용하는데 있다.

(3) 산업간호대상

① 산업공동체의 경제 내부에 있는 신체적 · 정신적 · 사회적 존재로서의 근로자들을 대상으로 한다.

② 물리적 · 화학적 · 생물학적인 작업환경들을 포함한다.

③ 산업체를 구성하고 있는 근로자와 환경들간의 상호작용 및 공정과정을 대상으로 한다.

④ 생산품도 산업간호대상에 포함시킨다.

(4) 산업간호수단

건강력, 사정, 질병감시, 행정관리, 건강관리실 운영, 작업장 순회 및 방문, 상담 및 면접, 의뢰 및 자원활용, 집단지도, 매체활용 등의 수단이 이용된다.

(5) 산업간호과정

산업간호는 일반적으로 산업체의 건강진단→산업간호사의 직무에 대한 지침 및 법규 확인→사업의 우선순위 설정→목적설정→목적달성을 위한 방법 및 수단 선택→집행계획 및 평가계획 수립→수행→평가 및 재계획의 과정을 거친다.

(6) 산업간호활동

근로자의 건강문제나 산업환경 위생문제 중 산업체에서 흔히 발생하는 문제들인 근로자 건강관리, 산업위생 관리, 보건교육 등을 포괄적으로 처리하는 1차 보건의료활동을 한다.

(7) 산업간호의 방향

① **산업간호사의 지위 강화**⋯산업간호사의 위상과 사업장 내의 지위확보 및 영향력이 강화되어야 한다.

② **환경변화에 대처**
    ㉠ 고령근로자와 여성근로자의 증가 : 여성근로자의 건강문제 및 만성질환관리에 대처하여야 한다.
    ㉡ 3차 산업의 비중의 증가에 따른 신종 사업장의 특성을 파악해야 한다.

③ **건강증진사업 및 예방사업**⋯질적인 삶의 차원 향상을 위하여 생활양식의 개선을 위한 건강증진사업과 새로운 종류의 전염성 질환 예방사업을 추진한다.

④ **전문적 역량강화**⋯증가하는 유해물질과 신종 유해물질이 근로자의 건강에 미치는 영향 등에 대한 신속한 지식과 정보수집, 직업병 조기발견과 작업환경관리를 위한 전문적 역할을 강화한다.

⑤ **체계적 운영**⋯산업장 내에서의 건강관찰, 건강진단, 사후관리의 과정을 체계적으로 운영할 수 있는 능력을 소지한다.

⑥ **근로자의 참여보장**⋯산업간호사업 추진에 있어서 근로자의 참여를 보장하는 구체적인 전략을 확보한다.

❷ 산업간호사

(1) 산업간호사의 역할 및 기능

① **팀요원 역할** ··· 산업근로자를 직업적으로 안전하게 하기 위한 안전대책에 관한 위원회의 일원으로 다른 요원들과 하나의 팀이 되어 기능을 한다.

② **상담자 역할** ··· 산업근로자의 신체적·정신적·정서적 문제뿐만 아니라 근로자 집단 내에서 사회적 건강문제에 대해서도 상담한다.

③ **촉진자 역할** ··· 산업근로자들이 그들의 건강문제를 스스로 해결할 수 있는 적정기능 수준의 개발을 위한 동기조성 및 근로자들이 당면한 근로환경의 개선을 위한 능동적 접근행동의 촉진적 역할을 한다.

④ **교육자 역할**
  ㉠ 산업장의 안전교육사업의 중요성을 고용주에게 설명하여 안전교육사업이 개발되도록 한다.
  ㉡ 근로자의 안전수칙과 실천을 개발하기 위한 교육을 실시한다.
  ㉢ 안전보호기구의 성능유지 및 착용을 장려한다.
  ㉣ 근로자 개인 및 집단의 건강증진에 관한 교육을 실시한다.
  ㉤ 작업조건, 환경과 관련된 직업성 질환예방을 위한 교육을 실시한다.

⑤ **정보수집자 및 보존자 역할** ··· 산업간호사는 계속적인 정보수집망을 설치하여 근로자의 직업병 및 상해의 원인이 되는 정보를 수집하고 보존한다.

⑥ **의뢰자 역할** ··· 산업장의 건강 및 복지를 위한 기관과 유대를 강화하여 근로자들의 건강과 복지를 위하여 근로자들을 적합한 기관으로 의뢰하는 역할을 한다. 산업재해 및 직업병 보상보험에 있어서 근로자들의 건강과 복지를 위하여 근로자들을 의뢰한다.

(2) 산업간호사의 보수교육

산업간호사는 산업보건 분야의 건강문제를 직접 해결하고 산업근로자 및 가족, 산업장의 의료요원 등을 대상으로 상담 혹은 자문하며 이들과의 관계를 협동적으로 이끌 수 있는 유능한 조직관리자로서 역할을 수행할 수 있도록 매년 1회 이상 계속적인 보수교육을 받고 있다. 교육시간은 8시간 이상으로 한다.

02 산업보건

① 산업보건사업

(1) 우리나라 산업보건

① 1950~1970년대

　㉠ 1953년 산업보건에 관한 법령인 근로기준법이 제정되었고, 1960년대에는 산업보건관리의 법적인 기초가 구성되었다.

　㉡ 산업보건의 실질적인 활동은 대한석탄공사에서 시작되었으며, 1962년 광산에서 일하는 규폐환자에 대한 진단과 재해, 작업환경과 작업적성에 관한 조사연구를 하던 연구원들이 가톨릭의과대학 내에 산업의학연구소를 설립하였다.

　㉢ 1963년 산업보건관리규칙에 의하여 처음으로 사업장의 보건관리자와 의료요원들에 의한 산업보건교육이 실시됨을 계기로 대한산업보건협회가 창립되었고, 1971년 우리나라에서 처음으로 산재병원이 설립되었다.

　㉣ 1977년 산재보상보험기금으로 근로복지공사가 발족되었고, 같은 해 시작된 직장의료보험제도는 산재보상보험제도와 아울러 근로자의 상병치료와 의료보건 향상을 위한 획기적인 전기를 마련하였다.

② 1980년대 이후 … 1980년대에 들어와 노동청이 노동부로 승격되었고, 산업안전보건법이 제정되었으며 한국산업안전공단, 산업의학회, 산업위생학회, 산업간호학회 등이 설립되었다.

(2) 산업보건의 정의

① 개념 … 노동으로 인한 인간의 건강 및 작업환경의 문제를 자연과학적 지식에 바탕을 두고, 사회보건학적 측면에서 문제해결에 접근하는 분야이다.

② 목표

　㉠ 모든 직업에 있어서 근로자의 육체적 · 정신적 · 사회적 건강을 유지 · 증진시키고, 작업조건에 기인하는 질병을 예방하여 건강에 위험한 작업으로부터 근로자를 보호한다.

　㉡ 생리적 · 심리적으로 적합한 작업환경에 근로자를 배치하고 취업시킨다.

③ 간호대상 … 산업보건에서의 간호대상은 근로자, 작업환경, 근로자와 작업환경과의 상호작용이다.

❷ 보건관리 대행사업

(1) 보건관리 대행사업의 정의

① **개념**…상시 근로자 300인 미만을 사용하는 사업 및 벽지로서 고용노동부장관이 정하는 지역에 소재하고 있는 사업장을 대상으로 산업안전보건법상의 보건관리에 대한 사업주의 의무사항을 산업보건사업 전문기관이 사업장의 보건관리 업무를 위탁받아 지도 및 지원해 주는 것을 말한다.

② **목표**…산업재해를 예방하고 사업장에 쾌적한 작업환경을 조성함으로써 근로자의 안전과 보건을 유지 · 증진하는 데 있다.

(2) 보건관리 대행사업의 수행

① **수행방법**…작업장 순회 점검지도, 작업환경 측정결과 및 건강진단 실시결과의 사후관리지도, 건강상담, 직업병 발생 원인조사 및 대책수립, 산업보건위원회의 참석 등이다.

② **업무내용**
　　㉠ 초기 방문 시
　　　• 사업장 내 대행업무 관리자에게 보건관리 대행사업의 취지 및 목적, 수행할 보건관리 업무내용을 설명한다.
　　　• 사업장의 보건관리 현황을 파악하고 관련 서류를 검토한다.
　　　• 작업공정도 및 사업장의 위생시설 등의 파악을 위해 작업장을 순시한다.
　　　• 점검결과와 조치사항에 대하여 사업장 대행업무 관리자에게 설명하고, 보건관리 상태, 업무수행내용, 구체적인 개선의견 등의 내용을 포함한 보고서를 작성하여 사업주에게 제출한다.
　　㉡ 정기 방문 시
　　　• 근로자 및 사업장의 보건관리 현황에 대한 점검을 한다.
　　　• 작업환경측정의 계획 및 건강진단 계획을 수립하고 실시결과를 확인 · 지도한다.
　　　• 건강상담과 보건교육을 실시한다.
　　　• 보건업무를 기록, 작성하고 보고 및 관리한다.

(3) 보건관리전문기관의 인력 · 시설 · 장비기준

① 수탁하려는 사업장 또는 근로자의 수가 100개소 이하 또는 1만 명 이하인 경우
　　㉠ 인력기준
　　　• 다음의 어느 하나에 해당하는 의사 1명 이상
　　　－「의료법」에 따른 직업환경의학과 전문의 또는 직업환경의학과 레지던트 4년차의 수련과정에 있는 사람
　　　－「의료법」에 따른 예방의학과 전문의(환경 및 산업보건 전공)

- 직업환경의학 관련 기관의 직업환경의학 분야에서 또는 사업장의 전임 보건관리자로서 4년 이상 실무나 연구업무에 종사한 의사. 다만, 임상의학과 전문의 자격자는 직업환경의학 분야에서 2년간의 실무나 연구업무에 종사한 것으로 인정한다.
- 「의료법」에 따른 간호사 2명 이상
- 산업보건지도사나 산업위생관리기술사 1명 이상 또는 산업위생관리기사 자격 취득 후 산업보건 실무경력이 5년 이상인 사람 1명 이상
- 산업위생관리산업기사 이상인 사람 1명 이상
ⓒ 시설기준 : 사무실(건강상담실 · 보건교육실 포함)
ⓒ 장비기준
- 작업환경관리장비
  - 분진 · 유기용제 · 특정 화학물질 · 유해가스 등을 채취하기 위한 개인용 시료채취기 세트
  - 검지관 가스 · 증기농도 측정기 세트
  - 주파수분석이 가능한 소음측정기
  - 흑구 · 습구온도지수(WBGT) 산출이 가능한 온열조건 측정기 및 조도계
  - 직독식 유해가스농도측정기(산소 포함)
  - 국소배기시설 성능시험장비 : 스모크테스터, 청음기 또는 청음봉, 절연저항계, 표면온도계 또는 유리온도계, 정압 프로브가 달린 열선풍속계, 회전계(R.P.M측정기) 또는 이와 같은 수준 이상의 성능을 가진 장비
- 건강관리장비
  - 혈당검사용 간이검사기
  - 혈압계

② 수탁하려는 사업장 또는 근로자의 수가 101개소 또는 1만 1인 이상인 경우에는 사업장수 또는 근로자수의 구분에 따라 인력을 추가로 갖추어야 한다.

③ 사업장수에 따른 인력기준과 근로자수에 따른 인력기준이 서로 다른 경우에는 그중 더 중요한 기준에 따라야 한다.

③ 산업보건의 조직

(1) 한국산업안전보건공단

산업재해예방 기술의 연구개발, 산업안전에 관한 정보 및 자료를 수집 · 제공하는 법정단체로서, 산업안전에 관한 교육, 사업장 안전진단 및 점검, 산업재해 예방시설의 설치 및 운영, 산업안전에 관한 국제협력, 산업안전에 관하여 고용노동부장관과 기타 중앙행정기관의 장이 수락하는 사업 등을 수행한다.

(2) 대한산업보건협회

쾌적한 작업환경의 조성 및 직업병 예방과 근로자의 건강을 유지·증진하기 위한 목적으로 설립된 비영리기관으로 산업재해 또는 사고의 발생원인 규명, 작업환경측정, 보건관리대행, 근로자 건강진단 및 보건교육지원 등 산업위생과 관련한 제반적인 업무를 수행한다.

(3) 대한산업안전협회

근로자의 권익을 보호하고 근로자로 하여금 새로운 정보와 신기술을 습득하게 하여 사업장의 자율안전관리 정착을 지원함으로써 근로자의 직무수행능력 향상에 기여함을 목적으로 하며, 산업재해예방을 위한 제반업무를 효율적으로 수행하는 비영리법인이다.

(4) 한국산업간호협회

산업간호에 관계되는 학술연구 및 기술개발에 기하여 사업장 근로자의 건강증진을 도모함으로써 국가산업발전에 기여함을 목적으로 하며, 산업간호 및 보건업무에 종사하는 자에 대한 교육훈련에 관한 사업, 산업간호와 관련된 홍보에 관한 사항, 산업간호 기술개발 및 지도에 관한 사항, 산업간호사업의 국제교류에 관한 사항, 사업장 근로자의 건강증진에 관한 사업 등을 수행한다.

03 직업환경 유해요인과 유해물질관리

❶ 화학적 유해요인

(1) 물리적 성상에 의한 분류

① 기체(gas)와 증기(vapor) … 기체는 25℃, 760mmHg(1기압)에서 가스상태로 있는 물질이고, 증기는 같은 조건에서 액체 또는 고체상태로 있는 물질이다.

② 입상물질(particulate matters) … 연무질, 먼지, 안개, 흄, 미스트, 스모그, 연기 등이 있다.

(2) 화학적 성상에 의한 분류

① 자극제 … 피부 및 점막에 작용하여 부식 또는 수포를 형성하며 고농도일 때는 호흡정지를 일으킨다. 구강에는 치아산식증, 눈에는 결막염·각막염 또는 안구를 부식시킨다.

　㉠ 상기도 점막 자극제 : 알데히드, 알카리성 먼지와 미스트, 암모니아, 크롬산, 산화에틸렌, 염화수소, 불화수소, 아황산가스 등이 이에 속한다.

ⓛ 상기도 점막 및 폐조직 자극제 : 염소, 브롬, 불소, 요오드, 염소산화물, 염화시안, 브롬화시안, 디에틸 및 황산염, 황염화물, 3염화인, 5염화인, 오존 등이 이에 속한다.

ⓒ 종말기관지 및 폐포 점막 자극제 : 이산화질소, 3염화비소, 포스겐 등이 이에 속하며, 수용성이 낮으므로 상기도에서 종말기관지까지 이를 수 있다.

② 질식제 … 혈액 및 조직 중 산소결핍을 일으키고 탄산가스와 분압을 증가시키는 물질이다.

ⓐ 무산소성 무산소병 : 대기층의 산소가 생리적으로 비활성인 기체로 대치되거나 회석되어 폐 또는 혈액에 산소가 공급되지 않아서 결과적으로 혈중의 신소분압이 떨어져 조직세포의 호흡작용을 할 수 없게 되며, 에탄, 헬륨, 수소, 질소, 일산화탄소 등이 이에 속한다.

ⓛ 빈혈성 무산소병 : 혈액 내 적혈구 중의 혈색소가 산소운반능력을 완전히 또는 부분적으로 상실한 것을 말하며, 비소, 일산화탄소, 아닐린틀루엔이 이에 속한다.

ⓒ 조직독성 무산소병 : 조직에서의 산화대사작용에 필요한 세포 내 촉매체의 작용을 저해하거나 완전히 차단하여 세포 내에서의 산소이용이 이루어지지 않는 것이며, 사이노겐, 질산화물 등이 이에 속한다.

③ 마취제와 진통제 … 단순 마취작용이며 전신중독을 일으키지 않는다.

④ 전신독 … 1인 이상의 내장에 기질적인 손상을 입히는 것으로 대다수의 할로겐화 탄화수소이다.

⑤ 감작물질 … 항원·항체반응을 일으켜서 알레르기성 반응을 일으킬 수 있는 물질은 대개 완전 또는 불완전 단백질이다. 이들 반응의 산물로서 체내에 히스타민이 유리되고, 리아진 항체인 IgE 또는 항원에 대한 보체결합물과 침강항체인 IgG, IgM이 형성된다.

⑥ 기타 입상물질 … 전신독에 속하지 않는 입상물질로서 유리, 규산 등의 조직의 섬유화를 일으키는 분진, 비활성 분진, 단백질 분해효소 등이다.

❷ 물리적 유해요인

(1) 고온폭로에 의한 장애 및 예방

① 고온폭로에 의한 장애

ⓐ 신체적인 장애 : 고온·다습의 환경에서 심한 근육작업이나 운동을 할 경우 잘 발생하는 급격한 장애를 총칭하여 열중증이라 하며 열경련, 열탈진, 열사병 또는 일사병 등이 있다. 이들 증세는 보통 중복되어 나타나며 확실하게 구별하기 어렵다.

ⓛ 심리적인 장애 : 짜증, 지각력과 사고력 감퇴, 생산활동에 있어서 생산량 감소, 불량품 증가, 재해발생률 증가 및 결근율이 높아진다. 이런 현상은 고온에 대한 생리적 현상(체내열 생산을 줄이려는 활동정체, 근육이완, 식욕부진 및 체열방출을 촉진시키기 위한 노출된 피부표면면적의 증가)과 고온환경을 기피하는 태도와 복합적으로 나타난다.

② 고온장애에 대한 예방
　㉠ 최적온도 : 생리적으로 체온조절이 가장 원활하게 이루어지고 감각적으로 쾌적한 온도범위, 즉 최적온도를 유지하도록 환경을 관리한다.
　㉡ 고온작업의 허용기준 : 최적온도를 유지하기에 현실적으로 어려운 작업환경(용광로, 가열로, 보일러 시설 등)에서는 생리적인 면에서 하루 8시간 작업을 계속하더라도 신체적으로 아무런 장애를 일으키지 않는 고온작업의 허용온도기준이 마련되어야 한다.
　㉢ 고온작업조건의 허용한계 : 직장온도(항문측정온도) 38.3℃($101cm^3$), 심박수 125beats/min[단, 단시간 폭로될 때는 직장온도 38.9℃($102cm^3$), 심박수 160 ~ 170beats/min]이다.

> **TIP**
> 작업시간의 적정화 … 고온작업의 환경온도 허용기준을 지키기 어려울 땐 작업시간을 조정해야 한다. 미국의 난방 및 환기 공학회에서 정한 고온환경에서 허용폭로시간은 맥박수 125beats/min, 항문측정온도 38.3℃의 생리적 부담을 기준으로 하고 있다.

③ 보건관리
　㉠ 적성에 적합한 인사배치와 고온순화한다.
　㉡ 수분과 식염을 공급한다.
　㉢ 방열보호구를 착용하도록 한다.

(2) 유해광선
① 자외선($100 ~ 400\mu m$)
　㉠ 발생원 : 저압수은등, 태양등, 흑광등, 고압수은증기, 고압카세논등, 카본등, 프라스마토취, 용접아크등에서 발생한다.
　㉡ 생물학적 작용
　　• 피부 : 자외선 조사 후 2 ~ 3시간이면 홍반이 생기고 색소가 침착되며 비타민 D가 형성된다. 또한 살균작용(254 ~ 280nm)도 한다. 과도한 조사 후에는 모세혈관의 투과성이 증가되고 조직의 부종과 수포가 형성된다.
　　• 눈 : 전기용접공이나 자외선 살균취급자에게 급성 각막염을 일으킨다. 눈물이 나고 결막이 충혈되며 눈이 아프고, 수 시간 후 각막·결막에 염증이 생기며 심하면 각막표면의 궤양, 수포형성, 혼탁 각막 및 안검의 부종, 안검 경련이 일어난다. 노년에 백내장의 위험이 있다.
　㉢ 예방 : 전기용접시에는 검은색 보조안경, 차광안경을 착용하고 피부에는 보호의복과 보호용 크림을 바른다.

② 적외선($760 ~ 6,000\mu m$)
　㉠ 발생원 : 주로 고열물체에서 발생한다.
　㉡ 생물학적 작용 : 주로 열작용으로 조사된 국소의 피부를 덥히고 혈류를 통해 전신을 가온한다. 15,000Å 이상의 파장을 가진 적외선은 피부와 눈을 투과하지 못하나 7,500 ~ 13,000Å의 적외선은 피하 1.5 ~ 4.0cm까지의 조직을 투과하며 국소혈관의 확장, 혈액순환 촉진 및 진통작용을 나타낸다.

ⓒ **예방** : 방열장치, 방열복, 황색계통의 보호안경 등을 착용한다.

③ **가시광선** ⋯ 강하면 망막에 장애를 일으키고 시세포를 자극하여 광각과 색각이 된다.

(3) 소음

① **소음성 난청** ⋯ 내이의 corti 기관이 신경말단의 손상으로 청력이 저하되는 것이다.

　ⓐ 100dB이 넘는 소음에는 일시적 청력손실이 발생할 수 있으며 소음 수준이 높을수록, 폭로시간이 길수록, 고주파일수록 유해하다.

　ⓑ 난청 여부의 평가 : audiometer, audiogram으로 표시하여 평가한다.

　ⓒ 작업환경의 측정 : 작업환경 측정시에는 지시소음계를 사용하며 측정가능범위는 20 ~ 150dB, 20 ~ 2,000cps까지 가능하다.

② **생체반응** ⋯ 혈압이 상승하고, 맥박수가 증가하며, 호흡이 억제되고, 근육의 긴장도가 증가하는 등 자율신경계와 관련된 증상이 나타난다.

③ **예방** ⋯ 공장위치를 설계할 때 작업장의 격리, 작업공정의 변화, 소음원을 제거·억제하고 방음벽, 흡음설치, 귀마개, 귀덮개(2,000cps에서 20dB 이상, 4,000cps에서 25dB 이상의 음을 가려야 함) 등을 한다.

(4) 진동

① **발생원**

　ⓐ 국소진동 : 어느 계, 장치 등의 한정된 범위의 장소에서 생기는 진동. 병타기, 착암기, 연마기, 자동식 톱 등의 진동공구를 사용할 때 발생한다.

　ⓑ 전신진동 : 차량, 선박, 항공기 등 진동물체 상에 있어서 일어섰다 앉았다 혹은 신체를 기대거나 하는 상태로 발이나 둔부 등에서 진동이 전반되어 신체 전체가 흔들려 움직이는 조건하에서의 진동. 지지구조물을 통해 발생한다.

② **발생결과**

　ⓐ 국소진동(Raynaud현상) : 작업자 손가락에 있는 말초혈관의 폐색, 순환장애로 수지가 창백하고 통증을 느끼며(dead finger 또는 white finger라고도 함), 무릎 등 관절이 비특이성 관절염을 일으키기도 한다.

　ⓑ 전신진동 : 시력 저하, 피부로부터 열발산 촉진, 혈액순환 촉진 또는 억제, 장기에 진동을 주어 위장장애 등을 유발한다.

③ **예방**

　ⓐ 국소진동에 대한 대책 : 진동공구를 개선해서 진동 자체를 감소시키고, 가볍고 강한 압력이 불필요하게 만들며, 14℃ 이하에서는 보온을 하고 작업시간을 단축한다.

　ⓑ 전신진동에 대한 대책 : 진동의 원인제거, 전파경로 차단, 완충장치, 작업시간 단축, 보건교육 등이 필요하다.

(5) 이상기압

① 고압환경과 장애

    ㉠ 기계적 장애(1차적 압력현상) : 생체강과 환경간의 압력 차이에 의한 울혈, 부종, 출혈, 통증, 불쾌감과 같은 장애이다.

    ㉡ 화학적 장애(2차적 압력현상) : 호기 중의 공기성분 중 산소, 이산화탄소, 질소의 분압 상승으로 생체 내 유입되는 가스의 증가에 의한 장애이다.

② 감압과정 환경과 장애

    ㉠ 증상 : 높은 기압에서 감압하는 과정에서 너무 급격히 감압할 때 혈액과 조직에 용해되어 있던 질소가 산소나 이산화탄소와 함께 체외로 배출되지 않고 혈중으로 유입되어 기포를 형성하여 순환장애와 조직손상을 일으키는 것이다. 통증성 관절장애, 중증 합병증으로 마비가 나타날 수 있으며 잠수부, 공군비행사 등에서 비감염성 골괴사가 나타난다.

    ㉡ 예방 : 단계적 감압, 고압폭로시간의 단축, 감압 후 적당한 운동으로 혈액순환 촉진, 감압 후 산소공급, 고압작업시 질소를 헬륨으로 대치한 공기 흡입, 고압작업시 고지질 · 알코을 섭취를 금하는 것 등이다.

③ 저압환경과 장애 … 고공에서 비행업무에 종사하는 사람에게는 산소부족이 문제가 되며, 통증성 관절장애, 질식양 증상, 신경장애, 공기전색, 항공치통, 항공이염, 항공부비감염, 기타 급성고산병, 폐수종의 위험이 있다.

(6) 중금속 중독

① 납중독

구분	유기연	무기연
종류	4메틸연, 4에틸연	금속연(pb), 연의 산화물, 연의 염류
경로	피부	호흡기, 소화기
장해	• 조혈기능장애 : 적혈구 수명단축 • heme의 생합성 과정에 장애 : 혈색소의 합성방해, 골수에서 망상 적혈구 증가, 용혈성 빈혈증	
예방	호흡기를 통한 연호흡 및 소화기를 통한 연섭취를 방지, 작업공정 밀폐, 배기장치 설치	

② 수은중독

    ㉠ 경로 : 흡입경로는 주로 수은증기가 기도를 통해 흡수되는데, 80%는 폐포에서 흡수되고, 경구섭취일 경우에는 소화관 점막에서 0.01%를 흡수한다. 금속수은은 피부에서도 흡수한다.

    ㉡ 장해

      • 급성 중독 : 근육마비, 통증, 창백, 구토, 설사, 혈변 등이 나타난다.

      • 만성 중독 : 구역질, 변비 등의 위장역, 근육마비, 전신장애, 환각, 두통, 빈혈 등이 나타난다.

    ㉢ 급성 중독시 치료 : 계란의 흰자를 먹여 수은과 단백질을 결합시켜 침전시킨다.

③ **크롬중독** … 부식작용과 산화작용 때문에 인체에 유해하다.

   ㉠ **경로** : 6가 크롬은 피부를 통해 쉽게 흡수된다.

   ㉡ **장해**

- 급성 중독 : 심한 신장장애와 과뇨증을 일으키고, 진전되면 무뇨증을 일으켜 요독증으로 짧으면 1~2일, 길면 8~10일 안에 사망한다.
- 만성 중독 : 코 및 폐·위장점막에 병변을 일으키고, 장기간 폭로시 기침, 두통, 호흡곤란, 흉통, 발열, 체중감소, 구토 등이 나타난다.

   ㉢ **치료** : 크롬화합물을 먹었을 때는 우유, 비타민 C를 섭취하고, 호흡기로 흡입한 경우에는 빨리 병원을 찾는다.

   ㉣ **예방** : 작업장 환경을 관리하고, 고무장갑·장화·앞치마를 착용하며, 피부보호용 크림을 바르고 비중격 점막에는 와셀린을 바른다.

④ **카드뮴중독**

   ㉠ **경로** : 호흡기, 소화기를 통해 침해한다.

   ㉡ **장해**

- 급성 중독 : 구토, 설사, 급성 위장염, 두통, 근육통, 복통, 체중감소, 착색뇨, 간 및 신장의 기능장애가 나타난다.
- 만성 중독 : 신장장애, 만성 폐쇄성 호흡기질환 및 폐기종, 골격계장애, 심혈관장애 등을 일으킨다.

   ㉢ **예방 및 치료** : 확진 후에는 신장이나 폐를 검사하고, 카드뮴 흄이나 카드뮴 금속의 먼지를 $0.05mg/m^2$ 이하로 유지하며, 작업장 내에는 음식물 반입을 금지한다.

⑤ **베릴륨중독**

   ㉠ **경로** : 호흡기, 위장관, 피부를 통해 흡수된다.

   ㉡ **장해** : 인후염, 기관지염, 폐부종 등을 일으키고 피부접촉시에는 피부염, 피하육아종, 육아종성 변화를 일으킨다.

   ㉢ **예방 및 치료** : 베릴륨 분진이나 흄이 발생되는 작업은 필히 밀폐되어야 하고 환기장치가 필요하며, 보호장갑 및 보호안경을 착용해야 한다.

(7) VDT 증후군

① **개념** … 단말기(VDT ; Visual Display Terminal)는 정보시대의 발전에 따라 사용이 급증되는 기기로 사용자의 시선이 CRT 화면에 오랫동안 노출되고 키보드를 장시간 사용하여 생기는 건강질환을 말한다.

② **증상** … 눈의 증상(안정피로), 근육계 증상(경견완증후군), 정신신경계 증상 등이 있으며 피부증상과 임신·출산에 관한 문제가 논의대상이 되고 있다.

(8) 진폐증

① 발생에 관여하는 요인

　　㉠ 분진의 농도 : 허용농도 이상의 분진이 있을 때 진폐증 발생의 위험이 있다.

　　㉡ 분진의 크기 : 일정한 크기의 분진만이 폐까지 침투하여 진폐증을 유발할 수 있는데, 이런 분진을 호흡성 분진이라고 한다. 분진이 입자상일 경우 직경이 $0.5 \sim 5\mu$m이며 석면분진과 같이 섬유상일 때는 길이가 5μm 이상이고 너비는 1.5μm보다 얇으면서 길이와 너비의 비가 $3:1$보다 큰 경우가 유해한 것으로 알려져 있다.

　　㉢ 분진의 폭로기간 : 분진에 대한 폭로기간이 길수록 분진의 흡입량이 많아지고 진폐증 발생 위험도 커진다.

　　㉣ 분진의 종류 : 무기성 분진이 유기성 분진에 비해 독성이 강하고, 무기성 분진 중에서도 유리규산 분진이 가장 독성이 강하다.

　　㉤ 작업강도 : 작업강도가 강할수록 단위시간 내 호흡수가 많아져 흡입분진량이 증가한다.

　　㉥ 환기시설 및 개인보호구 : 분진의 흡입량을 억제하는 데 필수적 요건으로는 분진작업 근로자의 방진마스크 착용, 작업환경의 환기시설 등이 있다.

　　㉦ 개인차 : 개인마다 기도의 해부학적 구조가 다르므로 분진의 여과능력이 다르고, 개인에 따른 면역기능의 차이는 폐에 침입한 분진을 처리하는 데도 다른 반응을 보인다.

② 분류

　　㉠ 흡입분진의 종류에 따른 분류

　　　• 무기성 분진에 의한 진폐증 : 규폐증, 탄광부 진폐증, 용접공폐증, 활석폐증, 베릴륨폐증, 석면폐증, 흑연폐증, 알루미늄폐증, 탄소폐증, 철폐증, 규조토폐증, 주석폐증, 칼륨폐증 등이 있다.

　　　• 유기성 분진에 의한 진폐증 : 면폐증, 설탕폐증, 농부폐증, 목재분진폐증, 연초폐증, 모발분진폐증 등이 있다.

　　㉡ 병리적 변화에 따른 분류

　　　• 교원성 진폐증 : 규폐증, 석면폐증, 석탄광부증, 알루미늄폐증 등이 이에 속하며, 폐포조직의 비가역성 변화나 파괴가 있고 교원성 간질반응의 정도가 심하며 폐조직의 반응이 영구적이다.

　　　• 비교원성 진폐증 : 용접공폐증, 주석폐증, 바륨폐증, 칼륨폐증 등이 이에 속하며, 폐조직이 정상이고 간질반응이 경미하며 망상섬유로 구성되어 있고 분진에 의한 조직반응은 비가역성인 경우가 많다.

③ 증상

　　㉠ 결절형성이 극심하지 않는 한 일반적으로 자각증상은 없고 호흡곤란, 기침, 다량의 객담과 객담의 배출 곤란, 흉통, 혈담 등의 증상이 있다.

　　㉡ 진폐증의 합병증으로는 폐결핵, 기흉, 폐기종, 결핵성 늑막염, 만성 속발성 기관지확장증, 만성 속발성 기관지염이 있다.

④ 예방대책

ㄱ 분진발생의 원인을 제거하고 분진방지시설을 설치한다.

ㄴ 방진마스크를 착용한다.

ㄷ 작업적정관리로 작업시간을 조정하고 작업강도를 경감시킨다.

ㄹ 흡진을 적게 하는 작업 자세를 유지한다.

ㅁ 호흡기계 질환자, 결핵기왕력이 있는 사람은 채용을 금지한다.

ㅂ 근로자들의 정기적인 건강진단을 한다.

❸ 유해물질관리

(1) 호흡기 유해물질관리

① 호흡기 유해물질의 종류

ㄱ 공기 중의 유해물질은 호흡기를 통해 들어가는 일이 가장 많으며, 폐로 흡수되는 유해물질의 형태는 가스, 휘발성 물질의 증기 및 분진이다.

ㄴ 상기도 점막제는 물에 잘 녹는 물질로 알데히드, 알칼리성 먼지, 아황산가스 등이며 상기도 점막 및 폐조직 자극제는 물에 대한 용해도가 중등도인 물질로 염소, 브롬, 불소, 요오드 등이다. 종말기관지 및 폐포점막 자극제는 물에 잘 녹지 않는 물질로 이산화질소, 포스겐 등이 이에 속한다.

ㄷ 진폐증을 일으키는 분진은 유리규산, 규산화합물, 알루미늄 및 화합물 등이며, 유기용제 중독을 일으키는 것은 벤젠, 클로로포름, 메탄올, 이황화탄소, 에틸에테르 등이다.

ㄹ 중금속은 고열시 흄의 형태로 들어오며, 중금속 중독을 유발하는 것은 납, 수은, 크롬, 카드뮴 등이다.

② 관리

ㄱ 독성이 적은 물질로 대체하거나 작업공정 및 환경개선을 한다.

ㄴ 환기, 국소 배기장치를 설치하고 호흡용 보호구를 착용한다.

ㄷ 근로자 교육을 하고 작업장의 청결을 위해 정리정돈을 한다.

(2) 피부 유해물질관리

① 피부 유해물질의 종류

ㄱ 기체인 유해물질은 피부를 통해 흡수되기도 하며, 기체 이외의 친수성 물질이나 지방친화성 물질은 땀이나 피지에 녹아 국소적인 피부장애를 일으켜 흡수성을 증가시키고 한선 및 피지선에 있는 모세혈관으로부터 흡수되어 전신장애를 일으킨다.

ㄴ 주로 피부를 통해 흡수되는 유해물질로는 유기용제, DDT, PCB, 유기인 등 지용성 물질을 들 수 있다.

② 관리

　㉠ 작업공정을 완전 폐쇄식 설비로 자동화하는 것이 가장 좋으나 현실적으로 불가능할 경우에는 환기, 배기, 차폐설비를 효과적으로 배치한다.

　㉡ 분진작업은 가능한 한 습윤상태로 조작하며 분쇄기는 뚜껑이 있는 것을 사용한다.

　㉢ 덜 해로운 물질로 대체하고 개인위생시설을 구비하는 등 작업환경을 개선한다.

　㉣ 개인보호구를 착용하고 보호크림을 발라 작업 중 자극물질이 직접 피부에 닿는 것을 막는다.

　㉤ 근로자 교육을 한다.

04 건강진단과 직업병

❶ 근로자 건강진단

(1) 일반건강진단

① **정의** … 상시 사용하는 근로자의 건강관리를 위하여 사업주가 주기적으로 실시하는 건강진단을 말한다.

② **실시**

　㉠ **실시기관** … 사업주는 일반건강진단을 특수건강진단기관 또는 국민건강보험법에 따른 건강진단을 실시하는 기관에서는 실시하여야 한다.

　㉡ **실시시기**

　• 사업주는 상시 사용하는 근로자 중 사무직에 종사하는 근로자(공장 또는 공사현장과 같은 구역에 있지 아니한 사무실에서 서무 · 인사 · 경리 · 판매 · 설계 등의 사무업무에 종사하는 근로자를 말하며, 판매업무 등에 직접 종사하는 근로자를 제외함)에 대하여는 2년에 1회 이상, 그 밖의 근로자에 대하여는 1년에 1회 이상 일반건강진단을 실시하여야 한다.

　• 다만, 사업주가 다음에 해당하는 건강진단을 실시한 경우에는 그 건강진단을 받은 근로자에 대하여 일반건강진단을 실시한 것으로 본다.

　－ 국민건강보험법에 의한 건강검진

　－ 항공법에 의한 신체검사

　－ 학교보건법에 의한 신체검사

　－ 진폐의 예방과 진폐근로자의 보호 등에 관한 법률에 의한 정기건강진단

　－ 선원법에 의한 건강진단

　－ 그 밖의 일반건강진단의 검사항목을 모두 포함하여 실시한 건강진단

ⓒ 검사항목 및 실시방법
- 일반건강진단의 제1차 검사항목은 다음과 같다.
  - 과거병력, 작업경력 및 자각 · 타각증상(시진 · 촉진 · 청진 및 문진)
  - 혈압 · 혈당 · 요당 · 요단백 및 빈혈검사
  - 체중 · 시력 및 청력
  - 흉부방사선 간접촬영
  - 혈청 지 · 오 · 티 및 지 · 피 · 티, 감마 지 · 티 · 피 및 총 콜레스테롤
- 제1차 검사항목 중 혈당 · 총 콜레스테롤 및 감마 지 · 티 · 피는 고용노동부장관이 따로 정하는 근로자에 대하여 실시한다.
- 검사결과 질병의 확진이 곤란한 경우에는 제2차 건강진단을 받아야 하며, 제2차 건강진단의 범위 · 검사항목 · 방법 및 시기 등은 고용노동부장관이 정하여 고시한다.
- 건강진단의 검사방법 기타 필요한 사항은 노동부장관이 정한다.

> TIP
업무수행 적합여부 판정구분

구분	판정
가	건강관리상 현재의 조건하에서 작업이 가능한 경우
나	일정한 조건(환경개선, 보호구착용, 건강진단주기의 단축 등) 하에서 현재의 작업이 가능한 경우
다	건강장해가 우려되어 한시적으로 현재의 작업을 할 수 없는 경우(건강상 또는 근로조건상의 문제가 해결된 후 작업 복귀 가능)
라	건강장해의 악화 또는 영구적인 장해의 발생이 우려되어 현재의 작업을 해서는 안 되는 경우

(2) 특수건강진단

① 정의 … 특수건강진단대상 유해인자에 노출되는 업무에 종사하는 근로자 및 근로자 건강진단 실시결과 직업병 유소견자로 판정받은 후 작업전환을 하거나 작업장소를 변경하고, 직업병 유소견 판정의 원인이 된 유해인자에 대한 건강진단이 필요하다는 의사의 소견이 있는 근로자의 건강관리를 위하여 사업주가 실시하는 건강진단을 말한다.

② 실시
  ㉠ 실시기관 : 지방고용노동관서의 장이 지정하는 의료기관에서 실시하여야 한다.
  ㉡ 실시시기
  - 사업주는 특수건강진단 대상업무에 종사하는 근로자에 대하여는 특수건강진단 대상 유해인자별로 정한 시기 및 주기에 따라 특수건강진단을 실시하여야 한다.
  - 다만, 사업주가 다음에 해당하는 건강진단을 실시한 경우에는 그 근로자에 대하여는 당해 유해인자에 대한 특수건강진단을 실시한 것으로 본다.
  - 원자력안전법에 의한 건강진단(방사선에 한함)
  - 진폐의 예방과 진폐근로자의 보호 등에 관한 법률에 의한 정기건강진단(광물성 분진에 한함)
  - 진단용 방사선 발생장치의 안전관리 규칙에 의한 건강진단(방사선에 한함)

- 그 밖의 특수건강진단의 검사항목을 모두 포함하여 실시한 건강진단(해당하는 유해인자에 한함)
- 사업주는 근로자 건강진단 실시결과 직업병 유소견자로 판정받은 후 작업전환을 하거나 작업장소를 변경하고, 직업병 유소견 판정의 원인이 된 유해인자에 대한 건강진단이 필요하다는 의사의 소견이 있는 근로자에 대하여는 직업병 유소견자 발생의 원인이 된 유해인자에 대하여 당해 근로자를 진단한 의사가 필요하다고 인정하는 시기에 특수건강진단을 실시하여야 한다.

ⓒ 검사항목
- 특수건강진단의 검사항목은 제1차 검사항목과 제2차 검사항목으로 구분한다.
- 제1차 검사항목은 특수건강진단의 대상이 되는 근로자 모두에 대하여 실시한다.
- 제2차 검사항목은 제1차 검사항목에 대한 검사결과 건강수준의 평가가 곤란하거나 질병이 의심되는 사람 대하여 고용노동부 장관이 정하여 고시하는 바에 따라 실시하되, 당해 유해인자에 대한 근로자의 노출정도·과거병력 등을 고려하여 필요하다고 인정하는 경우에는 제2차 검사항목의 일부 또는 전부에 대하여 제1차 검사항목 검사 시에 추가하여 실시할 수 있다.

(3) 배치 전 건강진단과 수시건강진단

① 정의
ⓐ 배치 전 건강진단 : 특수건강진단 대상업무에 종사할 근로자에 대하여 배치예정업무에 대한 적합성 평가를 위하여 사업주가 실시하는 건강진단을 말한다.
ⓑ 수시건강진단 : 특수건강진단 대상업무로 인하여 해당 유해인자에 의한 직업성 천식·직업성 피부염 기타 건강장해를 의심하게 하는 증상을 보이거나 의학적 소견이 있는 근로자에 대하여 사업주가 실시하는 건강진단을 말한다.

② 실시
ⓐ 실시기관 … 지방고용노동관서의 장이 지정하는 의료기관에서 실시하여야 한다.
ⓑ 실시시기
- 배치 전 건강진단
 - 사업주는 특수건강진단 대상업무에 근로자를 배치하고자 하는 때에는 당해 작업에 배치하기 전에 배치 전 건강진단을 실시하여야 하고, 특수건강진단기관에 당해 근로자가 담당할 업무나 배치하고자 하는 작업장의 특수건강진단 대상 유해인자 등 관련 정보를 미리 알려주어야 한다.
 - 다만, 다음에 해당하는 경우에는 배치 전 건강진단을 실시하지 아니할 수 있다.

다른 사업장에서 당해 유해인자에 대한 배치 전 건강진단을 받았거나 배치 전 건강진단의 필수검사항목을 모두 포함하는 특수건강진단·수시건강진단 또는 임시건강진단을 받고 6월이 경과하지 아니한 근로자로서 건강진단결과를 기재한 서류(건강진단개인표) 또는 그 사본을 제출한 근로자
당해 사업장에서 당해 유해인자에 대한 배치 전 건강진단을 받았거나 배치 전 건강진단의 필수검사항목을 모두 포함하는 특수건강진단·수시건강진단 또는 임시건강진단을 받고 6월이 경과하지 아니한 근로자

- **수시건강진단** : 사업주는 특수건강진단 대상업무에 종사하는 근로자가 특수건강진단 대상 유해인자에 의한 직업성 천식·직업성 피부염 기타 건강장해를 의심하게 하는 증상을 보이거나 의학적 소견이 있는 경우 당해 근로자의 신속한 건강관리를 위하여 고용노동부장관이 정하는 바에 따라 수시건강진단을 실시하여야 한다.

ⓒ **검사항목**
- 배치 전 건강진단 및 수시건강진단의 검사항목은 제1차 검사항목과 제2차 검사항목으로 구분한다.
- 제1차 검사항목은 배치 전 건강진단 및 수시건강진단의 대상이 되는 근로자 모두에 대하여 실시한다.
- 제2차 검사항목은 제1차 검사항목에 대한 검사결과 건강수준의 평가가 곤란하거나 질병이 의심되는 사람에 대하여 고용노동부장관이 정하여 고사하는 바에 따라 실시하되, 당해 유해인자에 대한 근로자의 노출정도·과거병력 등을 고려하여 필요하다고 인정하는 경우에는 제2차 검사항목의 일부 또는 전부를 제1차 검사항목 검사 시에 추가하여 실시할 수 있다.

(4) 임시건강진단

① **정의**
  ㉠ 동일 부서에 근무하는 근로자 또는 동일한 유해인자에 노출되는 근로자에게 유사한 질병의 자각 및 타각증상이 발생한 경우에 특수건강진단 대상 유해인자 기타 유해인자에 의한 중독의 여부, 질병에 걸렸는지 여부 또는 질병의 발생원인 등을 확인하기 위하여 지방고용노동관서의 장의 명령에 따라 사업주가 실시하는 건강진단을 말한다.
  ㉡ 직업병 유소견자가 발생하거나 다수 발생할 우려가 있는 경우 또는 기타 지방고용노동관서의 장이 필요하다고 판단하는 경우에 특수건강진단 대상 유해인자 기타 유해인자에 의한 중독의 여부, 질병에 걸렸는지 여부 또는 질병의 발생원인 등을 확인하기 위하여 지방고용노동관서의 장의 명령에 따라 사업주가 실시하는 건강진단을 말한다.
② **검사항목** … 임시건강진단의 검사항목은 특수건강진단의 검사항목 중 전부 또는 일부와 건강진단 담당의사가 필요하다고 인정하는 검사항목으로 한다.

> **TIP**
> 근로자 건강진단 종류 중 '채용 시 건강진단' 실시의무는 다음과 같은 이유로 인해 산업보건법 시행규칙 일부개정(2005. 10. 7)으로 폐지되었다.
> ㉠ 이미 채용된 근로자에 대하여 유해부서 배치 여부를 판단하기 위하여 사업주가 실시하는 채용 시 건강진단이 오히려 사업주가 질병이 있는 자의 고용기회를 제한하는 채용 신체검사로 잘못 활용되는 문제점이 있다.
> ㉡ 사업주에게 부과된 채용 시 건강진단 실시의무를 폐지하였다.
> ㉢ 채용 시 건강진단을 통한 고용기회의 제한 및 규제가 해소될 것으로 기대된다.

❷ 직업병

(1) 산업보건 통계

① 의의

    ㉠ 질병발생이나 재해발생의 증감은 그 문제의 심각성에 대한 관심을 불러일으키게 된다.

    ㉡ 보건통계는 계획수립과 방침결정에 도움이 된다.

    ㉢ 효과판정에 도움을 준다.

    ㉣ 원인규명의 자료가 됨으로써 다음 행동의 길잡이가 되게 한다.

> **TIP**
>
> 기록의 종류
> ㉠ 개인건강기록카드 : 건강진단개인표, 개인진료기록표
> ㉡ 집단건강기록카드 : 건강진단결과표, 의무기록일지
> ㉢ 특수카드 : 재해기록표, 재해통계표

② 통계의 유형

    ㉠ **질병통계**

- 발생률 $= \dfrac{\text{특정기간 중에 발생한 발병수}}{\text{동일기간 중의 평균 근로자수}}$

- 유병률 $= \dfrac{\text{특정기간 중에 존재하는 환자수}}{\text{동일기간 중의 평균 근로자수}}$

- 근로자 1인당 평균 이병일수 $= \dfrac{\text{특정기간 중의 총 이병일수}}{\text{동기간 중 1회 이상 이병한 환자수}}$

- 시간손실률 $= \dfrac{\text{특정기간 중에 발생한 질병의 총 시간수}}{\text{동기간 중 위험에 폭로된 총 시간수}}$

    ㉡ **재해통계**

- **도수율(Frequency rate)** : 위험에 노출된 단위시간당 재해가 얼마나 발생했는가를 보는 것이다.

$$도수율 = \frac{\text{재해건수}}{\text{연 근로시간수}} \times 1{,}000{,}000$$

- **강도율(Severity rate)** : 위험에 노출된 시간에 따라 얼마나 강한 손상이 발생했는가를 보는 비율이다.

$$강도율 = \frac{\text{손실작업일수}}{\text{연 근로시간수}} \times 1{,}000$$

- **평균손실일수** : 재해건수당 평균 작업손실규모가 어느 정도인가를 나타내는 지표이다.

$$평균손실일수 = \frac{\text{손실작업일수}}{\text{재해건수}}$$

- 건수율 : 1년 동안에 노동자 1,000명당 몇 명이 재해를 입었는가를 표시하는 것으로, 총 연근로자수 또는 근로일수가 거의 비슷한 공장 내에서는 각 직장별 비교에 있어서 편리하지만 근로시간 또는 근로일수가 다른 경우에는 도수율이 편리하다(일상적으로 1년 단위로 계산하고 단위시간은 1,000시간임).

$$건수율 = \frac{재해건수}{평균\ 작업자수} \times 1,000$$

ⓒ 작업동태 통계
- 결근도수율 $= \dfrac{특정기간\ 중\ 총결근건수}{동기간\ 중\ 평균\ 재적인원수} \times 1,000$

- 1인 평균 결근일수 $= \dfrac{특정기간\ 중\ 총\ 결근일수}{동기간\ 중\ 평균\ 재적인원수}$

- 1건 평균 결근일수 $= \dfrac{특정기간중\ 총\ 결근일수}{동기간중\ 결근건수}$

- 결근일수 백분율 $= \dfrac{특정기간\ 중\ 총\ 결근일(시간)수}{동기간\ 중\ 소정\ 연노동일(시간)수} \times 100$

(2) 산업피로와 직업병

① 산업피로

ⓐ 정의
- 수면이나 휴식으로 회복되는 생리적 현상이 과로 등으로 건강이 회복되지 않고 피로가 누적되는 것을 의미한다.
- 정신적 · 육체적 · 신경적인 노동부하에 반응하는 생체의 태도이다.
- 노동생산성과 직결된다.
- 잠재적인 기능수준, 작업수행능력이 저하된다.

ⓑ 산업피로요인
- 내적 요인 : 성, 연령, 숙련도와 작업적성, 작업숙련도, 작업적응성 등이 있다.
- 외적 요인 : 작업부하, 노동시간, 인간관계 등이 있다.

ⓒ 산업피로 판정법
- 생리적 : 순환기능, 호흡, 청력, 시력, 뇌파검사 등을 실시한다.
- 생화학적 : 혈액의 농도, 뇨단백측정, 혈액응고시간 검사 등을 실시한다.
- 심리적 : 행동기록 검사, 피부전기반사(GSR) 등을 실시한다.

ⓓ 산업피로의 대책
- 근로자 측면 : 근로자의 적성별로 재배치하고 휴식 · 운동 권장, 음료수, 영양관리, 수면을 할 수 있어야 한다.
- 환경 측면 : 작업환경의 위생적 관리, 휴식시간 적정배분, 작업방법 및 자세를 합리화하여야 한다.

작업환경관리의 기본 원리

   ㉠ 대치 : 변경의 의미로써 공정변경, 시설변경, 물질변경 등이 있다.

   ㉡ 격리 : 작업장과 유해인자 사이에 물체, 거리, 시간 등을 격리하는 원리이다.

   ㉢ 환기 : 오염된 공기를 작업장으로부터 제거하고 신선한 공기로 치환하는 원리이다.

   ㉣ 교육 및 훈련 : 관리자, 기술자, 감독자, 작업자를 교육·훈련하여 관리하는 원리이다.

   ㉤ 작업환경의 정비

② **직업병**

  ㉠ **정의**

- 특정직업에 종사함으로써 생기는 질병으로 오랜 직업생활로 건강장애가 축적되어 발생하는 직업성 질병과 재해로 생기는 재해성 질병이 있다.
- 산업재해는 급격히 생기며 직업병은 만성적으로 오는 특징이 있다.

  ㉡ **발생요인**

요인	대표적인 증상
환경요인	• 분진 : 진폐증, 규폐증 등의 질환이 나타날 수 있다. • 조명 : 조명부족으로 근시, 피로가 나타난다. • 온도·습도 : 열경련증, 열사병 등의 직업병이 발생한다. • 가스중독 : 중독증상(발열, 구토, 의식상실 등)이 나타난다. • 소음 : 직업성 난청이 발생한다.
작업요인	• 작업자세 : 부적절한 작업자세로 인해 정맥류, 디스크, 신경통 등이 발생할 수 있다. • 근육운동 : 과도한 근육사용으로 근육통, 관절염, 건초염 등이 나타날 수 있다. • 정신작업 : 신경증, 불명증, 위장(소화계)질환이 생긴다.

  ㉢ **건강관리의 구분**

결과	대상
A	건강자 또는 경미한 이상소견이 있는 자
C_1	직업성 질병으로 진전될 우려가 있어 추적검사 등 관찰이 필요한 자(요관찰자)
C_2	일반질병으로 진전될 우려가 있어 추적관찰이 필요한 자(요관찰자)
D_1	직업성 질병의 소견이 있는 자(직업병 유소견자)
D_2	일반질병의 소견이 있는 자(일반질병 유소견자)
R	일반건강진단에서 질환의심자(제2 차 건강진단대상)

최근 기출문제 분석

2020. 6. 13. 제1회 지방직 시행

1 다음 글에서 설명하는 「산업재해보상보험법」상 보험급여는?

> 업무상 사유로 부상을 당하거나 질병에 걸린 근로자에게 요양으로 취업하지 못한 기간에 대하여 지급하되, 1일당 지급액은 평균임금의 100분의 70에 상당하는 금액으로 한다. 다만, 취업하지 못한 기간이 3일 이내이면 지급하지 아니한다.

① 요양급여
② 장해급여
③ 간병급여
④ 휴업급여

> **TIP** 산업재해보상보험법 제52조 … 휴업급여는 업무상 사유로 부상을 당하거나 질병에 걸린 근로자에게 요양으로 취업하지 못한 기간에 대하여 지급하되, 1일당 지급액은 평균임금의 100분의 70에 상당하는 금액으로 한다. 다만, 취업하지 못한 기간이 3일 이내이면 지급하지 아니한다.

2020. 6. 13. 제2회 서울특별시 시행

2 작업환경 관리의 기본원리 중 대치에 해당하는 것은?

① 교대근무를 실시하도록 한다.
② 페인트를 분무하던 것을 전기이용 흡착식 분무로 한다.
③ 개인용 위생보호구를 착용하도록 한다.
④ 인화물질이 든 탱크 사이에 도랑을 파서 제방을 만든다.

> **TIP** 작업환경 관리의 기본원리
> ㉠ 대치 : 변경의 의미로써 공정변경, 시설변경, 물질변경 등이 있다.
> ㉡ 격리 : 작업장과 유해인자 사이에 물체, 거리, 시간 등을 격리하는 원리이다.
> ㉢ 환기 : 오염된 공기를 작업장으로부터 제거하고 신선한 공기로 치환하는 원리이다.
> ㉣ 교육 및 훈련 : 관리자, 기술자, 감독자, 작업자를 교육·훈련하여 관리하는 원리이다.
> ㉤ 작업환경의 정비

Answer 1.④ 2.②

3 〈보기〉에서 설명하는 작업환경에서의 건강장애로 가장 옳은 것은?

───────────────── 보기 ─────────────────

옥외 작업환경에서 격심한 육체노동을 지속하는 경우 일어나는 현상이다. 중추성 체온조절 기능장애로서, 체온 방출 장애가 나타나 체내에 열이 축적되고 뇌막혈관의 충혈과 뇌 내 온도 상승에 의해 발생한다. 땀을 흘리지 못하여 체온이 41~43℃까지 급격히 상승하여 혼수상태에 이를 수 있으며, 피부 건조가 나타나게 된다.

① 열피로(heat exhaustion)
② 열경련(heat cramp)
③ 열사병(heat stroke)
④ 열실신(heat syncope)

> **TIP** 열사병(heat stroke) … 고온, 다습한 환경에 노출될 때 갑자기 발생해 심각한 체온조절장애를 일으킨다. 중추신경계통의 장해, 전신의 땀이 배출되지 않음으로 인해 체온상승(직장온도 40도 이상) 등을 일으키며, 생명을 잃기도 한다. 태양광선에 의한 열사병은 일사병이라고도 하며 우발적이거나 예기치 않게 혹심한 고온 조건에 노출될 경우 잘 발생한다. 열사병은 체온조절중추의 장애가 원인이므로 체온을 낮추기 위해 옷을 벗기고 찬물로 몸을 닦는다.

4 다음은 1년간의 K사업장 현황이다. 강도율(severity rate)은?

- 근로자수 : 1,000명
- 재해건수 : 20건
- 재해자수 : 20명
- 근로시간수 : 2,000,000시간
- 손실작업일수 : 1,000일

① 0.5
② 1
③ 10
④ 20

> **TIP** 강도율은 재해발생률을 표시하는 방법 중 하나로, 재해규모의 정도를 표시한다. 1,000 노동시간당의 노동손실일수를 나타낸 것으로, '총근로손실수 ÷ 총근로시간수 × 1,000'으로 산출한다. 따라서 K사업장의 강도율은 1,000 ÷ 2,000,000 × 1,000 =0.50이다.

Answer 3.③ 4.①

5 다음 글에서 업무수행 적합여부 판정구분에 해당하는 것은?

> 분진이 심한 사업장에서 근무 중인 근로자가 건강진단결과 폐질환 유소견자로 발견되어 업무수행 적합 여부를 평가한 결과 '다'로 판정되었다.

① 건강관리상 현재의 조건하에서 작업이 가능한 경우
② 일정한 조건(환경개선, 보호구착용, 건강진단주기의 단축 등)하에서 현재의 작업이 가능한 경우
③ 건강장해의 악화 또는 영구적인 장해의 발생이 우려되어 현재의 작업을 해서는 안되는 경우
④ 건강장해가 우려되어 한시적으로 현재의 작업을 할 수 없는 경우(건강상 또는 근로조건상의 문제가 해결된 후 작업복귀 가능)

TIP 업무수행 적합여부 판정구분

구분	판정
가	건강관리상 현재의 조건하에서 작업이 가능한 경우
나	일정한 조건(환경개선, 보호구착용, 건강진단주기의 단축 등) 하에서 현재의 작업이 가능한 경우
다	건강장해가 우려되어 한시적으로 현재의 작업을 할 수 없는 경우(건강상 또는 근로조건상의 문제가 해결된 후 작업 복귀 가능)
라	건강장해의 악화 또는 영구적인 장해의 발생이 우려되어 현재의 작업을 해서는 안 되는 경우

Answer 5.④

6 어떤 사업장에서 근로자 건강진단을 실시하여 〈보기〉와 같은 결과가 나왔다. 이에 대한 설명으로 가장 옳은 것은?

건강관리구분		단위(명)
A		2000
C	C_1	200
	C_2	300
D	D_1	23
	D_2	150
계		2670

① 일반 질병으로 진전될 우려가 있어 추적관찰이 필요한 근로자는 300명이다.

② 직업성 질병의 소견을 보여 사후관리가 필요한 근로자는 200명이다.

③ 일반 질병의 소견을 보여 사후관리가 필요한 근로자는 20명이다.

④ 직업성 질병의 소견을 보여 사후관리가 필요한 근로자는 150명이다.

TIP 건강관리구분 판정

건강관리구분			기준
A		정상자	건강관리상 사후관리가 불필요
C	C_1	직업성 질병 요관찰자	직업성 질병으로 진전될 우려가 있어 추적조사 등 관찰이 필요
	C_2	일반 질병 요관찰자	일반 질병으로 진전될 우려가 있어 추적관찰이 필요
D	D_1	직업성 질병 유소견자	직업성 질병의 소견이 있어 사후관리가 필요
	D_2	일반 질병 유소견자	일반 질병의 소견이 있어 사후관리가 필요

Answer 6.①

7 「산업안전보건법 시행규칙」상 다음에서 설명하는 것은?

> 특수건강진단대상업무로 인하여 해당 유해인자에 의한 직업성 천식, 직업성 피부염, 그 밖에 건강장해를 의심하게 하는 증상을 보이거나 의학적 소견이 있는 근로자에 대하여 사업주가 실시하는 건강진단

① 임시건강진단
② 수시건강진단
③ 특수건강진단
④ 배치전건강진단

TIP 제시된 내용은 산업안전보건법 시행규칙 제205조(수시건강진단 대상 근로자 등)에서 규정하고 있는 수시건강진단에 대한 설명이다.

① 임시건강진단 : 다음 각 목의 어느 하나에 해당하는 경우에 특수건강진단 대상 유해인자 또는 그 밖의 유해인자에 의한 중독 여부, 질병에 걸렸는지 여부 또는 질병의 발생 원인 등을 확인하기 위하여 법 제43조 제2항에 따른 지방고용노동관서의 장의 명령에 따라 사업주가 실시하는 건강진단을 말한다.

- 같은 부서에 근무하는 근로자 또는 같은 유해인자에 노출되는 근로자에게 유사한 질병의 자각 · 타각증상이 발생한 경우
- 직업병 유소견자가 발생하거나 여러 명이 발생할 우려가 있는 경우
- 그 밖에 지방고용노동관서의 장이 필요하다고 판단하는 경우

③ 특수건강진단 : 다음 각 목의 어느 하나에 해당하는 근로자의 건강관리를 위하여 사업주가 실시하는 건강진단을 말한다.

- 특수건강진단 대상 유해인자에 노출되는 업무에 종사하는 근로자
- 근로자건강진단 실시 결과 직업병 유소견자로 판정받은 후 작업 전환을 하거나 작업장소를 변경하고, 직업병 유소견 판정의 원인이 된 유해인자에 대한 건강진단이 필요하다는 의사의 소견이 있는 근로자

④ 배치전건강진단 : 특수건강진단대상업무에 종사할 근로자에 대하여 배치 예정업무에 대한 적합성 평가를 위하여 사업주가 실시하는 건강진단을 말한다.

Answer 7.②

2017. 6. 17 제1회 지방직 시행

8 「산업안전보건법 시행규칙」상 근로자 일반건강진단의 실시 횟수가 옳게 짝지어진 것은?

사무직 종사 근로자	그 밖의 근로자
① 1년에 1회 이상	1년에 1회 이상
② 1년에 1회 이상	1년에 2회 이상
③ 2년에 1회 이상	1년에 1회 이상
④ 2년에 1회 이상	1년에 2회 이상

> **TIP** 사업주는 상시 사용하는 근로자 중 <u>사무직에 종사하는 근로자</u>(공장 또는 공사현장과 같은 구역에 있지 아니한 사무실에서 서무 · 인사 · 경리 · 판매 · 설계 등의 사무업무에 종사하는 근로자를 말하며, 판매업무 등에 직접 종사하는 근로자는 제외)에 대해서는 <u>2년에 1회 이상</u>, 그 밖의 근로자에 대해서는 <u>1년에 1회 이상</u> 일반건강진단을 실시하여야 한다(산업안전보건법 시행규칙 제197조(일반 건강진단의 주기 등)제1항).

2017. 6. 17 제1회 지방직 시행

9 다음 글에서 설명하는 작업환경관리의 기본 원리는?

> 유해 화학 물질을 다루기 위해 원격조정용 장치를 설치하였다.

① 격리
② 대치
③ 환기
④ 개인보호구

> **TIP** ㉠ 대치 : 변경의 의미로써 공정변경, 시설변경, 물질변경 등이 있다.
> ㉡ 격리 : 작업장과 유해인자 사이에 물체, 거리, 시간 등을 격리하는 원리이다.
> ㉢ 환기 : 오염된 공기를 작업장으로부터 제거하고 신선한 공기로 치환하는 원리이다.
> ㉣ 교육 및 훈련 : 관리자, 기술자, 감독자, 작업자를 교육 · 훈련하여 관리하는 원리이다.
> ㉤ 작업환경의 정비

Answer 8.③ 9.①

출제 예상 문제

1 다음 중 산업보건사업의 간호사의 역할에 해당하지 않는 것은?

① 보건교육
② 작업환경의 위생관리
③ 인사행정관리
④ 근로자의 건강관리

TIP ③ 인사행정관리는 사업주의 역할이며 기능이다.

2 산업간호사의 역할 중 근로자들이 스스로 건강문제를 해결할 수 있도록 동기를 조성하는 일은 어떠한 역할에 해당되는가?

① 대변자
② 조직관리자
③ 촉진자
④ 상담자

TIP 촉진자 역할 … 근로자들이 그들의 건강문제를 스스로 해결할 수 있는 적정기능 수준의 개발을 위하여 간호사가 문제해결능력을 위한 동기를 조성한다.

3 산업보건관리사업에 반드시 포함해야 할 요소로 묶인 것은?

| ㉠ 적절한 자원 | ㉡ 기본적 보건사업계획 |
| ㉢ 산업보건사업에 대한 조직구성 | ㉣ 산업보건방침에 대한 기술 |

① ㉠㉡㉢
② ㉠㉡㉢㉣
③ ㉠㉡㉣
④ ㉡㉢㉣

TIP ㉠㉡㉢㉣ 모두 산업보건사업의 한 영역이다.

Answer 1.③ 2.③ 3.②

4 산업간호를 적용하려 할 때 우선적으로 적용되는 것이 아닌 것은?

① 다수에게 효과가 높은 것
② 간호사가 필요하다고 여기는 것
③ 그 기관의 목적에 일치하는 것
④ 현실가능한 것

> **TIP** 산업간호의 우선순위 결정 ⋯ 산업간호는 다수의 근로자에게 효과가 좋아야 하고 현실가능해야 하며 기관의 목적을 고려하여 정해야 한다.

5 다음 중 산업장 간호과정의 첫 번째 단계는?

① 산업장 간호계획
② 산업장 건강사정
③ 산업장 간호수행
④ 산업장 간호평가

> **TIP** 간호과정 ⋯ 사정 → 진단 → 수행 → 계획 → 평가

6 산업간호사의 역할 중 대변자에 대한 설명으로 옳은 것끼리 묶인 것은?

> ㉠ 근로자의 건강문제에 대하여 상담한다.
> ㉡ 근로자의 건강상태를 산업장의 책임자에게 설명한다.
> ㉢ 근로자가 의사의 진료를 필요로 하는 경우 의사에게 근로자의 건강상태를 설명한다.
> ㉣ 근로자를 직업적으로 안전하게 하기 위해 조직의 일원이 된다.

① ㉠㉡
② ㉠㉢
③ ㉡㉢
④ ㉡㉣

> **TIP** 산업간호사의 대변자 역할
> ㉠ 근로자의 건강상태를 산업장의 책임자에게 설명한다.
> ㉡ 근로자가 의사의 진료와 치료를 필요로 할 때 의뢰와 동시에 근로자의 건강상태를 설명한다.

Answer 4.② 5.② 6.③

7 근로자에게 보건교육을 시킬 때 가장 효과적인 방법은?

① 매체활용　　　　　　　　　　② 집단지도

③ 개별상담　　　　　　　　　　④ 가정방문

TIP 집단지도는 교육효과가 좋으며 시간과 비용이 적게 든다.

8 산업보건간호사가 산업장의 환경보존 및 안전을 위하여 타 부서의 인력 및 업무를 조정하는 일을 했다면 다음 중 어느 역할을 한 것인가?

① 산업보건조직 관리자　　　　　② 팀요원

③ 촉진자　　　　　　　　　　　④ 직접간호 제공자

TIP 산업보건조직 관리자로서의 기능
　㉠ 산업근로자의 건강에 관련된 산업보건정책의 수립에 참여한다.
　㉡ 직업적 건강문제발생의 예방을 위해 근로자 및 관계요원을 지휘한다.
　㉢ 산업간호사업의 계획을 수립한다.
　㉣ 행정적 보고서 작성 및 관리를 한다.
　㉤ 근로자의 건강유지 및 증진을 위한 제반사업을 계획하고 수행을 지휘하여 평가한다.
　㉥ 산업장의 건강을 위한 보조원, 자원봉사원과 응급처치요원의 조직, 훈련·감독을 한다.
　㉦ 직업적 상해나 질병을 초래한 사항을 분석·평가하여 산업장의 책임자에게 고하고 앞으로 상해나 재앙의 예방을 위하여 근로자 및 환경을 통제한다.
　㉧ 산업장 내의 건강관리실을 운영한다.
　㉨ 산업장의 환경보건 및 안전을 위하여 타 부서의 인력 및 업무를 조정한다.

9 산업장 간호사가 근로자를 대상으로 실시하는 보건교육내용으로 적합하지 않은 것은?

① 정기건강진단의 필요성 교육　　② 근로자의 건강과 안전보장 책임

③ 근로자의 근무시간 조절　　　　④ 유해물질과 신체장애의 원인규명

TIP ③ 근로자의 근무시간 조절은 사업주의 역할이다.

Answer　7.②　8.①　9.③

10 우리나라 산업보건사업에 대한 설명으로 옳지 않은 것은?

① 산업보건사업에서 사업주는 책임이 없으므로 제외되었다.

② 1981년 산업안전보건법이 제정되었다.

③ 우리나라 산업보건사업은 1970년대까지 근로기준법에 의해 시행되어 왔다.

④ 사업장의 안전보건관리체계를 강화하여 안전보건 관리책임자를 중심으로 시행되었다.

TIP 우리나라 산업보건사업
　ⓐ 1981년 산업안전보건법이 제정되어 비로소 구체화되었다.
　ⓑ 근로기준법은 1962년에 제정되어 산업안전보건법이 제정되기 전까지 사용되었다.
　ⓒ 산업보건사업은 사업주의 역할이 중요시된다. 즉 안전보건 관리책임자를 고용하여 근로자의 건강을 관리하는 것이다.

11 다음 중 산업 1차 보건의료사업의 접근전략에 대한 설명으로 옳지 않은 것은?

① 사업대상 근로자 및 산업장에 대한 건강평가 연구로 건강상태의 변화, 건강관리능력의 변화 등을 파악하고 재계획에 반영한다.

② 산업 1차 보건의료사업을 규명한다.

③ 제공된 사업은 주기적으로 평가할 필요가 없다.

④ 인력의 재교육을 통해 사업수준을 향상시킨다.

TIP ③ 제공된 사업은 주기적이고 계속적으로 사정·평가하여 표준화시킨다.

12 다음 중 산업보건사업을 효율적으로 수행하기 위한 방안으로 옳지 않은 것은?

① 보호구를 정기적으로 지급하고 보호구를 잘 착용할 수 있도록 보건수칙을 제정한다.

② 실적 위주의 안전보건 업무방식을 지향한다.

③ 재해사실을 은폐하지 않는다.

④ 안전보건업무를 전담하는 부서를 두고 상근하는 보건관리자를 중심으로 자율적으로 추진되도록 한다.

TIP ② 실적 위주의 안전보건 업무방식에서 질적 발전을 모색할 수 있는 업무방식으로의 전환이 필요하다.

Answer 10.① 11.③ 12.②

13 다음 중 산업 1차 보건의료에 적용되는 원리는?

① 질병과 건강은 별개의 개념으로 놓고 접근한다.
② 근로자의 건강상태는 질병이나 건강의 어느 한 점에 머물러 있다고 본다.
③ 근로자가 건강을 스스로 관리할 수 있는 능력을 갖도록 하는 것이 목표이다.
④ 산업체의 근로자는 대부분 완전한 건강상태에 있다고 가정한다.

***

TIP 산업 1차 보건의료의 기본원리는 1차 보건의료의 원리와 동일하다.

14 다음 중 산업안전보건법에 의한 보건관리자에 대한 설명으로 옳지 않은 것은?

① 사업주는 보건관리자에게 그 업무수행에 필요한 시설 및 장비를 지원하여야 한다.
② 사업의 종류와 규모에 따라 보건관리자의 수와 선임방법이 다르다.
③ 상시 근로자 300명 미만을 사용하는 사업장에서는 보건관리자가 다른 업무를 겸할 수 없다.
④ 보건관리자를 두어야 할 사업의 종류·규모, 보건관리자의 수·자격·업무·권한·선임방법, 그 밖에 필요한 사항은 대통령령으로 정한다.

***

TIP ① 사업주는 보건관리자에게 그 업무수행에 필요한 시설 및 장비를 지원하여야 한다.(산업안전보건법 시행령 제22조 제3항)
③ 상시 근로자 300명 미만을 사용하는 사업장에서는 보건관리자가 보건관리 업무에 지장이 없는 범위에서 다른 업무를 겸할 수 있다.(산업안전보건법 시행령 20조 2항)
④ 보건관리자를 두어야 할 사업의 종류·규모, 보건관리자의 수·자격·업무·권한·선임방법, 그 밖에 필요한 사항은 대통령령으로 정한다. (산업안전보건법 제18조 2항)

Answer 13.③ 14.③

15 산업간호사업의 목적을 설정할 때 고려되어야 할 내용에 대한 설명으로 옳지 않은 것은?

① 산업장 간호요구에 따라 결정한다.

② 간호수행을 통하여 바람직하게 달성되어야 할 근로자의 상태나 근로환경의 조건을 목적으로 한다.

③ 산업장의 목표와 관련성이 있는 목적을 설정한다.

④ 목적설정의 대상은 산업장의 간호사들이다.

TIP ④ 목적설정의 대상은 산업장의 근로자들이다.

16 산업재해를 나타내는 도수율과 강도율의 분모로 옳은 것은?

① 재해건수

② 평균 재적인원수

③ 연 근로시간수

④ 평균 근로자수

TIP 산업재해지표

ⓐ 도수율 $= \dfrac{\text{재해건수}}{\text{연 근로시간수}} \times 1,000,000$

ⓑ 강도율 $= \dfrac{\text{손실작업일수}}{\text{연 근로시간수}} \times 1,000$

Answer 15.④ 16.③

17 산업장 근로자를 대상으로 한 건강검진에서 직업병 소견이 있어 사후관리가 필요한 판정결과는?

① A

② C_1

③ D_1

④ R

TIP 건강관리 구분

A	건강자 또는 경미한 이상소견이 있는 자
C_1	직업성 질병으로 진전될 우려가 있어 추적검사 등 관찰이 필요한 자(요관찰자)
C_2	일반질병으로 진전될 우려가 있어 추적관찰이 필요한 자(요관찰자)
D_1	직업성 질병의 소견이 있는 자(직업병 유소견자)
D_2	일반질병의 소견이 있는 자(일반질병 유소견자)
R	일반건강진단에서 질환의심자(제 2 차 건강진단대상)

18 다음 중 건강진단에 대한 설명으로 옳지 않은 것은?

① 일반건강진단 – 일반근로자의 생산능률에 관련된 건강진단이다.

② 특수건강진단 – 특수직업 유해작업장 근로자의 직업병을 판별한다.

③ 배치 전 건강진단 – 특수건강진단 대상업무에 종사할 근로자에 대하여 배치예정업무에 대한 적합성 평가를 위하여 실시한다.

④ 채용시 건강진단 – 해당 직무수행의 적합성을 판정한다.

TIP ② 특수건강진단은 유해한 작업환경에 노출되는 근로자의 건강을 유지하기 위해 진단한다.
※ ④ 채용시 건강진단은 산업보건법 시행규칙 일부개정(2005. 10. 7)으로 폐지되었다.

19 다음 중 만성질환의 집단검사시 갖추어야 될 요건으로 옳은 것은?

> ⊙ 질환의 초기발견이 가능해야 한다.
> ⓒ 조기치료시 질환예방이 가능해야 한다.
> ⓒ 질환의 발견 후 치료와 관리에 대한 계획이 있어야 한다.
> ⓔ 가격이 저렴해야 한다.

① ⊙ⓒⓒ

② ⊙ⓒ

③ ⓒⓔ

④ ⊙ⓒⓒⓔ

TIP 집단검진의 조건
 ⊙ 정확한 검진방법이어야 한다.
 ⓒ 검사에 대해 거부감이 있으면 안 되고 비용이 저렴해야 한다.
 ⓒ 그 질병이 흔해 여러 사람에게 효과가 있어야 한다.
 ⓔ 조기진단이 가능해야 한다.
 ⓜ 조기발견시 효과적인 치료방법이 있어야 한다.

20 산업통계 중 질병통계를 나타낼 때 쓰이는 것은?

① 결근도수율

② 강도율

③ 유병률

④ 도수율

TIP ① 작업동태 통계 ②④ 재해통계

21 다음 중 근로자 건강검진판단 'C'는 무엇을 뜻하는가?

① 질환자

② 건강자

③ 직업병 유소견자

④ 직업병 요관찰자

TIP C는 C_1, C_2로 구분되는 데 C_1은 직업성 질병으로 진전될 우려가 있어 추적검사 등 관찰이 필요한 자(요관찰자)이고 C_2는 일반질병으로 진전될 우려가 있어 추적관찰이 필요한 자이다.

Answer 19.④ 20.③ 21.④

22 산업현장에서 사고율에 영향을 주는 주된 요인이 아닌 것은?

① 직업종류

② 경험도

③ 성격구조

④ 산업현장규모

TIP 산업현장의 사고율은 경험도, 성격구조, 직업종류, 연령, 성별 등이 영향을 끼친다.

23 다음 직업병 중 잠함병의 원인과 관계되는 것은?

① 가압

② 감압

③ 고열

④ 비교습도

TIP 감압증(잠함병)

㉠ 발생원인 : 고기압 환경에서 저기압 환경으로 갑자기 감압하면 질소가스가 체외로 배출되지 못하고 체내에서 기포가 되어 이들 기포가 순환장애와 조직손상을 초래한다.

㉡ 증상 : 관절통, 근육통, 흉통, 호흡곤란, 중추신경마비, 소양감, 골괴사 등의 증상이 발생한다.

24 다음 중 산업재해 평가와 관련없는 것은?

① 건수율

② 강도율

③ 평균손실일수

④ 이환율

TIP 산업재해통계 종류 … 도수율, 강도율, 평균손실일수, 전수율

Answer 22.④ 23.② 24.④

25 **직업병에 대한 설명으로 옳은 것은?**

① 특수한 작업에서 특이하게 발생하는 질병이다.
② 일상적 작업에서 발생하는 상해만을 지칭한다.
③ 직장에서 방치할 수 없는 특수질환을 말한다.
④ 직장에서 흔히 발생하는 질병이다.

TIP 일반적으로 직업병이란 직업의 종류에 따라 그 직종이 가지고 있는 특정한 이유로 그 직업에 종사하는 사람들에게만 발생하는 특정의 질환을 말한다.

26 **다음 중 산업피로의 대책으로 옳은 것은?**

㉠ 피로징후의 조기발견과 조치   ㉡ 노동시간 조정
㉢ 휴식, 휴양의 확보   ㉣ 작업환경의 개선

① ㉠㉡㉢
② ㉠㉡㉢㉣
③ ㉠㉢㉣
④ ㉡㉢㉣

TIP 산업피로의 대책
㉠ 노동시간의 조정
㉡ 휴식, 휴양의 확보
㉢ 피로징후의 조기발견과 조치
㉣ 작업공간, 작업방식, 작업환경의 개선

Answer 25.① 26.②

27 다음 중 산업피로에 영향을 주는 요인끼리 짝지어진 것은?

> ㉠ 심리적 요인
> ㉢ 부당보수
> ㉡ 작업장의 불청결
> ㉣ 신체적 적합성 여부와 건강부족

① ㉠㉡㉢
② ㉠㉡㉣
③ ㉠㉡㉣
④ ㉡㉢㉣

TIP ㉢ 부당보수는 산업피로의 원인으로 볼 수 없다.

28 다음 중 직업병의 특징으로만 묶인 것은?

> ㉠ 전염성이 있다.
> ㉢ 만성의 결과를 거친다.
> ㉡ 예방이 가능하다.
> ㉣ 특수검사진으로 판정이 가능하다.

① ㉠㉡㉢
② ㉠㉡㉣
③ ㉠㉢㉣
④ ㉡㉢㉣

TIP ㉠ 직업병은 대개 만성질환으로 전염성을 가진 것은 없다.

29 근로자 건강관리의 주된 내용으로만 묶인 것은?

> ㉠ 건강진단　　　　　　　　　　㉡ 응급처치 및 치료
> ㉢ 근로자의 처우개선　　　　　　㉣ 건강상태에 대한 기록
> ㉤ 다음 사업을 위한 재계획

① ㉠㉡㉢　　　　　　　　　　　② ㉠㉡㉢㉣

③ ㉠㉡㉣　　　　　　　　　　　④ ㉠㉡㉣㉤

TIP 근로자의 건강관리는 직접간호 제공과 사업계획 정립의 2가지로 대변될 수 있다.

30 다음 중 연 근로시간에 대한 손실작업일수를 나타내는 것은?

① 강도율　　　　　　　　　　　② 도수율

③ 평균손실일수　　　　　　　　④ 결근율

TIP 강도율 $= \dfrac{\text{손실작업일수}}{\text{연 근로시간수}} \times 1{,}000$

31 다음 중 산업재해를 예방하기 위한 방법에 해당하지 않는 것은?

① 공장과 설비에 대한 태도　　　② 산업장의 규모파악

③ 작업자에 대한 적성배치　　　④ 안전에 관한 교육훈련

TIP 산업재해 예방방법
　㉠ 안전교육
　㉡ 작업자의 재배치
　㉢ 공장, 설비에 대한 태도변화
　㉣ 안전시설의 확충 등

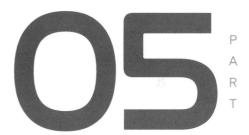

05 PART

환경보건과 재난관리

01 대기환경과 건강

❶ 환경의 이해

(1) 개념

① **환경** … 인간의 삶과 관련된 자연환경을 말한다.

② **환경보건** … 인간과 환경간의 생태학적 균형을 위하여 또는 인간의 육체적·정신적 건강을 유지해 나가는데 필요한 인간과 환경과의 상호관계를 연구하는 것이다.

③ **공해** … 환경오염으로 인하여 건강이나 생활환경에 미치는 여러 가지 해를 말한다.

(2) 환경의 평가

① **양적 영향관계**

　㉠ 환경요인과 생체작용간에는 일정한 양적 관계가 있다.

　㉡ 최소영양치 : 인공적으로 발생된 유해물질이 생체에 영향을 미치는 최소량을 말한다.

② **허용농도와 시간가중평균치**

　㉠ 허용농도 : 최소영양치×안전계수로서 환경기준이 된다.

　㉡ 시간가중평균치 : 환경에 폭로되는 양을 측정한다. 납, 전리방사선과 같은 호흡기 자극물질이나 악취가 나는 물질 등은 최고농도가 문제되는 경우도 있다.

③ **양 반응관계** … 양적 영향관계를 집단으로 적용한 경우이다.

④ **생체영향의 범주**(WHO)

　㉠ 범주 A : 안전한 폭로의 범위이다.

　㉡ 범주 B : 가역적인 일시적 영향범위이다.

　㉢ 범주 C : 가역적인 질병범위이다.

　㉣ 범주 D : 불가역적인 질병 또는 사망범위이다.

② 환경문제

(1) 환경문제와 환경보전

① 환경문제는 중요한 사회문제 중의 하나로, 한 국가뿐만 아니라 국제적인 문제로 대두되고 있다.

② 환경문제는 경제성장 위주의 양적 팽창과 성장의 결과에 따른 생활의 쾌적성 및 자원의 배분 등에서 발생한 부산물이라 할 수 있다.

③ 환경문제는 단순한 환경오염의 문제만은 아니며, 국토 및 자원개발, 보건위생, 산업안전의 문제 등 종합적인 성격을 띠고 있다.

④ 환경문제해결을 위한 주요 국제환경협약으로는 몬트리올 의정서, 바젤협약, 기후변화협약, 생물다양성협약 등이 있다.

(2) 환경문제 원인

① **경제적 성장**
　㉠ 경제성장은 소득수준의 향상과 자원의 개발을 통한 환경자원의 고갈 및 파괴라는 양면성을 가지고 있다.
　㉡ 경제성장에 따른 산업구조의 변화는 새로운 양상의 환경오염 문제를 만들어내는 계기가 되며 환경오염 물질의 심각성을 가중시키기도 한다.

② **인구증가** … 인간활동의 부산물을 환경문제 원인행위로 본다.

> **TIP**
> 환경오염 = 인구규모 × 단위면적당 공해량

③ **도시화** … 특정 지역에 인구가 집중됨으로 인한 교통문제 및 폐기물의 증가, 생산시설의 집중 등이 환경오염을 가중시키며 자정능력을 초과하게 된다.

④ **환경에 대한 인식** … 이기주의 및 편의주의적인 생활태도, 개발위주의 기업정신 등 환경문제의 심각성에 대한 인식부족으로 인해 환경오염이 가중된다.

02 대기와 건강

① 공기

(1) 대기의 구성성분

① **대기의 정상성분** ··· 산소(O_2)와 질소(N_2)가 99%를 차지하며 나머지 1%는 화학물질이 차지한다.

② **군집독(Crowd Poison)** ··· 실내에 다수인이 밀집해 있을 때 실내의 환기가 불량해지고 이산화탄소의 농도가 증가하여 두통, 권태, 현기증, 불쾌감, 구역, 구토 및 식욕부진 등의 증상을 초래하는 공기상태이다.

(2) 대기의 이상성분

① **이산화탄소(CO_2)** ··· 무색, 무취의 비독성 가스로서 실내공기의 환기상태나 공기오염을 평가하는 지표가 된다. 인체 내의 연소작용에 의하여 안정시 한 사람에게 시간당 약 $12 \sim 20\ell$ 의 이산화탄소가 발생한다.

② **일산화탄소(CO)** ··· 탄소나 탄소화합물이 불충분한 조건하에서 연소하거나 이산화탄소가 탄소와 접촉할 때 발생하는 무색, 무취, 무자극성의 가스로서, 호흡을 통해서 혈중에 흡수되면 헤모글로빈의 산소농도를 저하시켜 조직세포에 공급할 산소의 부족을 초래한다.

③ **아황산가스(SO_2)** ··· 이산화황이 연소되어 나타나는 기체형태로, 중유(重油)의 불완전 연소시에 생성되며, 석탄매연 등에도 다량 함유되어 있다. 자극성 취기가 있고 점막의 자극과 염증, 호흡곤란, 흉통을 일으킨다.

> **▶TIP**
>
> 라돈(radun) ··· 원자번호 86번인 기체 원소로, 지각의 암석 중에 들어있는 우라늄이 방사성 붕괴 과정을 거친 후 생성되는 무색, 무취, 무미의 기체이다. 토양과 인접한 단독주택이나 바닥과 벽 등에 균열이 많은 오래된 건축물에 많이 존재하며, 지속적으로 노출되면 폐암을 유발할 수 있다.

② 온열조건과 온열지수

(1) 온열조건

① **기온** ··· 인간의 호흡선 위치인 지상으로부터 1.5m에서의 대기온도이며 복사온도를 배제한 건구온도로서, 실제 대기의 온도는 일사량, 복사열 등의 영향을 받는다. 생활에 적합한 표준온도는 18±2℃이다.

② **기습** … 공기 중에 포함되어 있는 수증기의 양을 표시한 것으로 낮에는 태양열의 흡수로 대지의 과열을 방지하고 밤에는 지열의 복사를 차단하여 기후를 완화시키는 작용을 한다. 표준습도의 범위는 40 ~ 70%이고, 쾌적습도는 60 ~ 65%이다.

③ **기류** … 기동 또는 바람이라고 하는데, 실외에서는 기압의 차이로, 실내에서는 온도의 차이로 발생한다. 인체에는 방열작용의 촉진과 신진대사의 촉진으로 작용하고 가옥 내 자연환기의 원동력이며 대기의 확산 · 희석에 영향을 준다.

④ **복사열** … 적외선에 의한 태양열이나 발열체로부터의 열로, 실제온도보다 더 큰 온감을 느끼게 한다. 복사열은 발열체로부터 거리의 제곱에 비례하여 온감이 감소하고, 인체의 열복사는 외부온도와 피부온도의 차이에 의해 일어난다.

(2) 온열지수

① **감각온도**(effective temperature) … 실효온도, 체감온도라고도 하며 기온, 기습, 기류 세 가지를 종합하여, 인체에 주는 체감을 지수로 표시한 것이다.

② **쾌감대**(comfort zone) … 보통 착의상태에서 안정시 가장 쾌적하게 느끼는 기후 범위이다.

③ **불쾌지수**(DI ; Discomfort Inbex) … 각종 기상조건하에서 냉난방 조절장치에 소요되는 전력을 추산키 위해 제정된 것으로, 습도와 온도의 영향에 의하여 인체가 느끼는 불쾌감을 숫자로 표시한 것이다.

㉠ ℃ 눈금 이용

$$DI = 0.72(ta + tw) + 40.6 (ta : 건구온도℃, \ tw : 습구온도℃)$$
$$DI = 0.4(ta' + tw') + 15 (ta' : 건구온도˚F, \ tw' : 습도온도˚F)$$

㉡ 비교습도 이용

$$DI = td(0.05 \sim 0.55RH)$$

㉢ 증상
- DI ≥ 70 : 10% 정도의 사람이 불쾌하다.
- DI ≥ 75 : 50% 정도의 사람이 불쾌하다.
- DI ≥ 79 : 100%의 사람이 불쾌하다.
- DI ≥ 80 : 100%의 사람이 매우 불쾌하다.
- DI ≥ 86 : 견딜 수 없을 정도의 불쾌한 상태를 나타낸다.

④ **WBGT 지수** … 고온장해를 방지하기 위해 고안된 것이다.

㉠ 태양의 직사광선이 있는 옥외

$$WBGT(˚F) = 0.7tw + 0.2tg + 0.1ta \ (tw : 습구온도, \ tg : 흑구온도, \ ta : 건구온도)$$

ⓛ 태양의 직사광선이 없는 옥외, 옥내

$$\text{WBGT}(°F) = 0.7\text{tw} + 0.3\text{tg} \quad (\text{tw : 습구온도, tg : 흑구온도})$$

⑤ **풍속냉각(Windchil) 지수** … 인체가 느끼는 온도와 습도는 바람에 의해 변화한다는 개념으로 바람과 기온에 기인하는 냉각효과를 나타낸다.

$$k = (v \cdot 100 + 10.45 - v)(33 - \text{ta}) \quad (\text{v : 등속, ta : 건구온도})$$

⑥ **카타 냉각력(Kata Cooling Power)** … 공기의 냉각력을 측정하여 공기의 쾌적도를 측정하는 데 사용된다. 이를 이용하여 불감기류와 같은 미풍을 정확히 측정할 수 있다.

❸ 대기오염

(1) 정의

① **기술자연합회의** … 미국의 대기오염 통제를 위한 기술자연합회의(Engineer's Joint Council)는 대기오염이란 '사람·식물·동물의 생명과 우리 재산에 해가 될 만큼 또는 인간이 생활과 재산을 안락하게 향유하지 못할 정도의 양 만큼의 특성을 가지고 충분한 기간 동안의 먼지, 연(fume), 가스, 연무, 악취, 매연, 증기와 같은 오염물이 한 종류 이상 외기에 존재한 것'이라고 정의한다.

② **WHO** … 대기오염이란 대기 중에 인위적으로 배출된 오염물질이 1가지 또는 그 이상이 존재하여 오염물질의 양, 농도, 지속시간에 따라 어떤 지역의 불특정 다수인에게 불쾌감을 일으키거나 해당지역에 공중보건상 위해를 끼치고, 인간이나 동물·식물의 활동에 해를 주어 생활과 재산을 향유할 정당한 권리를 방해받는 상태라고 정의하고 있다.

③ **대기오염물** … 외기에 통상 존재하지 않거나 정상 이상의 농도로 존재하는 물질을 말한다.

(2) 대기오염의 배출원

① **자연적 배출원** … 인간의 활동과 관계없이 오염물질을 발생시키는 배출원으로 봄의 황사현상, 화산재, 자연적 산불로 발생하는 매연, 미연소 탄화수소 등이 있으며 이러한 자연대기오염물질은 농도는 높지 않지만 우리 주변에 항상 존재하고 있다.

② **인위적 배출원** … 인간활동의 일상생활, 생산활동, 에너지 소비활동 등 대기오염의 원인이 되는 형태이다.

③ **시대에 따른 배출원**

　㉠ **석탄이 사용되던 시대** : 가스검댕, 입자상 물질, 이산화황 등이 검은 연무라고 불리며 대기오염의 원인이
　　되었다.

　㉡ **석유가 사용되는 시대** : 이산화황, 납, 질소산화물, 탄화수소 및 2차 오염물질인 광화학연무(흰 연무)가
　　대기오염의 원인이 되었다.

(3) 오염물질의 종류 및 분류

① **개념**

　㉠ **1차 오염물** : 발생원에서 직접 대기로 방출되는 오염물이다.

　㉡ **2차 오염물** : 1차 오염물들이 태양에너지를 이용해서 대기 중에서 화학적인 반응을 일으킬 때 방출되는
　　오염물을 말한다.

② **분류**

　㉠ **1차 오염물질** : 자동차 배기시 나오는 황화산화물(SOx), 질소산화물(NOx), 탄화수소(HC), 일산화탄소
　　(CO) 등이다.

　㉡ **2차 오염물질** : 광화학 옥시단트, 광화학 스모그, 알데하이드, DAN, 아크로레인 등이 있다. 그러나 주로
　　광화학 오염의 발생원은 자동차 배기이다.

(4) 대기오염

항목		발생원	기준	장애
아황산가스 (SO$_2$)		석탄을 연소시킬 때 발생	• 연간 평균치 0.03ppm 이하 • 24시간 평균치 0.14ppm 이하 • 1시간 평균치 0.25ppm 이하	기관지·후두·비점막에 자극과 염증현상, 만성 호흡기 질환
이산화탄소 (CO)		• 유기물의 불완전 연소시 • 자동차 배기가스	• 8시간 평균치 9ppm 이하 • 1시간 평균치 25ppm 이하	중추신경계 기능 저하, 두통, 현기증, 의식상실, 건망중
이산화질소 (NO$_2$)		중유, 가솔린 등이 고온에서 연소할 때	• 연간 평균치 0.05ppm 이하 • 24시간 평균치 0.08ppm 이하 • 1시간 평균치 0.15ppm 이하	중추신경 마비
먼지	총먼지 (TSP)	—	• 연간 평균치 150μg/m^3 이하 • 24시간 평균치 300μg/m^3 이하	기관지·폐의 장애, 폐암
	미세먼지 (PM – 10)	—	• 연간 평균치 80μg/m^3 이하 • 24시간 평균치 150μg/m^3 이하	
오존 (O$_3$)		자동차 내연기관	• 8시간 평균치 0.06ppm 이하 • 1시간 평균치 0.1ppm 이하	눈·목의 자극증상, 두통, 경련, 발열, 호흡곤란
납 (Pb)		—	3개월 평균치 1.5μg/m^3 이하	사지의 신근쇠약, 마비, 관절통, 근육통, 뇌중독

> **TIP** ~~~~~~~~~~~~~~~~~~~~~~~~~~~~~~~~~
> 1시간 및 24시간 평균치는 연간 3회 이상 그 기준을 초과하여서는 안 된다. 미세먼지는 입자크기가 10μm 이하인 먼지이다.

최근 기출문제 분석

2020. 6. 13. 제2회 서울특별시 시행

1 1952년 영국 런던에서 대기오염으로 대규모의 사상자를 발생시킨 주된 원인물질은?

① SO_2(아황산가스)

② CO_2(이산화탄소)

③ O_3(오존)

④ NO_2(이산화질소)

> **TIP** 1952년에 영국 런던에서 1만2천명이 사망하는 대기오염 사건이 있었다. '그레이트 스모그'로 알려진 런던 스모그 대기오염 사건이다. 주된 원인물질은 아황산가스였다.

2020. 6. 13. 제2회 서울특별시 시행

2 〈보기〉에서 설명하는 지구온난화 및 기후변화 대비 협약으로 가장 옳은 것은?

───── 보기 ─────

2015년에 채택되었으며 지구 평균온도 상승폭을 산업화 이전 대비 2℃ 이상 상승하지 않도록 합의

① 몬트리올 의정서

② 바젤협약

③ 파리협약

④ 비엔나협약

> **TIP** ① 몬트리올 의정서: 오존층 파괴물질인 염화불화탄소(CFCs)의 생산과 사용을 규제하려는 목적에서 제정한 협약이다.
> ② 바젤협약: 유해폐기물의 국가 간 교역통제협약이다.
> ④ 비엔나협약: 오존층 보호를 위한 국제협약이다.

Answer 1.① 2.③

3 〈보기〉가 설명하는 실내오염 물질은?

─────── 보기 ───────

- 지각의 암석 중에 들어있는 우라늄이 방사성 붕괴 과정을 거친 후 생성되는 무색, 무취, 무미의 기체임
- 토양과 인접한 단독주택이나 바닥과 벽 등에 균열이 많은 오래된 건축물에 많이 존재함
- 전체 인체노출 경로 중 95%는 실내 공기를 호흡할 때 노출되는 것임
- 지속적으로 노출되면 폐암을 유발함

① 라돈   ② 오존

③ 폼알데하이드   ④ 트리클로로에틸렌

> **TIP** 라돈(radon, Rn)은 방사선을 내는 원자번호 86번의 원소이다. 색, 냄새, 맛이 없는 기체로 공기보다 약 8배 무겁다. 라돈은 지각을 구성하는 암석이나 토양 중에 천연적으로 존재하는 우라늄($238U$)과 토륨($232Th$)의 방사성 붕괴에 의해서 만들어진 라듐($226Ra$)이 붕괴했을 때에 생성된다. 폐암의 원인 중 하나이다.

4 오존(O_3)에 대한 설명으로 옳지 않은 것은?

① 무색의 기체로 식물에 나쁜 영향을 미친다.

② 바람이 적고 태양광선이 강할 때 농도가 높아진다.

③ 자동차 배기가스에 함유된 질소산화물이 원인물질 중 하나이다.

④ 대기환경보전법령상 '오존 주의보'의 발령기준은 오존농도가 0.5ppm 이상일 때이다.

> **TIP** ④ 오존 주의보 발령기준은 '기상조건 등을 고려하여 해당지역의 대기자동측정소 오존농도가 0.12ppm 이상인 때'이다. 0.5ppm 이상일 때에는 중대경보를 발령한다.

Answer 3.① 4.④

출제 예상 문제

1 호흡곤란을 일으키는 산소의 농도로 옳은 것은?

① 5%   ② 10%

③ 20%   ④ 25%

> **TIP** 사람은 약 10% 미만의 산소농도를 가진 장소에서 호흡곤란 증세를 일으킨다.

2 다음 중 링겔만차트가 3도일 때의 매연농도로 옳은 것은?

① 30%   ② 40%

③ 50%   ④ 60%

> **TIP** 링켈만차트가 3도로 나타나는 것은 매연이 약 60% 정도라는 것을 의미한다.

3 다음 중 2차 오염원인에 해당하는 것은?

① 질소산화물   ② 황화산화물

③ 오존   ④ 일산화탄소

> **TIP** 2차 오염물질
> ㉠ 1차 오염물들이 태양에너지를 이용하여 대기 중에서 화학적인 반응을 일으키는 오염물질이다.
> ㉡ 예컨대 광화학 옥시던트, 광화학 스모그, 알데히드, 오존, 아크로레인 등이 있다.

Answer 1.② 2.④ 3.③

4 이상기압으로 인한 건강장애로서 처음에는 맥박, 호흡수, 심박출량이 증가하고 호흡성 알칼리즘이 발생하며, 혈색소량이 증가하는 것은?

① 저산소증　　　　　　　　　　　　② 연중독
③ 카드뮴 중독　　　　　　　　　　　④ 고기압

TIP 저산소증 … 저산소 환경에서는 순환현상이 빨리 일어나게 되어 맥박, 호흡수, 심박출량이 증가하고 호흡성 알칼리증이 발생하며, 혈색소량이 증가한다.

5 산소와의 접촉을 기하여 H_3S, CO_2 등의 냄새제거가 가능한 소독법은?

① 풍기조　　　　　　　　　　　　　② 급속여과법
③ 완속여과법　　　　　　　　　　　④ 클로라민법

TIP 풍기조 … 유기물 대 미생물의 비와 용존산소를 적절하게 유지하여 미생물을 활동하게 하므로 유기물을 제거하며 CO_2, CH_4, H_3S, NH_4 등과 O_2를 교환하는 단계이다.

6 다음 중 온열조건의 인자가 아닌 것은?

① 기온　　　　　　　　　　　　　　② 기류
③ 기압　　　　　　　　　　　　　　④ 복사열

TIP 온열요소 … 기온, 기류, 기습, 복사열이 있다.

Answer　4.①　5.①　6.③

7 급속감압시의 증상과 비슷한 증상을 나타내는 것은?

① 산소중독시의 증상　　　　　　　② 고압시의 증상
③ 고공증상　　　　　　　　　　　　④ 잠함시의 증상

TIP 급속하게 압력이 떨어질 때 나타나는 증상으로 고공증상과 비슷하다.

8 다음 중 대기오염을 일으키는 상태로 볼 수 있는 것은?

① 저온, 고습　　　　　　　　　　　② 고온, 고습
③ 기온역전　　　　　　　　　　　　④ 저기압

TIP 기온역전 또는 온도역전 현상 … 대기 중 상부공기층의 온도가 하부공기층의 온도보다 높아지는 것으로, 공기의 대류가 일어나지 않고 오염물질이 침체되어 오염물질의 농도가 높아져 건강상 좋지 못한 영향을 미치는 것이다.

9 다음 중 환경오염의 주된 요인 3가지를 묶은 것은?

㉠ 녹색혁명　　　　　　　　㉡ 인구의 도시집중
㉢ 산업화　　　　　　　　　㉣ 규제법률의 미비
㉤ 인구증가

① ㉠㉡㉢　　　　　　　　　　　　② ㉠㉢㉣
③ ㉡㉢㉣　　　　　　　　　　　　④ ㉡㉢㉤

TIP 환경오염의 3대 원인
　　㉠ 인구의 도시집중　　㉡ 산업화의 가속화　　㉢ 인구증가

Answer　7.③　8.③　9.④

10 다음 중 기온역전에 대한 설명으로 옳지 않은 것은?

① 상부기온이 하부기온보다 높다.
② 대기오염이 가장 잘 발달하는 기상조건이 된다.
③ 공기의 대류현상이 일어나지 않는 안전층이다.
④ 역전층의 두께가 두꺼울수록 오염도가 심하다.

TIP 기온역전 … 기류는 온도가 높아지면 올라가게 마련이나, 기온역전 현상이 일어나면 높은층의 기온이 지상보다 높게 되어 기류가 올라가지 않고 지상에 머물러 공기의 대류가 일어나지 않아 오염물질이 침체되는 것이다.

11 다음 중 휘발유를 사용하는 자동차가 주로 배출하는 환경오염 물질은?

① 오존
② 아황산가스
③ 일산화탄소
④ 이산화탄소

TIP 휘발유를 사용하는 자동차에서 배출되는 유해가스 중 가장 문제시되는 것은 CO(일산화탄소)이며, 경유를 연료로 사용할 때는 SO_2(아황산가스)가 문제시된다.

12 다음 중 실내의 자연환기에 영향을 미치는 것이 아닌 것은?

① 기압차
② 옥외의 풍속
③ 실내외의 기온차
④ 기체의 확산력

TIP ② 실외의 풍속은 실내의 자연환기에 영향을 미치지 않는다.

Answer 10.④ 11.③ 12.②

13 감각온도에 관한 사항으로 옳은 것끼리 묶인 것은?

> ⊙ 이상적 · 지적 온도
> ⓛ 기온, 기습, 기류가 종합적으로 작용하여 인체에 주는 온감
> ⓒ 무풍상태에서 안정시 착의상태에서의 쾌감을 느낄 수 있는 상태
> ⓔ 정지된 포화습도의 실내기온

① ⊙ⓛ   ② ⊙ⓒ

③ ⓛⓒ   ④ ⓛⓔ

TIP 감각온도(Effective Temperature) … 기온, 기류, 기습을 종합하여 인체에 주는 온감을 지수로 표시한 것으로 정지된 공기조건하에서 동일한 온감을 주는 기온 (℉)이다.

14 오존층 파괴의 피해에 해당하는 것은?

① 근육경련   ② 인구진탕

③ 온실효과   ④ 피부암

TIP 오존층은 태양광선 중 자외선을 차단하는 효과를 가지고 있다. 따라서 오존층 파괴는 자외선 조사량을 증가시켜 피부 등 여러 가지 질병을 야기할 우려가 있다.

15 다음 중 감각온도의 쾌적범위는?

① 16 ~ 20℃   ② 27 ~ 28℃

③ 10 ~ 12℃   ④ 25 ~ 26℃

TIP 온도 17 ~ 18℃, 습도 60 ~ 65(%) 정도가 보통 쾌적범위이나 사람의 건강상태, 기류 등에 따라 다르다.

Answer   13.④   14.④   15.①

16 다음 중 환경오염의 특징으로 옳지 않은 것은?

① 피해는 직접적 · 순간적으로 나타난다.
② 피해의 관계가 불분명하다.
③ 피해는 광범위하게 나타난다.
④ 비특정 다수인에 의해서 비특정 다수인이 피해를 입는다.

TIP ① 환경오염의 피해는 간접적 · 지속적으로 나타난다.

17 습도에 대한 설명으로 옳지 않은 것은?

① 40 ~ 70% 정도가 인체에 쾌적감을 준다.
② 온도가 높아질 때 습도가 낮아지면 인체에 쾌적감을 준다.
③ 정오부터 오후 2시까지의 시간의 비교습도는 최고치를 기록한다.
④ 기중습도가 높을 때 더우면 더 덥게, 추우면 더 춥게 느낀다.

TIP ④ 기중습도가 높을 때엔 더우면 덜 덥게, 추우면 더 춥게 느낀다.

18 다음 중 불쾌지수(Discomfort Index)를 측정하는 데 필요한 기후요소로 옳은 것은?

㉠ 기온	㉡ 기습
㉢ 기류	㉣ 복사열

① ㉠㉡
② ㉠㉡㉢
③ ㉠㉢
④ ㉡㉢㉣

TIP 불쾌지수(DI) … 미국의 기상국에서 각종 기상조건하에서 냉난방 조절장치에 소요되는 전력을 추산키 위해 제정한 것으로, 측정(℃ 눈금이용시)방법은 DI = 0.72(ta + tw) + 40.6 [ta : 건구온도(기온), tw : 습구온도(기습)]이다.

19 다음 중 공해방지책으로서 적당하지 않은 것은?

① 자동차에 저유황유 공급

② 쓰레기 분리수거정책

③ 분지나 계곡으로 공장 이전

④ 도시분뇨 종말처리장 증설

TIP ③ 분지에서는 대류현상이 잘 일어나지 않기 때문에 대기오염이 더 심해진다.

02 물과 건강

01 물

① 물의 개요

(1) 물의 쓰임새

① 물은 끊임없는 순환과정에 놓여 있으며 우리는 이러한 물의 순환과정의 일부를 이용하고 있다.

② 목적별로 생활용수 19%, 공업용수 9%, 농업용수 53%, 하천유지 용수 19%를 차지한다.

(2) 인체와 물

① 성인의 1일 섭취 · 배설량은 약 2,750mL이다.

② 개인보건과 주거보건에 필요한 물은 하루에 40 ~ 50L이다.

③ 인체는 약 60 ~ 70%는 수분으로, 그 중 40%는 세포에, 20%는 조직에, 5%는 혈액 내에 존재한다.

④ 체내수분이 10% 정도 감소하면 생리적 이상이 나타나며 사지가 위축되고 경련이 일어나며 정신이 흥분된다.

⑤ 체내수분이 20 ~ 22% 정도 감소하면 사망하게 된다.

⑥ 성인은 하루에 2 ~ 3L의 물을 섭취하며 몸 속에 물이 1~2%가 부족하면 심한 갈증을 느끼게 되고, 5% 정도가 부족하면 혼수상태에 빠지게 되며 12%가 부족하면 사망할 수 있다.

(3) 물의 자정작용

① 개념 … 오염된 지표수가 시간이 경과함에 따라 수중의 미생물, 불순물이 자연의 물리 · 화학 · 생물학적 작용으로 안정화되어 무해화되는 과정이다.

② 기전

　　㉠ **증발과 농축에 의한 정수** : 바다, 호수, 하천 등 지표상의 모든 물은 증발되고 농축되며 정화되어 빗물로 다시 내리게 된다.

　　㉡ **하천 및 호수 물의 자정작용**

　　　• **물리적 작용** : 폭기(aeration)에 의한 가스 교환, 일광의 자외선 조사에 의한 탈색과 소독, 중력과 침전에 의한 부유물질의 제거 등이다.

　　　• **화학적 작용** : 유기물질이 호기성 세균의 작용에 의하여 산화되어 무기성 질소화합물로 변하고, 철 또는 망간과 결합하여 침전하는 한편 산소가 부족할 때 심히 오염된 물에서는 유기물질이 가수분해를 일으켜 액화하고, 가스를 형성하며, 산화작용을 받게 된다.

　　　• **생물학적 작용** : 오염된 물 속에 있는 세균, 플랑크톤에서 생선, 조류에 이르는 모든 생물체는 물의 자정작용에 관여하며, 일광이 침투하게 되면 이끼가 끼기 시작하여 탄산가스, 질소화합물을 소비하고 다량의 산소를 생산한다. 예를 들어 물벌레는 세균, 이끼, 원생동물, 그 밖의 유기물질의 분해산물을 소비하여 각종 곤충의 유충, 연체동물 및 물고기 등이 발생하고 이는 물 속에 있는 유기물질을 소비하여 물이 정화된다.

❷ 상수

(1) 상수도 수원(水源)

① **천수(天水)** ⋯ 비 또는 눈으로 내리는 물을 말하며, 천수는 지표수나 지하수를 얻지 못할 경우에 한하여 이용된다.

② **지표수** ⋯ 하천이나 호수 등 지표면 위에 고여 있는 물을 말하며, 수질은 비교적 안정적이지만 오염의 우려가 있어 철저한 위생관리가 요구된다.

③ **지하수** ⋯ 지하로 침투된 물을 말하며, 유기물이나 미생물에의 오염될 가능성이 적고 탁도가 낮아 수원으로 적합하나 수량이 적다.

④ **복류수** ⋯ 지하수면이 하천수와 밀착해서 있는 것을 말하며, 지하수와는 달리 확실한 흐름이 있고 지표수와의 교환이 이루어져 수질적으로는 지표수와 거의 비슷하다.

(2) 정수법

① **인공적 정수법**

　　㉠ **침전**

　　　• **보통침전** : 완속사 여과지를 가진 정수장에서 사용하는 것으로, 유속을 완화하거나 체류시켜 부유물을 침전시키는 것으로 시간이 오래 걸린다.

- 약품침전 : 급속사 여과지를 가진 정수장에서 사용하는 것으로, 약품을 사용하여 부유물이 불용성 응집물을 형성하게 하여 침전효과를 높인다. 응집제로서 황산알루미늄을 주로 이용하며 그 외에 황산제일철($FeSO_4$), 황산제이철(Fe_2SO_4) 등을 이용한다.

> **TIP**
>
> 응집반응 $\cdots Al_2(SO_4)_3 + 3CaCO_3 + 3H_2O = 2Al(OH)_3 + 3CO_2 + 3CaSO_4$

  ⓛ **폭기** : CO_2, CH_4, H_3S, NH_4 등과 O_2를 교환하는 단계이다.

  ⓒ **여과**

- 완속여과 : 보통 침전법으로 침전시킨 후 여과지로 보내는 방법이다. 여과지의 상층은 작은 모래, 아래층은 큰 돌을 사용하여 물을 통과시키면 불순물이 제거된다.
- 급속여과 : 약품을 사용하여 침전시킨 후 여과지로 보내는 방법이다.

  ⓔ **소독** : 침전이나 여과시에 제거되지 않고 남아있는 수중의 미생물은 위생상 사멸시켜야 하므로, 수도수는 반드시 소독을 한다. 이때, 염소소독, 표백분, 클로라민법 등을 이용한다.

② **특수정수법**

  ⓛ **생물제거법** : 특히 조류 제거에 황산동[$Cu(SO_4)5H_2O$]을 사용한다.

  ⓛ **제철법** : 세탁시 의류에 착색되므로 폭기법을 이용한다.

  ⓒ **제망간법** : 의류를 흑갈색으로 착색시키므로 폭기법을 이용한다.

  ⓔ **경수의 연화법** : 중탄산염[$Ca(HCO_3)_2$나 $Mg(HCO_3)_2$] 존재시 일시적으로 경수가 된다. 그러나 $CaSO_4$, $MgSO_4$가 존재할 경우에는 영구적 경수가 된다.

> **TIP**
>
> 「먹는물 수질기준 및 검사 등에 관한 규칙」에 따른 먹는물의 수질기준
>
> ⓛ 미생물에 관한 기준
>
> - 일반세균은 1mL 중 100CFU(Colony Forming Unit)를 넘지 아니할 것. 다만, 샘물 및 염지하수의 경우에는 저온일반세균은 20CFU/mL, 중온일반세균은 5CFU/mL를 넘지 아니하여야 하며, 먹는샘물, 먹는염지하수 및 먹는해양심층수의 경우에는 병에 넣은 후 4℃를 유지한 상태에서 12시간 이내에 검사하여 저온일반세균은 100CFU/mL, 중온일반세균은 20CFU/mL를 넘지 아니할 것
> - 총 대장균군은 100mL(샘물·먹는샘물, 염지하수·먹는염지하수 및 먹는해양심층수의 경우에는 250mL)에서 검출되지 아니할 것. 다만, 제4조제1항제1호나목 및 다목에 따라 매월 또는 매 분기 실시하는 총 대장균군의 수질검사 시료(試料) 수가 20개 이상인 정수시설의 경우에는 검출된 시료 수가 5퍼센트를 초과하지 아니하여야 한다.
> - 대장균·분원성 대장균군은 100mL에서 검출되지 아니할 것. 다만, 샘물·먹는샘물, 염지하수·먹는염지하수 및 먹는해양심층수의 경우에는 적용하지 아니한다.
> - 분원성 연쇄상구균·녹농균·살모넬라 및 쉬겔라는 250mL에서 검출되지 아니할 것(샘물·먹는샘물, 염지하수·먹는염지하수 및 먹는해양심층수의 경우에만 적용한다)
> - 아황산환원혐기성포자형성균은 50mL에서 검출되지 아니할 것(샘물·먹는샘물, 염지하수·먹는염지하수 및 먹는해양심층수의 경우에만 적용한다)
> - 여시니아균은 2L에서 검출되지 아니할 것(먹는물공동시설의 물의 경우에만 적용한다)

ⓒ 건강상 유해영향 무기물질에 관한 기준
- 납은 0.01mg/L를 넘지 아니할 것
- 불소는 1.5mg/L(샘물·먹는샘물 및 염지하수·먹는염지하수의 경우에는 2.0mg/L)를 넘지 아니할 것
- 비소는 0.01mg/L(샘물·염지하수의 경우에는 0.05mg/L)를 넘지 아니할 것
- 셀레늄은 0.01mg/L(염지하수의 경우에는 0.05mg/L)를 넘지 아니할 것
- 수은은 0.001mg/L를 넘지 아니할 것
- 시안은 0.01mg/L를 넘지 아니할 것
- 크롬은 0.05mg/L를 넘지 아니할 것
- 암모니아성 질소는 0.5mg/L를 넘지 아니할 것
- 질산성 질소는 10mg/L를 넘지 아니할 것
- 카드뮴은 0.005mg/L를 넘지 아니할 것
- 붕소는 1.0mg/L를 넘지 아니할 것(염지하수의 경우에는 적용하지 아니한다)
- 브롬산염은 0.01mg/L를 넘지 아니할 것(수돗물, 먹는샘물, 염지하수·먹는염지하수, 먹는해양심층수 및 오존으로 살균·소독 또는 세척 등을 하여 음용수로 이용하는 지하수만 적용한다)
- 스트론튬은 4mg/L를 넘지 아니할 것(먹는염지하수 및 먹는해양심층수의 경우에만 적용한다)
- 우라늄은 30μg/L를 넘지 않을 것[수돗물(지하수를 원수로 사용하는 수돗물을 말한다), 샘물, 먹는샘물, 먹는염지하수 및 먹는물공동시설의 물의 경우에만 적용한다)]

ⓒ 건강상 유해영향 유기물질에 관한 기준
- 페놀은 0.005mg/L를 넘지 아니할 것
- 다이아지논은 0.02mg/L를 넘지 아니할 것
- 파라티온은 0.06mg/L를 넘지 아니할 것
- 페니트로티온은 0.04mg/L를 넘지 아니할 것
- 카바릴은 0.07mg/L를 넘지 아니할 것
- 1,1,1-트리클로로에탄은 0.1mg/L를 넘지 아니할 것
- 테트라클로로에틸렌은 0.01mg/L를 넘지 아니할 것
- 트리클로로에틸렌은 0.03mg/L를 넘지 아니할 것
- 디클로로메탄은 0.02mg/L를 넘지 아니할 것
- 벤젠은 0.01mg/L를 넘지 아니할 것
- 톨루엔은 0.7mg/L를 넘지 아니할 것
- 에틸벤젠은 0.3mg/L를 넘지 아니할 것
- 크실렌은 0.5mg/L를 넘지 아니할 것
- 1,1-디클로로에틸렌은 0.03mg/L를 넘지 아니할 것
- 사염화탄소는 0.002mg/L를 넘지 아니할 것
- 1,2-디브로모-3-클로로프로판은 0.003mg/L를 넘지 아니할 것
- 1,4-다이옥산은 0.05mg/L를 넘지 아니할 것

ⓓ 소독제 및 소독부산물질에 관한 기준(샘물·먹는샘물·염지하수·먹는염지하수·먹는해양심층수 및 먹는물공동시설의 물의 경우에는 적용하지 아니한다)
- 잔류염소(유리잔류염소를 말한다)는 4.0mg/L를 넘지 아니할 것
- 총트리할로메탄은 0.1mg/L를 넘지 아니할 것
- 클로로포름은 0.08mg/L를 넘지 아니할 것
- 브로모디클로로메탄은 0.03mg/L를 넘지 아니할 것
- 디브로모클로로메탄은 0.1mg/L를 넘지 아니할 것

- 클로랄하이드레이트는 0.03mg/L를 넘지 아니할 것
- 디브로모아세토니트릴은 0.1mg/L를 넘지 아니할 것
- 디클로로아세토니트릴은 0.09mg/L를 넘지 아니할 것
- 트리클로로아세토니트릴은 0.004mg/L를 넘지 아니할 것
- 할로아세틱에시드(디클로로아세틱에시드, 트리클로로아세틱에시드 및 디브로모아세틱에시드의 합으로 한다)는 0.1mg/L를 넘지 아니할 것
- 포름알데히드는 0.5mg/L를 넘지 아니할 것

ⓜ 심미적(審美的) 영향물질에 관한 기준
- 경도(硬度)는 1,000mg/L(수돗물의 경우 300mg/L, 먹는염지하수 및 먹는해양심층수의 경우 1,200mg/L)를 넘지 아니할 것. 다만, 샘물 및 염지하수의 경우에는 적용하지 아니한다.
- 과망간산칼륨 소비량은 10mg/L를 넘지 아니할 것
- 냄새와 맛은 소독으로 인한 냄새와 맛 이외의 냄새와 맛이 있어서는 아니될 것. 다만, 맛의 경우는 샘물, 염지하수, 먹는샘물 및 먹는물공동시설의 물에는 적용하지 아니한다.
- 동은 1mg/L를 넘지 아니할 것
- 색도는 5도를 넘지 아니할 것
- 세제(음이온 계면활성제)는 0.5mg/L를 넘지 아니할 것. 다만, 샘물 · 먹는샘물, 염지하수 · 먹는염지하수 및 먹는해양심층수의 경우에는 검출되지 아니하여야 한다.
- 수소이온 농도는 pH 5.8 이상 pH 8.5 이하이어야 할 것. 다만, 샘물, 먹는샘물 및 먹는물공동시설의 물의 경우에는 pH 4.5 이상 pH 9.5 이하이어야 한다.
- 아연은 3mg/L를 넘지 아니할 것
- 염소이온은 250mg/L를 넘지 아니할 것(염지하수의 경우에는 적용하지 아니한다)
- 증발잔류물은 수돗물의 경우에는 500mg/L, 먹는염지하수 및 먹는해양심층수의 경우에는 미네랄 등 무해성분을 제외한 증발잔류물이 500mg/L를 넘지 아니할 것
- 철은 0.3mg/L를 넘지 아니할 것. 다만, 샘물 및 염지하수의 경우에는 적용하지 아니한다.
- 망간은 0.3mg/L(수돗물의 경우 0.05mg/L)를 넘지 아니할 것. 다만, 샘물 및 염지하수의 경우에는 적용하지 아니한다.
- 탁도는 1NTU(Nephelometric Turbidity Unit)를 넘지 아니할 것. 다만, 지하수를 원수로 사용하는 마을상수도, 소규모급수시설 및 전용상수도를 제외한 수돗물의 경우에는 0.5NTU를 넘지 아니하여야 한다.
- 황산이온은 200mg/L를 넘지 아니할 것. 다만, 샘물, 먹는샘물 및 먹는물공동시설의 물은 250mg/L를 넘지 아니하여야 하며, 염지하수의 경우에는 적용하지 아니한다.
- 알루미늄은 0.2mg/L를 넘지 아니할 것

ⓗ 방사능에 관한 기준(염지하수의 경우에만 적용한다)
- 세슘(Cs-137)은 4.0mBq/L를 넘지 아니할 것
- 스트론튬(Sr-90)은 3.0mBq/L를 넘지 아니할 것
- 삼중수소는 6.0Bq/L를 넘지 아니할 것

❸ 하수

(1) 하수

① **하수의 종류** … 가정하수, 분뇨, 공장폐수, 도로세정수, 관개수, 비나 눈, 지하의 배수 등이 있다.

② **배출 하수량**(도시) … 1인당 150 ~ 400L를 배출한다.

③ **하수도 시설**
- ㉠ **합류식** : 오수 및 우수 등 모든 하수를 운반하는 것이다. 건설비가 적게 들고 시공이 용이하다(사용수 + 우수).
- ㉡ **분류식** : 하수 중 우수를 분리하여 운반하는 것이다(사용수 + 우수의 하수를 분리).
- ㉢ **혼합식** : 천수와 사용수를 함께 운반하는 것이다(분류식 + 우수 일부).

(2) 하수처리

① **하수처리 주요 기능**
- ㉠ **고형물 제거** : 하수 중의 모래, 넝마, 막대기, 요구르트병 등의 고형물을 제거한다.
- ㉡ **오염물질과 유기물 감소** : 호기성 미생물에 의하여 유기물 등 오염물질을 분해, 제거하여 정화한다.
- ㉢ **산소 회복** : 호수, 하천, 바다로 보내지는 처리수에 산소를 회복시킨다.

② **하수시설의 중요성**
- ㉠ 각종 질병을 유발하는 세균으로부터 공공위생을 보호한다.
- ㉡ 맑은 하천, 해안, 맑은 물을 위한 수질을 보호한다.

③ **하수처리의 필요성**
- ㉠ **생활향상** : 가정생활이 윤택하게 됨에 따라 무심코 버리게 되는 음식찌꺼기, 세제, 생활하수와 정화조의 급증 등으로 인한 수질오염이 극심해지고 있다.
- ㉡ **경제성장** : 경제의 비약적인 성장으로 공장에서 유출되는 산업폐수가 수질오염을 가속화시킨다.
- ㉢ **도시인구 집중** : 농촌인구의 도시집중, 도시 거대화로 많은 생활하수 및 쓰레기 발생으로 환경오염이 심각해지고, 점차 그 처리가 어려워지고 있다.
- ㉣ **지역이기주의** : 날로 늘어나는 쓰레기, 오염물질 등의 처리에 대한 지역이기주의로 오염물질 처리장소의 확보가 어렵고, 한강 등 하천오염으로 생태계가 위협을 받고 있으며 점차 마실 물이 고갈되고 있다.

(3) 하수처리공정

① **예비처리** … 철책장치를 거치면 하수 속의 큰 부유물질이 제거된다. 침사조에서는 유속이 저하되어 토사 등이 침전된다. 최초 침전에서는 하수 속의 부유 및 침전성 고형물질의 65%, BOD 25%를 제거하고 정화과정의 40% 내외가 수행된다.

② 본처리

　㉠ 산화 : O_2가 있는 곳에서 호기성 균에 의해 유기물이 산화되며 최종산물로 CO_2, 초산염, 환산염이 생긴다.

　㉡ 환원 : O_2가 부족한 상태에서 혐기성 균에 의해 유기물이 부패되며 CH_4, NH_3, H_2S 등이 발생한다.

　㉢ 초화 : 초화균에 의한 산화로서 유기물이 무기물로 변화하는 병원성 균이 존재할 수 있다.

　㉣ 혐기성 처리

　　• 부패조 : 부패조는 단순한 탱크로써, 하수 중의 가벼운 물질이 떠올라 부사되어 공기를 차단하므로 탱크 내의 O_2가 결합되어 부패균에 의한 부패가 일어난다. 오니는 액화하고 동시에 가스가 발생한다. 부사를 뚫고 올라온 가스로 악취가 나는 것이 단점이다.

　　• 임호프조(Imhoff tank) : 부패조의 과정을 보완하기 위해 1907년 K. Imhoff가 고안한 것으로 침전실과 침사실로 분리하여 상하 2개의 방으로 구분하였다. 임호프조는 도시하수의 오니처리방법과 고농도의 공장 유기폐수처리방법으로 활용되고 있다.

　㉤ 호기성 처리 : 산화촉진이 목적이며 하수와 공기의 접촉도 크게 해준다.

　　• 접촉여상 : 탱크 내의 여재(濾材)면에 교질피막을 형성하게 하고 여기에 번식하는 호기성 균으로 유기물질을 산화 또는 소화시키나 최근에는 별로 이용되지 않는다.

　　• 살수여상 : 주로 도시하수의 2차 처리로 사용된다. 비교적 큰 쇄석이나 코크스를 여상(濾床)으로 하고 여기에 예비처리된 하수를 우적상(雨狄狀)으로 산포한다.

　　• 관개법 : 토사질에 관을 설치하여 하수를 관개하는 방법이나 공해문제로 사용하지 않는다.

　　• 활성오니법 : 호기성 균이 풍부한 오니를 하수량의 20~30%를 넣어 산소를 공급하여 산화작용으로 안정 하수를 얻는 방법으로 가장 현대적인 방법이다.

(4) 하천오염의 지표

① **용존산소**(DO ; Dissolved Oxygen) ··· 수중에 용해되어 있는 산소를 의미한다. 어패류의 생존을 위해서는 산소포화 물 60%(6ppm) 이상 필요하다.

② **생화학적 산소요구량**(BOD ; Biological Oxygen Demend) ··· 분해가능성 유기물질이 호기성 균에 의해 안정화되는데 사용되는 O_2의 양(ppm)을 나타낸다. BOD가 높다는 것은 수중분해가 가능한 유기물질이 많다는 뜻이다.

③ **화학적 산소요구량**(COD ; Chemical Oxygen Demand) ··· 물 속의 유기물질, 아질산염, 제일철염, 황화물 등 산화가능성 물질을 산화제에 의하여 화학적으로 산화시킬 때 소비되는 소비량(ppm)을 나타낸다.

④ **부유물질량**(SS ; Suspended Solid) ··· 유기물과 무기물이 있고, 유기성 부유물은 기온·밀폐 등에 의해 부패하여 메탄가스와 황화수소(H_2S) 등의 가스를 발생시키는데, 일정량을 검수한 후 여과하고 찌꺼기를 증발시켜 측정한다.

⑤ **황화물** … 하수 및 산업폐수에 의한 오염의 지표로서 황화물 총량, 용존황화물, 이온화하지 않은 황화수소 등이 있다.

⑥ **유지류(grease)** … 유지, 파라핀, 유리지방산, 칼슘의 비누류, 광물류 및 용제에 녹는 그 밖의 물질 등으로 생물학적 하수처리과정에서 미생물이 유지피막에 덮여서 사멸하여 부패의 원인이 되므로 생물학적 하수처리과정을 방해한다.

⑦ **대장균군** … 병원성 장내 세균 오염의 간접적인 지표가 된다.

⑧ **기타** … 비소(As), 바륨(Ba), 카드뮴(Cd), 청산염(CN), 불소(F), 납(Pb), 세레늄(Se), 은(Ag) 등은 특수 유해 물질이다.

02 수질오염

① 수질오염의 의의

(1) 개념

① 물이 천연적으로 가지고 있는 물리적, 화학적, 생물학적 특성이 상호연관된 자연적, 인위적 요인에 의하여 분해됨으로써 물 이용상의 지장을 초래하거나 환경의 변화를 야기하여 수중생물에 영향을 주는 상태로 변화한 것을 의미한다.

② 폐기물의 양이 증가하여 물의 자정능력이 상실되는 상태를 말한다.

(2) 오염원인

① **자연적 원인** … 동물의 배설물, 사체, 식물의 낙엽, 고목, 화산의 폭발, 지진, 홍수 등 자연적 요인에 의해 오염될 수 있다.

② **인위적 원인**

㉠ 농업에 의한 오염 : 화학비료, 살충제, 제초제 등으로 인해 인과 질소가 유출되어 부영양화 현상의 원인이 된다.

㉡ 광업에 의한 오염 : 광업소의 폐기물 등이 원인이다.

㉢ 공업에 의한 오염 : 각종 중금속을 비롯하여 여러 가지 공업폐기물 등이 수질을 오염시킨다. 배출된 유기 및 무기물이 하천의 BOD, COD를 증가시키고, DO를 감소시킨다.

❷ 수질오염의 현상과 영향

(1) 수질오염의 현상

① 부영양화

　㉠ 생활하수나 가축의 배설물 등이 하천에 한꺼번에 많이 유입되어 물 속에 호기물과 무기물에 증식하게 되는 현상을 말한다.

　㉡ 유기물이 많아지면 호기성 균이 갑자기 증식하게 되어 산소가 고갈되고, 혐기성 균에 의해 불완전한 분해가 일어나 유기물이 부패됨으로써 산소부족으로 수중생물이 죽게 된다.

② 적조현상

　㉠ 생활하수나 비료성분이 유입되어 식물플랑크톤의 성장과 번식이 매우 신속하게 진행됨으로 인해 맑은 물이 검푸른색의 물로 변하게 되는 현상을 말한다.

　㉡ 적조현상이 발생하면 물 속의 산소가 부족하게 되거나 플랑크톤 자체의 독성 또는 플랑크톤 외부를 감싸고 있던 점액질이 물고기의 아가미를 덮어 호흡을 방해함으로써 물고기가 죽거나 수질오염이 발생한다.

③ 녹조현상

　㉠ 부영양화된 호수나 유속이 느린 하천에서 부유성의 식물플랑크톤이 대량 증식하여 물색이 녹색으로 변화되는 현상을 말하며, 일부 호수나 하천에서는 규조류가 많아지면서 물이 황갈색으로 변하기도 한다.

　㉡ 녹조현상이 발생하면 물의 용존산소량이 줄어 물고기와 수중생물이 죽게 되고 그 수역의 생태계가 파괴된다.

　㉢ 한번 물 속에 유입된 규소나 인, 질소 등 염류는 제거하지 않으면 수중 생태계에 계속 남아 있게 되어 녹조현상이 되풀이되므로 생활하수를 충분히 정화하고 질소나 인 등 영양염류가 바다나 호수로 흘러들어가지 않게 해야 한다.

(2) 수질오염의 영향

① **인체에 대한 피해** … 미나마타병, 이타이이타이병, 양식 중 어패류 사멸, 상수도 오탁, 공업용수의 오탁, 부영양화 현상 등이 일어나고 오염된 음료수를 음용함으로써 수인성 전염병, 수인성 중독, 콜레라, 장티푸스, 전염성 이질 등에 걸릴 위험이 있다.

② **생태계의 파괴** … 물의 자정작용에 장애를 일으켜 생태계의 파괴를 가져온다.

③ **수자원의 이용 저해** … 상수원 오염으로 보건상의 문제가 생기며 오염된 물을 정화하는 과정에서 경제적 손실이 있을 수 있고, 산업에 지장을 초래할 수 있다.

> **TIP**

수질검사 항목

항목	원인
탁도	부유물질, 퇴사의 혼입, 용존물질의 화학적 변화, 정화방법
냄새	오수, 플랑크톤, 지질[증류수 1L에 백도토(白陶土) 1mg 함유가 기준 1도]
색깔	용해성 물질, 콜로이드성 물질에 의해 담황색 내지 황갈색[증류수 1L에 염화백금 표준원액 1mL를 함유할 때의 색도 1도]
맛	지질, 해수, 플랑크톤의 번식, 하수, 공장폐수

최근 기출문제 분석

2019. 2. 23. 서울시

1 상수의 정수 과정으로 가장 옳은 것은?

① 폭기 - 침전 - 여과 - 소독

② 여과 - 침사 - 소독 - 침전

③ 여과 - 침전 - 침사 - 소독

④ 침전 - 폭기 - 여과 - 소독

> **TIP** 상수의 정수 과정은 침전→폭기→여과→소독의 4과정을 거친다.
> ㉠ 침전
> • 보통침전 : 유속을 늦추고 12시간 체류시켜, 색도, 탁도, 세균수 감소
> • 약품침전 : 응집제를 넣어 침전
> ㉡ 폭기 : CO_2, CH_4, H_3S, $NH4$ 등과 O_2를 교환
> ㉢ 여과
> • 완속여과 : 영국식, 보통침전을 사용
> • 급속여과 : 미국식, 약품친전을 이용
> ㉣ 소독 : 염소소독, 오존소독

Answer 1.④

2 「먹는물관리법」과 「먹는물 수질기준 및 검사 등에 관한 규칙」에 따른 수돗물의 수질 기준으로 가장 옳지 않은 것은?

① 납은 수돗물 1L당 0.01mg을 넘지 아니할 것

② 비소는 수돗물 1L당 0.01mg을 넘지 아니할 것

③ 수은은 수돗물 1L당 0.01mg을 넘지 아니할 것

④ 암모니아성 질소는 수돗물 1L당 0.5mg을 넘지 아니할 것

> **TIP** 건강상 유해영향 무기물질에 관한 기준〈먹는물 수질기준 및 검사 등에 관한 규칙 별표1 참조〉
> ㉠ 납은 0.01mg/L를 넘지 아니할 것
> ㉡ 불소는 1.5mg/L(샘물 · 먹는샘물 및 염지하수 · 먹는염지하수의 경우에는 2.0mg/L)를 넘지 아니할 것
> ㉢ 비소는 0.01mg/L(샘물 · 염지하수의 경우에는 0.05mg/L)를 넘지 아니할 것
> ㉣ 셀레늄은 0.01mg/L(염지하수의 경우에는 0.05mg/L)를 넘지 아니할 것
> ㉤ 수은은 0.001mg/L를 넘지 아니할 것
> ㉥ 시안은 0.01mg/L를 넘지 아니할 것
> ㉦ 크롬은 0.05mg/L를 넘지 아니할 것
> ㉧ 암모니아성 질소는 0.5mg/L를 넘지 아니할 것
> ㉨ 질산성 질소는 10mg/L를 넘지 아니할 것
> ㉩ 카드뮴은 0.005mg/L를 넘지 아니할 것
> ㉠ 붕소는 1.0mg/L를 넘지 아니할 것(염지하수의 경우에는 적용하지 아니한다)
> ㉡ 브롬산염은 0.01mg/L를 넘지 아니할 것(수돗물, 먹는샘물, 염지하수 · 먹는염지하수, 먹는해양심층수 및 오존으로 살균 · 소독 또는 세척 등을 하여 음용수로 이용하는 지하수만 적용한다)
> ㉢ 스트론튬은 4mg/L를 넘지 아니할 것(먹는염지하수 및 먹는해양심층수의 경우에만 적용한다)
> ㉣ 우라늄은 30μg/L를 넘지 않을 것[수돗물(지하수를 원수로 사용하는 수돗물을 말한다), 샘물, 먹는샘물, 먹는염지하수 및 먹는물공동시설의 물의 경우에만 적용한다)]

3 다음 중 환경정책기본법상 규정된 하천의 생활환경 기준 항목에 해당하지 않는 것은?

① 음이온 계면활성제(ABS) ② 수소이온농도(PH)

③ 생물화학적산소요구량(BOD) ④ 화학적산소요구량(COD)

⑤ 부유물질량(SS)

> **TIP** 환경정책기본법상 규정된 하천의 생활환경 기준 항목으로는 수소이온농도(PH), 생물화학적산소요구량(BOD), 화학적산소요구량(COD), 총유기탄소량(TOC), 부유물질량(SS), 용존산소량(DO), 총인(T-P), 대장균군 등이 있다.

Answer 2.③ 3.①

출제 예상 문제

1 상수의 인공정수 과정으로 옳은 것은?

① 침전 - 폭기 - 소독 - 여과 　　② 여과 - 폭기 - 소독 - 침전

③ 소독 - 여과 - 침전 - 침사 　　④ 침전 - 폭기 - 여과 - 소독

TIP 상수를 인공적으로 정수하는 방법은 침전 - 폭기 - 여과 - 소독의 순서에 의한다.

2 다음 중 하수처리 방법이 아닌 것은?

① 여과 　　　　　　　　　② 침전

③ 폭기 　　　　　　　　　④ 매립

TIP ④ 폐기물 처리방법에 해당한다.

3 다음 중 용존산소에서 5ppm의 의미로 옳은 것은?

① 물 속의 유기물 농도가 높다.

② 분뇨에 오염된 하수이다.

③ 물고기가 살 수 있을 정도의 맑은 물이다.

④ 부유물질의 농도가 높다.

TIP 용존산소(Dissoved Oxygen, DO)
ㄱ 개념 : 산소가 물속에 용해되어 있는 정도를 말한다.
ㄴ WHO의 용존산소 기준 : 4 ~ 5ppm 이상이어야 한다.
ㄷ 미생물 등으로 인해 산소 소비량이 많아져 물이 오염되고, 깨끗한 물일수록 산소의 함유량이 많다.

Answer 1.④ 2.④ 3.③

4 먹는 물 수질기준으로 옳지 않은 것은?

① 일반 세균이 1mL 중 100CFU를 넘지 않아야 한다.
② 과망간산칼륨 소비량은 100mL/L를 넘지 않아야 한다.
③ 총대장균군은 100mL에서 검출되지 않아야 한다.
④ 페놀과 톨루엔은 검출되지 않아야 한다.

TIP ④ 페놀은 0.005mg/L, 톨루엔은 0.7mg/L 이하이어야 한다.

5 다음 중 수질오염의 지표가 되는 것은?

① 탁도
② 대장균수
③ 일반세균수
④ 유해금속의 유무

TIP 대장균은 수질오염(음료수 오염)의 지표가 된다.

6 급속여과법에 대한 설명으로 옳은 것은?

① 유지비가 적게 든다.
② 모래층 전부분에서 생물학적 작용으로 부유물이 제거된다.
③ 경상비가 적게 든다.
④ 넓은 면적을 차지한다.

TIP 급속여과법 … 미국식 여과법으로 약품침전법을 이용하며, 응집제와 화학반응을 일으켜 생긴 수산화알루미늄과 부유미립자나 세균 등이 서로 흡착하여 응집물이 되어서 침전하는 방식을 이용한 것이다.

7 화학적 산소요구량(COD)에 대한 설명으로 옳은 것은?

① 물 속에 있는 유기물질 등을 산화제에 의해 화학적으로 산화시킬 때 소비되는 산소량

② 물 속에 있는 유기물질 등을 가온밀폐에 의해 산화시킬 때 소비되는 산소량

③ 물 속에 녹아있는 산소량

④ 물 속에 있는 미생물의 산화에 소비되는 산소량

TIP 화학적 산소요구량(COD) ⋯ 물 속의 유기물질, 아질산염, 제일철염, 황화물 등 산화가능성 물질을 산화제에 의하여 화학적으로 산화시킬 때 소비되는 산소량을 ppm으로 표시한다.

8 미나마타병은 어떤 물질이 축적되었을 때 나타나는 병인가?

① 불소 ② 벤젠
③ 카드뮴 ④ 유기수은

TIP 미나마타병은 1953년부터 1960년까지 일본에서 발생한 것으로 유기수은 중독으로 발병되었으며 언어장애, 청력장애, 보행장애 등이 나타난다.

9 다음 중 음료수 처리에 이용되지 않는 방법은?

① 희석법 ② 침전법
③ 여과법 ④ 폭기법

TIP 상수의 정수과정은 침전, 폭기, 여과, 소독의 4과정을 거친다.

Answer 7.① 8.④ 9.①

10 하수 및 분뇨처리 방법 중 혐기적 분해방법에 해당하는 것은?

① 안정지법

② Imhoff 탱크법

③ 살수여과법

④ 간헐여과법

TIP 혐기성 처리
  ㉠ 부패조
  ㉡ Imhoff 탱크법(Two story tank)

11 Imhoff Tank의 원리로 옳은 것은?

① 액체의 소독 및 고체의 부패작용

② 액체, 고체의 소독 및 부패작용

③ 액체, 고체의 분리 및 부패작용

④ 액체, 고체의 분리 및 소독작용

TIP Imhoff Tank는 부패조의 과정을 보완하기 위해 만든 것으로 침전실과 침사실로 나뉘고 액체, 고체의 분리와 부패작용으로 하수를 처리한다.

12 다음 중 유기물 부패시 많이 나오는 가스는?

① CO_2

② H_2

③ CH_4

④ CO

TIP 유기물 부패시 가장 다량 배출되는 가스는 CH_4이다.

Answer 10.② 11.③ 12.③

13 다음 중 물의 자정작용이 아닌 것은?

① 희석작용　　　　　　　　　　② 산화작용

③ 소독작용　　　　　　　　　　④ 침전작용

TIP　물의 자정작용
　　ⓐ 희석
　　ⓑ 침진
　　ⓒ 일광
　　ⓓ 산화

14 상수처리 방법에서 물과 공기를 접촉시키는 방법으로 냄새, CO_2 및 H_2S 철분 등을 제거하는 방법은?

① 여과법　　　　　　　　　　② 소독법

③ 응집법　　　　　　　　　　④ 폭기법

TIP　폭기법 … CO_2, CH_4, H_3S, NH_4 등과 O_2를 교환하는 단계이다.

15 다음 중 하수처리의 본처리에 해당되는 것은?

① 하수의 스크리닝

② 염소처리

③ 침사조

④ 호기성 처리

TIP　하수처리 … 예비처리(하수 스크리닝, 침·침전법) → 본처리(호기성·혐기성 처리) → 최종침전(오니침전, 염소처리) → 오니처리

Answer　13.③　14.④　15.④

16 물의 자정작용을 일으키는 작용으로 옳은 것은?

⊙ 희석과 확산 ⓒ 폭기(Aeration)에 의한 산화
ⓒ 일광 ⓔ 침전작용
ⓜ 미생물에 의한 유기물 분해

① ⊙ⓒⓒⓔⓜ ② ⊙ⓒⓔⓜ
③ ⊙ⓒⓔⓜ ④ ⓒⓒⓔⓜ

TIP 물의 물리·화학·생물학적 과정에 의해 정화된다.

17 다음 중 수질오염에 대한 내용으로 가장 옳은 것은?

① 오염물질로 인해 하천에 물고기가 살 수 없는 상태
② 하수가 상수에 유입되어 상수를 본래의 목적대로 사용할 수 없는 상태
③ 오염물질이 하천수나 지하수에 유입되어 물의 자정능력이 상실된 상태
④ 오염물질로 인해 심한 악취가 나는 상태

TIP 수질오염 … 급격한 인구증가에 따른 도시화, 산업화로 인해 가정·도시·공장 등의 폐기물과 농약 등의 화학물질이 하천수나 지하수에 유입되어 물의 자정능력이 없어지는 것을 말한다. 건강장애, 경제성장 저해, 인간의 오락생활 방해, 동·식물 피해 등을 초래하게 된다.

Answer 16.① 17.③

18 하수처리 방법 중 활성오니법에 관한 설명으로 옳지 않은 것은?

① 일반 도시하수의 정화시간은 4 ~ 6시간이다.

② 화학적 처리방법에 속한다.

③ 토지가 많아야 한다.

④ 유기물질의 산화작용을 이용한다.

TIP 활성오니법 … 호기성 균이 풍부한 오니에 하수관의 25%를 가하여 충분한 산소를 주입하여 교환하면 유기물의 산화작용이 촉진되어 상층에서 투명하고 안정된 하수를 얻게 된다.

19 다음은 무엇에 대한 설명인가?

> ⊙ 수온이 낮고 기압(산소분압)이 높을수록 증가하며, 유기물질이 많으면 감소한다.
> ⓛ 물의 오염도를 판단하는데 중요한 자료다.
> ⓒ 물 속에 용해되어 있는 산소량을 ppm단위로 표시한다.

① BOD   ② DO

③ COD   ④ IDOD

TIP 용존산소(DO ; Dissolved Oxygen)
　⊙ 수중에 용해되어 있는 산소의 양을 말한다.
　ⓛ 수온이 낮고 기압이 높을수록 증가한다.
　ⓒ 오염된 물일수록 DO는 적어지고, 순수물일 때 최대가 된다.
　ⓔ 수산용 수역은 담수의 경우 6.5ppm 이상, 해수는 5ppm 이상이 기준이다.

20 BOD와 DO의 관계를 설명한 것으로 옳은 것은?

① DO와 BOD는 물의 오염에 직접적 관계가 없다.

② DO와 BOD가 높을수록 물의 오염도가 낮다.

③ DO는 낮고 BOD가 높을수록 물의 오염도가 낮다.

④ DO는 높고 BOD가 낮을수록 물의 오염도가 낮다.

TIP 생물학적 산소요구량(BOD)은 낮고 용존산소량(DO)은 높을수록 물의 오염도가 낮다.

Answer 20.④

03 분뇨와 폐기물 처리

01 분뇨 처리

① 분뇨의 수거

(1) 분뇨의 개념

① 소화기관으로부터 배설되는 대변과 비뇨기관으로부터 배출되는 소변 등의 배설물을 말하며, 분뇨는 화장실로부터 혼합된 형태로 수거한다.

② 분뇨에는 장티푸스나 콜레라 같은 수인성 전염병균과 회충·십이지장충 등의 기생충란이 들어 있을 수 있으므로 분뇨처리는 국민보건상 매우 중요하며, 현재 오수·분뇨 및 축산폐수의 처리에 관한 법률에 의거하여 처리되고 있다.

(2) 수집과 운반

① 수세식이 아닌 경우에는 나무통, 흡취식 호스를 이용하여 수집하고 수집량 계량계기를 부착해야 한다.

② 누출 및 악취발생 방지를 해야 하며, 트럭으로 처분장까지 운송한다.

② 분뇨 처리방법

(1) 투기법

육상·해양·하천에 버리는 방법으로, 역류할 우려가 있고 하천에 버릴 때는 수질오염, 육상에 버릴 때는 토양오염의 원인이 된다.

(2) 매립법

상수도 시설이 완비된 지역에서 사용이 가능하며 정호수(井戶水) 의존지역은 정호수 오염의 위험이 있으므로 불가능하다.

(3) 소각법

완전한 처리방법으로 전염병원체가 사멸되나 대기오염의 원인이 되는 것이 문제이며 경제적 어려움이 있다.

(4) 하수처리

수세식 변소 설치가능 지역에 한정된다.

(5) 비료화

3조직, 분뇨분리식 계량변소를 일정한 소화처리기간 후 농비로 환원하여 이용할 수 있다.

(6) 온열처리

60℃에서 가온하여 병원균과 기생충을 박멸한 후 농촌에 환원 또는 투기하는 방식이다.

(7) 소화처리

① 수집된 분뇨를 특별한 시설에서 처리하는 방법으로, 분뇨를 소화조에 투입해 혐기성 분해를 추진하여 유기물의 일부를 가스화·액화·무기화하여 수분을 짜서 남은 오니와 분리시키고, 물은 희석하여 방류한다.

② 발생하는 가스(CO_2, 메탄, 수소, 암모니아 가스)는 수조를 가온하는 연료로 사용할 수 있다.

(8) 화학처리

① 예비처리, 본처리, 종말처리로 구성되며 황산제일철, 염화제이철, 석회 등을 이용한다.

② 처리한 후 BOD 30ppm 이하로 처리된 물을 하천으로 방류한다.

02 폐기물 처리

① 폐기물 정의와 종류

(1) 정의
사람의 생활이나 사업활동에 불필요한 물질로서 쓰레기, 연소재, 오니, 폐유, 폐산, 폐알칼리, 동물의 사체 등을 말한다.

(2) 종류
① **생활폐기물** … 사업장 폐기물 이외의 폐기물이다.

② **사업장 폐기물** … 배출시설을 설치·운영하는 사업장과 지정폐기물을 배출하는 사업장, 폐기물을 1일 평균 300kg 이상 배출하는 사업장, 일련의 공사·작업 등으로 인하여 폐기물을 5톤 이상 배출하는 사업장에서 배출하는 폐기물이다.

② 폐기물 처리방법

(1) 투기법
육상·해상에 내다 버리는 방법으로 파리와 쥐의 발생원이 되므로 비위생적이다.

(2) 매립법
① 매립은 처리비용이 가장 낮으며 공정이 간단하여 전세계 고형폐기물의 90% 이상이 이 방법으로 처리된다.

② 매립지역을 선정한 후 쓰레기를 투입하고 압축한 후 흙으로 덮는 방법이다.

> **TIP** ~~~~~~~~~~~~~~~~~~~~~~~~~~~~~~
> **매립방법**
> ㉠ 토층 : 15 ~ 30cm
> ㉡ 최상복토의 두께 : 60 ~ 100cm
> ㉢ 매립지 : 도로, 운동장, 농장 등으로 사용

(3) 퇴비법

① 쓰레기 내에는 상당량의 유기물이 포함되어 있으므로 퇴비를 생산할 수 있다.

② 유기물질 퇴적 호기성 미생물에 의해 산화·발효시킨다.

③ 야적 퇴비법은 4~5개월 기간의 발효과정을 거치고, 고속 퇴비법은 2~3일 정도의 기간이 필요하다.

(4) 소각법

쓰레기를 소각로에서 소각하는 방법으로, 병균을 사멸하여 가장 위생적인 방법이지만, 우리나라의 경우 불연성 쓰레기가 80%이므로 부적절한 방법이다.

(5) 가축사육

① 영양소가 많은 음식쓰레기는 돼지, 소, 개 등의 먹이로 사용한다.

② 부엌쓰레기(음식쓰레기)를 이용하여 60℃에서 30분간 가열한 후, 사료로 사용한다.

(6) 종합처리방법

소각가능한 쓰레기와 소각 불가능한 쓰레기를 분리한 후 다시 철분을 분리하여 재생가능한 것을 분리하며 사용하도록 고안된 방법이다.

③ 폐기물 정책과 관리

(1) 폐기물 정책

① 폐기물로 인한 환경부하를 줄임으로써 환경을 보전하고 모든 국민이 쾌적한 환경 속에서 살아갈 수 있도록 하는 것에 그 목적이 있다.

② 현재 우리나라에서 실시하고 있는 폐기물 정책으로는 폐기물의 재활용 및 최소화, 위생처리 등이다.

(2) 폐기물 관리

① 1980년대 중반 이전 ⋯ 생활폐기물은 오물청소법, 사업장 폐기물은 환경보전법에 의하여 이원적으로 폐기물이 관리되었다.

② 1986년 ⋯ 폐기물관리법이 제정되면서(1986. 12. 31) 폐기물 관리체계가 일원화되었으며, 이는 재활용의 개념을 도입한 것이다.

③ 1990년대 이후

  ㉠ 1991년 폐기물관리법 일부개정시(1991. 3. 8) 기존의 일반폐기물과 산업폐기물의 구분을 일반폐기물과 특정폐기물로 구분하고, 일반폐기물은 지방자치단체에 처리책임을 부과하고 특정폐기물은 국가에 처리책임을 부과하였다.

  ㉡ 오수·분뇨 및 축산폐수의 처리에 관한 법률(1991. 3. 8), 자원의 절약과 재활용 촉진에 관한 법률(1992. 12. 8), 폐기물 처리시설 설치촉진 및 주변지역 지원 등에 관한 법률(1995. 1. 5)이 제정되면서 폐기물 관리체계가 점점 세분화·전문화되었다.

출제 예상 문제

1 도시의 폐기물 처리에 있어서 가장 권장할 만한 방법은?

① 퇴비처분

② 해양투기

③ 매몰

④ 소각

TIP 소각은 가장 위생적이며 폐기물의 양을 축소시키고 소각시 발생하는 열을 이용하여 에너지원으로 사용할 수 있다.

2 우리나라 농촌의 기생충 관리면에서 볼 때 권장할 만한 변소는?

① 낙하식

② 급취변소

③ 분뇨분리식

④ 구덩이식

TIP 급취변소

㉠ 땅속에 콘크리트 통, 목제 통, 도기 등을 묻고 주기적으로 치우는 방법이다.

㉡ 분뇨처리식 부패조 변소 등으로 통변소라고도 한다.

Answer 1.④ 2.②

3 다음의 설명하는 내용으로 옳은 것은?

> ㉠ 매립지역을 선정해야 한다.
> ㉡ 쓰레기를 투입하고 흙으로 덮는 방법이다.
> ㉢ 최상복토의 두께는 60 ~ 100cm 정도이어야 한다.

① 투기법 ② 매립법
③ 소각법 ④ 온열처리

TIP 매립법에 대한 설명이다.

4 다음 중 도시에서 발생하는 폐기물을 처리할 때 가장 좋은 방법으로 옳은 것은?

① 소각 ② 매립
③ 퇴비처리 ④ 투기

TIP 쓰레기 처리방법
  ㉠ 투기법 : 육상, 해상에 내다버리는 방법으로 매우 비위생적이다.
  ㉡ 매립법
   • 매립지역을 선정한 후 쓰레기를 투입하고 흙으로 덮는 방법이다.
   • 최상복토의 두께는 60 ~ 100cm이다.
  ㉢ 퇴비법 : 유기물질의 퇴적 호기성 미생물에 의해 산화, 발효되는 방법이다.
  ㉣ 소각법 : 소각로에서 태우는 방법으로 가장 위생적이며 보건적이지만 시설설비에 비용이 많이 들고 소각시 발생되는 연기로 대기오염의 위험이 있다.
  ㉤ 가축사육 : 음식쓰레기를 이용하여 동물의 먹이로 사용한다.

5 다음은 무엇에 대한 설명인가?

> ㉠ 분뇨 처리방법 중 하나이다.
> ㉡ 200 ~ 250℃의 고온과 70 ~ 80기압을 적용시키는 방법이다.
> ㉢ 충분한 산소를 공급하여 분뇨를 처리하는 방법이다.
> ㉣ 병원균의 완전한 사멸과 전개발생이 없는 위생적인 방법이다.

① 종말처리법
② 비료처리법
③ 습식 산화법
④ 화학적 처리법

TIP 습식 산화법에 대한 설명이다.

04 식품과 건강

01 식품에 의한 건강장애

① 경구전염병 및 기생충 감염

(1) 경구전염병(소화기계 전염병)

① **세균성 질환** ··· 이질, 장티푸스, 콜레라 등으로 보균자의 장관으로부터 대변으로 배출되어 식품, 식기, 술, 옷 등에 오염되어 또는 매개체를 통해 경구적으로 전염된다.

② **급성 회백수염** ··· 경구 침입되어 장관 내에서 증식한 후 혈류를 따라 중추신경계에 손상을 끼친다.

③ **선열** ··· 바이러스에 의한 경구감염으로 발생한다.

(2) 음식물에 의한 기생충 감염

① **야채류** ··· 회충, 십이지장충, 편충 등에 감염될 수 있다.

② **우육류, 돈육류** ··· 유구조충에 감염될 수 있다.

③ **염수어류** ··· 간디스토마(간흡충), 광절열두조충에 감염될 수 있다.

④ **가재** ··· 폐디스토마(폐흡충)에 감염될 수 있다.

② 식중독

(1) 세균성 식중독

세균 자체로 인한 감염과 세균이 분비하는 독소에 의한 독소형 식중독이 있다.

구분	감염형	독소형
정의	세균이 체내에서 증식하여 대량으로 되어 대장의 균이 소화기에 작용해서 일어나는 식중독을 말한다.	세균이 증가할 때 발생하는 체외독소가 소화기에 작용하여 일어나는 식중독을 말한다.
독소	균체내독소이다.	균체외독소이다.
잠복기	길다.	짧다.
균의 생사와 발병과의 관계	균이 사멸하면 식중독이 발생하지 않는다.	생균이 전혀 없어도 발생할 가능성이 있다.
가열요리에 의한 예방효과	효과가 있다.	효과가 없는 경우가 많다.
세균의 종류	살모넬라균, 장염 비브리오균이 이에 속한다.	포도상구균, 보톨리누스균, 웰치균이 이에 속한다.

(2) 자연물에 의한 식중독

① **동물** ⋯ 복어, 굴, 조개 등에 의해 식중독이 일어날 수 있다.

② **식물** ⋯ 독버섯, 맥각, 감자, 청매 등에 의해 식중독이 일어날 수 있다.

(3) 화학적 식중독

① **불량첨가물** ⋯ 인공감미료, 인공착색료, 방부제, 살리실산, 표백제, 방충제, 조미료, 착향제, 산화방지제, 강화제, 유화제 등에 의해 식중독이 일어날 수 있다.

② **유해금속** ⋯ 안티몬, 비소, 카드뮴, 불화물, 납, 수은제, 아연(폐수), 파라티온, 메틸알콜, 구리, 바륨 등에 의해 식중독이 일어날 수 있다.

③ **독물** ⋯ 메탄올, 농약, 녹청, 포장재 등의 용출물 등에 의해 식중독이 일어날 수 있다.

02 식품의 보존법

① 물리적 보존법

(1) 건조법

① 세균은 수분 15% 이하의 환경에서는 발육이 현저하게 억제된다.

② 건조법에는 일광건조법과 인공건조법이 있으며 과실, 어류, 곡류, 육류 등에 이용된다.

(2) 냉동·냉장법

① 10℃ 이하에서는 세균발육이 억제되고, −5℃ 이하에서는 대부분의 미생물 발육이 억제된다.

② 냉장법으로는 움저장, 냉장(1~4℃), 냉동(−10℃ 이하), 급냉법이 있다.

③ 미생물의 증식, 생체 내의 화학반응을 억압할 목적으로 사용된다.

(3) 가열법

① 80℃에서 30분 이상 가열하면 아포를 제외한 대부분의 세균이 사멸한다.

② 저온살균법은 63~65℃에서 30분간 혹은 72~73℃에서 15초간 열처리 후 급히 냉각시키는 방법이다.

③ 가열과 보존으로 비타민 C가 파괴되는 단점이 있다.

(4) 밀봉법

식품을 밀봉하여 산소의 투과를 방지하는 것으로 마른 식품이나 곡류의 흡습성을 방지할 수 있다.

(5) 방사선 보존법

① 방사선은 가열이 불가능한 식품에 이용되고 고체도 통과하므로 포장된 것도 멸균할 수 있는 장점이 있다.

② 완전살균에 수반되는 식품손상이 크기 때문에 널리 이용되지는 않는다.

(6) 통조림

일종의 밀봉법이며 깡통 속의 가스를 제거하고 밀봉한 후 다시 가열처리함으로써 흡수 및 충해방지는 물론 효소의 비활성화, 세균의 발육·번식 억제로 식품을 변질없이 장기간 보존할 수 있다.

❷ 화학적 보존법

(1) 지입법

① **염장법**(Salting) ··· 10 ~ 20%의 소금에 절이는 것으로 주로 해산물, 축산물, 야채류를 식염에 넣어 식품의 탈수화 및 세균의 원형질을 분리하여 부패를 막는다.

② **당장법** ··· 40 ~ 50%의 설탕에 절이는 것으로 당분이 50% 이상 되면 효모, 곰팡이, 세균의 발육이 억제되고 젤리, 잼, 가당연유, 과실의 경우에 이용된다.

③ **산저장** ··· pH가 낮은 초산을 써서 미생물의 발육을 억제하며 과실, 야채의 저장에 이용된다.

(2) 훈연법

① 매연형성이 우수한 벚나무, 참나무, 떡갈나무를 불완전 연소시켜서 나오는 연기 중의 알데하이드, 아세톤, 개미산 등이 침입하여 살균작용을 한다.

② 햄, 베이컨 등의 경우에 이용된다.

(3) 가스저장법

① CO_2, N_2 가스를 이용해서 호기성 부패세균의 번식을 억제한다.

② 어육류, 난류, 야채의 저장에 이용된다.

(4) 훈증법

$CHCl_3$, N_2 등을 사용해서 충해·기생충의 알 및 미생물을 사멸시키는 방법이다.

(5) 방부제

식염, 초산, 알코올 등의 정균작용에 의하여 방부목적을 달성하는 방법이다.

최근 기출문제 분석

2018. 5. 19 제1회 지방직 시행

1 여름휴가차 바닷가에 온 40대 여성이 오징어와 조개류 등을 생식하고 다음 날 복통, 설사와 미열을 호소하며 병원을 방문하여 진료를 받았다. 이 경우 의심되는 식중독의 특징은?

① 7 ~ 8월에 주로 발생하며, 원인균은 포도상구균이다.

② 화농성질환을 가진 조리사의 식품 조리과정에서 발생한다.

③ 감염형 식중독으로 가열해서 먹을 경우 예방이 가능하다.

④ 독소형 식중독으로 신경마비성 증상이 나타나 치명률이 높다.

> **TIP** ③ 오징어와 조개류 등은 표피나 아가미, 내장 등을 충분히 세척·가열하지 않고 섭취할 경우 장염비브리오균에 감염될 수 있다.

2013. 4. 20 서울특별시 시행

2 다음 중 식중독균이 바르게 짝지어진 것은?

① 맥각 — tetrodotoxin

② 모시조개 — muscarine

③ 버섯 — solanine

④ 독소형 식중독 — 포도상구균

⑤ 감염성 식중독 — 보툴리누스

> **TIP** ① tetrodotoxin은 복어독이다.
> ② 모시조개에 들어있는 독은 venerupin이다.
> ③ solanine은 감자독이고, 버섯독은 muscarine이다.
> ⑤ 보툴리누스는 독소형 식중독균이다.

Answer 1.③ 2.④

출제 예상 문제

1 다음 중 세균성 식중독의 원인에 해당하는 것은?

① 카드뮴   ② 조개
③ 매실   ④ 살모넬라균

TIP ④ 세균 자체로 인한 감염형 식중독의 원인에 해당한다.

2 감염형 식중독에 대한 설명 중 옳지 않은 것은?

① 잠복기가 짧다.
② 식중독균을 사멸하기만 하면 더 이상 식중독이 발생하지 않는다.
③ 살모넬라균, 장염, 비브리오균 등에 의해 발생한다.
④ 가열요리에 의한 예방효과가 있다.

TIP ① 감염형 식중독의 경우 잠복기가 길다.

3 다음 중 식품보존의 성질이 다른 하나는?

① 건조법   ② 냉동법
③ 훈연법   ④ 밀봉법

TIP ①②④ 물리적 보존법
③ 화학적 보존법

Answer 1.④ 2.① 3.③

4 다음 중 생식·상한 육류 섭취시 걸리기 쉬운 식중독으로 옳은 것은?

① 포도상구균
② 웰치균
③ 살모넬라
④ 보툴리누스균

TIP 살모넬라 식중독
㉠ 원인균 : 장염균, 돈콜레라균, 쥐티푸스균 등으로 감염된다.
㉡ 감염경로
 • 보균동물을 섭취하면 감염된다.
 • 환자, 보균자, 기타 동물의 배설물에 오염된 음식물을 섭취했을 때 감염된다.
㉢ 잠복기 : 6 ～ 48시간으로 평균 24시간이고, 발병률은 75% 이상이다
㉣ 원인식품 : 어류, 어패류, 유제품 등(장기저장 식품)이 있다.
㉤ 증상 : 38 ～ 40℃의 열과 설사, 구토, 두통 등을 일으킨다.
㉥ 예방
 • 저온에 저장하고 60℃에서 20분 동안 가열해 균을 사멸한다.
 • 생식을 금하고 먹기 전에 끓인다.
 • 식품 취급장소의 방충, 방서시설 등을 위생관리한다.

5 보툴리누스 식중독에 대한 설명으로 옳은 것은?

① 감염형 식중독이다.
② 발열이 있다.
③ 신경증상이 나타난다.
④ 2차 감염이 많다.

TIP 보툴리누스균에 의한 식중독은 독소형 식중독으로 2차 감염이 일어나지 않으며 신경증상을 나타내고 발열은 거의 없다.

6 다음 중 전염성 질환의 발생과정에서 병원체의 연결로 옳지 않은 것은?

① 피부염증 – 살모넬라균
② 결핵 – 결핵균
③ 폐렴 – 폐구균
④ 매독 – 매독균

TIP 살모넬라
㉠ 매년 5월 ～ 10월 사이에서 많이 발생한다.
㉡ 소장에 여러 종의 살모넬라가 감염되어 식중독을 일으킨다.
㉢ 증상 : 복통, 설사, 구토 등이 나타난다.
㉣ 음식을 차갑게 보관하고 생식을 금해야 한다.

Answer 4.③ 5.③ 6.①

05 재난과 건강

1 재난의 이해

(1) 재난의 개념

① 재난의 정의
- ㉠ 재난이란 자연적 혹은 인위적 원인으로 생활환경이 급격하게 변화하거나 그 영향으로 인하여 인간의 생명과 재산에 단기간 동안 많은 피해를 주는 현상이라고 할 수 있다.
- ㉡ 다양한 재난의 정의
  - 미국 연방재난관리청 : 정부의 통상적인 관리절차나 자원으로서는 대처할 수 없는 인적 및 물적 손상을 초래하는 사건
  - 유엔개발계획 : 사회의 기본 조직 및 정상 기능을 와해시키는 갑작스러운 사건이나 큰 재난으로서 재난의 영향을 받는 사회가 외부의 도움 없이 극복할 수 없고, 정상적인 능력으로 처리할 수 있는 범위를 벗어나는 재난, 사회간접시설, 생활수단의 피해를 일으키는 단일 또는 일련의 사건
  - 일본 「재해대책기본법」 : 태풍, 호우, 폭설, 홍수, 해일, 지진, 쓰나미(지진해일), 화산폭발, 그 밖의 이상한 자연 현상 또는 대규모 화재, 폭발 기타의 원인에 의해서 생기는 피해

② 재난의 특성
- ㉠ **불확실성** : 어떤 행동이 어떤 종류의 결과를 초래할 것인지는 알지만 실제로 그러한 상황이 일어날 확률은 알지 못하는 상태로, 위험이 재해로 연결될지, 또 언제, 어디서, 누구에게, 얼마나 큰 재해로 나타날지를 아무도 예측할 수 없다.
- ㉡ **복잡성** : 재난 자체의 복잡성과 재난 발생 후에 관련된 기관들 간의 관계에서 야기되는 복잡성으로 구분해 볼 수 있다.
  - 재난 자체의 복잡성 : 재난의 강도, 규모, 그리고 최초 사건과 관련된 다른 재난의 발생 등
  - 재난 발생 후의 복잡성 : 기관들 간의 권한 설정, 역할분담, 조정의 문제 등
- ㉢ **상호작용성** : 재난의 발생원인은 단일한 원인에 기인하지 않으며, 재난의 결과 또한 단일한 피해를 입히지 않고 상호작용으로 피해를 입히는 것이다.

③ 재난의 법적 성격

구분	내용
대상	• 인적재난 : 화재, 붕괴, 폭발, 교통사고, 화생방사고, 환경오염 사고 등 • 자연재해 : 태풍, 홍수, 호우, 해일, 폭풍, 폭설, 가뭄, 지진, 적조 등
근거법	재난 및 안전관리 기본법
수습체제	• 중앙안전관리위원회(위원장 : 국무총리) • 중앙재난안전대책본부(본부장 : 행정안전부 장관) – 중앙사고수습본부(본부장 : 해당 부처 장관) – 중앙긴급구조통제단(단장 : 소방청장) • 지역안전관리위원회(위원장 : 시·도지사, 시·군·구청장) • 지역재난안전대책본부(본부장 : 시·도지사, 시·군·구청장) • 지역긴급구조통제단(단장 : 소방본부장, 소방서장)
복구책임	인적재난 : 피해 원인자(보상 및 배상) 자연재해 : • 방재책임자 – 국가시설 : 국가 – 개인시설 : 개인 – 지방시설 : 지방자치단체

(2) 재난의 분류

① 재난의 구분에 따른 분류

구분	분류
재난의 원인에 의한 분류	자연재난/인위재난(사회적재난)
발생장소에 의한 분류	육상재해/해상재해, 광역재해/국가재해
피해속도에 의한 분류	만성재해/급성재해
재난의 규모에 의한 분류	개인재해/사회적재해

② 「재난 및 안전관리 기본법」에 따른 분류

구분	내용
재난	국민의 생명·신체·재산과 국가에 피해를 주거나 줄 수 있는 것으로서 다음의 것
자연재난	태풍, 홍수, 호우(豪雨), 강풍, 풍랑, 해일(海溢), 대설, 한파, 낙뢰, 가뭄, 폭염, 지진, 황사(黃砂), 조류(藻類) 대발생, 조수(潮水), 화산활동, 소행성·유성체 등 자연우주물체의 추락·충돌, 그 밖에 이에 준하는 자연현상으로 인하여 발생하는 재해
사회재난	화재·붕괴·폭발·교통사고(항공사고 및 해상사고를 포함한다)·화생방사고·환경오염사고 등으로 인하여 발생하는 대통령령으로 정하는 규모 이상의 피해와 국가핵심기반의 마비, 「감염병의 예방 및 관리에 관한 법률」에 따른 감염병 또는 「가축전염병예방법」에 따른 가축전염병의 확산, 「미세먼지 저감 및 관리에 관한 특별법」에 따른 미세먼지 등으로 인한 피해

② 재난관리

(1) 재난관리의 개념

① **재난관리의 정의** … 재난관리란 재난의 피해를 최소화하기 위하여 재난의 완화, 준비계획, 응급대응, 복구에 관한 정책의 개발과 집행과정을 총칭한다.
  ㉠ 재난을 예방하고 재난에 대비하며, 재난 발생 후 그로 인한 피해를 최소화하고 본래의 상태로 시설을 복구하기 위한 모든 측면을 포함한다.
  ㉡ 재난의 잠재적 원인과 재난의 진행, 재난으로 인한 결과를 관리하는 것이다.

② **재난관리의 중요성**
  ㉠ 재난의 예방, 대응, 복구의 과정이 보다 과학적이고 효과적으로 이루어져 인적·물적 피해를 줄일 수 있다.
  ㉡ 정책적 측면에서의 재난관리, 특히 복구관리는 일종의 배분적 성격을 가진다.
  ㉢ 재난관리가 장기적인 국토개발과 치수사업과의 연계 하에 이루어진다면 모든 국민에게 보다 안전하고 쾌락한 생활공간을 제공할 수 있다.

(2) 재난관리 과정

① **페탁(Willian J. Petak)의 재난관리 과정** … 페탁은 재난관리 과정을 재난발생 시점이나 관리시기를 기준으로 4단계로 설명한다.
  ㉠ 완화와 예방(Mitigation and Prevention)
  ㉡ 대비와 계획(Preparedness and Planning)
  ㉢ 대응(Response)
  ㉣ 복구(Recovery)

② **「재난 및 안전관리 기본법」에 따른 재난관리 과정의 주요 활동**
  ㉠ 재난의 예방
  • 재난관리책임기관의 장의 재난예방조치
  • 국가기반시설의 지정·관리
  • 특정관리대상지역의 지정 및 관리
  • 지방자치단체에 대한 지원
  • 재난방지시설의 관리
  • 재난안전분야 종사자 교육
  • 재난예방을 위한 긴급안전점검
  • 재난예방을 위한 안전조치
  • 정부합동 안전 점검

- 안전관리전문기관에 대한 자료요구
- 재난관리체계 등에 대한 평가
- 재난관리 실태 공시

ⓛ 재난의 대비
- 재난관리자원의 비축 · 관리
- 재난현장 긴급통신수단의 마련
- 국가재난관리기준의 제정 · 운용
- 기능별 재난대응 활동계획의 작성 · 활용
- 재난분야 위기관리 매뉴얼 작성 · 운용
- 다중이용시설 등의 위기상황 매뉴얼 작성 · 관리 및 훈련
- 안전기준의 등록 및 심의
- 재난안전통신망의 구축 · 운영
- 재난대비훈련 기본계획 수립
- 재난대비훈련 실시

ⓒ 재난의 대응
- 응급조치 : 시 · 도긴급구조통제단 및 시 · 군 · 구긴급구조통제단의 단장과 시장 · 군수 · 구청장은 재난이 발생할 우려가 있거나 재난이 발생하였을 때에는 즉시 관계 법령이나 재난대응활동계획 및 위기관리 매뉴얼에서 정하는 바에 따라 수방 · 진화 · 구조 및 구난, 그 밖에 재난 발생을 예방하거나 피해를 줄이기 위하여 필요한 응급조치를 하여야 한다.
  - 경보의 발령 또는 전달이나 피난의 권고 또는 지시
  - 안전조치
  - 진화 · 수방 · 지진방재, 그 밖의 응급조치와 구호
  - 피해시설의 응급복구 및 방역과 방범, 그 밖의 질서 유지
  - 긴급수송 및 구조 수단의 확보
  - 급수 수단의 확보, 긴급피난처 및 구호품의 확보
  - 현장지휘통신체계의 확보
  - 그 밖에 재난 발생을 예방하거나 줄이기 위하여 필요한 사항으로서 대통령령으로 정하는 사항
- 긴급구조 : 지역통제단장은 재난이 발생하면 소속 긴급구조요원을 재난현장에 신속히 출동시켜 필요한 긴급구조활동을 하게 하여야 한다. 긴급구조 현장지휘와 관련된 사항은 다음과 같다.
  - 재난현장에서 인명의 탐색 · 구조
  - 긴급구조기관 및 긴급구조지원기관의 인력 · 장비의 배치와 운용
  - 추가 재난의 방지를 위한 응급조치

−긴급구조지원기관 및 자원봉사자 등에 대한 임무의 부여

−사상자의 응급처치 및 의료기관으로의 이송

−긴급구조에 필요한 물자의 관리

−현장접근 통제, 현장 주변의 교통정리, 그 밖에 긴급구조활동을 효율적으로 하기 위하여 필요한 사항

TIP

재난현장 중증도 분류(triage tag)

㉠ 흑색 : 사망자

㉡ 적색 : 긴급환자(긴급이송을 하지 않으면 생명이 위험한 사람)

㉢ 황색 : 응급환자(조금 늦어도 생명에 지장이 없는 사람)

㉣ 녹색 : 비응급환자

② **재난의 복구**

• 피해조사 및 복구계획

• 특별재난지역 선포 및 지원

• 재정 및 보상 등

최근 기출문제 분석

2020. 6. 13. 제1회 지방직 시행

1 Petak의 재난관리 과정 중 완화 · 예방단계에 해당하는 활동은?

① 생필품 공급

② 부상자의 중증도 분류

③ 위험지도 작성

④ 이재민의 거주지 지원

> **TIP** Petak의 재난관리 과정 4단계
> -1단계 : 재해의 완화와 예방
>   1단계 재난관리활동
> • 재난관리책임기관의 장의 재난 예방조치
> • 국가기반시설의 지정 및 관리
> • 개발규제나 건축기준, 안전기준 등 법규의 마련
> • 위험성 분석 및 위험 지도 작성 등
> -2단계 : 재해의 대비와 계획
> -3단계 : 재해의 대응
> -4단계 : 재해 복구

2019. 2. 23. 서울시

2 「재난 및 안전관리 기본법」상 〈보기〉에서 제시된 업무는 재난관리 중 어느 단계에 해당하는가?

―――――――――――― 보기 ――――――――――――

• 재난관리자원의 비축 및 관리
• 재난안전통신망의 구축 및 운영
• 재난현장 긴급통신수단의 마련
• 재난분야 위기관리 매뉴얼 작성 및 운용
• 안전기준의 등록 및 심의

① 재난예방단계   ② 재난대비단계

③ 재난대응단계   ④ 재난복구단계

Answer   1.③   2.②

TIP 「재난 및 안전관리 기본법」 제5장 재난의 대비에는 다음의 내용이 규정되어 있다.
- ㉠ 재난관리자원의 비축·관리(제34조)
- ㉡ 재난현장 긴급통신수단의 마련(제34조의2)
- ㉢ 국가재난관리기준의 제정·운용 등(제34조의3)
- ㉣ 기능별 재난대응 활동계획의 작성·활용(제34조의4)
- ㉤ 재난분야 위기관리 매뉴얼 작성·운용(제34조의5)
- ㉥ 다중이용시설 등의 위기상황 매뉴얼 작성·관리 및 훈련(제34조의6)
- ㉦ 안전기준의 등록 및 심의 등(제34조의7)
- ㉧ 재난안전통신망의 구축·운영(제34조의8)
- ㉨ 재난대비훈련 기본계획 수립(제34조의9)
- ㉩ 재난대비훈련 실시(제35조)

2019. 6. 15. 서울시

3 「재난 및 안전관리 기본법」에 따른 사회재난에 해당하지 않는 것은?

① 소행성 등 자연우주물체의 추락으로 인해 발생한 재해
②「감염병의 예방 및 관리에 관한 법률」에 따른 감염병으로 인한 피해
③ 화재, 붕괴 등으로 인해 발생된 대통령령으로 정하는 규모 이상의 피해
④「가축전염병 예방법」에 따른 가축전염병의 확산으로 인한 피해

TIP 사회재난〈재난 및 안전관리 기본법 제3조(정의) 제1호 나목〉… 화재·붕괴·폭발·교통사고(항공사고 및 해상사고를 포함한다)·화생방사고·환경오염사고 등으로 인하여 발생하는 대통령령으로 정하는 규모 이상의 피해와 에너지·통신·교통·금융·의료·수도 등 국가기반체계(의 마비, 「감염병의 예방 및 관리에 관한 법률」에 따른 감염병 또는 「가축전염병 예방법」에 따른 가축전염병의 확산, 「미세먼지 저감 및 관리에 관한 특별법」에 따른 미세먼지 등으로 인한 피해

2018. 5. 19 제1회 지방직 시행

4 대량 환자가 발생한 재난현장에서 중증도 분류표(triage tag)의 4가지 색상에 대한 분류로 옳은 것은?

① 황색 – 경추를 제외한 척추 손상
② 녹색 – 대량 출혈로 매우 낮은 혈압
③ 적색 – 30분 이상 심장과 호흡의 정지
④ 흑색 – 경증 열상 혹은 타박상

TIP 재난현장 중증도 분류(triage tag)
- ㉠ 흑색: 사망자
- ㉡ 적색: 긴급환자(긴급이송을 하지 않으면 생명이 위험한 사람)
- ㉢ 황색: 응급환자(조금 늦어도 생명에 지장이 없는 사람)
- ㉣ 녹색: 비응급환자

Answer 3.① 4.①

출제 예상 문제

1 다음 중 재난 및 안전관리 기본법에 명시된 재난 중 사회적 재난에 해당하지 않는 것은?

① 환경오염 사고

② 국가핵심기반의 마비

③ 미세먼지 저감 및 관리에 관한 특별법에 따른 미세먼지 등으로 인한 피해

④ 황사에 의한 재해

TIP ④ 황사는 자연 재난에 해당된다.

※ 사회재난 … 화재 · 붕괴 · 폭발 · 교통사고(항공사고 및 해상사고를 포함한다) · 화생방사고 · 환경오염사고 등으로 인하여 발생하는 대통령령으로 정하는 규모 이상의 피해와 국가핵심기반 마비, 「감염병의 예방 및 관리에 관한 법률」에 따른 감염병 또는 「가축전염병예방법」에 따른 가축전염병의 확산, 「미세먼지 저감 및 관리에 관한 특별법」에 따른 미세먼지 등으로 인한 피해

2 다음의 재난 중 그 분류가 다른 것은?

① 황사   ② 미세먼지의 피해

③ 교통사고   ④ 환경오염사고

TIP 재난 및 안전관리 기본법 제3조 제1항

㉠ 자연재난 : 태풍, 홍수, 호우(豪雨), 강풍, 풍랑, 해일(海溢), 대설, 낙뢰, 가뭄, 지진, 황사(黃砂), 조류(藻類) 대발생, 조수(潮水), 화산활동, 소행성 · 유성체 등 자연우주물체의 추락 · 충돌, 그 밖에 이에 준하는 자연현상으로 인하여 발생하는 재해

㉡ 사회재난 : 화재 · 붕괴 · 폭발 · 교통사고(항공사고 및 해상사고를 포함한다) · 화생방사고 · 환경오염사고 등으로 인하여 발생하는 대통령령으로 정하는 규모 이상의 피해와 국가핵심기반 마비, 「감염병의 예방 및 관리에 관한 법률」에 따른 감염병 또는 「가축전염병예방법」에 따른 가축전염병의 확산, 「미세먼지 저감 및 관리에 관한 특별법」에 따른 미세먼지 등으로 인한 피해

3 다음 중 긴급구조통제단을 구성 및 운영할 수 있는 자로 바른 것은?

① 소방서장, 소방본부장. 소방청장

② 소방서장, 소방본부장, 중앙소방본부장

③ 시 · 군 · 구청장, 시 · 도지사, 소방청장

④ 시 · 군 · 구청장, 시 · 도지사, 행정안부장관

Answer 1.④ 2.① 3.①

4 재난으로 인한 피해를 최소화하기 위하여 재해의 예방, 대비, 대응, 복구에 관한 정책의 개발과 집행과정을 총칭하는 것은 무엇인가?

① 재난관리　　　　　　　　　　　② 위험관리

③ 안전관리　　　　　　　　　　　④ 국가재난관리

TIP "재난관리"란 재난의 예방·대비·대응 및 복구를 위하여 하는 모든 활동을 말한다〈재난 및 재난관리 기본법 제3조(정의)〉.

5 다음 중 재난 및 안전관리기본법에서 다루는 재난의 단계로 바르지 않은 것은?

① 예방단계　　　　　　　　　　　② 사고단계

③ 대응단계　　　　　　　　　　　④ 복구단계

TIP 우리나라는 재난 및 안전관리기본법에서 재난관리단계를 예방·대비·대응·복구단계의 4단계로 구분하고 있다.

Answer　4.①　5.②

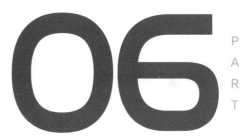

06
P A R T

건강증진과 보건교육

01 건강증진의 이해

❶ 건강증진의 개요

(1) 건강증진의 개념

① 사람들로 하여금 자신의 건강을 향상시키고, 통제할 수 있도록 촉진하는 과정을 말한다.

② WHO 오타와 헌장(1986)

  ㉠ 건강증진은 사람들로 하여금 자신의 건강에 대한 통제력을 증가시키고, 건강을 향상시키는 능력을 갖도록 하는 과정이다.

  ㉡ 모든 사람들에게 건강한 생활환경을 조성하기 위해 5가지 요소를 제시하였다.

  • 건강 지향적 공공정책의 수립
  • 건강지향적(지지적) 환경 조성
  • 지역사회활동의 강화
  • 개개인의 기술 개발
  • 보건의료서비스의 방향 재설정

③ 건강증진법(1995)

  ㉠ 건강증진이란 국민에게 건강에 대한 가치와 책임의식을 함양하도록 건강에 관한 바른 지식을 보급하고 스스로 건강생활을 실천할 수 있는 여건을 조성하는 것이다.

  ㉡ 건강증진사업 : 보건교육, 질병예방, 영양개선, 건강생활의 실천

(2) 우리나라 건강증진사업

① 1995년 「국민건강증진법」 및 시행령 제정·공포 ··· 건강증진사업 전개의 법적 기반 구축

② 국민건강증진사업은 1997년 국민건강증진기금 조성으로 재원을 확보, 1998년 10월 9개 보건소를 시작으로 1999년 18개 보건소, 2001년 6월까지 3년간 건강증진 거점 보건소 시범사업을 진행

③ 2002년 10월 이후 제2차 건강증진시범사업으로 금연, 절주, 운동, 영양 등 건강생활 실천사업이 보건소에서 추진

④ 2005년 건강증진기금 대폭 확충, 전체 보건소로 확대

⑤ 노동부 1990년 산업안전보건법 제정으로 근로자의 뇌심혈관계질환 및 돌연사 예방

⑥ 초·중·고등학교 학교보건사업으로 금연, 영양, 운동프로그램 진행

⑦ 국민건강증진종합계획 5년마다 수립

(3) 국민건강증진사업의 기본 개념

① 소득 증가에 따라 건강한 삶에 대한 국민들의 욕구 증가

② 노인인구가 급증함에 때라 국가의료비 부담 증가

③ 복잡한 도시생활 등에서 오는 스트레스와 불건전한 생활습관 등으로 질병구조가 다양화·만성화

④ 지역사회 주민들의 보건의료에 대한 관심이 높아지고 이를 통합·조정할 필요성 제고

⑤ 건강생활실천, 만성질환 예방·관리, 생애주기별 건장증진 등 건강증진사업을 체계적으로 수행하여 75세 건강장수가 가능한 사회실현

> **TIP**
>
> 건강증진사업의 우선순위 결정기준[미국 CDC의 PATCH(Planned Approach To Community Health)의 우선순위 결정기준]
> ㉠ 중요성
> • 중요성은 건강문제가 지역사회에 얼마나 심각한 영향을 주는가, 또는 건강문제를 변화시키면 건강수준에 얼마나 효과가 나타나는가를 평가하는 기준이다.
> • 건강문제의 중요성을 판단하기 위해서는 첫째, 건강문제가 얼마나 흔한가를 평가하게 된다. 주로 유병률이나 발생률을 이용하여 비교하게 되는데 유병률이나 발생률의 절대적 크기도 중요하지만 상대적 크기(전국 평균이나 다른 지역과의 유병률 차이)도 중요하게 평가되어야 한다.
> • 건강문제의 중요성을 판단하는 두 번째 기준은 해당 문제가 지역의 건강수준에 얼마나 심각한 영향을 미치는 가이다. 소위 건강문제의 위중도(危重度)라고 불리는 이 기준은 질병의 사망률이나 장애발생률, DALY 같은 질병부담 측정지표, 경제적 부담 등을 이용하여 측정하게 된다.
> ㉡ 변화가능성
> • 변화가능성은 건강문제가 얼마나 용이하게 변화될 수 있는가를 평가하는 기준이다. 변화가능성을 평가하기 위해서는 문헌을 통해서나 다른 지역의 보건사업 경험을 통해 건강문제를 효과적으로 해결한 경험이 있는가를 확인하여야 한다.
> • PATCH를 이용하여 건강문제의 우선순위를 정하는 경우는 다음의 단계를 밟을 것을 미국 질병본부는 권장하고 있다.
> - 1단계 : 브레인스토밍 등의 방법을 사용하여 지역에 흔한 건강문제를 취합한다.
> - 2단계 : 1단계에서 취합된 건강문제를 건강문제의 중요성과 변화가능성을 고려하여 해당 영역에 정리한다.
> - 3단계 : 중요하고 변화가능성이 높은 문제들을 중심으로 다시 한 번 우선순위를 정한다.

② 국민건강증진종합계획

(1) 국민건강증진종합계획의 개요

① **정의** … 국민건강증진종합계획의 효율적인 운영 및 목표 달성을 위해 모니터링, 평가, 환류하는 사업을 말한다.

② **목적** … 국민건강증진법 제4조 국민건강증진종합계획의 수립에 따라, 성과지표 모니터링 및 평가를 통해 국민의 건강수준 및 건강정책의 효과를 평가하고 국가 건강증진전략 도출 및 건강증진정책 개발의 근거 확보에 목적이 있다.

③ **사업대상** … 보건복지부, 국민건강증진 관련 부처, 지방자치단체, 관련 전문가, 국민

④ **연혁**
- ㉠ 1995 : 국민건강증진법 제정
- ㉡ 1997 : 국민건강증진기금 조성
- ㉢ 2002 : 제1차 국민건강증진종합계획(HP2010, 2002~2005) 수립
  - 75세의 건강장수 실현이 가능한 사회
  - 건강 실천의 생활화를 통한 건강 잠재력 제고
  - 효율적인 질병의 예방 및 관리체계 구축
  - 생애주기별로 효과적인 건강증진서비스 제공
  - 「선택과 집중」의 원리에 의한 보건산업의 체계적 추진
  - 건강증진위원회를 통해 추진사업을 지속적으로 평가 · 환류
- ㉣ 2005 : 제2차 국민건강증진종합계획(HP2010, 2006~2010) 수립
  - 온 국민이 함께 하는 건강세항
  - 건강수명 연장과 건강형평성 제고
  - 건강 잠재력 강화
  - 질병과 조기사망 감소
  - 인구집단간 건강 격차 완화
- ㉤ 2011 : 제3차 국민건강증진종합계획(HP2020, 2011~2015) 수립
  - 온 국민이 함께 만들고 누리는 건강세상
  - 건강수명 연장과 건강형평성 제고
- ㉥ 2015 : 제4차 국민건강증진종합계획(HP2020, 2016~2020) 수립
  - 온 국민이 함께 만들고 누리는 건강 세상
  - 건강수명 연장과 건강형평성 제고

(2) 제4차 국민건강증진종합계획의 지표분석

① 대표지표

중점과제	지표
금연	성인 남자 현재흡연율
	중·고등학교 남학생 현재흡연율
절주	성인 남자 연간음주자의 고위험음주율
	성인 여자 연간음주자의 고위험음주율
신체활동	유산소 신체활동 실천율
영양	건강식생활 실천 인구비율(만 6세 이상)
암	암 사망률(인구 10만 명당)
건강검진	일반검진 수검률
심뇌혈관	고혈압 유병률(30세 이상)
	당뇨병 유병률(30세 이상)
비만	성인 남자 비만유병률
	성인 여자 비만유병률
정신보건	자살사망률(인구 10만 명당)
구강보건	영구치(12세) 치아우식 경험률
결핵	신고 결핵 신환자율(인구 10만 명당)
손상예방	손상사망률(인구 10만 명당)
모성건강	모성사망비(출생아 10만 명당)
영유아건강	영아사망률(출생아 1천 명당)
노인건강	노인 일상생활수행능력(ADL) 장애율

② 건강격차지표

중점과제	지표
금연	성인 남자 현재흡연율
	중·고등학교 남학생 현재흡연율
절주	성인 남자 연간음주자의 고위험음주율
	성인 여자 연간음주자의 고위험음주율
영양	건강식생활 실천 인구비율(만 6세 이상)
건강검진	일반검진 수검률
심뇌혈관	고혈압 유병률(30세 이상)
	당뇨병 유병률(30세 이상)
비만	성인 남자 비만유병률
	성인 여자 비만유병률
노인건강	노인 일상생활수행능력(ADL) 장애율

③ 양성평등지표

중점과제	지표
금연	성인 현재흡연율
	중·고등학교 현재흡연율
절주	성인 남자 연간음주자의 고위험음주율
	성인 여자 연간음주자의 고위험음주율
영양	건강식생활 실천 인구비율(만 6세 이상)
심뇌혈관	고혈압 유병률(30세 이상)
	당뇨병 유병률(30세 이상)
비만	성인 남자 비만유병률
	성인 여자 비만유병률
구강보건	영구치(12세) 치아우식 경험률
모성건강	모성사망비(출생아 10만 명당)
노인건강	노인 일상생활수행능력(ADL) 장애율

④ 국가 간 건강수준 지표

중점과제	대표지표
총괄	출생시 기대수명
금연	매일 흡연자 비율(15세 이상)
절주	알코올소비량(15세 이상)
암	암 사망률(인구 10만 명당)
비만	비만율(15세 이상)
정신보건	자살사망률(인구 10만 명당)
구강보건	우식경험영구치지수(12세 이상)
결핵	결핵발생률(인구 10만 명당)
모성건강	모성사망비(출생아 10만 명당)
영유아 건강	저체중출생아(출생 시 2,500g 미만)
	영아사망률(출생아 1천 명당)

3 건강증진 관련 이론

(1) Tannahill의 건강증진모형

① 개념 ⋯ 건강증진은 보건교육을 통해 학습자의 지식, 태도, 행동에 영향을 줌으로써 자기건강관리능력을 갖출 수 있게 육성하는 것이다.

② 구성요소

 ㉠ 보건교육 : 건강증진은 보건교육을 통해 학습자의 지식, 태도, 행동에 영향을 줌으로써 자기건강관리능력을 갖출 수 있게 육성하는 것이다.

 ㉡ 예방 : 의학적 중재를 통해 질병과 불건강을 감소시키는 것으로 3단계가 있다.

  • 일차예방 : 건강위험요인을 감소시켜 질병이나 특정 건강문제가 발생하지 않도록 하는 것

  • 이차예방 : 질병이나 건강문제를 조기발견하여 예방하는 것

  • 삼차예방 : 질병이나 건강문제로 인해 발생할 수 있는 합병증 예방과 재발 방지

 ㉢ 건강보호

  • 법률적, 재정적, 사회적 방법을 통해 건강에 유익한 환경을 제공함으로써 인구집단을 보호하는 것이다.

  • 환경에서 발생하는 환경적 위험과 감염을 통제하려는 노력, 자발적인 규칙과 정책을 정해 법률적, 재정적 통제를 하는 것이다.

  • HACCP제도와 같은 식품안전정책, 자동차 안전벨트 착용 의무화, 공공장소에서의 금연 활동 등이 그 예이다.

③ 건강증진영역

　　㉠ **예방영역** : 예방접종, 자궁경부암 선별검사, 선천성장애 선별검사

　　㉡ **예방적 보건교육 영역** : 불건강을 예방하기 위해 생활양식의 변화를 유도하고 예방사업을 이용하도록 권장하는 노력

　　　　예 금연상담, 정보제공

　　㉢ **예방적 건강보호 영역** : 건강보호차원에서 소개된 여러 법률, 정책, 규칙의 제정과 시행

　　　　예 충치 예방을 위한 수돗물 불소화 사업

　　㉣ **예방적 건강보호를 위한 보건교육 영역**

　　　• 안전벨트 착용 의무화하는 법안을 통과시키도록 강력하게 운동을 전개하거나 로비활동 하는 것

　　　• 예방적 건강보호를 위한 방법들이 성공을 거두기 위해 대중들에게 도움이 되는 사회적 환경을 조성하려는 노력

　　㉤ **적극적 보건교육 영역** : 개인이나 전체 지역사회가 적극적으로 건강의 기초를 세우도록, 건강 관련 기술과 자신감 등을 개발할 수 있도록 도와주는 보건교육

　　　　예 청소년 대상의 생활기술 습득 활동

　　㉥ **적극적 건강보호 영역** : 금연을 위해 직장 내에서의 흡연금지 정책 시행이나, 적극적 건강상태를 증진하기 위해 사용이 편리한 여가시설을 마련하기 위해 공공자금을 제공하는 것

　　　　예 작업장 금연 정책

　　㉦ **적극적 건강보호를 위한 보건교육 영역** : 대중이나 정책 결정자들에게 적극적 건강보호 수단의 중요성을 인식시키고 이들에 대한 지원을 보장받기 위한 노력

　　　　예 담배광고 금지를 위한 로비활동

(2) 합리적 행동이론(TRA) & 계획된 행동이론(TPB)

① 합리적 행동이론

　　㉠ 개념

　　　• 신념(행동적, 규범적), 태도, 의도, 행위 사이의 관계에 관심을 두고 태도와 행위 간의 관계를 찾기 위해 개발되었다.

　　　• 인간은 이성적 존재이고 가능한 정보를 체계적으로 사용하며, 행위에 대한 개인의 의도가 그 행위의 직접적인 결정요인이다.

　　　• 인간은 합리적이며 자신이 이용할 수 있는 정보를 활용하여 행동을 결정한다.

　　　• 인간이 특정 행동을 선택할 때, 행동의 결과로 야기될 수 있는 것들 중 좋은 것은 최대로 하고, 나쁜 것은 최소로 하겠다는 기대감으로 합리적 행동을 선택한다.

　　㉡ 합리적 행동이론의 구성요소 : 행위, 행위의도, 행위에 대한 태도, 주관적 사회규범, 행동의 결과평가, 행동에 대한 주위의 태도

　　　• 행위의 결정요소 : 개인의 행위 의도

　　　• 행위 의도의 직접적인 결정요소

- 그 행위를 수행하는 것에 대한 태도 : 행위의 결과 또는 행위 수행에 대한 개인적 신념에 의해 결정되며, 행위 결과에 긍정적 가치를 부여할 때 행위가 수행된다.
- 그 행위와 관련된 주관적인 규범 : 사회적 압력에 대한 인식, 어떤 행위에 대한 주위 사람들의 찬성이나 반대, 주위 사람들의 의견을 따를 것인지에 따라 결정된다.
  - 개인이 특정 행위의 결과에 만족하고 그 행위를 하도록 사회적 압력이 있다고 인식할 때 행위 수행이 일어난다.

② 계획된 행동이론
  ㉠ 개념 : 합리적 행동이론이 확장된 이론으로 인지된 행동통제 개념을 추가하여 확대 · 발전시킨 이론이다.
  ㉡ 의도를 결정하는 요인
    - 행위에 대한 태도 : 행위 수행에 대한 개인의 긍정적 또는 부정적 평가 정도→행위 신념(행동적 신념)에 의해 영향을 받음
    - 주관적 규범 : 제시된 행위를 선택하도록 만드는 사회적 기대감을 개인이 지각하는 정도→규범적 신념에 의해 영향을 받음
    - 인지(지각)된 행위 통제 : 특정행위를 수행하는 데 있어서 어려움이나 용이함을 지각하는 정도→통제신념에 의해 영향을 받음
    - 행위신념(행동적 신념) : 어떤 행위가 특정한 결과를 이끌어 낼 것이라는 기대 혹은 대가에 대한 신념
      예 체중조절이 체중을 감소시킬 가능성이 있음
    - 규범적 신념 : 주위의 의미 있는 사람들이 행위 실천에 대해 지지할지 반대할지에 대한 믿음
      예 주치의가 체중을 조절해야 한다고 생각하다고 믿음
    - 통제신념 : 행위수행에 필요한 자원, 기회 및 장애물의 존재유무 등에 대한 행위통제에 대한 신념
      예 식당에서 흡연금지에 직면할 가능성
  ㉢ 특성
    - 행동보다는 중간단계의 결과인 행동의도에 초점 : 내적인 동기유발과 외적 환경영향을 구분
    - 태도가 믿음으로 구성되는 것으로 정의 : 태도에 대한 정확한 측정이 가능(여러 가지 믿음을 측정함으로써 태도를 결정)
    - 동기유발이 태도에 의해 영향을 받는다는 점을 제시 : 행위결과에 대한 기대감은 그것이 현실적이든 그렇지 않든 동기유발에 결정적 영향을 수행함
    - 주관적 규범을 모형에 포함 : 개인의 행동결정과정에 타인의 영향력이 행사된다는 것을 이론적으로 정립
    - 행동수행능력에 대한 개인의 인식 고려 : 동기유발은 개인의 자신감에 의해 증가되고, 자신감 결핍에 의해 감소됨

(3) 사회인지이론

① 사회인지이론의 발달
  ㉠ 사회인지이론 = 사회학습 + 인지과정 : 학습된 행동을 합리적인 사고를 통해 올바른 가치관을 형성하는 것이다.

ⓛ 건강행위와 행위변화의 증진방법에 영향을 미치는 심리 · 사회적 역동성을 설명해 주는 주요 행동과학이론이라고 할 수 있다.

ⓒ 개인의 행동과 인지가 앞으로의 행동에 영향을 준다는 점을 강조한다.

ⓔ 반두라는 상호결정론을 통해 인간의 행동은 인지를 포함하는 개인의 요소, 행동과 관련된 요소, 환경의 요소의 3가지 요소가 서로 영향을 미치는 결과로 만들어진 역동적 · 상호적인 것으로 설명하였다.

ⓜ 행동변화의 이해를 위해 인지적 · 정서적 · 행동적 요소를 종합적으로 제시하고, 이론에서 파악된 개념과 과정이 건강교육 실무와 건강행위변화에 이론적 아이디어의 적용을 가능하게 해주는 것이 이 이론의 장점이라 할 수 있다.

ⓗ 건강행위는 개인이 자신의 건강과 안녕을 위하여 스스로 실행하는 활동이므로 행위에 영향을 미치는 개인적 요소를 고려하여야 한다.

ⓢ 사회인지이론을 창의적으로 적용하여 개인의 인지요소에 영향을 미치는 기술과 방법을 개발하고 행동변화의 가능성을 증가시키는 노력이 매우 중요하다.

② 사회인지이론의 개념

  ㉠ 사회인지이론에서 설명하는 행동은 환경과 개인의 특성에 의존하며 이 세 요소가 동시 상호간에 영향을 미치는 역동적인 관계이다.

  ㉡ 행동은 단순히 인간과 행동의 결과가 아니며, 또한 환경도 단순히 인간과 행동에 따른 결과이기 보다는 이 세 요소가 서로에게 영향을 주는 것이다.

  ㉢ **상호결정론** : 한 가지 요소의 변화는 다른 두 가지 요소에 자연히 영향을 미치게 되는 것으로 행동만 따로 분리해서 초점을 두지 않고, 개인적 · 환경적 특성을 함께 고려함으로써 환경 변화나 개인 특성 프로그램을 개발하여 행동의 변화가 보다 효과적으로 실천될 수 있도록 하는데 활용될 수 있다.

③ 사회인지이론의 주요 개념

  ㉠ **행동능력**
  - 특정행동을 수행할 수 있는지의 여부를 의미한다.
  - 행동이 무엇인지(지식), 어떻게 그 행동을 실행하는지(기술)를 알아야 한다.
  - 특별한 행위를 수행하는 사람이 누구이든지 간에, 그 행위가 지식을 습득하는 것이든 기술로써 수행하는 것이든 나름대로 습득방법을 통해서 얻어진다.
  - 건강교육자들은 학습을 전제로 목표행동을 분명히 하는 것이 중요하다.
  - 주어진 업무가 학습되어도 수행되지 않을 수가 있으므로 행동능력에 대한 개념은 학습을 전제로 한 실행에 둔다 .
  - 행동능력은 개인의 훈련, 지적 수준, 학습형태의 결과이다.
  - 숙련학습 : 무엇을 수행해야 되는지에 대한 인지적 지식을 제공해 주고, 실제 그 행동을 실행하여 개인이 사전에 세운 기준에 맞는 행동을 실행할 때까지 수행을 정확히 하도록 피드백해 주는 것을 말한다.

ⓛ 관찰학습
- 사회인지이론에서 사람은 타인을 통해 강화받고, 관찰함으로써 배우게 되며, 주위 환경이 행동에 대한 모델을 제시하므로 환경이 매우 중요하다.
- 관찰학습을 통해 타인의 행위를 보고 그 사람이 강화받는 것을 보면서 대리경험 혹은 대리강화를 경험한다.
- 복잡한 행동을 학습하는데 조작적 학습보다 더 효율적이다.
- 조작적 접근 : 특정 행위에 따라 강화를 받게 되며, 시행착오를 통해 개인은 반복적으로 계속 행동하고, 점차 의도하는 결과에 가깝도록 행동을 하게 된다.
- 관찰학습 : 조작적 접근과 같이 시간 소모적인 과정을 거칠 필요 없이 다른 사람의 행동을 관찰하고 그들이 행동에 대한 강화를 받는 것을 관찰함으로써 다른 사람의 행동에서 고려되는 법칙을 발견한다.
- 개인은 다른 사람의 행동과정, 성공과 실패를 관찰함으로써 무엇이 적합한 행동인지를 배우게 된다.
  예 아이들이 부모의 생활습관(식습관 등)을 관찰하는 것, 또래 친구를 관찰하며 그들이 받는 처벌과 보상을 주목하게 되는 것
- 관찰을 통해 배울 수 있는 다양한 행동 유형들을 흔히 가족 또는 함께 몰려다니는 급우들이 서로 공통적인 행동 형태를 갖는 것에서 알 수 있다.
- 건강교육자 또는 행동과학자들은 바람직한 행동에 대한 관찰학습을 위하여 다른 사람들의 성공적 행위 실천을 모델링하여 볼 수 있는 기회를 제공하고 그에 대한 긍정적 평가를 함으로써 강화하고 특정 행동을 시도할 수 있도록 이끌어 주는 역할을 할 수 있다.

ⓒ 강화
- 학습에서 중요하게 다루어지는 개념이다.
- 긍정적 강화 혹은 보상은 긍정적 자극을 줌으로써 그 행동이 반복될 수 있는 가능성을 증가시켜 주는 개인의 행동에 대한 반응이다.
- 긍정적 강화 : 칭찬해 주는 사람의 의견이나 판단이 행동을 하는 사람에게 가치 있는 것으로 여겨지면 더욱 강화된다.
  예 '잘한다!'라고 긍정적인 격려를 해주었을 시 칭찬받을 만한 행동을 할 가능성이 많아진다.
- 부정적 강화 : 부정적 자극을 제거해 줌으로써 특정 행동의 가능성을 증가시켜 바람직한 행동을 이뜰도록 만든다.
  예 흡연의 행동을 지속하는 이유로 담배에 들어 있는 니코틴 성분으로 인해 우울·불안·분노와 같은 부정적 정서가 제거되는 상황
- 긍정적 처벌 : 어떠한 행동을 줌으로써 처벌받는 상황→벌금
- 부정적 처벌 : 무엇인가를 제거하는 것을 처벌로 간주하는 것→주차권리의 박탈
- 강화의 유형
  - 외적 강화 : 예측 가능한 강화가치를 가진 사건이나 행동이 외부에서 제공되는 것
  - 내적 강화 : 개인 자신의 경험이나 지각을 가치 있는 일로 판단하는 것

- 직접강화(조작적 조건화)
- 대리강화(관찰학습)
- 자기강화(자기통제)
- 건강교육자나 행동과학자는 모든 건강증진활동에 대하여 무조건 외적 보상을 제공하지 말고 이들 행동에 대한 내적 흥미가 강화된 프로그램을 고안하여야 할 것이다.

ⓔ 결과기대
- 행동에 선행하는 결정요소 = 특정 행동으로 인하여 기대되는 측면
- 개인은 특정 사건이 특별한 상황에서 그들의 행동에 따라 발생된다는 것을 학습하고, 그 상황이 다시 주어지면 그러한 사건이 다시 발생하리라고 기대하게 된다.
- 습관적인 행동이라기보다 사람들은 실행한 행동에 따른 여러 가지 상황을 예상하고 그 상황에 대처하기 위한 전략을 개발하고 테스트하고 그 상황에서 그들의 행동의 결과가 어떻게 나타날까 기대하는 것이다.
- 실제 그 상황에 직면하기 전에 그에 대한 기대를 하고 그에 따라 그들의 행동 결과를 발전시킨다.
- 대부분 이러한 예상된 행동은 그들의 걱정을 줄여주고 상황을 처리할 수 있는 능력을 높여준다.
- 결과기대는 실행에 대한 자신감인 자기효능의 증진방법으로 학습된다.

ⓜ 결과기대치
- 특정결과에 대하여 개인이 부여하는 가치나 유인가라는 점에서 결과 기대와는 구별된다.
- 다른 모든 조건들이 동일시 될 때 사람들은 긍정적 결과를 최대화하고 부정적 결과를 최소화하는 방향으로 행동을 실천하게 된다.

ⓗ 자기효능
- 개인이 특정 행동을 수행할 대 느끼는 자신감으로 그 행위를 수행하는 데 따르는 장애요소의 극복을 포함하고 있다.
- 반두라는 자기 효능이 행동 변화를 위한 가장 중요한 선결조건이라고 하였다. →주어진 과제에 얼마만큼 노력을 해야 하고 어느 정도로 수행을 달성해야 하는 지에 영향을 주기 때문
- 지각된 자기효능은 특정행위를 수행하는 데 그 행위를 조작하고 집행하는 과정에서의 자기능력에 대한 개인적 판단으로 자기 조절의 중요한 역할을 하는 내적 요소 중의 하나이다.
- 자신이 무엇을 할 수 있는지에 대한 자기효능의 지각은 자신과 타인의 성공과 실패에 대한 직접적·대리적 경험으로 영향을 받는다.
- 자기효능을 높게 지각한 사람은 더 성취하려는 노력을 하고 실천하고자 하는 과제를 지속적으로 실천해낸다.

ⓢ 자기통제
- 건강교육의 목표 중 하나는 수행이하는 목표 성취에 초점을 두고 개인의 자기조절능력을 키워 자기통제 아래 건강행동을 수행하도록 만드는 것이다.
- 자기조절행위는 순환적 과정으로 자신의 행동을 관찰, 판단, 반응함으로써 목표를 성취해 나간다.
- 자신의 행동을 다양하게 감시하여 관찰한 후 자신의 평가 기준과 비교, 판단하고 그에 따른 긍정적, 부정적 자기 반응으로 보상과 처벌을 부여하는 일련의 과정을 통해 행위가 조절되는 것이라고 볼 수 있다.

- 자기조절과정에서 가장 중요한 요소는 행동을 변화시키는 동기화로서 자신이 무엇보다도 강력한 영향을 미칠 수 있다는 점에서 자기통제력의 정도는 행동수행을 결정하는 요소가 된다.

ⓞ 정서적 대처
- 지나친 정서적 대처는 학습과 실천을 방해한다고 제시되었는데, 특정 자극은 공포감을 야기시키고(결과 기대치 자극), 이러한 공포감이 정서적 각성인 감정을 유발시켜 방어적 행동을 촉발한다.
- 방어적 행동이 효과적으로 자극을 처리하면 공포, 불안, 적대감 또는 정서적 각성 등이 감소된다.
- 정서적·생리적 각성에 대한 행동관리의 방법
 - 생리적 방어기제(부정, 억압, 억제 등)
 - 인지적 기술이나 문제의 재구성법
 - 정서적 고통증상을 관리하는 스트레스 관리기술(운동)
 - 문제를 효과적으로 해결하는 방법(문제규명과 확인, 정서적 각성의 원인해결)이 있음
- 건강교육자나 행동과학자들은 개인의 행동변화를 돕기 위해 개인에게 동반되는 정서적 각성이 최소화되도록 돕거나 불안이 해소되는 것을 전제로 하고 중재계획을 세우는 것이 좋다.

ⓩ 상호결정론
- 사회인지이론 안에서 행동이란 역동적이고, 사람과 환경의 양상에 달려 있으며, 각각 다른 것에 동시에 영향을 주는 것이다.
- 상호결정론 : 사람들의 특성 사이에서의 지속되는 상호작용, 그 사람의 행동, 행동이 수행되는 환경과의 상호작용
- 이 세 가지의 환경요소는 지속적으로 서로에게 영향을 미치며 한 구성요소의 변화는 다른 것들에게 영향을 미친다.

ⓩ 환경과 상황
- 환경 : 물리적 외부요인으로 사람의 행동에 영향을 미치는 객관적 요소
 - 사회적인 환경 : 가족구성원, 친구, 회사 및 학급동료 등
 - 물리적인 환경 : 방 크기, 온도 등
- 상황 : 행동에 영향을 줄 수 있는 인지적, 정신적 환경을 말함
 - 상황은 개인의 인지에 따른 환경을 나타낸다.
- 환경은 건강행위변화의 주요 요인으로 인식된다.

(4) 건강신념모형

① 개요
 ㉠ 인간의 행위가 개인이 그 목표에 대하여 생각하는 가치와 목표를 달성할 가능성에 대한 생각에 달려 있다고 가정하는 심리학과 행동이론을 기본으로 한다.
 ㉡ 초기에는 사람들이 유료나 무료로 제공되는 질병예방 프로그램에 참여하지 않는 이유를 알고자 하는 의도로 개발되기 시작하여, 후에는 예방행위, 질병행위, 환자역할행위 등을 포함한 검진행위를 설명하는 데 활용되었다.

ⓒ 행동과학을 건강증진에 응용한 첫 번째 이론이며, 건강행위에 대해 가장 널리 알려진 개념 틀이다.

ⓔ 보건의료분야에 제공되는 많은 사업 중 사람들의 건강 관련 행위는 질병을 두려워하는 정도에 따라 달라지고, 건강행위는 질병으로 인한 심각성의 정도와 어떤 행위를 함으로써 기대되는 심각성 감소에 대한 잠재성에 따라 달라진다고 설명한다.

② **건강신념모형도** … 지각된 민감성, 지각된 심각성, 지각된 유익성, 지각된 장애성 등으로 나타내어지는 네 가지 구성요인으로 설명된다. 또한 행동하는 데 방아쇠 역할을 하는 자극이 있을 때 행동의 계기가 되어 적절한 행위가 일어난다. 최근에는 자기효능의 개념이 추가되었다. 이는 행동을 성공적으로 수행할 능력에 대한 자신감이다.

[건강신념모형도]

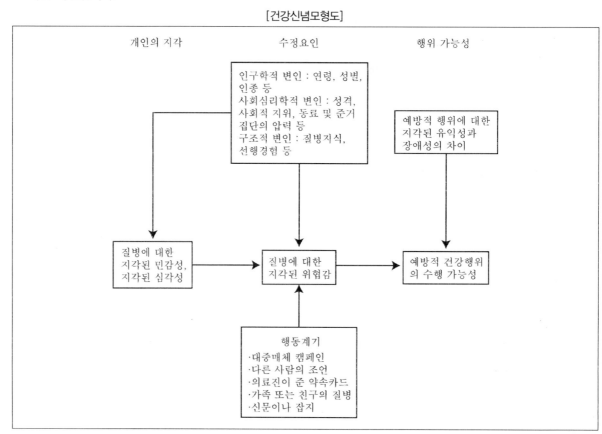

③ **주요 개념**

ⓐ **지각된 민감성** : 어떤 건강상태가 될 것이라는 가능성에 대한 생각이다. 자신이 어떤 질병에 걸릴 위험이 있다고 지각하거나, 질병에 이미 걸린 경우 의료적 진단을 받아들이거나 재발할 위험성이 있다고 생각하는 등 일반적으로 질병에 민감하다고 믿는 것이다.

• 위험 인구 집단이나 위험 수준 규정
• 개인의 특징이나 행동에 근거한 위험요인의 개별화

- 개인의 실제 위험을 좀더 일관성 있게 인지하도록 만듦
ⓛ **지각된 심각성** : 질병에 걸렸을 경우나 치료를 하지 않았을 경우 어느 정도 심각하게 될 것인지에 대한 지각이다. 또는 이미 질병에 걸린 경우 이를 치료하지 않고 내버려 두었을 때 죽음, 장애, 고통을 느끼거나 사회적으로 직업상실, 가족생활과 사회관계에 문제가 생길 것 등에 대한 심각성이며 민감성과 심각성의 조합은 지각된 위협감으로 나타난다.
- 위험요인과 상황결과를 세분화
- 상황을 위험하게 느끼는지에 대한 개인의 신념
ⓒ **지각된 유익성** : 특정 행위를 하게 될 경우 얻을 수 있는 혜택에 대한 지각이다. 어떤 상황에 대해 개인의 민감성이 위협감을 느껴 행동을 취할 때 그러한 행동의 과정은 특정한 행위의 효과가 질병의 위험을 감소시킬 수 있다고 여겨질 때 나타난다는 것이다. 즉, 사람들이 자신의 건강문제에 대해 민감하고 심각하게 느낄지라도 다양한 행위가 질병의 위험을 감소시키는데 유용하다고 믿을 때, 즉 건강행위가 가능하고 효과적이라고 느낄 때 행동하게 된다는 것이다.
- 언제, 어떻게 행동할 지 규정
- 기대되는 긍정적 효과를 명확히 함
- 결과의 심각성이나 위험을 감소시키기 위해 권고된 효능에 대한 개인의 믿음
ⓡ **지각된 장애성** : 특정 건강행위에 대한 부정적 지각으로 어떤 행위를 하려고 할 때 그 건강행위에 잠재되어 있는 부정적인 측면이다. 어떤 행위를 취할 시에 거기에 들어가는 비용이나 위험성, 부작용, 고통, 불편함, 시간소비, 습관변화 등이 건강행위를 방해하게 된다는 것이다. 그러므로 민감성과 심각성이 적절한 조화를 이루는 것이 행동 에너지를 만들고, 장애를 덜 가져오는 유익성의 지각이 행동을 하게 만드는 것이다.
- 잘못된 정보, 보상, 도움을 수정할 지각된 장애를 감소시켜 주거나 확인시켜 줌
- 권고된 행동에 대해서 실제적이고 심리적인 비용의 개인 신념
ⓜ **기타 변인** : 다양한 인구학적, 사회심리학적, 구조적 변인들이 개인의 지각에 영향을 줄 수도 있고, 건강관련 행동에 간접적으로 영향을 주게 된다. 특별히 사회 인구학적 요인이나 교육적 성취들은 민감성, 심각성, 유익성, 장애성의 지각에 영향을 줌으로써 행동에 간접적인 작용을 하게 된다.
ⓗ **자기효능감** : 반두라가 정의한 자기효능감은 주어진 행위가 어떤 성과를 끌어낼 것이라는 개인의 기재를 정의한 것이다. 그 중 효능기대감은 자신의 건강에 필요한 행위를 잘 해낼 수 있다는 확신으로 행위수행에 대한 훈련, 자신감 등이다. 로젠스톡이나 베커 등은 건강신념모형에 민감성, 심각성, 유익성, 장애성의 초기 개념과 분리된 구성요로로서 자기효능을 추가하였다.
- 인지를 증진시킬 정보 제공
- 행동수행에 대한 훈련 및 안내 제공
- 추진력 있는 목표 설정 언어적 강화
- 바람직한 행동 설명으로 불안 감소
- 개인의 행동할 능력에 대한 신뢰

(5) Pender의 건강증진모형(HPM)

① 개념

    ㉠ 건강증진 행위를 통제하는 데 있어서 인식의 조정 과정이 중요함을 강조한 사회인지이론과 건강신념모형을 기초로 하여 개발되었다.

    ㉡ 건강신념모형이 질병 관련 행위를 주로 설명한 것이라면 건강증진모형은 전반적인 건강증진행위를 설명한 것이다.

② 구성

    ㉠ 개인적 특성과 경험

      • 이전의 관련 행위 : 현재와 비슷한 행위를 과거에 얼마나 자주 했는지를 의미하는 것으로, 이전의 행위는 자신도 모르게 자동적으로 행위를 하게 만들며 이것은 지각된 자기효능, 유익성, 장애성, 활동 관련 정서를 통해 건강증진행위에 간접적인 영향을 준다.

      • 개인적 요인 : 건강증진행위뿐만 아니라 행위에 따른 인지와 정서에 직접적인 영향을 미치는 요소로 행위를 변화시키기 위한 중재로 구체화하기에는 어려움이 있다.

        – 생물학적 요인 : 연령, 성, 비만도, 사춘기상태, 폐경상태, 힘, 균형성 등

        – 심리적 요인 : 자존감, 자기동기화, 개인능력, 지각된 건강상태, 건강의 정의 등

        – 사회문화적 요인 : 종족, 보건교육, 사회·경제적 수준 등

    ㉡ 행위별 인지와 정서

      • 활동에 대한 지각된 유익성 : 특정 행위에 대해 개인이 기대하는 이익이나 긍정적 결과

        – 행위에 따른 긍정적 결과나 강화된 결과로부터 얻어짐

        – 내적인 이익 : 피로감의 감소, 각성 수준의 증가 등

        – 외적인 이익 : 경제적 보상인자 사회적 상호작용의 증가

      • 활동에 대한 지각된 장애성 : 활동을 할 때 부정적인 측면을 인지, 이용하기 불가능한 것을 의미, 불편함, 값이 비쌈, 어려움, 시간소요가 많음 등

      • 지각된 자기효능감

        – 수행을 확실하게 성취할 수 있는 개인의 능력으로 판단

        – 직접적으로 건강증진행위를 동기화시키고 지각된 장애에 영향을 줌으로써 행위의 시행이나 유지에 간접적으로 영향

      • 활동과 관련된 정서 : 행위를 시작하기 전, 하는 동안, 한 후에 일어나는 주관적인 느낌으로 행동 자체가 가지는 자극의 특성에 기초한다. 감정상태는 행위를 반복하거나 지속하는데 영향을 미치며 긍정적인 감정을 동반한 행위일수록 반복될 가능성이 크고, 부정적인 감정을 느끼게 하는 행위일수록 피할 가능성이 크다.

      • 인간 상호간의 영향

        – 다른 사람의 태도와 신념, 행위 등에 영향을 받는 것

- 건강증진행위에 대한 인간 상호 간의 일차적인 원천은 가족(부모, 형제), 또래집단, 보건의료제공자이며, 규범(의미있는 타인의 기대), 사회적 지지(도구적, 정서적 격려), 모델링(특정행위에 참여하는 타인을 관찰하여 학습함) 등 사회적 압력이나 행동계획 수립의 격려를 통해 직·간접적으로 행위에 영향
  - • 상황적 영향 : 상황에 대해 개인이 지각하고 인지하는 것으로 행위를 촉진시키거나 저해
  - ⓒ 행위결과 : 활동계획에 몰입하고 건강행위가 이루어지는 단계
  - • 활동계획 수립 : 주어진 시간과 장소에서 특정 사람이나 환자와 구체적인 활동을 하거나 행위를 수행, 강화하기 위한 전략
  - • 즉각적인 갈등적 요구와 선호성
    - 계획된 건강증진행위를 하는 데 방해되는 다른 행위
    - 운동보다 쇼핑을 더 좋아하기 때문에 운동하는 곳을 늘 지나쳐서 마트로 가게 되는 경우
  - • 건강증진행위 : 건강증진행위는 개인이나 집단이 최적의 안녕상태를 이루고 자아실현 및 개인적 욕구충족을 유지, 증진하려는 행위로서 질병을 예방하는 것 이상을 의미하며 균형과 안정성을 지키게 하고 최적의 기능 상태로 만들며 조화를 증진시키며 적응을 강화시키고 안녕을 극대화하고 의식을 확재시키는 것 등을 포함한다.

③ 특징
  - ⊙ 인지지각을 변화시켜 건강증진 행위를 촉진할 수 있다는 데 초점이 있으며, 건강증진에 인지지각 요인이 미치는 영향이 크다는 점을 강조한 것이다.
  - ⓒ 지나치게 많은 변수들을 고려함으로써 실제적인 적용이 어렵다.
  - ⓒ 이론으로서의 간편성이 부족하다.

(6) PRECEDE-PROCEED 모형

① 개념
  - ⊙ 수행평가 과정의 연속적인 단계를 제공하여 포괄적인 건강증진계획이 가능한 모형이다.
  - ⓒ PRECEDE 과정은 보건교육사업의 우선순위 결정 및 목적 설정을 보여주는 진단단계이다.
  - ⓒ PROCEED 과정은 정책수립 및 보건교육사업 수행과 사업평가에서의 대상과 그 기준을 제시하는 건강증진계획의 개발단계이다.
  - ⓔ 건강, 건강행위의 사회적, 생태학적(가족, 지역사회, 문화, 신체적·사회적 환경)요인 등 직·간접요인들을 분석한 후 그를 바탕으로 포괄적인 사업을 계획하도록 모형이 개발되었다.
  - ⓜ 건강행위에 사회적, 생태학적 측면이 중요한 요인임을 강조한 것으로, 건강행위 변화에 대한 책임을 대상자 중심으로 본 다른 건강행위 관련 모형과 구별된다.

② 모형의 단계
  - ⊙ 사회적 사정단계
    - • 사람들 자신의 요구나 삶의 질을 이해하기 위한 과정으로 광범위한 지역사회에 대한 이해를 위해 계획된 다양한 정보수집활동

- 지역사회와 삶의 질을 사정하도록 격려하고 돕는 것에서 시작
- 삶의 질 측정
  - 객관적 측정 : 고용율, 결근율, 교육수준, 실업률과 같은 사회적 지표, 주택밀도, 사회복지 수준, 대기상태와 같은 환경적 지표
  - 주관적 측정 : 지역주민의 적응(스트레스 생활사건, 개인적 또는 사회적 자원)과 삶의 만족도(긍정적 생활경험, 개인적 또는 사회적 자원) 등을 포함하여 대상 집단에게 삶의 질을 방해하는 주요 장애물이 무엇인지를 물어 보는 것
- 자료수집방법 : 면담, 지역사회 포럼, 포커스 그룹활용, 설문조사, 사회적 지표, 연구기록, 국가적 자료의 지역수준으로 합성된 통계

ⓛ 역학적 사정단계

- 사회적 관점에서 규명된 삶의 질에 영향을 미치는 구체적인 건강문제 또는 건강목표 규명, 우선순위를 선정하여 제한된 자원을 사용할 가치가 큰 건강문제를 규명하는 단계
- 건강문제를 나타내는 지표 : 사망률, 이환률, 장애율, 불편감, 불만족 – 5D
- 건강문제 우선순위 설정
  - 사망, 질병, 근로손실일수, 재활비용, 장애(일시적, 영구적), 가족해체, 회복 비용 등의 문제 중 가장 파급효과가 큰 문제는 어느 것인가?
  - 어린이, 여성, 인종 등의 소집단 중에서 위험에 처해 있는 것은 어느 집단인가?
  - 어떤 문제가 가장 중재하기에 적합한 것인가?
  - 지역사회 내의 다른 기관들로부터 외면당하고 있는 문제는 어떤 것인가? 그럴만한 이유가 있는가?
  - 어떤 문제가 건강상태, 경제상태 또는 이익 등의 측면에서 가장 효과적인 결과를 가져올 것인가?
  - 지역적, 국가적 우선순위에서 상위에 배정되어 있는 문제가 있는가?
- 건강 목적 개발
  - 사업추진의 구심적 역할, 방향 제시
  - 역학적, 의학적 결과로 표현
  - 대상, 기대효과, 범위, 기간 등의 내용 포함
  - 측정가능, 정확한 자료에 근거하여 합리적 설정
  - 하부목표와 성취 목표는 일관성

ⓒ 행위 및 환경적 사정단계

- 전 단계에서 확인된 삶의 질, 건강결정요인들을 통제하는 총체적인 행위
- 사회적 · 물리적 환경 요인을 분석하는 단계
- PRECEDE 모형에서는 행위요인만 다뤘으나 PROCEED 모형에서는 생활양식과 환경적 요인까지 고려한다.
- 행위사정의 단계
  - 건강문제 관련 요인의 분류 : 행위와 비행위 요인
  - 행위의 분류 : 예방행위와 치료행위
  - 행위의 중요도에 따른 분류

- 행위의 가변성 정도에 따른 분류 : 행위에 등급을 매기는 것, 시간요인 고려
- 대상행위의 결정 : 사업의 초점이 될 수 있는 행위 선택
- 행동목표 진술 : 구체적, 정확성 요구, 변화가 기대되는 대상, 성취되어야 하는 건강행위, 성취되어야 하는 조건의 범위, 변화가 발생될 것이라고 생각되는 시간 등 포함
- 환경사정의 단계
  - 변화될 수 있는 환경요인의 규명
  - 중요도에 따른 환경요인들의 분류
  - 가변성에 따른 환경요인들의 분류
  - 표적 환경요인 결정 : 행위 매트릭스
  - 환경목표의 진술 : 측정가능한 용어로 진술
ⓔ 교육 및 생태학적 사정 단계
- 행위에 영향을 주는 요인
  - 성향요인 : 행위를 초래하거나 행위의 근거가 되는 요인(개인이나 집단의 동기화와 관련)→인지, 정서적 요인으로 지식, 태도, 신념, 가치, 자기효능, 의도 등
  - 촉진요인 : 건강행위를 수행하는데 필요한 기술과 자원, 실제로 행위가 나타나도록 하는 요인→지역사회의 보건의료나 지역사회의 자원에 대한 이용가능성, 접근성, 시간적 여유 등
  - 강화요인 : 행위가 계속되거나 반복되도록 보상을 제공하는 행위와 관련된 요인→사회적 지지, 동료영향, 의료제공자의 충고와 피드백, 신체적으로 얻은 결과
- 행위와 환경변화 요인 선택 및 우선순위 결정
  - 요인들의 규명 및 분류단계
  - 세 범주 중에서 우선순위 결정
  - 범주 내의 요인들 간의 우선순위 결정
- 학습과 자원목표
  - 학습목표 : 성향요인과 중재내용을 서술→사업평가의 기준
  - 자원목표 : 사업의 환경적 촉진요인 정의
ⓜ 행정 및 정책 사정 단계
- PRECEDE에서 PROCEED로 넘어가는 단계
- 사정단계에서 규명된 계획이 건강증진사업으로 전환되기 위한 행정·정책사정과정
- 건강증진 프로그램을 촉진하거나 방해하는 정책, 자원 및 조직의 환경 분석
  - 정책 : 조직과 행정활동을 안내하는 일련의 목표와 규칙
  - 규제 : 정책을 수행하거나 규칙이나 법을 강화하는 활동
  - 조직 : 사업 수행에 필요한 자원을 모으고 조정하는 활동
  - 수행 : 행정, 규제, 조직을 통해 정책과 사업을 활동으로 전화시키는 것
- 행정 사정 단계 : 필요한 자원의 사정, 이용가능한 자원의 사정, 수행에 있어서 장애물 사정
- 정책 사정 단계 : 계획이 수행되기 전 기존의 정책, 규제 및 조직에 적합한지 검토

- 수행 단계
  - 계획, 예산, 조직과 정책의 지지, 인력과 감독
  - 사람들의 요구에 대한 민감성, 상황에 따른 융통성, 인식, 유머감각
- ⑪ 실행 : 프로그램 수행
- ⑭ 평가
  - 과정평가 : 사업의 수행이 정책, 이론적 근거, 프로토콜 등에서 벗어날 때 이를 인식할 수 있도록 한다.
  - 영향평가 : 대상 행위와 선행요인, 촉진요인, 강화요인, 행위에 미치는 환경요인에 대한 즉각적인 효과
  - 결과평가 : 건강상태와 삶의 질 지표

(7) 범이론적 모형

① 개요

- ㉠ 횡이론적 변화단계이론
- ㉡ 심리치료자들이 다양한 이론의 통합을 통해 새로운 시개 정신을 찾기 위한 하나의 방법으로 범이론적 접근을 시도
- ㉢ 시간적인 차원을 포함한 단계의 개념으로 이해함으로써 성공적인 금연을 유도할 수 있다는 새로운 접근 법을 제시
- ㉣ 성인의 금연에 대한 폭넓은 연구 : 스스로 담배를 끊는 사람이 어떠한 단계를 거치면서 행동의 변화를 보이는지를 이해
- ㉤ 개인의 행위에 영향을 주는 인적 요소가 어떤 것이 있는지에 초점을 두고 건강행위를 설명한다.

② 변화의 단계

- ㉠ 계획 전 단계, 인식 전 단계
  - 6개월 내에 행동변화의 의지가 없는 단계
  - 인식을 갖도록 하기 위해 문제점에 대한 정보를 주어야 한다.
- ㉡ 계획단계, 인식단계
  - 6개월 내에 행동변화의 의지가 있는 단계
  - 구체적인 계획을 세울 수 있도록 긍정적인 부분을 강조한다.
- ㉢ 준비단계
  - 1개월 내에 행동변화의 의지를 가지고 있으며, 적극적으로 행동변화를 계획하는 단계
  - 기술을 가르쳐 주고, 실천계획을 세울 수 있도록 도와주고, 할 수 있다는 자신감을 준다.
- ㉣ 행동단계
  - 6개월 내에 명백한 행동의 변화를 갖는 단계
  - 칭찬을 하며, 실패를 막을 수 있는 방법을 가르치며, 이전행동으로 돌아가려는 자극을 조절하는 계획을 세우도록 한다.
- ㉤ 유지단계

- 6개월 이상 행동변화가 지속되는 단계
- 유혹을 어떻게 조절해야 하는지 긍정적인 부분을 강조한다.

③ 변화과정
　　㉠ 변화단계를 계속 유지하기 위하여 사람들이 사용하는 암묵적이거나 명백한 활동
　　㉡ 경험적 과정(인지적 과정) : 행동과 관련된 정서, 믿음, 가치 등 대상자의 인지적인 과정(동기부여, 의식 형성, 극적 전환, 자기재평가, 사회적 조건, 환경 재평가)
　　㉢ 행동적 과정 : 행동변화에 적용이 되는 과정 → 조력관계, 대응조건, 강화관리, 자극조절, 자기해방

④ 변화과정
　　㉠ 의식형성 : 높은 수준의 의식과 보다 정확한 정보를 찾는 과정
　　㉡ 극적 안도 : 감정경험과 표출
　　㉢ 환경 재평가 : 자기 환경과 문제들에 대한 감정적, 인지적 재인식
　　㉣ 자기 재평가 : 자기 자신과 문제들에 대한 감정적, 인지적 재인식
　　㉤ 자기해방 : 신념에 근거하여 변화하고 행할 수 있다는 믿음
　　㉥ 조력관계 : 개발, 보호, 신뢰, 진실, 감정이입을 포함한 관계
　　㉦ 사회적 조건 : 개인적 변화를 지지하는 사회적 변화 의지
　　㉧ 대응조건 : 문제행위를 보다 긍정적 행위나 경험으로 대치
　　㉨ 강화관리 : 긍정적 행위는 강화하고 부정적 행위는 처벌
　　㉩ 자극조절 : 환경 또는 경험을 재구축하여 문제자극이 덜 발생하도록 함

⑤ 변화단계 모형

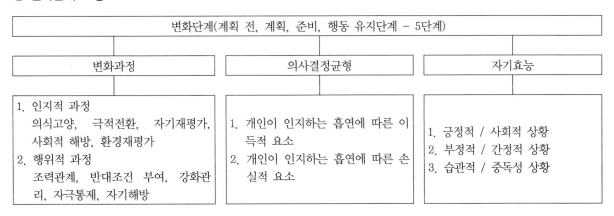

변화단계(계획 전, 계획, 준비, 행동 유지단계 - 5단계)		
변화과정	의사결정균형	자기효능
1. 인지적 과정 의식고양, 극적전환, 자기재평가, 사회적 해방, 환경재평가 2. 행위적 과정 조력관계, 반대조건 부여, 강화관리, 자극통제, 자기해방	1. 개인이 인지하는 흡연에 따른 이득적 요소 2. 개인이 인지하는 흡연에 따른 손실적 요소	1. 긍정적 / 사회적 상황 2. 부정적 / 간접적 상황 3. 습관적 / 중독성 상황

⑥ 적용
　　㉠ 단계모델은 광범위한 건강부분 및 정신보건영역으로 확대되어 적용된다.
　　㉡ 알코올중독 및 물질남용, 불안 및 공포장애, 섭취장애 및 비만, 에이즈 예방, 유방암 검진과 자궁암 검진
　　㉢ 치료권고에 대한 이행, 임신과 흡연 등 다양한 영역의 건강 프로그램에서 활용

최근 기출문제 분석

2020. 6. 13. 제1회 지방직 시행

1 다음 글에 해당하는 범이론적 모형(Transtheoretical model)의 건강행위 변화단계는?

> 저는 담배를 10년간 피웠더니 폐도 좀 안 좋아진 것 같고 조금만 활동을 해도 너무 힘이 들어요. 요즘 아내와 임신에 관해 얘기하고 있어서 담배를 끊기는 해야 할 것 같은데, 스트레스가 너무 많아서 어떻게 해야 할지 모르겠어요. 그래도 태어날 아기를 생각해서 앞으로 6개월 안에는 금연을 시도해볼까 해요.

① 계획 전 단계(precontemplation stage)

② 계획 단계(contemplation stage)

③ 준비 단계(preparation stage)

④ 행동 단계(action stage)

> **TIP** 범이론적 모형의 변화 6단계
> ㉠ 무관심 단계(계획 전 단계): 6개월 이내에 행동 변화의 의지가 없는 단계이다. 자신의 문제를 인지하지 못하거나 과소평가, 회피가 나타난다.
> ㉡ 관심단계(계획단계): 문제를 인식하고 6개월 이내에 문제를 해결하고자 하는 의도는 있고 구체적인 계획은 없다.
> ㉢ 준비단계: 행위 변화 의도와 행동을 결합시킨 단계로 구체적인 실행계획이 잡혀 있는 단계이다. 1개월 내에 건강행동을 하겠다는 의도가 있다.
> ㉣ 실행(행동)단계: 행동 시작 후 6개월 이내로 행동 변화가 실행되는 단계이다.
> ㉤ 유지단계: 실행단계에서 시작한 행위 변화를 최소한 6개월 이상 지속하여 생활의 일부분으로 정착하는 단계이다.
> ㉥ 종결단계: 재발의 위험이 없는 단계로 종결단계 없이 유지단계로 끝나는 경우가 많다.

2020. 6. 13. 제2회 서울특별시 시행

2 UN에서 발표한 새천년개발목표(Millennium Development Goals, MDGs)에 해당하지 않는 것은?

① 절대빈곤 및 기아 퇴치

② 모든 사람의 건강한 삶을 보장하고 웰빙을 증진

③ 보편적 초등교육 실현

④ 지속가능한 환경의 확보

Answer 1.② 2.②

TIP UN의 새천년 개발목표

㉠ 절대빈곤 및 기아퇴치
㉡ 보편적 초등교육 실현
㉢ 양성평등 및 여성능력의 고양
㉣ 유아사망률 감소
㉤ 모성보건 증진
㉥ AIDS 등의 질병 퇴치
㉦ 지속가능한 환경 확보
㉧ 개발을 위한 글로벌 파트너십 구축

2019. 2. 23. 서울시

3 제4차 국민건강증진종합계획(HP2020)의 중점과제와 대표지표가 옳게 연결되지 않은 것은?

① 정신보건 – 자살 사망률(인구 10만명당)
② 노인건강 – 노인 치매 유병률
③ 신체활동 – 유산소 신체활동 실천율
④ 구강보건 – 영구치(12세) 치아우식 경험률

TIP 제4차 국민건강증진종합계획(HP2020) 중점과제별 대표지표

중점과제	대표지표
금연	성인남성 현재흡연율, 중고등학교 남학생 현재흡연율
절주	성인 연간음주자의 고위험 음주율
신체활동	유산소 신체활동 실천율
영양	건강식생활 실천율(지방, 나트륨, 과일/채소, 영양표시 4개 지표 중 2개 이상을 만족하는 인구 비율)
암관리	암 사망률(인구 10만 명당)
건강검진	일반(생애) 건강검진 수검률(건강보험적용자)
심뇌혈관질환	고혈압 유병률, 당뇨병 유병률
비만	성인 비만유병률
정신보건	자살 사망률 감소(인구 10만 명당)
구강보건	아동청소년 치아우식 경험률(영구치)
결핵	신고 결핵 신환자율(인구 10만 명당)
손상예방	인구 10만 명당 손상 사망률
모성건강	모성사망비(출생 10만 명당)
영유아	영아사망률(출생아 천 명당)
노인건강	노인 활동제한율 – 일상행활 수행능력(ADL) 장애율

Answer 3.②

4 우리나라 제4차 국민건강증진종합계획(Health Plan 2020)의 총괄목표는?

① 안전한 보건환경과 건강생활 실천

② 건강수명 연장과 건강형평성 제고

③ 예방중심 상병관리와 만성퇴행성질환 감소

④ 생애주기별 건강관리와 의료보장성 강화

> **TIP** 제4차 HP2020의 목표는 3차와 마찬가지로 WHO 건강증진의 개념, 목표 달성 측정을 위해 계량화 가능 여부와 주요
> 외국의 추세를 감안하여 '건강수명연장과 건강형평성 제고'로 선정하였다.

5 PRECEDE-PROCEED 모형에서 강화요인(reinforcing factors)은?

① 개인의 기술 및 자원

② 대상자의 지식, 태도, 신념

③ 보건의료 및 지역사회 자원의 이용 가능성

④ 보건의료 제공자의 반응이나 사회적 지지

> **TIP** PRECEDE-PROCEED Model의 3단계는 행동적, 환경적 진단으로 주요 보건의료 문제와 관련되는 구체적 건강행위와
> 생활양식, 환경적 요인들을 파악하는데, 개인이나 집단의 건강행위에 영향을 주는 요인은 크게 성향요인, 촉진요인, 강
> 화요인으로 구분된다.
> ㉠ 성향요인(predisposing factors) : 행위를 초래하거나 행위의 근거가 되는 요인으로 보건교육 계획에 유용한 요인(지
>   식, 태도, 신념, 가치, 자기효능 등)
> ㉡ 촉진요인(enabling factors) : 개인이나 집단으로 하여금 행위를 하도록 촉진하는 것(접근성, 개인의 기술, 보건의료
>   나 지역사회자원의 이용가능성)
> ㉢ 강화요인(reinforcing factors) : 행위가 계속되거나 중단하게 하는 요인(보상, 벌칙 등)

Answer 4.② 5.④

2019. 6. 15. 서울시

6 **우리나라의 제4차 국민건강증진종합계획(Health Plan 2020)의 총괄목표에 해당하는 것은?**

① 삶의 질 향상, 건강수명 연장

② 건강형평성 제고, 사회물리적 환경조성

③ 삶의 질 향상, 사회물리적 환경조성

④ 건강수명 연장, 건강형평성 제고

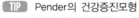 제4차 HP2020의 목표는 3차와 마찬가지로 WHO 건강증진의 개념, 목표 달성 측정을 위해 계량화 가능 여부와 주요 외국의 추세를 감안하여 '건강수명연장과 건강형평성 제고'로 선정하였다.

2018. 5. 19 제1회 지방직 시행

7 **건강행위에 영향을 미치는 요인을 개인의 특성과 경험, 행위와 관련된 인지와 감정으로 설명하였으며, 사회인지이론과 건강신념모델에 기초하여 개발된 이론은?**

① 계획된 행위이론   ② 건강증진모형

③ 범이론 모형   ④ PRECEDE-PROCEED 모형

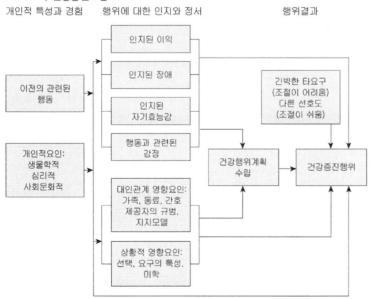

Pender의 건강증진모형

2017. 6. 17 제1회 지방직 시행

8 제4차 국민건강증진종합계획(HP2020)의 정책 효과를 측정하기 위해 설정한 대표 지표가 아닌 것은?

① 모성사망비

② 영아사망률

③ 건강식생활 실천율

④ 노인 삶의 질

TIP 제4차 국민건강증진종합계획(HP2020) 중점과제별 대표지표

중점과제	대표지표
금연	성인남성 현재흡연율, 중고등학교 남학생 현재흡연율
절주	성인 연간음주자의 고위험 음주율
신체활동	유산소 신체활동 실천율
영양	건강식생활 실천율(지방, 나트륨, 과일/채소, 영양표시 4개 지표 중 2개 이상을 만족하는 인구 비율)
암관리	암 사망률(인구 10만 명당)
건강검진	일반(생애) 건강검진 수검률(건강보험적용자)
심뇌혈관질환	고혈압 유병률, 당뇨병 유병률
비만	성인 비만유병률
정신보건	자살 사망률 감소(인구 10만 명당)
구강보건	아동청소년 치아우식 경험률(영구치)
결핵	신고 결핵 신환자율(인구 10만 명당)
손상예방	인구 10만 명당 손상 사망률
모성건강	모성사망비(출생 10만 명당)
영유아	영아사망률(출생아 천 명당)
노인건강	노인 활동제한율 – 일상행활 수행능력(ADL) 장애율

2015. 6. 27 제1회 지방직 시행

9 팬더(Pender)의 건강증진모형을 이용하여 건강한 젊은 성인들을 대상으로 제공할 수 있는 운동프로그램 중재로 옳지 않은 것은?

① 대상자의 자기효능감을 증진시킨다.

② 대상자에게 운동의 이점을 설명한다.

③ 건강 위협을 통해 대상자를 동기화한다.

④ 대상자 가족들이 대상자를 지지하도록 한다.

TIP ② 인지, 정서의 중요성에 대한 부분이다.
③ 건강위협을 통한 동기화는 옳지 않다.

Answer 8.④ 9.③

출제 예상 문제

1 다음 중 WHO 오타와 헌장(1986)에서 제시된 5가지 요소가 아닌 것은?

① 보건의료서비스의 방향 재설정

② 개개인의 기술 개발

③ 지역사회활동의 약화

④ 건강지향적(지지적) 환경 조성

TIP WHO 오타와 헌장(1986)
- 건강 지향적 공공정책의 수립
- 건강지향적(지지적) 환경 조성
- 지역사회활동의 강화
- 개인의 기술 개발
- 건의료서비스의 방향 재설정

2 제4차 국민건강증진종합계획의 대표지표에서 중점과제와 지표를 잘못 연결한 것은?

① 암-암 사망률(인구 10만 명당)

② 신체활동-유산소 신체활동 실천율

③ 건강검진-손상사망률(인구 10만 명당)

④ 정신보건-자살사망률(인구 10만 명당)

TIP ③ 건강검진-일반검진 수검률

Answer 1.③ 2.③

3 Tannahill의 건강증진모형에서 질병이나 건강문제를 조기발견하여 예방하는 것을 무엇이라고 하는가?

① 일차예방

② 이차예방

③ 삼차예방

④ 사차예방

TIP • 일차예방 : 건강위험요인을 감소시켜 질병이나 특정 건강문제가 발생하지 않도록 하는 것
　　 • 이차예방 : 질병이나 건강문제를 조기발견하여 예방하는 것
　　 • 삼차예방 : 질병이나 건강문제로 인해 발생할 수 있는 합병증 예방과 재발 방지

4 다음 설명하고 있는 것은 건강신념모형도의 구성요인 중 어떤 것에 해당하는가?

> 어떤 건강상태가 될 것이라는 가능성에 대한 생각이다. 자신이 어떤 질병에 걸릴 위험이 있다고 지각하거나, 질병에 이미 걸린 경우 의료적 진단을 받아들이거나 재발할 위험성이 있다고 생각하는 등 일반적으로 질병에 민감하다고 믿는 것이다.

① 지각된 민감성

② 지각된 심각성

③ 지각된 유익성

④ 지각된 장애성

TIP • 지각된 심각성 : 질병에 걸렸을 경우나 치료를 하지 않았을 경우 어느 정도 심각하게 될 것인지에 대한 지각이다.
　　 • 지각된 유익성 : 특정 행위를 하게 될 경우 얻을 수 있는 혜택에 대한 지각이다.
　　 • 지각된 장애성 : 특정 건강행위에 대한 부정적 지각으로 어떤 행위를 하려고 할 때 그 건강행위에 잠재되어 있는 부정적인 측면이다.

Answer　3.② 4.①

5 Pender의 건강증진모형(HPM)에서 개인적 특성과 경험 중 자존감, 자기동기화, 개인능력 등을 무엇이라 하는가?

① 생물학적 요인

② 심리적 요인

③ 사회문화적 요인

④ 과학적 요인

TIP • 심리적 요인 : 자존감, 자기동기화, 개인능력, 지각된 건강상태, 건강의 정의 등
• 생물학적 요인 : 연령, 성, 비만도, 사춘기상태, 폐경상태, 힘, 균형성 등
• 사회문화적 요인 : 종족, 보건교육, 사회·경제적 수준 등

6 Pender의 건강증진모형(HPM)에 대한 특징으로 옳지 않은 것은?

① 인지지각을 변화시켜 건강증진 행위를 촉진할 수 있다는 데 초점이 있다.

② 지나치게 많은 변수들을 고려함으로써 실제적인 적용이 어렵다.

③ 이론으로서의 간편성이 부족하다.

④ 질병 관련 행위를 주로 설명하고 있다.

TIP ④ 건강신념모형의 특징이다.

7 PRECEDE-PROCEED 모형에서 PRECEDE에서 PROCEED로 넘어가는 단계는 어느 단계인가?

① 사회적 사정단계

② 역학적 사정단계

③ 행위 및 환경적 사정단계

④ 행정 및 정책 사정단계

TIP · 행정 및 정책 사정단계
–사정단계에서 규명된 계획이 건강증진사업으로 전환되기 위한 행정·정책사정과정
–건강증진 프로그램을 촉진하거나 방해하는 정책, 자원 및 조직의 환경 분석

Answer 5.② 6.④ 7.④

8 PRECEDE-PROCEED 모형에서 다음 설명에 해당하는 단계는 어느 단계인가?

> 사회적 관점에서 규명된 삶의 질에 영향을 미치는 구체적인 건강문제 또는 건강목표 규명, 우선순위를 선정하여 제한된 자원을 사용할 가치가 큰 건강문제를 규명하는 단계

① 사회적 사정단계
② 역학적 사정단계
③ 행위 및 환경적 사정단계
④ 교육 및 생태학적 사정 단계

TIP • 사회적 사정단계 : 사람들 자신의 요구나 삶의 질을 이해하기 위한 과정으로 광범위한 지역사회에 대한 이해를 위해 계획된 다양한 정보수집활동
• 행위 및 환경적 사정단계: 전 단계에서 확인된 삶의 질, 건강결정요인들을 통제하는 총체적인 행위
• 교육 및 생태학적 사정 단계: 행위와 환경변화 요인 선택 및 우선순위 결정, 학습과 자원목표

9 범이론적 모형에서 변화과정 중 높은 수준의 의식과 보다 정확한 정보를 찾는 과정을 무엇이라 하는가?

① 극적 안도
② 의식형성
③ 자기 재평가
④ 자기해방

TIP ① 극적안도 : 감정경험과 표출
③ 자기 재평가 : 자기 자신과 문제들에 대한 감정적, 인지적 재인식
④ 자기해방 : 신념에 근거하여 변화하고 행할 수 있다는 믿음

Answer 8.② 9.②

10 다음에서 설명하는 단계는 범이론적 모형에서 어느 단계인가?

- 6개월 내에 행동변화의 의지가 있는 단계
- 구체적인 계획을 세울 수 있도록 긍정적인 부분을 강조한다.

---

① 계획 전 단계
② 계획단계
③ 준비단계
④ 행동단계

TIP −계획 전 단계
- 6개월 내에 행동변화의 의지가 없는 단계
- 인식을 갖도록 하기 위해 문제점에 대한 정보를 주어야 한다.
　−준비단계
- 1개월 내에 행동변화의 의지를 가지고 있으며, 적극적으로 행동변화를 계획하는 단계
- 기술을 가르쳐 주고, 실천계획을 세울 수 있도록 도와주고, 할 수 있다는 자신감을 준다.
　−행동단계
- 6개월 내에 명백한 행동의 변화를 갖는 단계
- 칭찬을 하며, 실패를 막을 수 있는 방법을 가르치며, 이전행동으로 돌아가려는 자극을 조절하는 계획을 세우도록 한다.

Answer 10.②

02 보건교육

01 보건교육의 이해

(1) 보건교육의 의의

① 보건교육의 개념

  ㉠ 정의
- WHO : 보건교육은 개인과 지역사회의 건강에 도움이 되는 지식을 향상시키고, 삶의 기술을 개발하는 것을 포함하여 건강에 대하여 읽고 행동할 수 있는 능력을 향상시키도록 구성된 의사소통을 포함한 학습의 기회이다.
- 국민건강증진법 : 보건교육은 개인 또는 집단으로 하여금 건강에 유익한 행위를 자발적으로 수행하도록 하는 교육을 말한다.

  ㉡ 보건교육의 목적과 목표
- 목적 : 대상자들이 최적의 건강을 유지·증진시킬 수 있는 자가건강관리능력을 함양하여 삶의 질을 향상시키는 것이다.
- 목표
  - 개인의 삶의 질 향상 증진
  - 보건의료자원의 올바른 이용
  - 건강한 생활양식 행동의 실천 강화
  - 대상자들의 자가건강광리능력 함양
  - 건강행위를 스스로 실천할 수 있도록 도움

② 보건교육의 일반적 원리 및 필요성

  ㉠ 일반적 원리
- 보건교육은 모든 연령층을 대상으로 한다.
- 보건교육은 개인이나 집단의 건강에 관한 지식, 태도, 행위를 바람직한 방향으로 변화시키는 데 목적이 있다.
- 보건교육은 형제, 동료, 친구 사이에도 이루어진다. 전문적 기초지식의 결여로 부정확한 측면도 있지만 모르는 것을 알도록 도와주는 데서 개인적인 신뢰나 우정이 크게 작용할 수 있다.

- 보건교육은 거의 실제 경험과 비슷한 학습환경에서 이루어질 때 그 효과가 크다.
- 보건교육은 가정, 학교, 지역사회 간의 접촉 및 매개수단이 되어야 한다.
- 보건교육계획을 세우려면 명확한 목표가 설정되어 있어야 한다.
- 보건교육은 다른 관련 분야들과 협조관계가 필요하다.
- 보건교육계획 시 그 지역사회 주민의 건강에 대한 태도, 신념, 미신, 습관, 금기사항, 전통 등 일상생활의 전반적인 사항을 반드시 알고 있어야 한다.
- 보건교육은 양과 질을 측정할 수 있는 평가 지표의 준비가 필요하다. 사전평가, 중간평가, 사후평가를 실시하여 재계획에 반영하여야 한다.
- 보건교육은 개인, 가정, 지역사회 주민의 요구 또는 흥미에 따라 실시해야 효과적이다. 보건교육 실시 전에 지역사회의 요구도를 미리 사정하여야 한다
- 보건교육은 대상자의 연령, 교육수준, 경제수준에 맞게 실시하여야 한다.
- 보건교육은 단편적인 지식이나 기술(기능)을 전달하는 데 그쳐서는 아니 되며, 일상생활에서 응용될 수 있도록 해야 하며, 보건교육을 실시할 때는 인간의 신체적 · 정신적 · 사회적 측면의 조화를 고려하여야 한다.
- 대상자가 자발적으로 보건교육에 참여하도록 유도하여야 한다.
- 보건문제 해결은 일정한 공식이나 틀이 없으므로 일종의 창의적인 과정이라 할 수 있다.
ⓒ 필요성
- 보건교육을 통해 자신이 이용하는 서비스 수준을 판단할 수 있는 능력을 키워야 한다.
- 질병 양상의 변화와 의학기술의 한계에 따른 보건교육의 상대적 가치가 부각되고 있다.
- 의료비 상승으로 인한 조기 퇴원으로 가정에서 환자와 가족이 건강관리를 해야 할 필요성이 증가하고 있다.
- 개인이나 지역사회가 건강 관련 문제를 스스로 해결할 수 있는 능력을 기를 필요가 있다.
- 소비자 의식의 향상으로 삶의 질 향상을 추구하려는 인식이 전반적으로 확산되었다.

> **TIP**

브래드쇼의 교육 요구 유형

요구 유형	내용
규범적 요구	• 보건의료전문가에 의해 정의되는 요구 • 교육대상자의 주관적 느낌이나 생각과 차이가 있을 수 있다.
내면적 요구	• 대상자 스스로가 느끼는 요구 • 전문가 판단에 따른 규범적 요구와 차이가 있을 수 있다.
외향적 요구	• 자신의 건강문제에 대해 다른 사람에게 호소하거나 행동으로 나타내는 경우
상대적 요구	• 목표인구와 타 집단을 비교하거나, 전체 집단의 평균과 비교하였을 때 평균보다 높거나 낮음으로써 확인된 문제

③ 보건교육 관련 이론 정리

㉠ 행동주의 학습이론

• 개념

– 인간의 학습 현상을 행동과 그 행동의 발생 원인이 되는 외부환경에 초점을 두고 설명하는 이론으로 목표한 행동의 변화가 일어나면 학습이 이루어진다고 본다.

– 인간의 행동은 자연법칙의 지배를 받기 때문에 과학적으로 연구되어야 하고, 겉으로 나타나는 행동을 연구의 대상으로 한다.

– 환경은 개체의 행동에 영향을 주는 외적 변인이며, 행동 변화를 목표로 하는 학습도 환경이 개체에 작용해서 나타난 결과로 볼 수 있다.

– 환경을 조절함으로써 인간의 행동을 변화시키거나 수정할 수 있다. 환경을 적절히 조성하면 학습도 의도한 대로 조절이 가능하다.

• 기본원리

– 행동은 보상, 칭찬, 처벌 등과 같은 강화에 의해 증가된다.

– 행동은 이전의 경험에 의해 영향을 받으며, 다음에 올 결과에 의해 더 큰 영향을 받는다.

– 처벌은 행동을 억제한다. 처벌이 제거되면 행동은 증가하는 경향이 있다.

– 각성은 주의 집중에 영향을 준다.

– 반복적인 행동으로 강화가 이루어지며 강화를 통해 학습을 증진시킨다.

– 불규칙적인 강화가 행동을 오래 지속하게 한다.

– 즉각적이고 일관성 있는 강화가 효과적이다. 정확하고 즉각적인 회환은 학습을 향상시킨다.

– 명백하게 행동과 연결된 보상이나 처벌이 행동을 강화시킨다. 결과에 상응하는 적절한 보상제공이 학습을 증진시킨다.

– 대상자가 원하는 보상일 때 행동이 증가한다.

– 욕구를 충족시키지 못하는 행위는 소멸된다.

㉡ 인지주의 학습이론

• 개념

– 인간을 문제해결을 위한 정보를 적극적으로 탐색하고 이미 알고 있는 것을 재배열하며 재구성함으로써 새로운 학습을 성취하는 능동적이고 적극적인 존재로 본다.

– 학습은 본질적으로 내적인 사고과정의 변화이기에 개인이 환경으로부터 받은 자극이나 정보를 어떻게 지각하고 해석하고 저장하는가에 관심을 둔다.

• 기본원리

– 주의집중은 학습을 증가시킨다.

– 정보자료를 조직화할 때 학습을 증가시킨다.

– 정보를 관련지음으로써 학습을 증가시킨다.

– 개개인의 학습유형은 다양하다.

– 우선적인 것은 정보의 저장에 영향을 준다.

- 새로이 학습한 내용을 다양한 배경에서 적용하는 것은 그 학습의 일반화를 돕는다.
- 모방은 하나의 학습방법이다.
- 신기함이나 새로움은 정보의 저장에 영향을 준다.

ⓒ **인본주의 학습이론**

- 개념 : 심리학에 근본을 두고 있으며 학습은 개인이 주위 환경과의 능동적인 상호작용을 통하여 자아성장과 자아실현을 이루는 과정이다.

> **TIP**

인본주의 관점에서의 학습
㉠ 학습은 학습자가 긍정적 자아개념을 갖도록 도와주는 것이다.
㉡ 학습자들에게 자유 선택의 기회를 부여하면 그들은 최선의 것을 선택한다.
㉢ 학습은 학습자의 조화로운 발달을 도모하며 학습자 중심으로 이루어져야 효과적이다.
㉣ 학습은 학습자로 하여금 그들의 신념과 태도와 가치를 분명히 의식하여 행동하도록 돕는 것이다.
㉤ 학습은 자기실현을 할 수 있도록 개인의 잠재력을 발달시키는 것이다.

- 기본원리
- 학습자가 자발적인 사람이기 때문에 교육자의 역할은 학습자의 요청에 반응하는 것이며 교사는 촉진자, 조력자, 격려자가 되어야 한다.
- 학습에서 필수적인 것은 학습자가 경험에서 의미를 이끌어내는 것(스스로 학습하며 학습이 유용했는지 평가)이다.

ⓔ **구성주의 학습이론**

- 개념
- 구성주의 학습은 자신의 개인적인 경험에 근거해서 독특하고 개인적인 해석을 내리는 능동적이며 개인적인 과정을 의미하는 학습이론이다.
- 구성주의는 지식이 인간의 경험과는 별도로 외부에 존재한다는 객관주의와는 상반되는 이론으로 지식이란 인간이 처한 상황의 맥락 안에서 사전 경험에 의해 개개인의 마음에 재구성하는 것이라고 주장한다.
- 구성주의는 문제중심학습의 철학적 배경이 되며 의미 만들기 이론 또는 알아가기 이론이라고도 하며 의학이나 간호학의 학습방법으로 도입되고 있다.

- 기본원리
- 학습자는 학습의 주체이며 능동적으로 학습과정에 참여하여 자신의 경험의 의미를 구성할 때 학습이 일어난다.
- 교사는 실제와 같은 복잡하고 역동적인 상황이나 문제를 제시하고 다양한 관점을 개발할 수 있는 기회와 학습에 대한 안내를 줄 수 있는 학습 환경을 조성해야 한다.
- 학습이 의미를 가지지 위해서는 학습한 지식이 실제로 사용될 수 있는 맥락과 함께 제공되어야 한다. 맥락은 실제 상황과 유사한 것이어야 한다.
- 학습자는 문제 상황에서 관련 정보를 회상하고, 문제 해결 과정에 집중하며 전문가들이 실세계의 문제 해결 과정에서 경험하는 사고력을 촉진하고자 문제 상황을 제공한다.

- 문제 상황은 학습자의 학습동기를 유발하고, 관련 지식을 점검하거나 습득하게 하며, 지식을 문제 해결에 적용하도록 유도한다.
- 교사는 학습자의 흥미를 유발하고, 지속적인 피드백과 지지를 통하여 학습자의 의미 구성 과정을 촉진한다.
- 학습자는 사회공동체 내에서 다른 사람들과 아이디어를 공유하고 다양한 관점을 접하게 되는데, 이때 모순되거나 불일치함을 경험하면서 반성적인 사고를 통해서 자신의 관점을 재해석하거나 변형하는 등 조정이 가능하고 공동체와 공유된 의미를 갖게 된다.
- 평가는 학습과정에서 이루어져야 한다고 본다. 평가는 학습자가 문제를 해결하는 과정에서 지식과 기능을 새로운 상황에 전이할 수 있는 능력에 초점을 두고 이루어져야 한다.

(2) 보건교육의 계획

① 학습목표의 설정

㉠ **학습목표** : 학습경험을 통하여 바람직하게 변화되어야 할 학습자의 지식, 태도, 행위를 말하며, 학습과정의 결과로 기대되는 행동이다.

㉡ **학습목표가 갖추어야 할 조건**
- 연관성 : 목적과 밀접한 관련을 가져야 한다.
- 논리성 : 논리적으로 기술되어야 한다.
- 명백성 : 학습자와 교육자가 모두 명확히 이해하고 이에 기준하여 교육이 일어날 수 있도록 명확하게 설정되어야 한다.
- 실현 가능성 : 학습을 통해 실현 가능한 목표가 설정되어야 한다.
- 관찰 가능성 : 관찰 가능한 목표가 되도록 구체적으로 설정하여야 한다.
- 측정 가능성 : 측정 가능하도록 설정되어야 한다.

㉢ **학습목표의 분류** : Bloom은 학습목표를 인지적, 정의적, 심리운동적 영역으로 구분하였다.
- 인지적 영역
- 지식의 증가와 이를 활용하는 능력
- 행동의 복합성에 따라 가장 낮은 수준의 지식 습득부터 가장 높은 수준의 평가로 분류
- 지식 : 정보를 회상해 내거나 기억하는 것

예 대상자들은 흡연의 피해를 열거할 수 있다.
- 이해 : 하급자는 의사소통이 되고 있는 물질이나 아이디어를 다른 것과 관련시키지 않고도 무엇이 의사소통되고 있는지 앎

예 대상자들은 니코틴의 작용을 말할 수 있다.
- 적용 : 구체적이고 특수한 상황에 일반적인 아이디어나 규칙, 이론, 기술적인 원리, 일반화된 방법의 추상성 사용

예 대상자들은 심장질환과 니코틴의 작용을 관련지어 말할 수 있다.
- 분석 : 의사소통을 조직적·효과적으로 하기 위해 표현된 아이디어의 위계와 관계가 분명해지도록 의사소통을 부분으로 나눔

예 대상자들은 흡연으로 인한 증상과 자신에게서 나타나는 증상을 비교한다.

– 종합 : 부분이나 요소를 합하여 분명하도록 완성된 구조로 구성

예 대상자들은 금연방법을 참고하여 자신의 금연계획을 작성한다.

– 평가 : 주어진 목표에 대해 자료와 방법이 범주를 충족시키는 정도에 관해 질적·양적으로 판단

예 대상자들은 자신들이 계획한 금연계획을 실천 가능성에 따라 평가한다.

• 정의적 영역

– 느낌이나 정서의 내면화가 깊어짐에 따라 대상자의 성격과 가치체계에 통합되어 가는 과정

– 감수 : 학습자는 단순히 어떤 것에 의식적이거나 선호하는 자극에 주의를 기울임

예 대상자는 담배연기로 죽어가는 쥐를 들여다본다.

– 반응 : 학습자의 반응

예 대상자는 담배가 자신이나 가족에게 매우 해롭다고 말한다.

– 가치화 : 학습자가 스스로 몰입하여 가치를 갖고 있음을 타인이 확인 가능

예 대상자는 금연계획을 세우고 담배를 줄이며 금연 스티커를 자신이 볼 수 있는 곳에 붙여 놓는다.

– 조직화 : 복합적인 가치를 적절히 분류하고 순서를 매겨 체계화하고 가치들의 관계가 조화롭고 내적으로 일관성을 이루도록 함

예 대상자는 흡연의 유혹을 피하기 위해 기상과 함께 조깅을 하고, 아침식사 후 커피 대신 과일을 먹는 등의 생활양식을 체계적으로 실행한다.

– 성격화 : 새로운 가치를 생활 속으로 통합하여 효과적으로 행동

예 대상자는 지역사회 금연운동에서 자원봉사자로 활동한다.

• 심리 운동적 영역

– 관찰이 가능하므로 학습목표의 확인과 측정 용이

– 복합성의 수준이 증가함에 따라 심리운동 영역의 수준도 증가

– 심리운동 영역이 높아질수록 신체적 기술을 좀 더 효과적으로 수행

– 지각 : 감각기관을 통해 대상, 질 또는 관계를 알아가는 과정

예 노인들은 운동 시범자가 보이는 근력운동을 관찰한다.

– 태세 : 특정 활동이나 경험을 위한 준비

예 노인들은 운동을 하기 위해 필요한 고무 밴드를 하나씩 집어 든다.

– 지시에 따른 반응 : 교육자의 안내 하에 학습자가 외형적인 행위를 하는 것으로 활동에 앞서 반응할 준비성과 적절한 반응을 선택

예 노인들은 운동시범자의 지시에 따라 고무 밴드를 이용한 운동을 한다.

– 기계화 : 학습된 반응이 습관화되어 학습자는 행동수행에 자신감이 있으며 상황에 따라 습관적으로 행동

예 노인들은 음악을 들으며 스스로 운동을 한다.

– 복합 외적 반응 : 복합적이라고 여겨지는 운동 활동의 수행을 의미, 고도의 기술이 습득되고 최소한의 시간과 에너지 활동을 수행

예 노인들은 집에서 TV를 보면서 고무 밴드를 이용한 운동을 능숙하게 실행한다.

- 적응 : 신체적 반응이 새로운 문제 상황에 대처하기 위해 운동 활동을 변경

  예 노인들은 고무 밴드가 없는 노인 회관에서 고무 밴드 대신 긴 타월을 이용하여 운동을 한다.

② 학습내용의 조직 원리

　ㄱ 계속성의 원리 : 학습내용의 구성요소가 계속 반복됨으로써 학습자에게 연속적으로 연습의 기회를 제공하여야 하며, 인지적 영역- 심리운동적 영역- 정의적 영역의 순서로 더 긴 시간의 교육을 요구한다.

　ㄴ 계열성의 원리 : 학습내용의 위계적 · 순차적 반복을 통해 학습의 선행 내용을 기초로 후속 내용을 전개함으로써 수준을 달리한 동일 교육내용을 반복적으로 학습하는 심화 학습이 이루어져야 한다.

　ㄷ 통합성의 원리 : 교육내용을 구성하는 요소들이 서로 연결되고 통합됨으로써 효과적인 학습이 이루어져야 하며 통합성을 고려하지 않으면 교육내용이나 경험들 간의 불균형과 부조화, 내용의 중복이나 누락 등을 가져올 수 있다.

　ㄹ 균형성의 원리 : 여러 가지 학습경험들 사이에 균형이 유지되어야 한다.

　ㅁ 다양성의 원리 : 학생들의 요구를 반영할 수 있는 다양하고 융통성 있는 학습경험이 되도록 조직해야 한다.

　ㅂ 보편성의 원리 : 민주시민으로서 가져야 할 건전한 가치관, 이해, 태도, 기능을 기를 수 있는 학습경험을 조직해야 한다.

③ 보건교육의 수행

　ㄱ 영유아기 및 학령기

　　• 보건교육 시 돌보는 사람의 건강정보를 얻고자 하는 준비성, 아기의 발달 수준과 건강 상태를 파악

　　• 아동의 기질적인 차이와 발달과정, 안전, 좋은 식습관의 형성, 예방접종 등에 관한 교육 수행

　ㄴ 청소년기

　　• 청소년기에는 개념 이해에 필요한 기본적 지식은 충분하나 기존의 가치에 대한 의문이 발생 가능

　　• 다양한 생활양식에 관한 정보와 그 결과 제공

　　• 현재 하고 있는 건강행위를 강화

　　• 자가간호행위에 관한 의사결정에 적극적으로 참여함으로써 그 효과 증대

　ㄷ 성인기

　　• 이미 많은 경험과 정보를 가지고 학습에 참여하므로 그들이 가지고 있는 사고와 기술을 재표현

　　• 학습한 것을 현실적으로 즉각 적용하기 원하며 교과 중심의 학습보다는 문제 해결 중심의 학습으로 이행

　ㄹ 노년기 : 학습자는 노화로 인한 신체적 변화와 인지, 감각 운동 수준이 저하되므로 게임, 역할극, 시범, 재시범 등의 교육방법이 효과적

④ 보건교육의 평가

　ㄱ 평가시점에 따른 분류

　　• 진단평가

　　- 대상자들의 교육에 대한 이해 정도를 파악하고 교육 계획을 수립할 때 무엇을 교육할지를 알아보기 위해 실시

　　- 대상자의 지식수준, 태도, 흥미, 동기, 학습자의 준비도 등을 파악할 수 있고 필요한 교육 내용을 알 수 있음

- 학습자의 개인차를 이해하고 이에 알맞은 교수-학습 방법을 모색하는데 유용
- 형성평가
- 교수-학습활동이 진행되는 동안 주기적으로 학습의 진행 정도를 파악하여 교육방법이나 내용 향상을 위해 실시
- 보건교육 중 하나의 체계가 끝나기 전에 하위체계 단위에서 각 단계마다 평가를 실시하는 것
- 대상자의 주위 집중과 학습의 동기유발을 증진
- 중간목표 도달을 점검하여 효과적인 학습에 영향을 주는 요인을 알아보고 이에 대처하여 교육목표에 도달하려고 하는 것
- 총합평가
- 일정한 교육이 끝난 후 목표 도달 여부를 확인
- 자신의 능력, 교육자의 교육방법 및 교육과정을 대상자가 평가하여 교육자와 대상자 간에 동등한 관계로 존중받았다는 느낌을 갖게 되며 스스로 평가할 수 있는 자신감을 부여

ⓛ 평가 성과에 초점을 둔 분류
- 과정평가
- 지도자의 훈련수준과 관련된 사업의 외적 특징 등 과정의 적절성, 난이도, 과정의 수, 각 과정의 진행시간, 참석자의 수, 대상자의 참여율 등이 포함
- 프로그램이 계획한 대로 시행되었는지를 사정하여 프로그램을 관리하는데 필요한 기초정보와 평가의 영향 또는 성과적 결과를 해석하는 기초
- 시행된 사업이 다른 환경에서도 적용할 수 있는 실현 가능성과 일반화, 프로그램의 확산에 관한 판단의 실마리 제공
- 영향평가
- 프로그램을 투입한 결과로 대상자의 지식, 태도, 신념, 가치관, 기술, 행동 또는 실천 양상에 일어난 변화를 사정하려는 것이 목적
- 위험요인의 감소, 효과적인 대처 등이 지표
- 보건사업을 투입한 결과로 단기적으로 나타난 바람직한 변화를 평가
- 성과평가
- 프로그램을 시행한 결과 얻은 건강 또는 사회적 요인의 개선점을 측정
- 보건사업을 통해 나타난 바람직한 변화가 시간이 흐름에 따라 긍정적으로 나타난 장기적 효과를 평가
- 평가된 지역사회 보건사업의 당위성과 필요성을 설명하는 중요한 수단

ⓒ 평가기준에 따른 분류
- 절대평가 : 기준에 따른 평가로, 보건교육 계획 시 목표를 설정하고 교육 후 목표도달 여부를 확인
- 상대평가 : 다른 학습자에 비해 어느 정도 잘하고 있는지를 평가하는 것으로 학습자 개인의 상대적인 위치와 우열 파악

02 보건교육 방법

① 면접

(1) 면접활동

① 의의 … 면접활동은 지역사회 간호방법 중의 하나인 보건교육을 전달하는 수단으로 많이 이루어지고 있다. 면접이란 두 사람이 의도한 공공목적을 가지고 생각이나 정보를 교환하는 과정을 말하며, 언어적 혹은 비언어적 방식으로 이루어진다. 즉, 공공목적에 도달하기 위한 두 사람 사이의 의사소통이며 고의적인 대화의 성격을 지닌다.

② 면접자의 자질
  - ㉠ 부드럽고 친절하며 사람들에 대한 순수한 관심을 가진 태도와 상대방에게 도움이 되어 주겠다는 마음의 자세가 필요하다.
  - ㉡ 도움을 필요로 하는 사람의 인격에 대한 존경심을 가진 태도를 지닌다.
  - ㉢ 자기결정, 자기지휘에 대한 권리를 인정하는 태도를 지닌다.
  - ㉣ 비판적이며 강제적이 아닌 남을 수용하는 태도를 지닌다.
  - ㉤ 걱정되는 일에 대하여 안심하고 이야기할 수 있도록 신뢰감을 얻을 수 있는 능력이 필요하다.
  - ㉥ 정확한 관찰과 민감한 이해력, 좋은 청취자가 될 수 있는 능력이 필요하다.
  - ㉦ 자신의 태도나 편견에 대한 자각능력이 있어야 한다.
  - ㉧ 자제력 및 융통성과 적응능력이 있어야 한다.
  - ㉨ 효과적인 의사소통능력과 건강관리에 대한 지식이 풍부해야 한다.
  - ㉩ 인간행동에 영향을 주는 기본원리에 대한 지식이 있어야 한다.
  - ㉪ 개인 · 가족 · 지역사회의 사회문화적 배경에 대한 지식이 필요하다.
  - ㉫ 소속기관에 대한 지식(기능, 목적, 사업내용, 정책 등)이 필요하다.
  - ㉬ 지역사회 자원에 대한 지식(의뢰방법)이 있어야 한다.
  - ㉭ 그 지역 혹은 그 사회계층에서 통용하는 언어를 사용한다.

(2) 면접방법

① 관찰 … 관찰에 있어서는 언어를 통한 표현, 즉 면접자가 말하는 것, 말 안하는 것, 급작스런 화제의 변경, 이야기 줄거리의 간격뿐만 아니라 비언어적 표현, 즉 신체의 긴장도, 얼굴의 표정, 몸의 움직임, 몸의 자세 등을 주의하여 관찰한다.

② 청취
　　㉠ 대상자가 효과적으로 도중에 잠깐씩 중지하는 점에 관심을 기울인다.
　　㉡ 지나친 간섭, 혹은 지나치게 적은 간섭을 피한다.
　　㉢ 대상자가 계속 대화를 할 수 있도록 가끔 반응을 나타내어 경청하고 있다는 것을 알린다. 경우에 따라서 환자의 말을 반복하고 조언이나 질문을 한다.

③ 질문
　　㉠ 질문시기
　　　• 피면접자가 하고 있는 말을 이해하지 못했을 때 질문을 한다.
　　　• 피면접자 본인이 가지고 있는 문제를 혼동하고 있을 때 질문을 한다.
　　　• 구체적으로 필요한 정보를 얻으려고 할 때 질문을 한다.
　　　• 화제의 방향이 빗나갔을 때 질문을 한다.
　　　• 피면접자가 좀 더 구체적인 설명을 할 필요가 있을 때 질문을 한다.
　　㉡ 질문방법
　　　• 직접적인 질문보다는 일반적인 유도질문을 한다.
　　　• '예' 혹은 '아니오'로 대답을 유도하는 것보다 설명을 요하는 질문을 한다.
　　　• 관심과 친절감이 있는 언어를 사용한다.
　　　• 지나치게 많은 질문은 피면접자를 혼동시키고 너무 적은 질문은 관심이 없어 보이므로 주의한다.

④ 이야기
　　㉠ 이야기하는 시기와 이유
　　　• 피면접자가 화제를 계속하도록 조장할 때 이야기를 해야 한다.
　　　• 필요한 정보, 지식, 조언을 제공할 때 이야기를 해야 한다.
　　　• 각종 보건관리방법을 설명할 때 이야기를 해야 한다.
　　　• 대상자를 안심시키려고 할 때 이야기를 해야 한다.
　　　• 대상자의 질문에 답변할 때 이야기를 해야 한다.
　　㉡ 이야기 방법
　　　• 대상자와 같은 수준의 언어를 사용한다.
　　　• 간단하고 정확히 전달이 되는 용어를 사용하며 대상자와의 상호 이해를 명백히 해야 한다.
　　　• 허식적인 칭찬 또는 공을 내세우는 것을 피한다.
　　　• 질문에 대한 답변은 짧고 솔직하게 하고 대상자에게 다시 주의를 기울여야 한다.

⑤ 해석 … 지역사회간호사는 관찰·청취·대화과정에서 어떤 단서나 인상 등을 종합하여 대상자가 가지고 있는 문제에 대한 상황을 파악하며, 임시적으로 가설하여 문제해결에 접근한다.

② 상담

(1) 상담의 개념

① 상담은 개인이나 가족들의 건강문제를 정의하고 문제를 해결함에 있어서 그들의 실력 또는 능력을 증강시켜 주는 것을 목적으로 전문지식 및 기술과 전문직업적 관계를 응용하는 것이다.

② 건강상담이란 개인과 가족이 건강을 위한 지식을 습득하고, 태도를 변화시키고, 건강한 행위를 할 수 있도록 환경을 조성하고, 그들의 신상문제를 해결할 수 있는 능력을 개발하기 위해서 개인과 가족의 생각에 대한 자원과 용기를 북돋아 주는 의사소통 전체를 말한다.

(2) 상담의 목표

① **자기이해** … 피상담자는 상담을 통하여 자신의 내부와 자신을 둘러싼 환경 속에서 어떤 일이 일어나고 있는지를 올바로 이해하게 되고 자신의 장·단점을 포함하여 자신과 관련된 많은 문제들을 파악하게 된다.

② **효과적인 의사소통능력** … 많은 문제들이 의사소통의 단점 또는 잘못된 의사소통으로 발생한다는 사실을 알게 되고, 이에 따라 감정과 생각·태도를 정확하게 효과적으로 전달하는 방법과 능력을 기르게 된다.

③ **학습 및 행동변화** … 대부분의 행동은 학습되어진 것임을 전제하여 비효과적이거나 바람직하지 못한 행동을 버리고, 보다 효과적으로 행동하는 방법을 터득(학습)하여 실질적인 행동변화를 일으킨다.

④ **자아실현** … 개인이 가지고 있는 풍부한 잠재력을 개발함과 동시에 삶의 의미를 깨닫거나 또한 삶의 의미를 부여하여 자신을 완성된 하나의 인격체로 실현시키게 된다.

⑤ **지지** … 자신의 모든 측면의 자원들을 재동원해서 삶의 문제를 효과적으로 대처할 수 있을 때까지 지지받기를 원한다.

> **TIP**
>
> 효과적인 상담자의 자질 … 상담자는 온정, 성실함, 공감능력, 겸손, 자기성찰, 선행, 인내력 등의 자질을 갖추어야 한다.

(3) 상담의 실제

① **상담기법**

   ㉠ '예', '아니오'로 대답되는 폐쇄식 질문이 아닌 개방식 질문을 한다.

   ㉡ 피상담자의 호소에 경청하면서 반사, 인도, 질문, 직면, 정보제공, 해석, 지지와 격려 등을 적절히 사용하여 반응한다. 반응은 피상담자로 하여금 자신의 이야기에 집중하고 있다는 느낌을 받게 한다.

   ㉢ 상담을 통해 파악된 피상담자의 문제와 관련된 내용을 교육한다.

② **상담과정**

   ㉠ 1단계 : 상담자와 피상담자간의 관계를 거치면서 진행된다.

   ㉡ 2단계 : 피상담자가 가진 문제를 명확하게 이해하고 규명한다.

ⓒ 3단계 : 상담의 목적을 탐색한다. 즉, 피상담자가 가진 문제들을 어떻게 처리할 수 있는지 결정하기 위하여 가능한 모든 방법을 탐색한다.

ⓔ 4단계 : 변화를 요하는 피상담자의 행동방향을 결정한다.

ⓜ 5단계 : 피상담자가 행동변화를 일으키도록 자극한다.

ⓗ 6단계 : 상담과정을 평가하고 추후행동을 결정한다.

ⓢ 7단계 : 상담자의 도움 없이 추진해 나갈 수 있도록 격려·지지·지도하면서 관계를 종결시킨다.

(4) 상담시 주의점

① 상담자는 말과 태도가 일치하도록 신중하여 피상담자가 신뢰하고 마음을 열 수 있도록 해야 한다.

② 피상담자에 대한 긍정적인 태도를 가진다.

③ 현재의 문제만을 갖고 공감대를 형성하도록 노력한다.

④ 피상담자가 자유롭게 의사를 표시할 수 있도록 부드럽고 조용한 상담분위기를 조성한다.

⑤ 피상담자가 스스로 말할 수 있을 때까지 말이나 해답을 강요하지 말아야 한다.

⑥ 피상담자의 부정적 감정의 표시를 잘 수용해야 한다.

⑦ 명령이나 지시는 피상담자로 하여금 강압적인 느낌을 받게 하므로 도와주는 역할 이외의 지시나 명령을 금한다.

③ 집단지도

(1) 집단의 조직과 집단지도요구의 사정

① 집단의 조직

ⓐ 기성집단 : 새로운 조직을 형성하는 시간·비용 등을 절감할 수 있으나 보건교육내용에 따라 활용이 불가능한 경우가 있다. 그러나 지역사회간호사는 기성집단의 집단역할을 최대한 유익한 방법으로 이용하여 보건교육수단으로 활용하여야 한다. 예컨대 반상회, 새마을 지도자회, 학교집단, 교회집회 등이 이에 속한다.

ⓑ 새로운 집단의 조직 : 집단을 조직하는데 필요한 행정적인 절차를 밟고, 준비위원회를 조직하여 보건교육 대상자·시간·장소·내용 등을 결정한다. 새 조직을 형성하는 시간과 비용이 많이 든다.

② 집단지도요구의 사정

ⓐ 의의 : 집단지도를 시작하기 전에 교육대상과 교육환경에 대하여 파악하고 이를 기반으로 집단지도요구를 사정한다.

ⓛ **교육대상 및 교육환경**
- 집단에 의해서 요구되는 보건교육내용을 파악한다.
- 집단에 의해서 중요하다고 느끼는 특별한 관심을 찾는다.
- 집단의 경험, 즉 지식과 기술 정도를 파악한다.
- 집단의 교육적 배경, 즉 정규교육, 특별교육 등의 사항을 확인한다.
- 집단의 문화적 배경이 되는 미신, 행동규범, 습관, 전통, 종교적인 신념 등을 살핀다.
- **교육환경에 관한 정보**
  - 인석 자원 : 지역사회간호사, 각종 보건요원, 지역사회지도자, 자원봉사자 등이다.
  - 시간 : 집단지도를 위하여 할애될 수 있는 시간을 말한다.
  - 물적 자원 : 교육자료, 건물(지소), 시설 등이다.
  - 재정 : 집단지도에 사용되는 경비를 말한다.

(2) 집단지도계획

① 집단지도명 교육안의 맨 처음에 보건교육을 전달하고자 하는 주제를 기재한다. 집단을 지도하는 보건교육의 주제는 3가지 형태가 있으며, 여러 가지 형태 중 보건교육 대상자 및 주제의 성질에 따라 가장 좋은 형태를 선택하여 사용한다.
  - ㄱ **제목식** : '결핵관리', '영유아 예방접종'처럼 어떤 보건교육의 주제를 명사 그대로 사용하는 방법이다.
  - ㄴ **방법식** : '영유아 예방접종을 실시하자.', '결핵관리에 모두 참여하자.'처럼 능동적으로 "무엇을 하자."라는 식으로 기재하는 방법이다.
  - ㄷ **문제식** : '결핵관리는 왜 필요한가?', '영유아 예방접종은 어떻게 하나?'처럼 의문 또는 질문식으로 기재하는 방법이다.

② **교육대상** … 집단지도대상의 특성은 자세히 기록한다. 즉, 집단의 성격(기성집단 혹은 새로운 집단), 집단의 구성인원수, 성별, 연령, 학력 등을 기록하고 보건교육 요구·사정단계에서 조사한 내용을 참고한다.

③ **교육장소** … 집단지도를 실시할 장소는 지역명, 건물명, 방 호수를 기록한다.

④ **학습목적**
  - ㄱ **개념** : 학습목적이란 학습자가 학습경험을 통하여 기존 생활습관보다 바람직하게 변화되어야 할 학습자의 지식, 태도 혹은 실천이다.
  - ㄴ **학습목적의 구성요소** : 학습목적을 기술하는 한 문장 안에 학습자가 경험할 내용, 학습자가 수행하여야 할 활동, 학습자가 경험할 내용의 조건, 학습자가 수행할 활동의 기준 등 4가지 구성요소가 포함되어야 한다.
  - ㄷ **학습목적의 분류 및 작성요령**
    - **분류** : 학습목적은 크게 일반목적과 특수 행동목적으로 나눠지는데, 일반목적은 특수 행동목적에 대하여 상위목적이며, 상위목적은 특수 행동목적을 포괄할 수 있는 것으로 선정한다.

- **작성요령**
  - 행동용어로 기술한다.
  - 학습자가 변화하는 것으로 기술한다.
  - 학습 후의 결과로 최종행위를 기술한다.
  - 한 문장 안에는 단일성과만을 기술한다.
  - 구체적인 행동목표는 일반목표의 범위 내에서 기술하며 일관성이 필요하다.

⑤ 학습내용
　㉠ **도입단계** : 학습자들이 스스로 다음 단계로 이행될 수 있도록 학습의욕을 환기시키고 충분한 계획과 준비를 시키는 단계로, 보건교육을 하고자 하는 주제, 내용, 목적에 대하여 설명하거나 보건교육의 중요성을 제시한다.
　㉡ **전개단계** : 도입단계에서 학습동기가 유발되어 목표가 명확히 인식되고 여기에 따라 세워진 학습계획에 의해서 학습을 진행시켜가는 학습의 중심적 부분이다.
　㉢ **요약 · 정리단계** : 앞의 단계에서 학습한 것을 총괄하고 조직하고 결론짓는 총괄적인 단계로 지역사회간호사는 그동안 강의한 내용의 줄거리를 정리하거나 학습자에게 중요한 부분을 질문하고 대상자들과 토의한다.

⑥ 학습방법
　㉠ **강의**
　　• 전통적 교육방법으로 학습자에게 설명하면 학습자는 듣고 필기하고 암기하는 학습활동이다.
　　• 단시간 내에 많은 내용을 체계적으로 한꺼번에 많은 대상자에게 전달하고자 할 때 유용한 방법이다.
　　• 학습자가 거의 사전지식이 없을 때에도 이용가능하다.
　㉡ **패널토의**
　　• 토의문제에 대하여 대립된 견해를 가진 토의자(전문가) 여러 명의 구성원으로 선정되고 의장의 안내로 토의가 시작되며, 청중의 수에는 제한이 없다.
　　• 토의가 시작되면 의장은 우선 토의자들을 소개하고, 문제와 논의해야 할 부분을 소개한 후 각 토의자들이 토의를 한다.
　　• 일정시간에 많은 전문가를 초청하므로 경제적 부담이 든다.
　㉢ **심포지엄**
　　• 2명 또는 여러 명의 연사가 각기 다른 입장에서 동일한 문제에 대하여 10 ~ 15분 정도 각각 자기 주장을 미리 준비해 와서 사회자의 안내로 강연이 시작된다.
　　• 사회자 또는 청중이 이에 대해서 질문하고 강연자는 응답함으로써 강연과 질의 · 응답을 조화있게 진행한다.
　　• 미리 강연내용이나 필요한 통계자료를 인쇄하여 청중에게 배포한다.
　㉣ **집단토론회**
　　• 약 10 ~ 15명 정도의 인원으로 구성되어 자유로운 분위기에서 토의한다.
　　• 발언권을 얻을 필요가 없고 지정된 강연석이 없는 자유석이다.

- 사회자는 집단을 이끄는 방법을 잘 이해하고 자유로운 분위기를 유도해야 한다.
- 경제성이 없고 교육자, 좌장(座長)의 기술에 좌우될 우려가 있다.
  ⑩ **분단토론회**(분임토의)
- 집단구성원을 몇 개의 분단으로 나누어 책임을 맡는다.
- 책임을 받은 문제 및 내용에 대하여 토의하고 그 각각의 견해를 전체 집단에 발표하여 참가자 전체의 의견을 종합한다.
  ⑭ **시범회**
- 보건교육의 목석을 대상자가 실전하는 것으로 설정하였을 때 이론 설명만으로 부족하므로 물건 및 자료를 가지고 실제의 현장과 비슷하게 시범을 보이며 교육하는 것이다.
- 배운 내용을 실제 적용할 수 있다는 장점이 있는 반면에, 경제성이 없고 교육자의 준비가 많이 필요하다는 단점도 있다.
  ⊗ **역할극** : 집단 중에 몇 사람을 선정하여 교육할 내용을 연기로서 표현하는 방법이다.
  ⊚ **연극**
- 연기에 소질이 있는 사람들을 연습시켜 보건교육을 실시하는 것이다.
- 지역사회간호사가 지역사회주민들을 연기자로 만들어 의도한 보건교육을 달성하는데 매우 흥미 있는 방법이다.

⑦ **평가** … 평가는 집단지도의 마지막 단계로서 학습목적에 얼마나 도달했는가의 결과를 측정하여 비판하는 것이다. 일반적으로 학습의 평가방법으로 시험(test)을 활용하나 지역사회간호사가 지역사회집단을 대상으로 강연을 했을 경우에는 보건교육 대상자들과 토의, 의견발표, 위원회 등을 열어 학습결과에 대하여 평가한다.

④ 매체활용 교육방법

(1) 매체의 의의

① **교육매체의 개념**
  ㉠ 매체란 의사전달을 효과적으로 하기 위한 보조수단이다.
  ㉡ 교육목표 도달에 도움을 주는 내용의 전달과 내용이 의도된 대로 정확하게 전달되어 교육대상자들의 교육목표 도달을 용이하게 하는 모든 것을 총칭하는 것이라 할 수 있다.

② **매체의 사용목적**
  ㉠ 매체를 광범위하게 활용할 경우에는 교육대상자의 교육자 의존도가 낮아진다.
  ㉡ 매체를 활용함으로써 목표도달이 용이하다.
  ㉢ 보조자료를 활용함으로써 학습이 보다 능률적으로 흥미 있게 이루어진다.

③ 매체 선정 시 주의점

 ㉠ 교육대상자 전체가 다 듣고 볼 수 있는 것으로 선택하여 활용하여야 한다.

 ㉡ 학습목적에 맞게 선택하여 단계별로 제시되어야 한다.

 ㉢ 자료활용에 소요되는 시간을 측정하여 교육계획 시 시간의 배정을 고려하여야 한다.

 ㉣ 쉽게 구할 수 있고 조작이 간편하며 경제적이어야 한다.

 ㉤ 교육대상자의 지적 수준, 연령에 맞아야 한다.

(2) 매체의 종류

① 편지

 ㉠ **활용방법** : 추후관리방법이나 학교에서 학부모의 의사를 묻는 방법으로 쓰이고, 장기의 약속날짜를 어겼을 경우 다음 날짜를 알려줄 때 많이 쓰인다.

 ㉡ 장점

- 경비가 절감된다.
- 능력 있고 독립성 있는 가족에게는 문제해결을 위한 행동에 대하여 책임지게 할 수 있다.

 ㉢ 단점

- 가정상황의 관찰과 파악이 불가능하다.
- 새로운 문제를 발견할 기회가 결여된다.
- 수신인에게 전달하지 않을 경우에는 확인할 수 없다.

② 전화

 ㉠ **활용방법** : 일상생활에 있어서 빈번하고 광범위하게 사용된다.

 ㉡ 장점

- 시간과 비용에 있어 경제적이다.
- 가정방문에서 있을 수 있는 방문객에 대한 주인으로서의 부담감이 없다.
- 시간이 짧게 소요되므로 대개 빈번한 접촉을 시간에 구애받지 않고 할 수 있다.
- 서신접촉보다 훨씬 개인적이며, 덜 사무적이다.
- 가정방문을 필요로 하는 가족의 선별방법이 된다.

 ㉢ 단점

- 가정상황에 대한 전체적 파악이 불가능하다.
- 간호사의 전화교신이 꼭 필요한 가정에는 전화가 없는 경우가 많다.

③ 유인물

 ㉠ **활용방법** : 알리고자 하는 정보를 짧고 명확하게 요약해서 그림과 함께 인쇄한 것이다. 많은 사람들이 중요성을 읽도록 하는 데 도움을 줄 뿐만 아니라 교육 후에도 필요할 때마다 읽어볼 수 있도록 하여 지속적인 기억을 하도록 한다. 지역사회주민이 건강관리실(클리닉)을 방문하여 기다리는 동안 유인물을 읽도록 준비하면 더욱 효과적이다.

   © **장점**
- 지역사회주민이 보관하면서 보고 싶을 때 볼 수 있다.
- 보건교육내용 중 하고자 하는 내용을 조직적이고 계획적으로 자세히 담을 수 있다.
- 다른 매체보다 신뢰성이 있다.

   © **단점**
- 글을 알지 못하는 지역사회주민에게는 적용이 불가능하다.
- 비용이 많이 든다.

④ **벽보판**

   〖ㄅ〗 **활용방법** : 홍보할 내용이나 교육할 내용은 그림과 시각적인 자극을 활용하여, 지역사회주민의 왕래가 빈번한 곳에 벽보판을 설치한다. 또한 특정기간에 초점이 되는 내용에 대해서는 포스터를 그려 부착한다.

   © **장점**
- 지역사회주민의 시각을 자극시켜 많은 주민에게 전파가 가능하다.
- 그림과 글씨를 통하여 지역사회주민에게 흥미를 유발시킨다.

   © **단점**
- 제작에 특별한 기술이 요구된다.
- 장기적으로 게시를 할 수 있는 장소와 시설이 필요하다.

⑤ **칠판**

   〖ㄅ〗 **활용방법** … 교육 보조 자료로 가장 흔히 사용된다.

   © **장점**
- 지우고 다시 쓸 수 있어 융통성이 있으며 경제적이다.
- 사용이 용이하고 유지하기 쉽다.

   © 주제나 청중에 맞는 다양한 방법으로 사용될 수 있다.

   © **단점**
- 교육자는 상상력이 있어야 하며 사전 준비가 필수적이고, 칠판을 가장 잘 사용할 수 있도록 연습이 필요하다.
- 대상자들에게 익숙하여 대상자들의 흥미를 끌기가 어렵고 주의집중이 어렵다.
- 시간이 낭비된다.
- 분필먼지로 인해 교실환경을 해치고 건강에 좋지 않다.

⑥ 방송

　㉠ **활용방법** : 지역사회주민의 건강관리에 대한 교육이나 전달사항이 있을 때 방송을 활용할 수 있다. 지역사회의 방송국처럼 대중매체나 마을단위, 학교단위, 산업장에 설치되어 있는 방송망을 이용한다.

　㉡ 장점

　　• 유인물과 같은 매체에 노출되지 않는 대상자에게 인기이다.

　　• 행사에 참여하는 기분을 갖도록 하여 친근감을 준다.

　　• 방송에서 들은 이야기는 권위자로부터 듣는 것으로 여긴다.

　　• 가장 빠르게 많은 대상자에게 전달할 수 있다.

　㉢ 단점

　　• 시간이 지나면서 기억이 상실된다.

　　• 방송망의 활용이 용이하지 않고 번거롭다.

최근 기출문제 **분석**

1 **다음 글에서 설명하는 학습이론은?**

• 보상이나 처벌이 행동의 지속이나 소멸에 영향을 줌
• 개인 고유의 내적 신념과 가치를 무시하는 경향이 있음
• 즉각적인 회환은 학습 향상에 효과적임

---

① 인지주의
② 행동주의
③ 인본주의
④ 구성주의

> **TIP** 행동주의 학습이론은 학습을 경험이나 관찰의 결과로 유기체에게서 일어나는 비교적 영속적인 행동의 변화 또는 행동 잠재력의 변화로 정의 내린다. 학습자는 환경의 자극에 대해 수동적으로 반응하는 존재로, 즉각적인 피드백과 적절한 강화가 요구되며 반복학습을 강조한다.

2 **간호사는 금연 교육 프로그램을 기획하고 학습목표를 기술하였다. 블룸(Bloom)의 인지적 학습 목표에 따를 때, 가장 높은 수준에 해당하는 것은?**

① 대상자는 심장질환과 니코틴의 작용을 관련지어 말할 수 있다.
② 대상자들은 자신들이 계획한 금연계획을 실천가능성에 따라 평가한다.
③ 대상자들은 흡연으로 인한 증상과 자신에게서 나타나는 증상을 비교한다.
④ 대상자들은 금연방법을 참고하여 자신의 금연계획을 작성한다.

> **TIP** Bloom이 제시한 인지적 영역 학습목표의 수준을 낮은 수준부터 높은 수준으로 나열하면 지식 → 이해 → 적용 → 분석 → 종합 → 평가이다.

Answer 1.② 2.②

3 〈보기〉에서 설명하는 학습이론으로 가장 옳은 것은?

보기

학습이란 개인이 이해력을 얻고 새로운 통찰력 혹은 더 발달된 인지구조를 얻는 적극적인 과정이다. 이러한 학습은 동화와 조절을 통해 이루어진다. 동화란 이전에 알고 있던 아이디어나 개념에 새로운 아이디어를 관련시켜 통합하는 것이다. 학습자는 자신의 인지구조와 일치하는 사건을 경험할 때는 끊임없이 동화되며 학습하지만 새로운 지식이나 사건이 이미 갖고 있는 인지구조와 매우 달라서 동화만으로 적응이 어려울 때는 조절을 통해 학습하고 적응한다.

① 구성주의 학습이론
② 인본주의 학습이론
③ 인지주의 학습이론
④ 행동주의 학습이론

TIP 인지주의 학습이론 : 학습이란 학습자가 기억 속에서 학습사태에서 일어나는 여러 가지 사상에 관한 정보를 보존하고 조직하는 인지구조를 형성함으로써 일어나는 현상이다.

4 제시된 시나리오를 활용하여 학습에 대한 동기유발, 학습자의 자발적 참여와 자율성, 능동적 태도 및 문제해결능력이 강화되어 새로운 상황에 대한 효과적인 대처가 가능하도록 교육하는 데 근거가 되는 교육방법과 교육이론을 옳게 짝지은 것은?

① 역할극 – 행동주의 학습이론
② 분단토의 – 인지주의 학습이론
③ 강의 – 인본주의 학습이론
④ 문제중심학습법 – 구성주의 학습이론

TIP 문제중심학습(PBL, Problem-Based Learning)은 문제를 활용하여 학습자 중심으로 학습을 진행하는 교육방법으로 구성주의적 교육관과 자기주도적 학습이라는 원칙 하에서 새롭게 등장한 교육방법이다.

Answer 3.③ 4.④

5 다음 글에서 청소년의 약물남용 예방교육에 적용된 보건교육 방법은?

> 청소년들이 실제 상황 속의 약물남용자를 직접 연기함으로써 약물남용 상황을 분석하여 해결방안을 모색하고, 교육자는 청소년의 가치관이나 태도변화가 일어날 수 있도록 하였다.

① 시범
② 역할극
③ 심포지엄
④ 브레인스토밍

> **TIP** ② 역할극은 학습자가 실제 상황 속 인물로 등장하여 그 상황을 분석하고 해결방안을 모색한다.

6 Bloom은 학습목표 영역을 세 가지로 분류하였다. 다음 중 다른 종류의 학습목표 영역에 해당하는 것은?

① 대상자들은 담배 속 화학물질인 타르와 니코틴이 건강에 미치는 영향을 비교하여 설명할 수 있다.
② 대상자들은 흡연이 건강에 미치는 해로운 영향을 5가지 말할 수 있다.
③ 대상자들은 흡연이 자신이나 가족들에게 매우 해로우므로 금연을 하는 것이 긍정적인 행위라고 말한다.
④ 대상자들은 자신이 직접 세운 금연 계획의 실천 가능성이 얼마나 되는지 평가할 수 있다.

> **TIP** ①②④는 인지적 영역, ③은 정의적 영역에 해당한다.
> ※ 블룸의 학습목표 분류
> ㉠ 인지적 영역 : 주로 안다는 일과 관계되는 기초적인 정신적 · 지적 과정
> ㉡ 정의적 영역 : 흥미나 태도에 관련되는 과정
> ㉢ 심리 · 운동 영역 : 신체적 행위를 통한 신체적 능력과 기능을 발달시키는 것과 연관된 영역

Answer 5.② 6.③

7 〈보기〉에서 설명하고 있는 학습이론은?

—————————————— 보기 ——————————————

학습이란 외적인 환경을 적절히 조성하여 학습자의 행동을 변화시키는 것으로 학습자에게 목표된 반응이 나타날 때, 즉각적인 피드백과 적절한 강화를 사용하도록 한다. 또한, 학습목표의 성취를 위하여 필요한 학습과제를 하위에서 상위로 단계별로 제시하고 반복연습의 기회를 제공한다.

① 구성주의 학습이론
② 인본주의 학습이론
③ 인지주의 학습이론
④ 행동주의 학습이론

> **TIP** 행동주의 학습이론은 학습을 경험이나 관찰의 결과로 유기체에게서 일어나는 비교적 영속적인 행동의 변화 또는 행동 잠재력의 변화로 정의 내린다. 학습자는 환경의 자극에 대해 수동적으로 반응하는 존재로, 즉각적인 피드백과 적절한 강화가 요구되며 반복학습을 강조한다.

8 72세 할머니가 치매를 진단받은 남편의 간호요령에 대해 알고 싶다고 말하였다. 이에 해당하는 브래드쇼(Bradshaw)의 교육 요구는?

① 규범적 요구
② 내면적 요구
③ 외향적 요구
④ 상대적 요구

> **TIP** 브래드쇼의 요구 유형
>
> | 요구 유형 | 내용 |
> |---|---|
> | 규범적 요구 | • 보건의료전문가에 의해 정의되는 요구
• 교육대상자의 주관적 느낌이나 생각과 차이가 있을 수 있다. |
> | 내면적 요구 | • 대상자 스스로가 느끼는 요구
• 전문가 판단에 따른 규범적 요구와 차이가 있을 수 있다. |
> | 외향적 요구 | • 자신의 건강문제에 대해 다른 사람에게 호소하거나 행동으로 나타내는 경우 |
> | 상대적 요구 | • 목표인구와 타 집단을 비교하거나, 전체 집단의 평균과 비교하였을 때 평균보다 높거나 낮음으로써 확인된 문제 |

Answer 7.④ 8.③

9 보건교육방법의 토의 유형 중 심포지엄(symposium)에 대한 설명으로 옳은 것은?

① 일명 '팝콘회의'라고 하며, 기발한 아이디어를 자유롭게 제시하도록 하는 방법이다.

② 참가자 전원이 상호 대등한 관계 속에서 정해진 주제에 대해 자유롭게 의견을 교환하는 방법이다.

③ 전체를 여러 개의 분단으로 나누어 토의시키고 다시 전체 회의에서 종합하는 방법이다.

④ 동일한 주제에 대해 전문가들이 다양한 의견을 발표한 후 사회자가 청중을 공개토론 형식으로 참여시키는 방법이다.

> **TIP** ① 브레인스토밍
> ② 원탁토의
> ③ 버즈토의

10 블룸(Bloom)의 심리운동 영역에 해당하는 학습목표는?

① 대상자는 운동의 장점을 열거할 수 있다.

② 대상자는 지도자의 지시에 따라 맨손체조를 실시할 수 있다.

③ 대상자는 만성질환 관리와 운동 효과를 연관시킬 수 있다.

④ 대상자는 운동이 자신에게 매우 이롭다고 표현한다.

> **TIP** 블룸의 학습목표 분류
> ㉠ 인지적 영역 : 주로 안다는 일과 관계되는 기초적인 정신적·지적 과정
> ㉡ 정의적 영역 : 흥미나 태도에 관련되는 과정
> ㉢ 심리·운동 영역 : 신체적 행위를 통한 신체적 능력과 기능을 발달시키는 것과 연관된 영역

11 보건교육 방법 중 집단토의(group discussion)에 대한 설명으로 옳지 않은 것은?

① 모든 학습자가 토의의 목적을 이해해야 효과적이다.

② 교육자는 적극적으로 토의에 개입한다.

③ 타인의 의견을 존중하고 양보함으로써 사회성을 높인다.

④ 학습자는 능동적으로 학습에 참여할 수 있다.

> **TIP** 집단토의는 5~10명 정도의 집단 내 참가자들이 특정 주제에 대해 자유롭게 상호의견을 교환하는 방법이다.
> ② 교육자는 사회자 역할로 적극적으로 토의에 개입하지 않는다.

Answer 9.④ 10.② 11.②

12 다음에 해당하는 보건교육 방법은?

> 보건소에서 지역사회의 A초등학교 전교생 800명을 대상으로 3일간 집중적으로 손씻기의 중요성을 강조하여 학생들의 인식을 높이려고 한다.

① 역할극　　　　　　　　　　　② 캠페인

③ 심포지엄　　　　　　　　　　④ 시범

　　TIP 캠페인은 대중매체(TV, 라디오)나 광고를 통해, 단시간동안 지식, 기술에 대한 내용을 설명할 때 사용하는 방법이다.

13 다음 중 지역사회 간호사가 보건교육을 실시하려고 할 때 보건교육 계획 시 가장 먼저 해야 할 것은?

① 목적의 설정

② 기준 및 시험의 설정

③ 우선순위의 결정

④ 교육요구의 사정

　　TIP ④ 지역사회 간호사가 보건교육을 실시할 때는 교육요구의 사정을 바탕으로 보건교육 계획을 수립해야 한다.

Answer　12.②　13.④

출제 예상 문제

1 면접에 대한 설명 중 옳은 것은?

⊙ 언어적 혹은 비언어적 방식으로 이루어진다.
⊙ 어떤 뚜렷한 목표를 가지고 두 사람 사이에 교환되는 대화이다.
⊙ 면접시 전문직에 대한 학문과 기술이 있어야 한다.
⊙ 개인의 배경을 확인하기 위하여 이루어진다.

① ㉠㉡
② ㉠㉡㉢
③ ㉠㉢
④ ㉡㉣

TIP ㉣ 면접활동은 지역사회 간호방법 중의 하나인 보건교육을 전달하는 수단으로 많이 이루어지며 공공목적에 도달하기 위한 두 사람 사이의 생각이나 정보를 교환하는 과정을 말한다. 즉, 개인의 배경을 확인하기 위하여 면접이 이루어지는 것은 아니다.

2 산후체조에 대한 교육방법으로 가장 적절한 것은?

① 강의
② 연극
③ 시범회
④ 심포지엄

TIP 시범회 … 보건교육의 목적을 대상자가 실천하는 것으로 설정하였을 때 이론설명만으로는 부족하므로 여러 자료를 가지고 실제와 비슷하게 시범을 보이며 교육하는 것이다.

Answer 1.② 2.③

3 다음 중 '고혈압 자가관리'에 대해 사회자의 안내로 2~5명 정도의 전문적인 지식이 있는 연사가 10~15분 토의 후 청중들에게 질문을 주고받는 형식의 학습방법으로 옳은 것은?

① 심포지엄   ② 분단토의

③ 패널토의   ④ 집단토론회

TIP ② 집단구성원을 몇 개의 분단으로 나누어 책임을 지우고 그 책임의 내용에 대해 토의한 후 각각의 견해를 전체 집단에 발표해 전체 의견을 종합한다.
③ 토의 문제에 대해 대립된 견해를 가진 전문가 여러 명의 구성원으로 선정되고 의장의 안내로 토의가 시작되는데 청중수에는 제한이 없다.
④ 약 10~15명의 인원으로 구성되어 자유로운 분위기에서 발언권의 필요없이 토의한다.

4 다음 중 교육자가 직접 수행해 보여줌으로써 교육하는 효과적 방법은?

① 시범   ② 강의

③ 영화상영   ④ 집단토론

TIP 시범 … 교육자가 직접 수행해서 보여주는 교육방법으로 매우 효과적이다.

5 다음 지역사회 간호활동 중 집단간호활동에 속하지 않는 것은?

① 연구   ② 관리

③ 공적 관계   ④ 예방접종

TIP ④ 간호활동 중 예방접종은 개별간호활동에 속한다고 볼 수 있다.

Answer 3.① 4.① 5.④

6 다음 중 집단지도요구를 사정할 때 기초가 되는 것은?

① 보건교육대상과 교육환경
② 보건교육방법과 내용
③ 보건교육목적과 평가
④ 보건교육계획과 평가

TIP 집단지도를 시작하기 전에 교육대상과 교육환경에 대하여 파악하고 이를 기반으로 집단지도요구를 사정한다.

7 패널토의에서 지역사회간호사의 역할로 가장 바람직한 것은?

① 강연자
② 촉진자
③ 토의자
④ 사회자

TIP 촉진자 … 패널토의를 하는 중 토의문제에 대해 대립된 견해를 가진 토의자를 조정하고 청중을 참가시켜 질문을 하게 하거나 더 자세한 설명을 청하게 한다.

8 심포지엄에 대한 설명으로 옳은 것끼리 짝지어진 것은?

> ㉠ 2 ~ 5명의 전문가가 각자의 의견을 발표하고 청중을 참여시킨다.
> ㉡ 다른 그룹과 비교가 가능하여 반성적 사고능력을 갖게 한다.
> ㉢ 참여인원에 구애받지 않고 진행이 되며 의견교환도 가능하다.
> ㉣ 집단구성원이 많을 때 폭넓은 문제를 토의하는 방법이다.

① ㉠㉡
② ㉠㉣
③ ㉡㉢
④ ㉢㉣

TIP 심포지엄
㉠ 2명 또는 여러 명의 연사가 각기 다른 입장에서 동일한 문제에 대하여 각각 자기 주장을 미리 준비해 가지고 와서 사회자의 안내로 강연이 시작된다.
㉡ 사회자 또는 청중이 이에 대해서 질문하고 강연자는 응답함으로써 강연과 질의·응답을 조화있게 진행한다.

Answer 6.① 7.② 8.②

9 집단지도에 대한 보건교육제목을 기술하는 것 중 문제식 기술방법에 해당하는 것은?

① 예방접종

② 예방접종은 왜 필요한가

③ 예방접종의 중요성

④ 예방접종에 모두 참여하자

TIP 보건교육주제의 세 가지 형태

ㄱ 제목식 : 어떤 보건교육의 주제를 명사 그대로 사용하는 방법

ㄴ 방법식 : 능동적으로 '무엇을 하자'라는 식으로 기재하는 방법

ㄷ 문제식 : 의문 또는 질문식으로 기재하는 방법

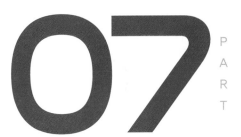

07
P A R T

역학 및 질병관리

01 역학의 이해

01 역학의 이해

❶ 역학의 개념과 역할

(1) 역학(Epidemiology)의 개념

어원적으로 역학은 인간집단에 발생하는 건강문제를 다루는 학문으로써, 의역하자면 인간집단을 대상으로 출생부터 사망의 과정을 다루는 모든 생리적 상태와 질병·결손·불능과 같은 이상상태의 빈도와 분포를 관찰하고, 그와 관련된 요인을 규명하여 건강문제의 효율적인 관리와 예방법을 개발하는 학문이다.

(2) 역학의 역할

① **기술적 역할** … 특수 및 환경이 서로 다른 인구집단에서 문제사건이 발생하여 끝날 때까지의 경과인 자연사, 건강수준과 질병양상, 인구동태 등에서 나타나는 특성, 즉 건강문제의 자연사를 기술하고, 또 건강문제가 어떤 집단에서 더 발생하는지 집단별 발생규모와 빈도를 측정, 관찰하고 역학적 해석을 붙여 기술한다.

② **원인규명의 역할** … 잘 알려져 있지 않은 질병의 원인과 전파기전을 밝혀냄으로써 백신개발 등을 가능하게 하고 전파를 차단할 수 있으며, 잘 알려진 질병의 경우에도 그 유행의 발생원인을 찾아냄으로써 만연으로 인한 손실을 방지할 수 있다.

③ **연구전략 개발의 역할** … 사람의 건강에 영향을 전혀 미치지 않으면서 특정요인의 존재나 부재가 건강에 미치는 영향을 명백히 증명할 수 있는 인과관계 규명에 필요한 과학적인 방법을 개발한다.

④ **질병 또는 유행발생의 감시역할** … 질병이나 이상상태의 발생분포에 대하여 항상 정밀히 감시함으로써 그 만연 규모에 대한 예측을 가능하게 한다.

⑤ **보건사업평가의 역할** … 보건사업의 필요도, 새로운 사업설계, 진행사업의 과정과 효율성, 사업성과로 얻어진 효과 등에 관하여 평가한다.

② 역학의 내용

(1) 질병발생의 3대 요인

① 병원체요인

    ㉠ **특이성과 항원성** : 병원체의 특이성은 화학적 구성성분과 형태에 따라 분류하며 이 화학적 구성성분과 형태가 항원성을 결정한다.

    ㉡ **병원체의 양** : 감염이나 발병에 큰 영향을 미치며 장티푸스, 콜레라 등과 같은 수인성 전염병은 소량의 병원체가 침입해도 감염이 잘 일어나게 된다.

    ㉢ **감염력** : 병원체가 숙주에 침입하여 알맞은 기관에 자리잡아 증식하는 능력을 말하며, 감염을 성공시키는 데 필요한 최저 병원체의 수가 감염력이다.

    ㉣ **발병력** : 병원체가 임상적으로 질병을 일으키는 능력을 말한다.

    ㉤ **기타** : 건강문제 발생에 직접 원인이 되는 기타 병원체 요인으로 독력과 외계에서의 생존능력 등이 있다.

② 숙주요인

    ㉠ 어떤 특정한 감염균의 침입을 받았을 때 그에 대한 감수성이나 저항력에 따라서 발병 여부가 결정된다.

    ㉡ 숙주는 연령, 성, 인종, 일반적인 건강상태, 가족력 등에 따라 병원체에 대한 감수성이나 저항성에 차이를 지닌다.

    ㉢ 관습, 습관, 문화와 같은 인간행동은 병원체에 폭로되는 기회, 병원체의 전파로, 전파방법 및 개인의 질병예방과 치료에 큰 영향을 미친다.

③ 환경요인

    ㉠ **생물학적 환경요인** : 병원체의 발생 및 전파과정에 관여하는 인간 주위의 모든 동식물이다.

    ㉡ **물리적 환경요인** : 기후, 기압, 습도, 지리, 지질, 광선, 열, 상수, 하수 등이다.

    ㉢ **사회 · 경제적 환경요인** : 관습이나 직업문명에 따라서 병원체요인에 접촉하는 기회가 달라지는데, 경제수준이 낮을 때는 영양장애, 주거환경의 불량, 의료비 지출의 감소로 질병발생의 감수성이 높아지며 의료사회제도에 따라 보건의료의 혜택을 받는 정도가 달라지므로 질병발생과 밀접한 관계가 성립된다.

> **TIP**
>
> 3대 요인의 상호작용 … 질병의 발생은 병원체요인만으로 성립되는 것이 아니라 숙주와 환경과의 상호작용에 의해서 성립된다.
> ㉠ 병원체요인 : 어떤 집단의 다수를 침범하기에 충분한 양과 질의 병원체요인이 있어야 한다.
> ㉡ 숙주 : 어떤 집단의 다수가 발병에 필요한 양과 질의 충분한 병원체요인을 받아들여야 한다.
> ㉢ 환경 : 병원체요인과 인간집단 양자간의 상호작용에 영향을 줄 수 있는 환경이어야 한다.

(2) 질병의 단계

① **1단계(전 발병기)** … 질병발생에 유리한 요인이 존재하고 있으나 발병하지 않는 상태를 말한다. 예컨대 좋지 못한 식습관, 수면부족으로 인한 피로 등은 감기발병에 유리한 위험요인이 된다.

② 2단계(발병기)

　㉠ **질병전구기(전 증상기)** : 발병초기로 질병의 증상은 없다.

　㉡ **발병의 초기** : 정밀한 임상검사로 발견될 수 있는 증상이 있다.

③ 3단계(중화기) ⋯ 해부학적이나 기능적 변화가 심하여 인식할 수 있는 증상과 증후를 나타내는 시기이다. 이 시기에는 완전히 회복될 수 있고 불능이나 결합, 사망의 결과를 가져올 수도 있다.

02 역학조사와 역학적 상사 측정

❶ 역학조사 계획 및 연구방법

(1) 역학조사 계획

① 연구과제를 선정한다.

② 문헌을 고찰한다.

③ 연구과제에 따른 가설을 설정한다.

④ 계획을 세운다.

⑤ 역학조사를 수행한다.

⑥ 연구결과를 분석하고 해석한다.

(2) 역학조사 연구방법

① **기술역학**

　㉠ **개념** : 건강 수준, 질병양상에 대해 있는 그대로의 상황을 관찰·기록한다. 이것은 건강문제의 특성이 무엇이고, 얼마나, 언제, 어디에서, 누구에게 발생하는지 알기 위한 과정이다.

　㉡ **기본적 기법** : 발생한 사건을 단순하게 세어서 관찰집단 전체에서의 비율로 계산하여 사건이 발생한 대상자의 인적 속성·시간적 속성·자연적 속성별 빈도와 비율에 따라 분류하며, 각 변수별로 나타나는 분포의 차이가 유의한 것인지 통계적 검증방법을 이용한다.

② **분석역학**

　㉠ **개념** : 분석역학은 기술역학적 연구에서 얻은 정보를 기초로 세운 가설을 검증하기 위해 수행하는 연구이다.

ⓒ **환자 · 대조군 연구** : 이미 특정질병에 걸려 있는 환자군을 선정하고 각각의 환자와 짝지어질 수 있는 그 질병에 걸려 있지 않은 대조군을 선정하여, 이 두 소집단이 원인이라고 의심되는 요인에 폭로되었던 비율의 차이를 통계적으로 검증하여 폭로요인과 질병발생과의 연관성을 판단한다.

ⓒ **코호트 연구**(Cohort study)
- **코호트** : 같은 특성을 지닌 집단을 말하는 것으로, 2000년 출생 코호트라고 하면 2000년에 태어난 인구를 의미한다.
- 건강한 사람을 대상으로 조사하고자 하는 여러 특성을 지닌 소집단으로 나누어 시간이 경과함에 따라 달라지는 각 집단에서의 질병발생률을 비교·관찰하는 방법이다.
- 대상 코호트는 조사하려는 질병이 발생하기 이전의 특성에 따라 확정되며, 이 집단 중에 발생하는 질병 빈도를 일정 기간 관찰함으로써 그 발생에 영향을 주리라고 의심되는 요인에 대한 폭로 유무가 코호트 선정의 기준이 된다.
- 영국의 의사집단을 대상으로 한 흡연과 폐암연구가 전형적인 코호트 연구에 해당한다.
ⓔ **단면연구** : 한 시점에서 한 모집단에 대한 유병조사라는 관점은 기술역학과 유사하나, 구체적인 가설을 증명하고 특정한 질병과 특정한 속성과의 관계를 유추하기 위하여 모집단을 대표할 수 있는 표본인구를 추출하여 정확한 방법으로 조사, 분석, 검증하게 되는 관점이 다르다.

③ **실험역학** … 일반적으로 역학적 연구에서의 마지막 단계의 연구로써, 질병의 원인이나 건강증진, 질병예방 등에 관여하는 요인을 인위적으로 변동시켜보고 이로 인한 영향을 분석하는 방법으로 목적에 따라 예방적 실험, 치료적 실험, 중재실험으로 구분된다. 객관적 연구결과를 얻기 위해서는 반드시 실험군과 대조군이 설정되어야 하며, 이중 맹검법(double blind method)을 사용하여야 한다.

④ **작전역학** … 보건의료 서비스의 향상을 목적으로 하는 지역사회 보건의료사업 운영에 관한 계통적인 연구방법이다. 보건사업의 효과를 목적달성 여부에 따라 평가하며, 연구영역으로는 사업의 운영과정에 관한 연구, 투자에 비해 얻어진 결과의 경제성, 사업의 수용 또는 거부와 관련된 요인 규명, 보건문제의 해결을 위한 효율적 접근법 등이 있다.

⑤ **이론역학** … 일반화된 가정에 따라 설정한 여러 가지 역학적 현상을 수리적 또는 통계적인 모델을 적용하여 그 적합성을 검정하고, 실제로 나타난 결과와 비교해 봄으로써 역학현상의 일반화와 그 전제된 가정들이 얼마나 타당한가를 보는 방법이다.

⑥ **자료원**
ⓐ **인구센서스 및 인구동태자료** : 인구 및 주택센서스 자료, 출생·사망·혼인·이혼 등에 관한 자료 등으로, 보건통계를 산출하는데 분모로 쓰이는 모집단 추출이 가능하다.
ⓑ **상병자료** : 전반적인 상병양상 파악에 도움이 되며, 보건의료인력 및 시설 추정을 가능하게 하는 보건기획에 필수적인 자료이다. 예컨대 법정전염병 신고자료, 특정질병 등록자료, 국민건강 조사자료, 특수집단 상병자료 등이다.

⑦ **측정의 오차문제**

ⓐ **관측자 오차** : 관측자의 기술적 능력 및 주관적 판단에 의해서 발생하는 오차이다.

ⓑ **피조사자 오차** : 조사대상자의 실수 및 오답 때문에 생기는 오차를 말한다.

ⓒ **확률오차** : 측정을 반복할 때 특별한 이유없이 우연히 발생하는 오차이다.

ⓓ **계통오차** : 측정하는 사람이나 계기에 따라서 한쪽으로 항상 치우친 결과가 나타나는 오차이다.

⑧ **검사법이 구비해야 할 조건**

ⓐ **타당도(정확도)**

• 민감도 : 해당 질환자에게 검사법을 실시한 결과 양성으로 나타나는 비율을 말한다.

• 특이도 : 해당 질환에 걸려 있지 않은 사람에게 검사법을 적용시켰을 때 결과가 음성으로 나타나는 비율을 말한다.

• 예측도 : 그 검사법이 질병이라고 판정한 사람들 중에서 실제로 그 질병을 가진 사람들의 비율을 말한다.

ⓑ **신뢰도(재현성)** : 정밀성을 말하며, 동일대상을 동일방법으로 측정할 때 얼마나 일관성을 가지고 일치하느냐를 결정하는 것이다. 즉, 오차의 정도에 따라서 신뢰도가 높다·낮다로 표현할 수 있다.

❷ 역학적 상사 측정

(1) 비율

단위인구, 성, 연령, 직업과 같은 소규모 집단별로 사건의 빈도를 표시한 것으로 분자, 분모, 인구 또는 분모의 단위, 시간, 지역에 관한 5개 항목이 명시되어야 한다.

① **유병률** … 어떤 시점, 또는 일정 기간 동안에 특정 시점 또는 기간의 인구 중 존재하는 환자의 비율을 말한다.

ⓐ **시점유병률** : 특정 시점에서 인구질병 또는 질병을 가진 환자수의 크기를 단위인구로 표시한 것을 말한다.

ⓑ **기간유병률** : 일정 기간의 인구 중에 존재하는 환자수의 크기를 단위인구로 표시한 것을 말한다.

② **발생률** … 일정 기간에 새로 발생한 환자수를 단위인구로 표시한 것을 말하며, 질병에 걸릴 확률 또는 위험도를 직접 추정가능하게 하는 측정이다.

③ **발병률** … 어떤 집단이 한정된 기간에 한해서만 어떤 질병에 걸릴 위험에 놓여 있을 때 전체 인구 중 특정 집단 내에 새로 발병한 총수의 비율을 말한다.

④ **이차발병률** … 발단환자를 가진 가구의 감수성이 있는 가구원 중 이 병원체의 최장 잠복기간 내에 환자와 접촉하여 질병으로 진전된 환자의 비율을 말한다.

〉TIP

유병률과 발생률과의 관계 … 발생률이 높으면 기간유병률은 높아지고, 발생률이 낮으면 유병률은 낮아진다.

(2) 비

① **성비** … 여자 한 사람에 대하여 남자가 몇 명이냐는 개념이다.

② **위험비** … 의심요인에 폭로된 집단에서의 질병발생률과 비폭로집단에서의 질병발생률의 대비를 나타낸 것을 말하며, 이 차이가 클수록 통계적 관련성은 크다.

③ **상대위험비**(비교위험도) … 특정 위험요인에 노출된 사람들의 발생률과 노출되지 않은 사람들의 발생률을 비교하는 것으로 상대위험비가 클수록 노출되었던 원인이 병인으로 작용할 가능성도 커지며, 상대위험비가 1에 가까울수록 의심되는 위험요인과 질병과의 연관성은 적어진다.

$$상대위험비 = \frac{위험요인에\ 노출된\ 군에서의\ 질병\ 발생률}{비노출군에서의\ 질병\ 발생률}$$

④ **교차비**(대응위험도) … 특정 질병이 있는 집단에서 위험요인에 노출된 사람과 그렇지 않은 사람의 비, 특정 질병이 없는 집단에서의 위험요인에 노출된 사람과 그렇지 않은 사람의 비를 구하고, 이들 두 비 간의 비를 구한 것이다.

$$교차비 = \frac{환자군에서의\ 특정요인에\ 노출된\ 사람과\ 노출되지\ 않은\ 사람의\ 비}{대조군에서의\ 특정요인에\ 노출된\ 사람과\ 노출되지\ 않은\ 사람의\ 비}$$

  ㉠ 평균 발생률이나 누적 발생률을 계산할 수 없는 환자－대조군 연구에서 요인과 질병과의 관계를 알고자 할 때 사용하며, 질병 발생률이 매우 드문 희귀성 질환의 경우 상대 위험비와 교차비는 비슷하다.

  ㉡ 결과
  • 교차비가 1보다 큰 경우 : 환자군이 대조군에 비해 위험요인에 더 많이 노출된 것으로 위험요인에 노출이 질병 발생의 원인일 가능성이 크다.
  • 교차비가 1일 경우 : 환자군과 대조군의 노출 정도가 같으며, 위험요인에 대한 노출이 질병 발생과 연관이 없다.
  • 교차비가 1보다 적을 경우 : 대조군이 환자군에 비해 위험요인에 더 많이 노출된 것으로 위험요인에 대한 노출이 질병의 예방효과를 가져온다.

⑤ **기여위험도**(귀속위험도) … 노출군과 비노출군의 발생률의 차이를 말하며, 특정 요인에 노출된 군에서 질병 또는 건강 관련 사건 발생 위험이 노출되지 않은 군에 비해 얼마나 더 높은가를 나타낸다.

$$기여위험도 = 노출군에서의\ 발생률 - 비노출군에서의\ 발생률$$

최근 기출문제 **분석**

2020. 6. 13. 제1회 지방직 시행

1 지역별 비례사망률에 대한 설명으로 옳지 않은 것은?

(단위 : 명)

지역	당해 연도 특정 원인별 사망자수		당해 연도 총사망자수	당해 연도 총인구수
	결핵	폐암		
A	8	16	400	10,000
B	5	10	500	8,000
C	15	18	1,000	15,000

① 폐암의 비례사망률은 A 지역이 가장 높다.

② 폐암의 비례사망률은 A 지역이 B 지역보다 2배 높다.

③ 결핵의 비례사망률은 A 지역이 가장 높다.

④ 결핵의 비례사망률은 A 지역이 C 지역보다 2배 높다.

> **TIP** ④ A 지역 결핵의 비례사망률 $\frac{8}{400} \times 100 = 2\%$
>
> C 지역 결핵의 비례사망률 $\frac{15}{1000} \times 100 = 1.5\%$
>
> 결핵의 비례사망률은 A 지역이 C 지역보다 약 1.3배 높다.

2019. 2. 23. 서울시

2 지난 1년간 한 마을에 고혈압 환자가 신규로 40명이 발생하였다. 마을 주민 중 이전에 고혈압을 진단 받은 환자는 200명이다. 마을 전체 주민이 1,000명이라면 지난 1년간 고혈압 발생률은?

① 4%

② 5%

③ 20%

④ 24%

> **TIP** 발생률 $= \frac{\text{새로 발생한 인구수}}{\text{건강한 인구수}} \times 100 = \frac{40}{1,000-200} \times 100 = 5\%$

Answer 1.④ 2.②

3 〈보기〉는 어떠한 역학적 연구방법에 대한 설명이다. 이 연구방법에 해당하는 것은?

─── 보기 ───

심뇌혈관질환의 유병을 예방하고자 비만한 대상자를 두 개의 집단으로 할당한 후 한쪽 집단에만 체중 관리를 시키고 나머지는 그대로 둔 이후에 두 집단 간의 심뇌혈관질환의 유병을 비교하였다.

① 코호트 연구　　　　　　　　　② 단면적 연구
③ 환자-대조군 연구　　　　　　 ④ 실험 연구

> **TIP** 실험이란 통제된 상황에서 한 가지 또는 그 이상의 변인을 조작하여 이에 따라 변화되는 현상을 객관적으로 관찰하는 것을 말한다. 실험 연구는 어떤 현상의 확인 내지는 존재를 증명하고, 두 이론적 변인 간의 인과관계를 확립하는 것을 주목적으로 한다. 〈보기〉에서는 심뇌혈관질환과 비만의 인과관계를 확인하기 위하여 실험군과 대조군을 비교하고 있다.
> ※ 실험 연구의 특징
> 　　㉠ 변인들 간의 인과관계를 규명할 수 있는 가장 강력한 연구방법
> 　　㉡ 양적연구 중 가장 숙련된 기술과 전문적 경험을 요구하는 연구
> 　　㉢ 실험조건의 계획적인 조작과 통제의 정도가 실험의 성패를 좌우

4 다음 글에 해당하는 타당성은?

• 보건소 건강증진업무 담당자는 관내 흡연청소년을 대상으로 금연프로그램을 기획하고, 목표달성을 위한 각종 방법을 찾아낸 후에 사업의 실현성을 위하여 다음의 타당성을 고려하기로 하였다.
• 대상 청소년들이 보건소가 기획한 금연프로그램에 거부감 없이 참여하고, 금연전략을 긍정적으로 수용할 것인지를 확인하였다.

① 법률적 타당성　　　　　　　　② 기술적 타당성
③ 사회적 타당성　　　　　　　　④ 경제적 타당성

> **TIP** 전략의 대상이 되는 흡연청소년들이 거부감 없이 참여하고 긍정적으로 수용할 것인지에 대해 확인하는 것이므로, 선량한 풍속 및 기타 사회질서에 위반함 없이 사회적으로 타당한지 점검하는 것과 연결된다.

Answer 3.④ 4.③

5 규칙적 운동 미실천과 고혈압 발생과의 관련성을 알아보기 위하여 코호트 연구를 실시하여 〈보기〉와 같은 자료를 얻었다. 운동 미실천과 고혈압 발생에 대한 상대위험비는?

─── 보기 ───

〈단위 : 명〉

	고혈압 발생	고혈압 없음	계
규칙적 운동 미실천	100	400	500
규칙적 운동 실천	500	2500	3000
계	600	2900	3500

① 1.15

② 1.20

③ 1.25

④ 1.30

> **TIP** 상대위험비(relative risk) … 특정 위험요인에 노출된 사람들의 발생률과 그렇지 않은 집단 간의 발생률을 비교하는 것으로, 의심되는 요인에 폭로된 집단에서의 특정 질병 발생률을 의심되는 요인에 폭로되지 않은 집단에서의 특정 질병 발생률로 나눈 값이다. 따라서 〈보기〉에 따른 운동 미실천과 고혈압 발생에 대한 상대위험비는
>
> $$\dfrac{\dfrac{100}{500}}{\dfrac{500}{3,000}} = \dfrac{300,000}{250,000} = 1.2 \text{이다.}$$

Answer 5.②

6 다음 그림은 A초등학교 100명의 학생 중 B형 간염 항원 양성자 15명의 발생분포이다. 4월의 B형 간염 발생률(%)은? (단, 소수점 둘째 자리에서 반올림 함)

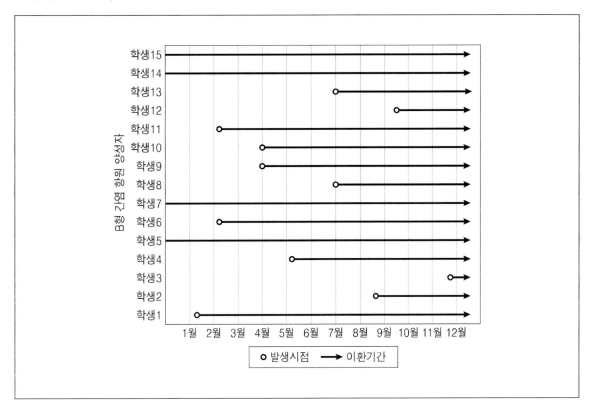

① 2.0

② 9.0

③ 2.2

④ 9.7

TIP 발생률 $= \dfrac{\text{신환환수}}{\text{중앙인구수} - \text{면역력인구수 또는 기존환자수}} \times 100 = \dfrac{2}{100-7} \times 100 ≒ 2.15$(소수점 둘째 자리에서 반올림)

→ 2.2

Answer 6.③

7 다음 표에 제시된 대장암 선별 검사의 민감도[%]는?

구분		대장암		합계
		유	무	
대장암 선별 검사	양성	80	30	110
	음성	20	870	890
합계		100	900	1,000

① $\dfrac{80}{100} \times 100$

② $\dfrac{870}{900} \times 100$

③ $\dfrac{80}{110} \times 100$

④ $\dfrac{870}{890} \times 100$

> **TIP** 민감도란 감별검사에서 진짜 병이 있는 사람 중에서의 검사양성자의 할합을 가리킨다.
>
> 따라서 $\dfrac{검사양성자\ 수}{대장암\ 환자\ 수} \times 100 = \dfrac{80}{100} \times 100 = 80\%$

8 다음 설명에 해당하는 역학연구 방법으로 옳은 것은?

> 대상 질병에 걸리지 않은 표본 집단을 선정하여 질병발생의 원인으로 가정한 요인의 노출 여부 자료를 수집한 후, 일정 기간 계속 관찰하여 질병 발생 여부 자료를 수집함

① 실험연구

② 전향적 코호트 연구

③ 환자-대조군 연구

④ 후향적 코호트 연구

> **TIP** 코호트 연구(cohort studies) … 연구대상으로 특정 인구집단을 선정, 그 대상으로부터 특정 질병의 발생에 관여한다고 의심되는 어떤 특성 인자에 폭로된 정보를 수집한 후, 특정 질병의 발생을 시간경과에 따라 전향적으로 추적·관찰함으로써 특정 요인에 폭로되지 않은 집단에 비해 폭로된 집단에서의 질병 발생률을 비교하는 역학적 연구방법이다.
> ㉠ 전향적 코호트 연구(prospective cohort study) : 코호트가 정의된 현재 시점에서 폭로에 대한 자료를 수집한다. 폭로에 대해 가장 최신의 자료를 얻는 것이 가능하며 폭로 여부를 분류하는 과정에서의 비뚤림이 최소화될 수 있다. 그러나 잠복기간이 긴 질병의 경우에는 제한점이 있다.
> ㉡ 후향적 코호트 연구(reconstructed cohort study) : 연구가 계획되기 이전에 이미 폭로여부를 측정한 자료를 이용하여 잠복기간이 긴 질병의 경우에 유용하다.

Answer 7.① 8.②

9 운동 부족과 심혈관질환 발생과의 관계를 알아보기 위해 환자-대조군 연구를 실시하였다. 아래 표와 같은 결과가 나왔을 때 운동 부족과 심혈관질환 발생 간의 교차비는 얼마인가?

	심혈관질환 발생(환자군)	심혈관질환 비발생(대조군)
운동 부족	120	880
운동 실시	48	952

① $(880/952)/(120/48)$

② $(120/48)/(880/952)$

③ $(120/168)/(880/1,832)$

④ $(48/1,000)/(120/1,000)$

> **TIP** 교차비란, 질병이 있는 경우 위험인자 유무의 비와 질병이 없는 경우 위험인자 유무의 비의 비를 말한다. 환자-대조군 연구에서 주로 사용하며, 통계분석에서 수학적인 장점이 있다.

10 환자-대조군 연구에 대한 설명으로 옳은 것은?

① 희귀한 질병을 연구하는 데 적합하다.

② 질병의 자연사나 규모를 모를 때 시행하는 첫 번째 연구로서 유용하다.

③ 질병과 발생 요인간의 시간적 선후관계를 명확하게 조사할 수 있다.

④ 질병 발생률과 비교 위험도를 산출하는 데 적합하다.

> **TIP** 환자-대조군 연구 … 이미 특정질병에 걸려 있는 환자군을 선정하고 각각의 환자와 짝지어질 수 있는 그 질병에 걸려 있지 않은 대조군을 선정하여, 이 두 소집단이 원인이라고 의심되는 요인에 폭로되었던 비율의 차이를 통계적으로 검증하여 폭로요인과 질병발생과의 연관성을 판단한다.

Answer 9.② 10.①

11 다음 설명에 해당하는 질병 발생 모형은?

> 질병 발생을 인간과 환경과의 상호작용의 결과로 설명하며, 질병에 대한 원인 요소들의 기여 정도에 따라 면적 크기를 다르게 표현함으로써 역학적으로 분석한다.

① 역학적 삼각형 모형

② 거미줄 모형

③ 수레바퀴 모형

④ 원인 모형

> **TIP** 제시된 내용은 질병 발생 모형 중 수레바퀴 모형에 대한 설명이다.

12 다음에 해당하는 역학연구방법은?

> 건강한 지역주민 중 표준체중과 과체중을 가진 사람을 대상으로 일정한 시간이 경과한 후 고혈압 발생과의 관계를 알아보고자 한다.

① 코호트 연구 ② 환자 대조군 연구

③ 단면적 연구 ④ 기술 역학

> **TIP** 코호트 연구(Cohort study)는 전향성 추적조사를 의미한다. 특정 요인에 노출된 집단과 노출되지 않은 집단을 추적하고 연구 대상 질병의 발생률을 비교하여 요인과 질병 발생 관계를 조사하는 연구 방법이다. 요인 대조 연구(factor-control study)라고도 불린다.
> 어떤 원인이 어떤 결과를 가져오는가를 연구하는 방법으로 시간적인 개념을 포함한다. 장점은 비교 위험도와 귀속 위험도를 직접 측정이 가능하고 객관적이며, 부수적으로 다른 질환과의 관계도 파악이 가능하며 시간적인 선후관계를 알 수 있다는 점이다. 하지만 질병 분류에 착오가 발생하거나, 시간과 비용적인 측면이 많이 소요된다. 시간이 오래 걸리는 만큼 대상자가 중도에 탈락하게 되기 쉽다는 단점이 있다.

Answer 11.② 12.①

13 역학연구방법에 관한 설명으로 옳은 것은?

① 기술역학은 질병과 특정 노출요인에 대한 정보를 특정한 시점 또는 짧은 기간 내에 얻는 방법이다.

② 단면조사연구의 주요 변수는 인구학적 특성, 지역적 특성, 시간적 특성이다.

③ 후향적 코호트연구는 연구시작 시점 훨씬 이전으로 거슬러 올라가 '요인 노출'과 '질병 발생' 간의 관련성을 추적하는 방법이다.

④ 이중맹검법(double blind method)은 환자−대조군연구에서 정보편견을 최소화하는 방법이다.

> **TIP** ① 기술역학 : 질병의 구모와 분포를 조사함으로써 질병발생의 원인에 대한 가설을 얻기 위해 시행된다.
> ② 단면조사 연구 : 일정한 인구집단을 대상으로 특정한 시점이나 일정한 기간 내에 질병을 조사하고 각 질병과 그 인구집단과의 관련성을 알아보는 방법
> ④ 이중맹검법 : 암시작용 등의 심리적 효과를 피해 약의 효과를 올바르게 평가하기 위하여 쓰인다.

Answer 13.③

출제 예상 문제

1 코호트 연구에 대한 설명으로 옳은 것은?

① 비용절감의 효과가 있다.
② 단기간에 연구가 가능하다.
③ 희귀질병의 경우에도 연구가 가능하다.
④ 질병발생의 위험률을 직접 구할 수 있다.

TIP ①② 시간, 노력, 비용이 많이 드는 단점을 가지고 있다.
③ 많은 연구대상자가 필요하므로 희귀질병의 경우에는 부적절하다.

2 다음 중 John Snow의 업적으로 옳은 것은?

① 콜레라 발견　　　　　　　　② 결핵
③ 말라리아　　　　　　　　　　④ 소아마비

TIP John Snow … 콜레라가 1854년에 발생했을 때, 수인성이라는 것을 역학적으로 밝혀냈다.

3 다음 중 질병발생의 역학적 3요소가 아닌 것은?

① 병원체요인　　　　　　　　　② 숙주
③ 환경　　　　　　　　　　　　④ 유인원

TIP 질병발생의 역학적 3요소
㉠ 병원체요인 : 어떤 집단의 다수를 침범하기에 충분한 양과 질의 병원체요인이 있어야 한다.
㉡ 숙주 : 어떤 집단의 다수가 발병에 필요한 양과 질의 충분한 병원체요인을 받아들여야 한다.
㉢ 환경 : 병원체요인과 인간집단 양자간의 상호작용에 영향을 줄 수 있는 환경이어야 한다.

Answer 1.④ 2.① 3.④

4 다음 중 역학용어에서 코호트의 의미로 옳은 것은?

① 실험군

② 경제상태가 같은 집단

③ 몇 가지 동일한 특성을 가진 집단

④ 연령이 같은 인구집단

TIP 코호트 연구…코호트란 같은 특성을 지닌 집단으로 대상 코호트는 조사하려는 질병이 발생하기 이전의 특성에 따라 확정되며, 이 집단 중에 발생하는 질병빈도를 일정 기간 관찰함으로써 그 발생에 영향을 주리라고 의심되는 요인에 대한 폭로 유무가 코호트 선정의 기준이 된다.

5 질병의 중증도를 판가름하는 데 사용하는 것 중 가장 유용한 것은?

① 유병률   ② 치명률

③ 발생률   ④ 2차 발병률

TIP 치명률…그 질병에 걸렸을 때 심각한 휴유증을 남기거나 사망에 이르게 할 수 있는 정도를 말하는 것으로 치명률이 높을수록 위험한 질병이라고 할 수 있다.

6 실제로 병이 있는 사람을 병이 있다고 판정할 수 있는 능력은?

① 유병성   ② 확률

③ 감수성   ④ 예측성

TIP 실제 질병을 가진 사람을 양성(병이 있음)으로 판단하는 것은 감수성(민감도, sensitivity)이다.

Answer 4.③ 5.② 6.③

7 다음 중 역학조사에 있어서 숙주요인에 해당하지 않는 것은?

① 유전   ② 기후

③ 연령   ④ 인종

TIP 숙주요인에는 유전, 연령, 인종, 건강력 등이 포함된다.
② 기후는 환경요인이다.

8 다음 중 역학적 연구의 대상은?

① 지역사회   ② 동물

③ 개인   ④ 인구집단

TIP 역학의 영어 어원은 epi(위에), demos(인간), logos(학문)로 인간집단을 연구대상으로 한다.

9 역학의 연구범위에 해당하지 않는 것은?

① 인구현상   ② 건강과 연관된 행위

③ 질병치료   ④ 보건사업의 평가

TIP 역학은 인간집단을 대상으로 생리적 현상 및 건강문제의 자연사를 기술하고 원인을 규명하여 건강문제의 관리방법을 개발하는 학문으로 질병치료는 연구범위에 속하지 않는다.

10 역학에 관한 설명으로 옳지 않은 것은?

① 질병의 자연사를 연구한다.   ② 개인의 질병원인 및 예방책을 연구한다.

③ 인구집단을 대상으로 한다.   ④ 건강문제의 원인을 탐구한다.

TIP 역학은 인구집단을 대상으로 연구하는 학문이다.

Answer   7.②   8.④   9.③   10.②

11 다음 중 역학에서 말하는 건강의 개념으로 옳은 것은?

① 육체적 안녕상태
② 숙주가 환경에 적응한 상태
③ 질병이 없는 상태
④ 병원체, 숙주, 환경이 균형을 이루는 상태

TIP John Gordan의 지렛대이론(Lever theory) … 질병 혹은 유행의 발생기전을 환경이란 지레받침대의 양쪽 끝에 병원체와 숙주라는 추가 놓인 지렛대에 비유하였다. 즉, 개인 혹은 지역사회의 건강상태는 병원체, 숙주, 환경요인들이 평형을 이루어 어느 쪽으로도 기울지 않는 상태이다.

12 다음 중 발생률을 구하는 방법은?

① $I = \dfrac{\text{같은 기간에 새로 발생한 환자수}}{\text{특정한 기간 동안에 위험에 폭로된 인구}}$

② $I = \dfrac{\text{같은 기간에 동안에 존재하는 환자수}}{\text{일정 기간 동안의 평균인구}}$

③ $I = \dfrac{\text{같은 시점에서의 환자수}}{\text{특정 기간 동안에 위험에 폭로된 인구}}$

④ $I = \dfrac{\text{같은 기간 동안에 새로 발생한 환자수}}{\text{같은 시점에서의 환자수}}$

TIP 발생률은 특정한 기간 동안에 특정 건강문제의 감수성이 있는 인구집단 중에서 건강문제가 발생한 사람의 수이다.

Answer 11.④ 12.①

13 2차 발병률에 대한 설명으로 옳은 것은?

① 한 번 감염된 자가 재차 감염된 것
② 환자와 접촉한 사람 중 잠복기간 중에 발생한 환자수
③ 감수성자 중 감염자
④ 총 감염자 중 발병자수

TIP 2차 발병률 … 최초로 발생한 환자와 접촉한 감수성자 중에서 병원체의 최장 잠복기간 동안 발병한 환자의 비율이다. 2차 발병률은 미생물의 감염력, 병원력을 측정하는 데 유용하다.

14 비교위험도에 대한 설명으로 옳은 것은?

① 폭로군에 있어서의 질병률 중 폭로에 의한 것으로 볼 수 있는 부분
② 속성을 가지고 있지 않은 사람 중에서 질병이 발생하는 비율
③ 폭로군에 있어서의 질병발생률과 비폭로군에 있어서의 질병발생률의 대비
④ 속성을 가지고 있는 사람 중에서 질병이 발생하는 비율

TIP 비교위험도(상대위험비) … 분석역학 중 코호트 연구에서 구할 수 있는 대비로서, 특정요인에 노출되지 않은 집단의 질병발생률을 기준으로 노출된 집단의 질병발생률의 대비이다.

ㅇㄹ 감염병 관리

1 전염성 질환의 발생과정

(1) 병원체

생물 병원체, 즉 미생물의 종류는 바이러스부터 원생동물까지 다양하다. 그러나 모든 미생물이 인간에게 감염을 일으키는 것은 아니고 그 일부만 감염을 일으킨다. 감염을 일으키는 병원체는 박테리아, 바이러스, 리케치아, 프로토조아, 메타조아, 곰팡이 등으로 구분된다.

(2) 병원소

병원체가 필요에 따라 어느 기간 머무르면서 그들 생존의 일부를 거치는 숙주를 말하며 인간, 동물, 환경이 모두 병원소가 될 수 있다. 한 병원체의 숙주가 여러 종류일 수도 있고, 홍역 바이러스처럼 인간만 병원소인 병원체도 있다.

(3) 병원소로부터 병원체의 탈출

병원체가 병원소로부터 탈출하는 경로는 호흡기, 소화기, 비뇨생식기, 기계적 탈출(병원소의 병원체를 주사기나 동물 매개체가 직접 옮겨주는 것) 등이 있다. 탈출방법은 그 다음 숙주를 침입하기 전까지 외계환경에서 생존능력에 따라 결정된다.

(4) 전파방법

탈출한 병원체가 새로운 숙주에 옮겨지는 과정이다.

(5) 새로운 숙주로의 침입

구강, 호흡기, 소화기, 비뇨생식기, 점막, 피부, 개방병소 등을 통해 일어난다.

(6) 새로운 숙주의 감수성 및 면역

병원체 양이 충분하고 침입구가 적합하며 숙주가 방어에 실패할 경우 병원체는 숙주 내에 자리잡고 생존과 증식을 성취하게 된다.

질병의 자연사와 예방단계(Leavell & Clark)

질병의 과정	예비적 조치	예방차원
비병원성기(무병기)	건강증진, 환경위생, 영양개선	1차적 예방
초기병원성기(전병기)	특수예방, 예방접종	
불현성감염기(증병기)	조기진단, 조기치료	2차적 예방
발현성질환기(진병기)	악화방지를 위한 치료	
회복기(정병기)	재활훈련, 사회복귀	3차적 예방

❷ 전염성 질환의 관리

(1) 전염성 질환의 예방

① **국가적 차원** … 온 국민을 전염성 질환으로부터 보호하기 위해 법적 조치를 취한다.

② **지역사회 차원** … 모든 구성원에 의한 조직적인 노력이 필요하다.

③ **개인적 차원** … 각 개인이 위생관념을 철저하게 가져 구강과 분변으로 연결되는 전파경로를 차단한다.

(2) 예방 및 관리의 방법

① **검역** … 유행지에서 들어오는 사람들을 떠난 날로부터 계산하여 병원기의 잠복기 동안 그들이 유숙하는 곳을 신고하게 하고 일정장소에 머물게 하여 감염 여부 확인 때까지 감시하는 것이다.

② **전파방지**
　㉠ 환자와 보균자를 치료하여 병원체가 배설되는 것을 방지한다.
　㉡ 병원체를 배설하는 환자, 보균자와 감수성이 있는 건강인이 접촉하지 못하도록 격리시킨다.
　㉢ 숙주 밖으로 나온 병원체를 사멸시킨다.

③ **면역증강** … 숙주가 어떤 특정한 병원체에 대해 저항력을 가지고 있는 방어력을 면역이라고 한다. 전염성 질환의 관리에 중요한 접근법인 예방접종을 통해 면역증강이 이루어지고, 개인 및 지역사회의 면역수준을 향상시켜 전염성 질환의 침입 자체를 차단한다.

면역

㉠ 선천성 면역 : 풍속 · 인종 및 개인의 특이성에 따라서 형성되는 면역을 말한다.

㉡ 후천성 면역

• 능동면역 : 숙주가 면역체를 스스로 형성해 면역을 지니게 되는 것으로 어떤 항원의 자극을 받아 항체가 형성되는 것을 말한다.

– 자연능동면역 : 각종의 질환에 이환된 후 면역이 형성되는 것으로 면역의 지속기간은 질환의 종류에 따라 기간이 짧을 수도, 영구면역이 될 수도 있다.

– 인공능동면역 : 사균백신, 생균백신 및 순화독소 등을 사용하는 예방접종으로 얻어지는 면역으로서 항원을 체내에 인위적으로 투입해 항체가 생성되도록 하는 것이다.

• 수동면역 : 면역을 이미 보유하고 있는 개체의 항체를 혈청이나 기타 수단으로 다른 개체에 주는 방법이다. 이 방법은 인공면역보다 면역효력이 빨리 나타나나 효력지속기간이 일반적으로 2 ~ 4주 정도로 짧다.

– 자연수동면역 : 모체로부터 태아가 태반을 통해 항체를 받는 경우나 생후 모유를 통해 항체를 받는 것을 말한다.

– 인공수동면역 : 면역혈청($_\gamma$ – globulin 또는 anti – toxin)을 인체에 투입해 잠정적으로 질병에 대한 방어를 할 수 있도록 하는 것을 말한다.

(3) 전염성 질환의 관리와 지역사회간호사의 책임

① 보건교육

㉠ 개인 및 집단, 교사들에게 전염병의 조기증상과 보건당국에 보고하는 것에 관하여 교육한다.

㉡ 환자 발생시 환자의 격리가 질병유행의 예방에 중요하다는 것을 교육한다.

㉢ 보균자로 진단될 경우 주의할 사항을 인지하도록 교육한다.

㉣ 각종 전염병의 경로를 인식시키고 예방을 위한 개인위생에 대하여 교육한다.

② 직접간호 제공

㉠ 환자방 : 실온 20℃ 내외, 습도 50 ~ 60%를 유지하도록 하며, 직사광선과 소음을 방지한다.

㉡ 안정 : 심신의 안정을 취하도록 한다.

㉢ 청결 : 청결과 욕창예방을 위해서 부분적 혹은 전신적으로 목욕을 시킨다.

㉣ 배변 : 의사의 지시에 따라 대변의 횟수 및 오줌량을 측정한다.

㉤ 식이 : 급성기에 있어서는 유동식 혹은 반유동식을 취하도록 하고, 충분히 수분을 보충할 수 있도록 해준다.

㉥ 투약 : 의사의 지시에 따라서 한다.

㉦ 합병증 예방 : 환자의 상태와 증상을 관찰하였다가 이상이 있을 때는 즉시 의사에게 연락한다.

③ 전염병 환자 간호시의 주의사항

㉠ 개인위생 : 충분한 휴양과 철저한 개인위생을 실천하여 간호사 자신의 건강을 유지하도록 노력하며 자신을 스스로 방어할 수 있어야 한다.

㉡ 청결 : 전염병 환자를 간호한 후에는 반드시 손을 씻어야 한다.

㉢ 마스크 : 전염병 환자를 대할 때는 코와 입을 완전히 덮는 마스크를 착용한다.

② **가운착용** : 전염병 환자를 간호할 때는 가운을 입어야 하며, 환자접촉이 필요할 때마다 깨끗한 가운을 입도록 한다.

>**TIP**

지역사회간호사의 역할
㉠ 질병관리에 관계된 정보수집 및 교환
㉡ 안전한 면역 수준의 유지를 위한 예방접종 계획 및 실시
㉢ 전파방지
 • 진염병 환자를 직접 간호하거나 가족 또는 간호조무사에 의해 제공되는 간호를 감독
 • 전염병 환자 및 그 접촉자에게는 전염병 예방규칙을 적용 및 실시
 • 환경관리를 비롯한 개인위생 지도
㉣ 역학조사반의 일원으로서 활약
 • 역학조사를 하는 상태에 관하여 지식이 많은 사무관으로서 봉사
 • 역학분석에 필수적인 자료를 수집
 • 자료분석에 중요하면서도 아직 포함되지 않은 점이나 비의료적인 요소를 확인함으로써 역학조사 및 설계에 동참
 • 역학조사의 주제를 정하는 데 협조

(4) 예방접종

① **개념**

㉠ 예방접종은 전염성 질환으로부터 숙주를 보호할 뿐만 아니라 전염성 병원체의 전파를 막음으로 인해 지역사회 전체를 질병으로부터 보호하고 유행을 방지한다.

㉡ 전염병예방법상 예방접종을 받는 것을 국민의 의무로 규정하고 있으며, 정기예방접종과 임시예방접종으로 구분한다.

㉢ 예방접종을 실시함에 있어서는 금기사항을 유념하여 접종하여야 하며, 면역수준을 향상시킬 수 있도록 세심한 관찰과 접종 전의 문진 및 신체검진이 필요하다.

㉣ 예방접종 대상 감염병은 결핵(BCG), B형간염, 디프테리아/파상풍/백일해, 폴리오, b형헤모필루스인플루엔자, 폐렴구균, 홍역/유행성이하선염/풍진, 수두, A형간염, 일본뇌염, 사람유두종바이러스, 인플루엔자, 장티푸스, 신증후군출혈열, 로타바이러스, 수막구균, 대상포진 등이다.

② 주요 성인예방접종

항목	접종대상 및 접종방법	고위험군
B형 간염	모든 주민, 기본접종 3회	표면항원, 항체 음성자
파상풍	모든 주민, 추가접종(매 10년)	–
홍역/풍진	고위험군, 기본접종 1회	가임여성 중 접종력이 불확실하거나 미접종자
인플루엔자	• 65세 이하 : 고위험군, 매년 접종 • 65세 이상 : 모든 주민, 매년 접종(10, 11월)	• 심장이나 폐의 만성질환자 • 만성질환으로 입원 또는 요양소 수용자 • 당뇨 등 대사 이상자 • 만성 신부전, 빈혈, 면역저하자
폐렴	• 55세 이상 : 고위험군1, 평생 1회 접종 • 65세 이하 : 고위험군2, 평생 1회 접종 • 65세 이상 : 모든 주민, 평생 1회 접종 (면역저하 환자의 경우 5년마다 접종)	• 집단시설 수용자 • 무비증, 호즈킨병, 임파종 • 골수증, 만성 신부전, 신증후군 • 면역억제제를 투여받는 장기이식환자
신증후 출혈열	고위험군, 기본접종 2회	• 다발지역에서 근무하는 군인과 농부 • 다발지역 : 강릉, 파주, 연천, 포천, 청원, 철원, 청주, 화천, 진천, 양주, 여주, 명주, 평창, 예천
장티푸스	60세 이하 : 고위험군, 기본접종 및 2 ~ 3년 후 추가접종	• 식품위생업소 종사자 • 집단급식소 종사자 • 불안전 급수지역 주민, 급수시설 관리자 • 어부 또는 어패류 취급자 • 과거 2년간 환자발생지역 주민
A형 간염	• 10대, 20대 : 기본 접종으로 • 30대 : 항체 검사 후 음성일 경우에만 시행함 • 40대 이후 : 추천하지 않음	

③ 법정감염병

(1) 정의

① 감염병은 국민의 건강을 해칠 뿐만 아니라 막대한 방역대책 비용의 지출 등 경제적으로도 피해를 주어 국민생활을 위협하므로 국가적 차원에서 감염병 관리가 이루어져야 한다.

② 감염성 질병을 관리하는 대표적 법률로는 감염병의 예방 및 관리에 관한 법률이 있으며 이 법에 규정되어 있는 질병을 법정감염병이라 한다.

(2) 우리나라 법정감염병

① **감염병** … 제1급감염병, 제2급감염병, 제3급감염병, 제4급감염병, 기생충감염병, 세계보건기구 감시대상 감염병, 생물테러감염병, 성매개감염병, 인수공통감염병 및 의료관련감염병을 말한다.

② **제1급감염병**
  ㉠ 생물테러감염병 또는 치명률이 높거나 집단 발생의 우려가 커서 발생 또는 유행 즉시 신고하여야 하고, 음압격리와 같은 높은 수준의 격리가 필요한 감염병으로서 ㉡의 감염병을 말한다. 다만, 갑작스러운 국내 유입 또는 유행이 예견되어 긴급한 예방·관리가 필요하여 보건복지부장관이 지정하는 감염병을 포함한다.
  ㉡ 에볼라바이러스병, 마버그열, 라싸열, 크리미안콩고출혈열, 남아메리카출혈열, 리프트밸리열, 두창, 페스트, 탄저, 보툴리눔독소증, 야토병, 신종감염병증후군, 중증급성호흡기증후군(SARS), 중동호흡기증후군(MERS), 동물인플루엔자 인체감염증, 신종인플루엔자, 디프테리아

③ **제2급감염병**
  ㉠ 전파가능성을 고려하여 발생 또는 유행 시 24시간 이내에 신고하여야 하고, 격리가 필요한 ㉡의 감염병을 말한다. 다만, 갑작스러운 국내 유입 또는 유행이 예견되어 긴급한 예방·관리가 필요하여 보건복지부장관이 지정하는 감염병을 포함한다.
  ㉡ 결핵, 수두, 홍역, 콜레라, 장티푸스, 파라티푸스, 세균성이질, 장출혈성대장균감염증, A형간염, 백일해, 유행성이하선염, 풍진, 폴리오, 수막구균 감염증, b형헤모필루스인플루엔자, 폐렴구균 감염증, 한센병, 성홍열, 반코마이신내성황색포도알균(VRSA) 감염증, 카바페넴내성장내세균속균종(CRE) 감염증, E형간염

④ **제3급감염병**
  ㉠ 그 발생을 계속 감시할 필요가 있어 발생 또는 유행 시 24시간 이내에 신고하여야 하는 ㉡의 감염병을 말한다. 다만, 갑작스러운 국내 유입 또는 유행이 예견되어 긴급한 예방·관리가 필요하여 보건복지부장관이 지정하는 감염병을 포함한다.
  ㉡ 파상풍, B형간염, 일본뇌염, C형간염, 말라리아, 레지오넬라증, 비브리오패혈증, 발진티푸스, 발진열, 쯔쯔가무시증, 렙토스피라증, 브루셀라증, 공수병, 신증후군출혈열, 후천성면역결핍증(AIDS), 크로이츠펠트-야콥병(CJD) 및 변종크로이츠펠트-야콥병(vCJD), 황열, 뎅기열, 큐열, 웨스트나일열, 라임병, 진드기매개뇌염, 유비저, 치쿤구니야열, 중증열성혈소판감소증후군(SFTS), 지카바이러스 감염증

> **TIP**

후천성면역결핍증 예방법
  ㉠ 목적〈제1조〉: 이 법은 후천성면역결핍증의 예방·관리와 그 감염인의 보호·지원에 필요한 사항을 정함으로써 국민건강의 보호에 이바지함을 목적으로 한다.
  ㉡ 국가·지방자치단체 및 국민의 의무〈제3조〉
  • 국가와 지방자치단체는 후천성면역결핍증의 예방·관리와 감염인의 보호·지원을 위한 대책을 수립·시행하고 감염인에 대한 차별 및 편견의 방지와 후천성면역결핍증의 예방을 위한 교육과 홍보를 하여야 한다.
  • 국가와 지방자치단체는 국제사회와 협력하여 후천성면역결핍증의 예방과 치료를 위한 활동에 이바지하여야 한다.
  • 국민은 후천성면역결핍증에 관한 올바른 지식을 가지고 예방을 위한 주의를 하여야 하며, 국가나 지방자치단체가 이 법에 따라 하는 조치에 적극 협력하여야 한다.

- 국가·지방자치단체 및 국민은 감염인의 인간으로서의 존엄과 가치를 존중하고 그 기본적 권리를 보호하며, 이 법에서 정한 사항 외의 불이익을 주거나 차별대우를 하여서는 아니 된다.
- 사용자는 근로자가 감염인이라는 이유로 근로관계에 있어서 법률에서 정한 사항 외의 불이익을 주거나 차별대우를 하여서는 아니 된다.

ⓒ 의사 또는 의료기관 등의 신고〈제5조〉
- 감염인을 진단하거나 감염인의 사체를 검안한 의사 또는 의료기관은 보건복지부령으로 정하는 바에 따라 24시간 이내에 진단·검안 사실을 관할 보건소장에게 신고하고, 감염인과 그 배우자(사실혼 관계에 있는 사람을 포함) 및 성 접촉자에게 후천성면역결핍증의 전파 방지에 필요한 사항을 알리고 이를 준수하도록 지도하여야 한다. 이 경우 가능하면 감염인의 의사(意思)를 참고하여야 한다.
- 학술연구 또는 혈액 및 혈액제제(血液製劑)에 대한 검사에 의하여 감염인을 발견한 사람이나 해당 연구 또는 검사를 한 기관의 장은 보건복지부령으로 정하는 바에 따라 24시간 이내에 보건복지부장관에게 신고하여야 한다.
- 감염인이 사망한 경우 이를 처리한 의사 또는 의료기관은 보건복지부령으로 정하는 바에 따라 24시간 이내에 관할 보건소장에게 신고하여야 한다.
- 신고를 받은 보건소장은 특별자치시장·특별자치도지사·시장·군수 또는 구청장(자치구의 구청장)에게 이를 보고하여야 하고, 보고를 받은 특별자치시장·특별자치도지사는 보건복지부장관에게, 시장·군수·구청장은 특별시장·광역시장 또는 도지사를 거쳐 보건복지부장관에게 이를 보고하여야 한다.

ⓔ 역학조사〈제10조〉: 보건복지부장관, 시·도지사, 시장·군수·구청장은 감염인 및 감염이 의심되는 충분한 사유가 있는 사람에 대하여 후천성면역결핍증에 관한 검진이나 전파 경로의 파악 등을 위한 역학조사를 할 수 있다.

⑤ 제4급감염병
ⓐ 제1급감염병부터 제3급감염병까지의 감염병 외에 유행 여부를 조사하기 위하여 표본감시 활동이 필요한 ⓑ의 감염병을 말한다.
ⓑ 인플루엔자, 매독, 회충증, 편충증, 요충증, 간흡충증, 폐흡충증, 장흡충증, 수족구병, 임질, 클라미디아감염증, 연성하감, 성기단순포진, 첨규콘딜롬, 반코마이신내성장알균(VRE) 감염증, 메티실린내성황색포도알균(MRSA) 감염증, 다제내성녹농균(MRPA) 감염증, 다제내성아시네토박터바우마니균(MRAB) 감염증, 장관감염증, 급성호흡기감염증, 해외유입기생충감염증, 엔테로바이러스감염증, 사람유두종바이러스 감염증

⑥ 기생충감염병 … 기생충에 감염되어 발생하는 감염병 중 보건복지부장관이 고시하는 감염병을 말한다.

⑦ 세계보건기구 감시대상 감염병 … 세계보건기구가 국제공중보건의 비상사태에 대비하기 위하여 감시대상으로 정한 질환으로서 보건복지부장관이 고시하는 감염병을 말한다.

⑧ 생물테러감염병 … 고의 또는 테러 등을 목적으로 이용된 병원체에 의하여 발생된 감염병 중 보건복지부장관이 고시하는 감염병을 말한다.

⑨ 성매개감염병 … 성 접촉을 통하여 전파되는 감염병 중 보건복지부장관이 고시하는 감염병을 말한다.

⑩ 인수공통감염병 … 동물과 사람 간에 서로 전파되는 병원체에 의하여 발생되는 감염병 중 보건복지부장관이 고시하는 감염병을 말한다.

⑪ 의료관련감염병 … 환자나 임산부 등이 의료행위를 적용받는 과정에서 발생한 감염병으로서 감시활동이 필요하여 보건복지부장관이 고시하는 감염병을 말한다.

≡ 최근 기출문제 **분석** ≡

2020. 6. 13. 제1회 지방직 시행

1 교육부의 「학생 감염병 예방·위기대응 매뉴얼(2016)」에 따르면, 평상시 학교에서 감염병 유증상자를 처음 발견하여 감염병 여부를 확인하는 시점까지의 단계는?

① 예방 단계

② 대응 제1단계

③ 대응 제2단계

④ 대응 제3단계

TIP 대응단계의 기간 및 후속조치

단계	상황	시작 시점	종료 시점	후속 조치
대응 제1단계	감염병 유증상자 존재	유증상자 발견	의료기관 진료 결과 감염병 (의심) 환자 발생을 확인	→ 대응 제2단계
			감염병이 아닌 것으로 확인	→ 예방단계
대응 제2단계	의료기관으로부터 확인 받은 감염병 (의심)환자 존재	의료기관 진료 결과 감염병 (의심)환자 발생을 확인	추가 (의심)환자 발생 확인을 통해 유행의심 기준을 충족	→ 대응 제3단계
			기존 (의심)환자가 완치되고 추가 (의심)환자가 미발생	→ 예방단계
대응 제3단계	감염병 (의심)환자 2명 이상 존재	추가 (의심)환자 발생 확인을 통해 유행의심 기준 충족	기존의 모든 (의심)환자가 완치되고 추가 (의심)환자가 미발생	→ 복구단계

Answer 1.②

2 「후천성면역결핍증 예방법」상 후천성면역결핍증으로 사망한 사체를 검안한 의사 또는 의료기관은 이 사실을 누구에게 신고하여야 하는가?

① 보건소장

② 시 · 도지사

③ 질병관리본부장

④ 보건복지부장관

> **TIP** 감염인을 진단하거나 감염인의 사체를 검안한 의사 또는 의료기관은 보건복지부령으로 정하는 바에 따라 24시간 이내에 진단 · 검안 사실을 <u>관할 보건소장에게 신고</u>하고, 감염인과 그 배우자(사실혼 관계에 있는 사람을 포함한다) 및 성 접촉자에게 후천성면역결핍증의 전파 방지에 필요한 사항을 알리고 이를 준수하도록 지도하여야 한다. 이 경우 가능하면 감염인의 의사(意思)를 참고하여야 한다〈후천성면역결핍증 예방법 제5조(의사 또는 의료기관 등의 신고) 제1항〉.

3 감염병의 예방 및 관리에 관한 법령상 감염병에 대한 설명으로 옳은 것은?

① 탄저는 국내 유입이 우려되는 해외 유행 감염병으로 제4군감염병이다.

② 간흡충증은 정기적인 조사를 통한 감시가 필요하여 보건복지부령으로 정하는 제5군감염병이다.

③ 바이러스성 출혈열은 간헐적으로 유행할 가능성이 있어 계속 그 발생을 감시하고 방역대책의 수립이 필요한 제3군감염병이다.

④ 지정감염병은 제1군감염병부터 제5군감염병까지의 감염병 외에 유행 여부를 조사하기 위하여 감시활동이 필요하여 대통령이 지정하는 감염병이다.

> **TIP** 관련 법조항이 삭제 및 제 · 개정되었다.(「감염병의 예방 및 관리에 관한 법률」 제2조 참조)
> ① 탄저는 간헐적으로 유행할 가능성이 있어 계속 그 발생을 감시하고 방역대책의 수립이 필요한 감염병으로 제3군감염병이다. 단, 2020. 1. 1. 시행 기준에 따르면 탄저는 1급감염병에 해당한다.
> ③ 바이러스성 출혈열은 국내에서 새롭게 발생하였거나 발생할 우려가 있는 감염병 또는 국내 유입이 우려되는 해외 유행 감염병으로 제4군감염병이다.
> ④ 지정감염병은 제1군감염병부터 제5군감염병까지의 감염병 외에 유행 여부를 조사하기 위하여 감시활동이 필요하여 대통령이 지정하는 감염병이다.

Answer 2.① 3.②

4 모기가 매개하는 감염병이 아닌 것은?

① 황열

② 발진열

③ 뎅기열

④ 일본뇌염

> **TIP** ② 발진열은 리켓치아(Rickettsia typhi) 감염에 의한 급성 발열성 질환으로, 매개충의 병원소는 설치류나 야생동물이며 쥐벼룩을 매개로 주로 전파된다.

5 제2군감염병에 속하지는 않으나, 국가예방접종에 포함된 감염병으로 옳게 짝지어진 것은?

① 폐렴구균 - 결핵

② 결핵 - A형 간염

③ 일본뇌염 - 결핵

④ B형 헤모필루스 인플루엔자 - A형 간염

> **TIP** 예방접종 대상 감염병은 결핵(BCG), B형간염, 디프테리아/파상풍/백일해, 폴리오, b형헤모필루스인플루엔자, 폐렴구균, 홍역/유행성이하선염/풍진, 수두, A형간염, 일본뇌염, 사람유두종바이러스, 인플루엔자, 장티푸스, 신증후군출혈열, 등이다. 이중 제2군감염병은 디프테리아, 백일해, 파상풍, 홍역, 유행성이하선염, 풍진, 폴리오, B형간염, 일본뇌염, 수두, b형헤모필루스인플루엔자, 폐렴구균이 해당한다.(제2군감염병 관련 법조항이 삭제 및 제·개정되었다.)

Answer 4.② 5.②

6 임신 22주인 산모 A씨는 톡소플라즈마증으로 진단받았다. A씨가 취할 수 있는 행위로 가장 옳은 것은?

① 법적으로 인공임신중절수술 허용기간이 지나 임신을 유지하여야 한다.

② 인공임신중절수술 허용기간은 지났지만 톡소플라즈마증은 태아에 미치는 위험이 높기 때문에 본인과 배우자 동의하에 인공임신중절수술을 할 수 있다.

③ 인공임신중절수술을 할 수 있는 기간이지만 톡소플라즈마증은 태아에 미치는 위험이 낮기 때문에 임신을 유지하여야 한다.

④ 인공임신중절수술을 할 수 있는 기간이고 톡소플라즈마증은 태아에 미치는 위험이 높기 때문에 본인과 배우자 동의하에 인공임신중절수술을 할 수 있다.

> **TIP** 톡소플라스마증은 충의 일종인 톡소포자충(Toxoplasma gondii)의 감염에 의해 일어나며, 여성이 임신 중에 감염될 경우 유산과 불임을 포함하여 태아에 이상을 유발할 수 있는 인수공통 전염병이다. 임신 22주는 인공임신중절수술을 할 수 있는 기간이므로 톡소플라즈마증 진단을 받았다면 인공임신중절수술을 할 수 있다.

7 리벨과 클라크(Leavell & Clark)는 질병의 자연사에 따른 예방적 수준을 제시하였다. 질병의 자연사 중 초기병변단계(불현성감염기)에 해당하는 예방적 조치는?

① 보건교육 　　　　　　　　　　② 조기진단

③ 예방접종 　　　　　　　　　　④ 재활훈련

> **TIP** 질병의 자연사와 예방단계(Leavell & Clark)
>
> | 질병의 과정 | 예비적 조치 | 예방차원 |
> |---|---|---|
> | 비병원성기(무병기) | 건강증진, 환경위생, 영양개선 | 1차적 예방 |
> | 초기병원성기(전병기) | 특수예방, 예방접종 | |
> | 불현성감염기(증병기) | 조기진단, 조기치료 | 2차적 예방 |
> | 발현성질환기(진병기) | 악화방지를 위한 치료 | |
> | 회복기(정병기) | 재활훈련, 사회복귀 | 3차적 예방 |

Answer　6.④　7.②

8 「감염병의 예방 및 관리에 관한 법률」 제2조 제8호에 따른 세계보건기구 감시 대상 감염병만을 모두 고른 것은?

㉠ 두창   ㉡ 폴리오

㉢ 중증급성호흡기증후군(SARS)   ㉣ 콜레라

---

① ㉠㉡

② ㉠㉡㉣

③ ㉡㉢㉣

④ ㉠㉡㉢㉣

> **TIP** 「감염병의 예방 및 관리에 관한 법률」 제2조 제8호에 따른 세계보건기구 감시대상 감염병의 종류는 다음 각 목과 같다.
> ㉠ 두창
> ㉡ 폴리오
> ㉢ 신종인플루엔자
> ㉣ 중증급성호흡기증후군(SARS)
> ㉤ 콜레라
> ㉥ 폐렴형 페스트
> ㉦ 황열
> ㉧ 바이러스성 출혈열
> ㉨ 웨스트나일열

Answer 8.④

9 「감염병의 예방 및 관리에 관한 법률」상 특별자치도지사 또는 시장·군수·구청장이 관할 보건소를 통하여 정기예방접종을 실시하여야 하는 질병만을 모두 고른 것은?

㉠ 디프테리아	㉡ 풍진
㉢ 폐렴구균	㉣ C형 간염

① ㉠㉡

② ㉠㉡㉢

③ ㉡㉢㉣

④ ㉠㉡㉢㉣

> **TIP** 특별자치도지사 또는 시장·군수·구청장은 다음 각 호의 질병에 대하여 관할 보건소를 통하여 정기예방접종을 실시하여야 한다〈감염병의 예방 및 관리에 관한 법률 제24조(정기예방접종) 제1항〉.
> ㉠ 디프테리아
> ㉡ 폴리오
> ㉢ 백일해
> ㉣ 홍역
> ㉤ 파상풍
> ㉥ 결핵
> ㉦ B형간염
> ㉧ 유행성이하선염
> ㉨ 풍진
> ㉩ 수두
> ㉪ 일본뇌염
> ㉫ b형헤모필루스인플루엔자
> ㉬ 폐렴구균
> ㉭ 인플루엔자
> ⓐ A형간염
> ⓑ 사람유두종바이러스 감염증
> ⓒ 그 밖에 보건복지부장관이 감염병의 예방을 위하여 필요하다고 인정하여 지정하는 감염병(장티푸스, 신증후군출혈열)

Answer 9.②

10 「감염병의 예방 및 관리에 관한 법률」상 보건복지부장관, 시·도지사 또는 시장, 군수, 구청장이 강제처분 권을 가지고 감염병이 의심되는 주거시설, 선박, 항공기, 열차 등의 운송수단 또는 그 밖의 장소에 들어가 필요한 조사나 진찰을 하게 할 수 있는 감염병에 포함되지 않는 것은?

① 제1군감염병

② 제2군감염병 중 디프테리아, 홍역 및 폴리오

③ 제3군감염병 중 쯔쯔가무시증, 렙토스피라증 및 신증후군성 출혈성

④ 생물테러감염병

> **TIP** 관련 법조항이 제·개정되었다.
> 제3군감염병 중 결핵, 성홍열, 수막구균성수막염 포함

11 **다음 글에서 설명하는 법정감염병에 해당하는 것은?**

> 간헐적으로 유행할 가능성이 있어 지속적으로 감시하고 방역 대책의 수립이 필요한 감염병이다.

① 황열
② B형 간염
③ 장티푸스
④ 신증후군출혈열

TIP 법정감염병(관련 법조항이 제·개정되었다.「감염병의 예방 및 관리에 관한 법률」제2조 참조)

분류	정의	종류
제1군 감염병	마시는 물 또는 식품을 매개로 발생하고 집단 발생의 우려가 커서 발생 또는 유행 즉시 방역 대책을 수립하여야 하는 감염병	콜레라, 장티푸스, 파라티푸스, 세균성이질, 장출혈성대장균감염증, A형간염
제2군 감염병	예방접종을 통하여 예방 및 관리가 가능하여 국가예방접종사업의 대상이 되는 감염병	디프테리아, 백일해, 파상풍, 홍역, 유행성이하선염, 풍진, 폴리오, B형간염, 일본뇌염, 수두, b형헤모필루스인플루엔자, 폐렴구균
제3군 감염병	간헐적으로 유행할 가능성이 있어 계속 그 발생을 감시하고 방역대책의 수립이 필요한 감염병	말라리아, 결핵, 한센병, 성홍열, 수막구균성수막염, 레지오넬라증, 비브리오패혈증, 발진티푸스, 발진열, 쯔쯔가무시증, 렙토스피라증, 브루셀라증, 탄저, 공수병, 신증후군출혈열, 인플루엔자, 후천성면역결핍증(AIDS), 매독, 크로이츠펠트-야콥병(CJD) 및 변종크로이츠펠트-야콥병(vCJD), C형간염, 반코마이신내성황색포도알균(VRSA)감염증, 카바페넴내성장내세균속균종(CRE)감염증
제4군 감염병	국내에서 새롭게 발생하였거나 발생할 우려가 있는 감염병 또는 국내 유입이 우려되는 해외 유행 감염병	페스트, 황열, 뎅기열, 바이러스성 출혈열, 두창, 보툴리눔독소증, 중증 급성호흡기 증후군(SARS), 동물인플루엔자 인체감염증, 신종인플루엔자, 야토병, 큐열, 웨스트나일열, 신종감염병증후군, 라임병, 진드기매개뇌염, 유비저, 치쿤구니야열, 중증열성혈소판감소증후군(SFTS), 중동 호흡기 증후군(MERS)
제5군 감염병	기생충에 감염되어 발생하는 감염병으로서 정기적인 조사를 통한 감시가 필요하여 보건복지부령으로 정하는 감염병	회충증, 편충증, 요충증, 간흡충증, 폐흡충증, 장흡충증

Answer 11.④

출제 예상 문제

1 다음 중 수인성 감염병의 역학적 특성으로 옳지 않은 것은?

① 급수구역과 환자발생 분포가 일치한다.
② 이환율과 지명률이 낮고 2차 발병률은 낮다.
③ 환자가 2 ~ 3일 내에 폭발적으로 발생한다.
④ 여름철에 특히 발생률이 높다.

TIP ④ 수인성 감염병이 발생하는 것과 계절은 항상 일치하는 것이 아니다.

2 홍역을 앓은 후 생기는 면역은?

① 인공능동면역   ② 선천성 면역
③ 자연능동면역   ④ 자연수동면역

TIP 자연능동면역 … 각종의 질환에 이환된 후에 면역이 형성되는 것으로 면역의 지속기간은 질환의 종류에 따라 기간이 짧을 수도, 영구면역이 될 수도 있다.

3 회복기 환자가 균을 배출하는 경우는?

① 백일해   ② 이질
③ 디프테리아   ④ 유행성 이하선염

TIP 다른 전염병과는 달리 디프테리아는 회복기 환자에게서도 전염이 이루어지기 때문에 특별한 주의가 필요하다.

Answer 1.④ 2.③ 3.③

4 다음 중 모기를 매개로 한 감염성 질환으로 옳은 것은?

> ㉠ 장티푸스 ㉡ 뎅기열
> ㉢ 일본뇌염 ㉣ AIDS
> ㉤ 말라리아

① ㉠㉡㉤ ② ㉠㉢㉣
③ ㉡㉢㉤ ④ ㉡㉣㉤

TIP 매개충과 전파질병
  ㉠ 이 : 발진티푸스, 재귀열
  ㉡ 파리 : 장티푸스, 소아마비, 이질
  ㉢ 쥐 : 살모넬라증, 렙토스피라증
  ㉣ 모기 : 사상충증, 말라리아, 뎅기열, 황열, 일본뇌염
  ㉤ 쥐벼룩 : 녹사병, 재귀열, 발진열
  ㉥ 진드기 : 재귀열, 신증후출혈열
  ㉦ 물고기 : 간흡충증

5 다음 중 세균성 이질에 대한 역학적 설명으로 옳지 않은 것은?

① 병원체 발병력이 낮다.
② 숙주에 부분적으로 면연력이 약하다.
③ 이환기간은 평균적으로 4 ~ 7일이다.
④ 병원체가 다량으로 존재한다.

TIP 임상적 특징
  ㉠ 대소장의 급성세균성 감염병으로 고열과 구역질, 또는 구토 · 경련성 복통 및 후중기를 동반한 설사가 특징이다.
  ㉡ 어린이에게 전신적 경련은 중요한 하나의 합병증일 수 있다.
  ㉢ 이질균에서 나오는 독소의 작용으로 구토와 수양성 설사가 일어나고 경미하거나 무증상 감염도 있다.
  ㉣ 이환기간이 평균 4 ~ 7일이고 수 일부터 수 주 동안 앓는다.
  ㉤ 전형적인 환례에서는 침습성 이질균으로 인해서 미세 농양이 뭉쳐 대변에 혈액과 점액, 고름 등이 섞여 나온다.
  ㉥ 세균학적 진단은 직장 면봉법이나 대변을 배양해 이질균을 분리해서 진단한다.

6 다음 보균자 중 가장 관리하기 어려운 보균자는?

① 회복기 보균자

② 잠복기 보균자

③ 건강 보균자

④ 열성 보균자

TIP 건강 보균자는 가장 관리하기 어려운 보균자이다.

7 만성 퇴행성 질환의 1차 예방에 포함되지 않는 것은?

① 정기적 신체검사

② 위험요소의 제거

③ 신체적 저항력의 조장

④ 신체적 치료 및 간호

TIP ④ 2차 예방에 해당한다.

8 다음 중 잠복감염을 나타내는 질환은?

① 홍역

② 매독

③ 디프테리아

④ 이하선염

TIP 매독은 전염성 질환과는 달리 오랜 잠복기간을 가진다.

9 다음 중 감염병 발생시 가장 중요한 요인이 되는 것은?

① 환경

② 숙주의 저항력

③ 병원체의 특성

④ 전파체의 만연

TIP 감염병 발생시 병원체의 종류 및 특성, 환경 등도 중요하지만 병원체를 이겨낼 수 있는 숙주의 저항력의 정도가 감염병에 걸리는 정도를 결정한다.

Answer 6.③ 7.④ 8.② 9.②

10 피동면역에 관한 사항으로 옳은 것끼리 짝지어진 것은?

> ⊙ 자연피동면역은 4 ~ 6개월이면 사라진다.
> ⓛ 인공피동면역은 그 항체 역가가 4 ~ 6주 이상 유지된다.
> ⓒ 피동면역 항체 역가는 12 ~ 14일이면 반감된다.
> ⓔ 모든 피동면역은 태반 및 모유를 통해서 얻어진다.

① ⊙ⓛ   ② ⊙ⓒ
③ ⓛⓒ   ④ ⓒⓔ

TIP 피동면역은 다른 숙주가 획득한 면역을 주입받는 것을 말하며, 자연피동면역은 생후 4 ~ 6개월까지 유지되며 피동면역 항체의 반감기는 12 ~ 14일 정도이다.

11 다음 중 만성 퇴행성 질환이 아닌 것은?

① 폐렴   ② 고혈압
③ 관상동맥성 심질환   ④ 암

TIP 만성 퇴행성 질환
  ⊙ 암
  ⓛ 당뇨병
  ⓒ 본태성 고혈압
  ⓔ 관상동맥성 심질환
  ⓜ 정신장애

12 병원체가 감염된 숙주에서 질병을 일으키는 능력은?

① 병원력

② 독력

③ 특이성

④ 항원성

TIP 병원력 … 병원체가 질병을 일으키는 능력으로 감염된 숙주 중 현성감염을 나타내는 수준이다.

13 건강격리에 대한 설명으로 옳은 것은?

① 건강한 사람에게 예방접종을 실시하는 것이다.

② 건강한 사람이 전염병 유행지역에 출입하지 못하도록 하는 것이다.

③ 건강한 사람을 환자에게 노출되지 않도록 격리하는 것이다.

④ 전염병 유행지역에서 환자와 접촉했거나 접촉한 의심이 있는 자를 격리·수용·감시하는 것이다.

TIP 건강격리란 전염병 의심자를 격리·수용·감시하는 것으로 전염병이 확산되는 것을 막는다.

14 다음 중 병원소가 아닌 것은?

① 토양

② 감염질환 환자

③ 동물

④ 불현성 감염환자

TIP 병원소는 병원체의 필요에 따라 그들 생존의 일부과정을 거치는 숙주를 의미하며 인간병원소, 동물병원소 등이 이에 속한다.

Answer 12.① 13.④ 14.①

03 만성질환의 관리

1 만성질환의 이해

(1) 만성질환의 개념

① 질병발생과정의 시간적 경과의 특성에 따라 구분된 것으로 급성질환에 상반된 개념이라 할 수 있다.

② 유병기간, 즉 질병의 시작에서부터 끝나는 시기가 길다는 특성을 나타낸다.

③ 만성질환의 경우 그 진행과정을 보면 처음의 어느 정도까지는 병이 회복되는 것처럼 보이나 그 정도가 깊어져 회복단계가 줄어들면서 계속적으로 병이 악화되는 방향으로 진행된다.

(2) 발생요인

① **습관성 요인** … 과식, 과주, 과다지방식 섭취로 인해 비만증이 야기되고 이는 고혈압, 당뇨병, 관상동맥성 심장병 등을 유발한다.

② **기호성 요인** … 흡연으로 인해 폐암, 기관지염, 순환기계장애 등이 유발되고, 음주로 인해 고혈압, 간경화증, 위장장애 등이 유발된다.

③ **유전적 요인** … 당뇨병, 암, 고혈압의 경우 유전성이 인정되고 있다.

④ **사회 · 경제적 요인** … 사회 · 경제적 상태에 따라 질병발생의 양상이 다르다. 즉, 부유층의 경우 유방암, 당뇨병의 발생이 많고 저소득층의 경우 자궁암, 위장암 등이 많이 발생한다.

⑤ **직업적 요인** … 매연공의 경우 폐암이 많이 발생하고, 방사선 취급자의 경우에는 피부암 등이 많이 발생하며 광부의 경우에는 규폐증이 많이 발생하는 것으로 보아 직업에 따라서도 질병발생의 양상이 다르다고 볼 수 있다.

❷ 만성질환의 관리

(1) 1차 예방

만성질환의 경우 1차 예방에 필요한 직접적 원인이 밝혀지지 않는 경우가 많아 그 예방이 어렵다. 현존하는 1차 예방법으로는 금연, 음주제한, 체중조절, 만성질환 관리사업 등이 있다.

(2) 2차 예방

조기에 질병을 발견·치료하여 조기사망을 예방하는 것을 말하며, 대부분의 만성질환의 관리는 2차 예방에 중점을 둔다.

(3) 3차 예방

질병으로 인한 불능과 조기사망을 감소시키는 것을 말하며, 지속적인 치료와 관리가 유지되도록 간호대상자를 등록관리하고 재활을 돕는 사업에 중점을 둔다.

출제 예상 문제

1 다음은 만성질환의 발생요인 중 다음 설명에 해당하는 것은?

> 당뇨병, 암, 고혈압의 경우 유전성이 인정되고 있다.

① 습관성 요인

② 기호성 요인

③ 유전적 요인

④ 직업적 요인

TIP ① 습관성 요인 : 과식, 과주, 과다지방식 섭취로 인해 비만증이 야기되고 이는 고혈압, 당뇨병, 관상동맥성 심장병 등을 유발한다.
② 기호성 요인 : 흡연으로 인해 폐암, 기관지염, 순환기계장애 등이 유발되고, 음주로 인해 고혈압, 간경화증, 위장장애 등이 유발된다.
④ 직업적 요인 : 매연공의 경우 폐암이 많이 발생하고, 방사선 취급자의 경우에는 피부암 등이 많이 발생하며 광부의 경우에는 규폐증이 많이 발생하는 것으로 보아 직업에 따라서도 질병 양상이 다르다고 볼 수 있다.

2 만성질환의 관리에서 가장 중점을 두는 부분은 어디인가?

① 1차 예방

② 2차 예방

③ 3차 예방

④ 4차 예방

TIP 2차 예방 … 조기에 질병을 발견·치료하여 조기사망을 예방하는 것을 말하며, 대부분의 만성질환의 관리는 2차 예방에 중점을 둔다.

Answer 1.③ 2.②

3 다음 설명이 가리키는 것은 무엇인가?

> 질병으로 인한 불능과 조기사망을 감소시키는 것을 말하며, 지속적인 치료와 관리가 유지되도록 간호 대상자를 등록관리하고 재활을 돕는 사업에 중점을 둔다.

① 1차 예방

② 2차 예방

③ 3차 예방

④ 4차 예방

TIP 1차 예방 … 만성질환의 경우 1차 예방에 필요한 직접적 원인이 밝혀지지 않는 경우가 많아 그 예방이 어렵다. 현존하는 1차 예방법으로는 금연, 음주제한, 체중조절, 만성질환 관리사업 등이 있다.
2차 예방 … 조기에 질병을 발견·치료하여 조기사망을 예방하는 것을 말하며, 대부분의 만성질환의 관리는 2차 예방에 중점을 둔다.

MEMO

MEMO

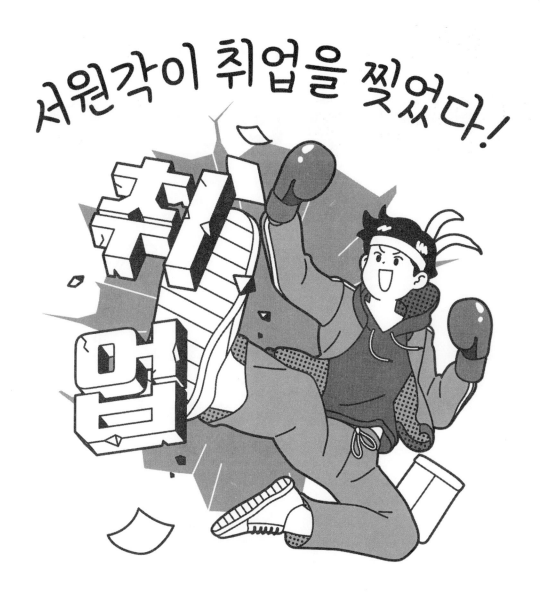

서원각이 취업을 찢었다!

취업

봉투모의고사 <u>찐!5회</u> 횟수로 플렉스해 버렸지 뭐야 ~

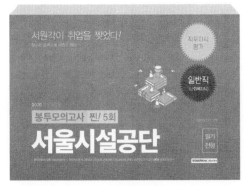

서울시설공단 봉투모의고사 (일반직)

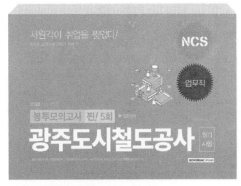

광주도시철도공사 봉투모의고사 (업무직)

합격을 위한 준비
서원각 온라인강의

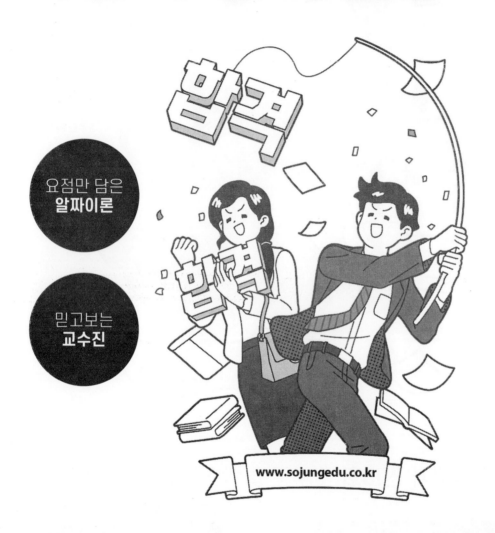

요점만 담은
알짜이론

믿고보는
교수진

www.sojungedu.co.kr

공 무 원	자 격 증	취 업	부사관/장교
9급공무원	건강운동관리사	NCS코레일	육군부사관
9급기술직	관광통역안내사	공사공단 전기일반	육해공군 국사(근현대사)
사회복지직	사회복지사 1급		공군장교 필기시험
운전직	사회조사분석사		
계리직	임상심리사 2급		
	텔레마케팅관리사		
	소방설비기사		